Seven AVMs:
Tenets and Techniques for Resection

Michael T. Lawton
Illustrations by Xavier Studio: Kenneth Xavier Probst, MA, CMI

七种类型动静脉畸形
手术策略及技巧

编　著　〔美〕迈克·T. 劳顿

主　译　田增民　卢旺盛

天津出版传媒集团

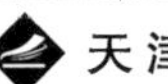
天津科技翻译出版有限公司

著作权合同登记号:图字:02-2015-103

图书在版编目(CIP)数据

七种类型动静脉畸形:手术策略及技巧/(美)迈克·T.劳顿(Michael T. Lawton)编著;田增民等译.—天津:天津科技翻译出版有限公司,2017.12

书名原文:Seven AVMs:Tenets and Techniques for Resection

ISBN 978-7-5433-3685-8

Ⅰ.①七… Ⅱ.①迈… ②田… Ⅲ.①动脉疾病-显微外科学 ②静脉疾病-显微外科学 Ⅳ.①R543.5 ②R543.6

中国版本图书馆CIP数据核字(2017)第086061号

Original title: Seven AVMs: Tenets and Techniques for Resection by Michael T. Lawton, illustrations by Kenneth X. Probst

授权单位:Thieme Medical Publishers, Inc.
出　　版:天津科技翻译出版有限公司
出 版 人:刘 庆
地　　址:天津市南开区白堤路244号
邮政编码:300192
电　　话:(022)87894896
传　　真:(022)87895650
网　　址:www.tsttpc.com
印　　刷:山东鸿君杰文化发展有限公司
发　　行:全国新华书店
版本记录:889×1194　16开本　20印张　500千字
2017年12月第1版　2017年12月第1次印刷
定价:198.00元

译者名单

主　译　田增民　卢旺盛

副主译　杨海峰　惠　瑞

译　者　(按姓氏笔画排序)

马国佛　卢旺盛　叶　迅　田春雨　田增民　吕彦锋
朱　凯　朱哲宇　刘钰鹏　刘　清　齐　岩　杨海峰
李红玉　吴明星　闵思明　冷历歌　张洪俊　罗永春
赵思源　郭　庚　秦舒森　常斌鸽　惠　瑞　傅　兵

译者前言

此次受天津科技翻译出版有限公司委托，我们组织年轻医师对 Lawton 教授的专著《七种类型动静脉畸形：手术策略及技巧》进行翻译；虽时间紧凑，但我们边学边译感到无比荣幸。

《七种类型动静脉畸形：手术策略及技巧》是 Lawton 教授专著《七种类型动脉瘤》的姊妹篇。此书为作者 600 多例脑血管畸形手术经验荟萃。Lawton 教授无私地将它贡献给世人，让更多的神经外科医生更深入了解这种复杂疾病，从而更自如地手术，并最终使患者受益。

美国加利福尼亚大学神经外科主任劳顿教授(Michael T. Lawton)是一位举世公认的杰出神经外科专家，他在脑血管疾病的外科治疗领域取得卓越的成绩，特别在颅内动脉瘤和脑血管畸形显微手术方面成绩突出。作者对亲手治疗的近千例脑血管畸形手术充分梳理，并从解剖结构、手术要点、畸形分级等方面进行归纳，独具匠心地按 AVM 解剖位置精细分为各具特点的七个类型；这些类型包括额叶、颞叶、顶叶、侧脑室、脑深部、小脑、脑干的 AVM。全书图文并茂，内容精美；直观实用，寓意深刻。我们相信中国读者一定能从这些最真实的临床经验中，汲取营养，升华技能，指导手术。

本书常用的各种缩写，请读者参见前言中表 2 至表 5。

本书译者主要以年轻医师为主。这些学者积极进取，与时俱进，将成长为学科的带头人。当然，年轻医师前进中会有一些缺点，译文中也会有一些不足，恳请同仁批评指正(tzmwjp@sina.cn)。

海军总医院全军神经外科研究所

主任医师、教授

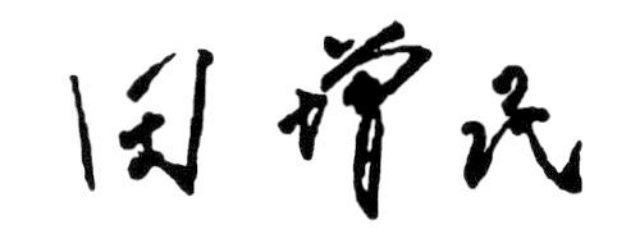

2017 年 11 月于北京

序　一

Michael T. Lawton 教授是当今脑血管治疗外科领域最杰出的学术专家和临床大师之一。《七种类型动静脉畸形：手术策略及技巧》这本著作是他基于600多例动静脉畸形手术经验撰写而成，体现了 Lawton 教授在神经外科手术领域中的杰出贡献。基于多年关于脑血管解剖和病理的细致研究，他提出了处理最危险、最复杂和多部位脑血管病灶的原则，尽量精准、轻柔、安全。这本书是 Lawton 教授另一本著作《七种类型动脉瘤》的姊妹篇。在我看来，这本书相当出色。在前言部分，Lawton 教授描述了动脉瘤手术和动静脉畸形手术的不同。他将动脉瘤手术描述成一场芭蕾舞，而动静脉畸形手术则像是一场战争。他指出动静脉畸形手术比动脉瘤手术要困难得多，需要掌握更多的手术入路，涉及更多的部位，病灶更容易侵犯到脑组织。动脉瘤手术比动静脉畸形手术更容易预见手术情况，而对于动静脉畸形要考虑到供血动脉、引流静脉、病灶的体积和不同的位置。没有两个动静脉畸形是完全相同的，相同类型和亚型的血管畸形之间都有细微的差异。根据手术治疗策略的不同，7 种类型动静脉畸形分为 32 个亚型。他把术前的栓塞和放射治疗比作是对血管畸形战斗的空袭和轰炸，但是外科手术切除仍是必要的。每个神经外科医生及参与脑血管疾病治疗的相关人员都应该阅读《七种类型动静脉畸形：手术策略及技巧》和《七种类型动脉瘤》这两本书。这两本书撰写结构合理，描述简洁明了，为读者提供了大量的实用信息。作为神经外科医生，我们十分有幸地看到这两本优秀著作的面世。

美国佛罗里达大学教授

Albert L. Rhoton, Jr., MD

序 二

本人与Lawton教授相识多年，他的每一项工作都是杰出的。《七种类型动静脉畸形：手术策略及技巧》又是一本超越自我的杰出著作。与之前的另一本著作《七种类型动脉瘤》一样，这本书给我们提供了难得的神经外科病例及手术技能分享，是Lawton教授手术技能和经验总结的范例。正如他在前言中提到，脑动静脉畸形既十分美妙又令人胆怯，是对神经外科医生的极大挑战，因此我们要掌握多种手术入路来应对动静脉畸形。动静脉畸形对我们的挑战是多样性和复杂性的，我们必须将开放式手术、血管内治疗和放射治疗结合起来，对每个患者进行个体化治疗。

基于动静脉畸形的复杂性，似乎很难用有限的篇幅来阐述治疗该病的手术入路；但是Lawton教授基于自己的大量实践，在Spetzler-Martin分级的基础上，对脑动静脉畸形提出了新的分类和分型，进而指导外科手术。在本书中，Lawton教授用文字和图片详细描述了复杂动静脉畸形的手术入路。神经外科医生必须了解动静脉畸形的3D解剖，才能够成功地完成畸形血管的切除手术。

脑动静脉畸形手术是一项十分具有挑战性的工作，要求术者操作耐心、手术精准、经验丰富。Lawton教授在Barrow神经外科研究所完成了他的神经外科技能培训，具有很强的自信心。通过多年的共事，我确信他是一名杰出的外科医生。为了分享他的技巧和经验，他制订出了动静脉畸形切除的准则和技术细节标准。恰如他之前的著作《七种类型动脉瘤》成为行业的准则一样，本书也将成为神经外科相关专业医生的必读著作。神经外科医生、血管介入医生、放射科医生必将从此著作中得到宝贵的信息，从而使患者受益。祝贺Lawton教授这本著作的出版。

美国亚利桑那州Barrow神经外科研究所教授

Robert F. Spetzler, MD

前 言

动静脉畸形(AVM)是自然界在脑内产生的一大病魔,犹如鲜红血流的动能怒放。AVM 汇集四面八方的血流,扩张动脉宛如一群激怒的毒蛇,潜入邻近的脑沟。充盈扩张的静脉扭曲着,随着短路血流的漩涡悸动,而闪闪发光的蛛网膜恰似纱巾掩盖着这个狂暴的恶魔。在神经外科,没有别的疾病像它一样,乍看让人惊艳,但结果却很可怕,几乎难以触碰。

脑动静脉畸形手术难度大,远远超过动脉瘤手术难度。脑动脉瘤以 Willis 环为中心,最常用的手术入路有四个:经翼点入路、经眶颧入路、经前纵裂入路和远外侧入路。脑动脉瘤的解剖,以及载瘤动脉和分支血管的解剖较为恒定。动脉瘤解剖局限于蛛网膜下隙,属于神经外科医生可控范围内,包括载瘤动脉近端和远端的暴露,以及动脉瘤颈和穿支血管位置确定,进而永久地夹闭动脉瘤。动脉瘤手术的理念与技术内容,相对比较容易撰写,并已编入本人之前的著作《七种类型动脉瘤》之中。

如果将脑动脉瘤夹闭术比作“白领”手术的话,脑动静脉畸形切除术则是“蓝领”手术。脑动静脉畸形不是集中在 Willis 环附近,而是分散在脑组织中。这样就需要多种入路,每一种入路针对特定的 AVM 解剖,包括供血动脉和引流静脉的解剖,并受病灶位置、大小和术前是否干预等因素影响很大。

脑动静脉畸形切除不仅局限于蛛网膜下隙,而且需要显露软脑膜、脑实质以及深部室管膜。制订脑动静脉畸形的手术切除计划是十分困难的。由于 AVM 手术的复杂性,本书《七种类型动静脉畸形:手术策略及技巧》的撰写极富挑战性。

如果将脑动脉瘤手术比喻为芭蕾舞的话,动脉瘤的夹闭手术就像是一种可以编排、演练的舞蹈,表现出一种高雅艺术。与之相反,脑动静脉畸形手术则是一场充满不确定性的战争,动静脉畸形手术必须术前充分谋划,才能取得手术的成功。虽然没有暴力或刻意的血腥,但 AVM 手术本身可能就是一场危险的战争。患者的病情确诊、术前检查、治疗方案评估,就好像冲突发生前的外交斡旋。脑动静脉畸形可通过影像学确定,并依据病灶位置及其表面特征加以分类。

手术恰如一场战争。在手术过程中,脑内深藏的 AVM 被打上标注,病变周围的运动皮层和传导束犹如地雷和陷阱一样,让每步操作充满危机。手术方案颇似一个作战计划,动静脉畸形切除必须遵循严格的步骤。AVM 的供血动脉,如同敌人的补给线一样,应及早切断;引流静脉,如同重要的飞机跑道和桥梁一样,在整个歼灭战过程中要始终保留,直至最后胜利;从脑实质四周切除 AVM,相当于从多个侧翼方向去攻击敌人的据点。动静脉畸形可分为 7 种类,32 个亚型,针对每一种亚型都有个性化的手术策略方案。术前栓塞或放射治疗 AVM,正像战斗空袭一样,可以消灭部分敌人;但最终打败 AVM,神经外科医生如同阵地战的士兵,通常还是需要徒手肉搏战。神经外科医生要切除 AVM,必须有清晰的手术策略、一丝不苟的执行力以及钢铁般的意志。

本人施行脑动静脉畸形手术案例已经超过 600 例(表 1)。总结手术经验,本人认为每例动静脉畸形都是独一无二的。供血动脉、引流静脉、病灶解剖与体积大小、患者差异,这些情况使得每一例动静脉畸形都不尽相同。尽管没有两例动静脉畸形是一模一样的,但其处理策略是相同的。动静脉畸形手术是一项巨大的挑战,所以我们在认识过程中,也需要拥有一个全新的思维视角。因此,本书的一个核心概念就是脑动静脉畸形种类是有限的:通过一遍遍明晰解剖,仔细区别它们之间的微小差异,从而认识各种亚型,并从手术角度进行系统分析。

本书《七种类型动静脉畸形:手术策略及技巧》的分类,依据动静脉畸形在不同脑叶和脑部区域的位置:额叶、颞叶、顶枕叶、脑室、深部中心区、脑干、小脑。每一种类别,再根据其在脑表面位置(外侧面、内侧面、基底面等)及特殊解剖结构(中脑、脑桥、延髓)进一步分为 4~6 个亚型;所以动静脉畸形可以分为 32 个亚型。每一个亚型都有其自身特点的供血动脉、

表1 作者连续16年600例AVM手术患者总结(分类和亚型)

分类和亚型	例数	百分比(%)
额叶 AVMs	135	22.5
额叶外侧 AVM	48	8.0
额叶内侧 AVM	21	3.5
额叶旁中央 AVM	24	4.0
额叶底面 AVM	21	3.5
额叶侧裂 AVM	21	3.5
颞叶 AVM	112	18.7
颞叶外侧 AVM	76	12.7
颞叶底面 AVM	12	2.0
颞叶内侧 AVM	17	2.8
颞叶侧裂 AVM	7	1.2
顶枕叶 AVM	108	18.0
顶枕叶外侧 AVM	52	8.7
顶枕叶内侧 AVM	17	2.8
顶枕叶旁中央 AVM	29	4.8
顶叶底面 AVM	10	1.7
脑室/脑室旁 AVM	42	7.0
胼胝体 AVM	23	3.8
脑室体部 AVM	5	0.8
脑室 AVM	l9	1.5
颞角 AVM	5	0.8
深部 AVM	56	9.3
单纯侧裂 AVM	8	1.3
岛叶 AVM	25	4.2
基底节 AVM	10	1.7
丘脑 AVM	13	2.2
脑干 AVM	26	4.3
中脑前方 AVM	1	0.2
中脑后方 AVM	6	1.0
脑桥前方 AVM	6	1.0
脑桥外侧 AVM	7	1.2
延髓前方 AVM	1	0.2
延髓外侧 AVM	5	0.8
小脑 AVM	82	3.7
小脑枕下 AVM	18	3.0
小脑天幕 AVM	16	2.7
小脑蚓部 AVM	25	4.2
小脑扁桃体 AVM	7	1.2
小脑岩部 AVM	16	2.7
混合类型 AVM	39	6.5
总计 AVM	600	100

引流静脉、病变结构、手术入路和手术切除策略。进行动静脉畸形的分类是为了学习理解并指导手术,而不是为了解释每一例动静脉畸形。动静脉畸形有一些是混合型,另一些是巨大型,还有一些不能以这些亚型进行分类。与以往的动静脉畸形相关书籍不同,本书重点阐述如何处理动静脉畸形,而不是关于动静脉畸形的百科全书。

本书分为三个部分:基本理论原则、七种类型动静脉畸形、患者筛选。第一部分基本理论原则,提出切除AVM的8个步骤,贯穿每个手术的全过程。8个步骤如下:第1步,暴露病变;第2步,分离蛛网膜下隙;第3步,确定引流静脉;第4步,确定供血动脉;第5步,分离软膜;第6步,分离脑组织;第7步,分离脑室或深部组织;第8步,切除病变。对于每一步手术分离和切除AVM的关键概念,本书都有详细的描述。

本书的第二部分描述七种类型动静脉畸形:系统回顾每个脑叶和深部区域的解剖,同时提出脑动静脉畸形32个亚型,以及针对每个亚型的分步手术切除策略。本书采用《七种类型动脉瘤》书中同样的彩色图谱描绘方法,详实地描述了动静脉畸形各个亚型及其分步手术切除方法,通过图解展示了手术切除过程。"手术计划"共7步,通过外科手术医生的视角逐步显露病变。动静脉畸形病变通过一个六面体来表示(每个面被标注前后、上下、左右方位,假想立方体中心有轴线穿过),动静脉叠加在六面体中。蛛网膜下隙用白色粗箭头显示(标注2),引流静脉和供血动脉分别以数字显示(标注3、4),动脉前方软膜的分离用黑色虚线表示(标注5),病变实质的环切用白色环形箭头表示(标注6),深部室管膜的切除用通过病变深部的半球形表示(标注7)。本书中常用的各种缩写概况见表2至表5。如同《七种类型动脉瘤》一书,本书也采用文字和图谱相结合,来展示病例和手术。

本书的第三部分讲述筛选手术患者。动静脉畸形手术成功的关键,并不是手术策略的制订和操作技术的优劣,而是确定患者是否需要通过手术来进行治疗。良好的手术结果首先取决于筛选合适的患者。外科医生会经常告诉患者,不需要通过手术来进行治疗。分级量表对患者的筛选很重要。改良Spetzler-Martin系统和补充分级量表都有利于评估手术风险以及选择手术患者。术前多种治疗方式的选择,能够明显降低手术风险;同时业已证明,许多残留AVM通过手术处理非常困难,而且风险颇高。

表 2 动脉缩写

缩写	动脉	缩写	动脉
ACA	大脑前动脉	OphA	眼动脉
AChA	脉络膜前动脉	OrbFrA	眶额动脉 (ACA)
ACoA	前交通动脉	OrbFrA	眶额动脉 (MCA)
AICA	小脑前下动脉	ParaCenA	旁中央动脉
AIFA	额叶前内动脉	ParOccA	顶枕动脉
An	动脉瘤	PCA	大脑后动脉
AngA	角动脉	PcaA	胼周动脉
AntParA	顶前动脉	PCoA	后交通动脉
AntSpA	脊髓前动脉	PedP	大脑脚穿支动脉
AntThaP	丘脑前穿支动脉	PICA	小脑后下动脉
ATA	颞前动脉	PIFA	额叶后内动脉
BA	基底动脉	PosParA	顶后动脉
CalcA	距状动脉	PosTempA	颞后动脉(MCA)
CenA	中央动脉	PosTempA	颞后动脉(PCA)
CirP	旋穿支动脉	PosThaP	丘脑穿支
CmaA	胼缘动脉	PreCenA	中央前动脉
FrPolA	额极动脉	PreFrA	额前动脉
HippoA	海马动脉	RAH	Heubner 回返动脉
ICA	颈内动脉	SCA	小脑上动脉
InfParA	顶下动脉	SHA	垂体上动脉
InfTr	MCA 下干	SplenA	胼胝体压部动脉
InsP	岛叶穿支动脉	SupParA	顶上动脉
lVSA	外侧豆纹动脉	SupTr	MCA 上干
lPChA	脉络膜后外侧动脉	TempOccA	颞枕动脉
MCA	大脑中动脉	TempPolA	颞极动脉
MidTempA	颞叶中动脉	ThaP	丘脑穿支动脉
MidTr	MCA 中干	ThGenP	丘脑膝状动脉穿支
MIFA	额叶中内动脉	VA	椎动脉
mLSA	豆纹内侧动脉	VBJ	椎基底动脉交界段
mPChA	脉络膜后内侧动脉		

学习切除 AVM 是非常具有挑战性的。在 Barrow 神经科学研究所担任住院医师期间,作者跟随 Robert Spetzler 教授共参与 40 台动静脉畸形手术,其中主刀切除 3 例动静脉畸形。对于基底动脉顶端动脉瘤病例和动静脉畸形病例,住院医师和年轻神经外科医生可参与这些手术并学习如何操作,但是难以胜任主刀完成这些手术;因为这些动脉瘤手术对技术要求很高,而且风险很大。作者担任住院医师的最后期间,在动静脉畸形手术过程中,与 Spetzler 教授娴熟、迅速、自信的操作相比,感觉自身优柔寡断、动作缓慢,似乎没有充分准备去完成手术。只有超过 600 例的动静脉畸形手术经验,才使作者达到融会贯通的技术境地。动静脉畸形的手术经验很难获得,因为动静脉畸形发病率只有动脉瘤发病率的十分之一。即使在一个从事教学的血管神经外科培训基地,作者每年也只能完成 40~50 例手术。由此可见,动静脉畸形的手术经验比动脉瘤的手术经验更加宝贵。上述这些原因促使作者想出版此书。作者学习动静脉畸形手术期间,还没有一本书对系统学习动静脉畸形手术技巧有所帮助。本书是作者的一次尝试,希望能够让人们对动静脉畸形及其手术理解更深,并达到一个更高的技术水准。

先前出版的《七种类型动脉瘤》一书,对本人鼓励

表3 动脉节段缩写

缩写	动脉节段	缩写	动脉节段
C1	ICA 颈段	P2A	脚段
C2	ICA 岩段	P2P	环池段
C3	ICA 破裂孔段	P3	PCA 四叠体段
C4	ICA 海绵窦段	P4	PCA 距状裂段
C5	ICA 床突上段	s1 SCA	SCA 脑桥中脑前段
C6	ICA 眼段	s2 SCA	SCA 脑桥中脑外侧段
C7	ICA 后交通段	s3 SCA	SCA 小脑中脑段
A1	ACA 交通前段,水平段	s4 SCA	SCA 皮层段
A2	ACA 交通后段,胼胝体外段	a1 AICA	AICA 脑桥前段
A3	ACA 胼胝体前段	a2 AICA	AICA 脑桥外侧段
A4	ACA 胼胝体上段	a3 AICA	AICA 绒球大脑脚段
A5	ACA 胼胝体后段	a4 AICA	AICA 皮层段
M1	MCA 蝶骨段	p1 PICA	PICA 延髓前段
M2	MCA 脑岛段	p2 PICA	PICA 延髓外侧段
M3	MCA 岛盖段	p3 PICA	PICA 延髓扁桃体段
M4	MCA 皮层段	p4 PICA	PICA 髓帆扁桃体段
P1	PCA 交通前段	p5 PICA	PICA 皮层段
P2	PCA 交通后段		

极大;因为许多神经外科医师告诉作者,此书对他们提高手术水平有很大的帮助。即使在血管介入治疗盛行的今日,动脉瘤的手术逐渐减少,施行此类显微手术的神经外科医生数目也在下降,但许多人仍会对本书产生浓厚兴趣。《七种类型动静脉畸形:手术策略及技巧》一书将要面对的是发病率更少的疾病,面向更少的读者,但是动脉畸形手术仍然是充满活力的。血管介入治疗对动脉瘤手术是一种竞争,但对动静脉畸形的手术是一种补充和加强。即使栓塞材料和导管技术越来越好,血管介入治疗动静脉畸形仍较少见。如今,血管介入治疗和显微手术技术联合一体,共同对抗 AVM 病魔。放射治疗对较小的动静脉畸形效果很好,但是对体积较大的动静脉畸形效果欠佳。放射治疗可诱发血管壁增厚、血流减慢和病变周围胶质增生。当然,还有其他一些治疗方法可供选择。动静脉畸形的手术比动脉瘤手术更加困难,施行动静脉畸形手术的神经外科医生必须懂得策略、技术娴熟、毅力坚强。经历数小时的手术,艰难止血、切除深部病变、阻断引流静脉、从术腔中取出病变;完成整个复杂手术过程就像赢得一场战争一样,令人心旷神怡。

表 4　静脉及静脉窦缩写

缩写	静脉	缩写	静脉
AHemV	半球前静脉	PedV	大脑脚静脉
AntCalcV	距状前静脉(枕内静脉)	PosCalcV	距状后静脉
AntFrV	额前静脉	PosCe nV	中央后静脉
AntParV	顶前静脉	PosFrV	额后静脉
AntTempV	颞前静脉	PosParV	顶后静脉
AtrV	房静脉(内、外)	PosTempV	颞后静脉
BVR	基底静脉	PreCenCbiV	小脑中央前静脉
CauV	尾状核静脉	PreCenV	中央前静脉
CavS	海绵窦	ReOivV	橄榄后静脉
CenV	中央静脉	ReTonsV	扁桃体后静脉
ChorV	脉络膜静脉(上、下)	SepV	隔静脉(前、后)
DeepSyiV	侧裂深静脉	SHemV	半球上静脉(前、后)
FrPoiV	额极静脉	Sig mS	乙状窦
FrSyiV	额侧裂静脉	SPetrV	岩上静脉
HippoV	海马前静脉	SphBasS	蝶底窦
ICV	大脑内静脉	SphParS	蝶顶窦
IHemV	半球下静脉	SphPetS	蝶岩窦
IPetrV	岩下静脉	SplenV	胼胝压部静脉
IPS	岩下窦	SPS	岩上窦
ISS	下矢状窦	SSS	上矢状窦
IVerV	蚓下静脉	StrS	直窦
Labbe	Labbé 静脉	SupSyiV	侧裂浅静脉
LAMedV	延髓侧前方静脉	SVerV	蚓上静脉
LAPonMesV	中脑脑桥前外侧静脉	TecV	顶盖静脉
LMedV	延髓外侧静脉	TempBasV	颞底静脉(前、中、后)
LMesV	中脑外侧静脉	TentS	小脑幕窦
MAMedV	延髓前中静脉	ThaStrV	丘纹静脉
MAPonMesV	中脑脑桥前中静脉	TonsV	扁桃体静脉
MedFrV	额叶内侧静脉(前、中、后)	Tore	窦汇
MedParV	顶叶内侧静脉(前、后)	TrMedV	延髓横静脉
MedTempV	颞叶内侧静脉	Trolard	上吻合静脉
MidFrV	额中静脉	TrPonV	脑桥横静脉
MPMedV	延髓后正中静脉	TrvS	横窦
OccBasV	枕基底静脉	UncV	钩回静脉
OccV	枕静脉	VCMedF	小脑延髓裂静脉
OI	嗅静脉	VCMesF	小脑中脑裂静脉
OrbFrV	眶额静脉(前、后)	VCPonF	小脑脑桥裂静脉
ParaCenV	中央旁静脉	VoG	Galen 静脉
PcaV	胼周静脉(前、后)	VPonMedS	脑桥延髓沟静脉
PComV	后交通静脉	VPonMesS	中脑脑桥沟静脉

表 5　脑、神经、脑池及其他缩写

缩写	含义
入路	
AlA	经大脑纵裂前部入路
ATcA	经胼胝体前部入路
ATcTchA	经胼胝体-脉络膜裂前部入路
ATiA	经岛叶前方入路
ExRS	经扩大乙状窦后入路
FL	远外侧入路
OZ	经眶颧岩入路
PIA	经大脑纵裂后部入路
PTcA	经胼胝体后部入路
PTiA	经岛叶后方入路
SCIF	经额底颈动脉上入路
SCIT	经幕下-小脑上入路
SPL	经顶上小叶入路
STIO	经幕上-枕下入路
SubOcc	经枕下脑室入路
TF	经额叶入路
TO	经枕叶入路
TP	经顶叶入路
TSyl	经侧裂入路
TT	经颞叶入路
脑部	
AOG	眶前回
Cau	尾状核
Cbl	小脑
CC	胼胝体
ChPI	脉络丛
ChFis	脉络裂
Clau	屏状核
EC	外囊
FoM	室间孔
GPe	苍白球外侧核
GPi	苍白球内侧核
IC	内囊
IFG	额下回
InfCP	小脑下脚
IOG	枕下回
IPL	顶下叶
ITG	颞下回
Lent	豆状核
LGB	外侧膝状体
LOG	眶外回
MFG	额中回
MidCP	小脑中脚
MOG	眶内回
MTG	颞中回
OTG	颞枕回
POG	眶后回
Put	壳核
SFG	额上回
SOG	枕上回
SPL	顶上小叶
STG	颞上回
SupCP	小脑上脚
Tha	丘脑
Vent	脑室
脑池	
AmbC	环池
AntSpC	脊髓前池
Calle	胼胝体池
Care	颈动脉池
CbMedC	小脑延髓池
CbPonC	小脑脑桥池
ChiC	视交叉池
CruC	脚池
lpC	脚间池
LTC	终板池
MagnC	枕大池
MedC	延髓前池
OlfC	嗅神经池
Pone	脑桥前池
PosSpC	脊髓后池
Quade	四叠体池
SyiC	侧裂池
其他	
A#B#C#	年龄、出血、简要改良分级系统
ACP	前床突
AVM	动静脉畸形
CSF	脑脊液
CT	计算机断层扫描
EAC	外听道
EEG	脑电图
ICG	吲哚青绿
IHT	舌下神经下三角
L	左
MEP	运动诱发电位
PCP	后床突
R	右
RAG	桡动脉移植
S#V#E#	Spetzler-Martin 分级系统:体积大小、静脉引流、功能区
SAH	蛛网膜下隙出血
SHT	舌下上神经三角
SOF	眶上裂
SSEP	体感诱发电位
Tent	天幕
神经	
CNl, 或 I	嗅神经
CN2, 或 II	视神经
CN3, 或 Ill	动眼神经
CN4, 或 IV	滑车神经
CN5, 或 V	三叉神经
CN6, 或 IX	展神经
CN7, 或 VII	面神经
CN8, 或 VIII	位听神经
CN9, 或 IX	舌咽神经
CNIO, 或 X	迷走神经
CNll, 或 XI	副神经

（叶迅　田增民 译）

致谢一

感谢我的同仁 William L. Young，对本书各项工作给予的支持。虽然对这位才思敏捷、富于创造和音乐天赋的同仁来说，此事并非是其专业发展方向，但他一直激励其他许多人去探询一些挑战性的问题，“要敢于探索”并享受乐在其中。

致谢二

作者向一直支持本书出版的下列公司深表感谢：

Carl Zeiss Meditec, Inc.
Dublin, California

Mizuho America, Inc.
Union City, California

Aesculap, Inc.
Center Vallay, Pennsylvania

目　录

第 1 部分

动静脉畸形手术原则

第 1 章 动静脉畸形手术显露

■ 六面体

动静脉畸形(AVM)有许多不同的形状: 球形、椭圆形、柱形和经典的锥形。锥形动静脉畸形的表面基于脑皮层,深面渐成锥状至室管膜。尽管 AVM 并非六面体形状,但以六面体形状加以理解颇有帮助。从概念角度看,可将 AVM 视作一个六面体。这样 AVM 便有六个面:一个上面(顶部或表浅一面),四个周围面和一个下面(底部或深面)。利用如此几何立方概念,才能把 AVM 这样一种无固定形状的缠结状病灶描述出来,确定出 AVM 的结构方位:内侧和外侧、前面和后面、上面和下面。

利用上述明确的六面体结构,可以特定表述如下结构解剖关系:硬膜结构、皮层标志、供血动脉、引流静脉、脑间裂隙和颅骨。准备手术前,术者仔细研读 CT、磁共振和血管造影图像,在术前熟识动静脉畸形的信息。血管造影图像可以向前或向后重播,以便看清动脉和静脉之间的关系,分析可能埋藏于脑沟中的弯曲分支,确定栓塞剂位置并作为术中定位的参考标志。磁共振图像可以上下滚动查阅,确切定位脑的运动区或语言区,明确判断脑沟中的软膜层面,勾画出邻近血凝块,供手术入路参考。获得这些信息后,神经外科医生能够构建出动静脉畸形的解剖立体概念。动静脉畸形的某一个面可以根据其动脉供血情况,描述为"热供"或"冷供";根据其毗邻有无重要神经结构,明确该处是否为重要功能区;根据其楔入脑组织的深度,辨明该结构为软膜、脑实质或室管膜;根据其是否有邻近的血肿,判断为血管破裂或未破裂。

同时,六面体概念也构建了动静脉畸形显微外科手术基础。对于供血多的动静脉畸形界面,应尽早行去动脉化;对于稳定的毗邻重要面,则应后处理。对于动静脉畸形破裂面,也应当早处理,因为血肿的清除可以打开切除动静脉畸形的通道,并使脑压降低。六面体概念可标记出特定的供血动脉,例如,位于中线旁的顶叶动静脉畸形, 前面的供血来自大脑前动脉(ACA),外侧面的供血为大脑中动脉(MCA),而后面的供血则来自大脑后动脉(PCA)。与之类似,动静脉畸形六面体概念可以定位引流静脉、深部传导束和脑室, 并可方便表述手术切除动静脉畸形的全过程:从上面开始,至四个侧面,再至下面。

■ 脑表面

大多数动静脉畸形的基底位于脑表面,由此可确定动静脉畸形亚型。举个简单的例子:额叶外侧动静脉畸形,基底位于额叶的上、中、下回。Albert Rhoton 及其同事对位于大脑、小脑和脑干表面的各种 AVM 进行了详细分类和亚型命名。这些命名是描述性的、实用的,而不是强加的(32 个亚型)。如同植物和动物的种属不同,造成表征各异;各种动静脉畸形的表现,也可因类别和亚型的不同而有差异。确定动静脉畸形类别取决于其所在脑的部位,而确定亚型则取决于其脑表面(参见表 1–1)。

动静脉畸形手术需要显露畸形特定的表面。对于额叶外侧动静脉畸形, 采用单侧额部骨瓣开颅手术,切开硬膜,显露病变的上面。动静脉畸形的上面位于脑皮层表面,实际上已经与脑组织分离。游离动静脉畸形的上面,不需要经过脑实质,只需要打开骨瓣和开放硬膜(游离脑凸面,参见表 1–2)。一些手术可能仍然需要分离蛛网膜粘连或脑膜供血动脉,但不累及软膜和脑实质。有时游离动静脉畸形表面,单纯打开骨瓣和开放硬膜还不够(还要游离脑沟,参见表 1–2)。例如,颞叶底部的动静脉畸形,其下方具有一个游离面,需要经过颞下入路方可抵达;额叶内侧的动静脉畸形,其内侧具有一个游离面,需要经过大脑半球间入路才能到达。大多数动静脉畸形具有一个游离面,但也有一些动静脉畸形有 2 个、3 个或更多游离面,还有一些动静脉畸形埋藏在大脑实质之中,可能没有游离面(图 1–1)。

表 1-1 动静脉畸形手术显露汇总

部位	亚型	开颅	仰角	重力牵拉	游离面
额叶动静脉畸形					
	额外侧	额叶	平行	无	1
	额内侧	双额叶	垂直	有	1
	额旁中央	双额叶	平行	无	2
	额底部	眶翼点	垂直	有	1
	额外侧裂	翼点	平行	有	1
颞叶动静脉畸形					
	颞外侧	颞叶	平行	无	1
	颞基底	颞叶	垂直	无	1
	颞内侧	眶颧	垂直	有	1
	颞外侧裂	翼点	平行	有	1
顶枕动静脉畸形					
	顶枕外侧	顶枕	平行	无	1
	顶枕内侧	跨窦	垂直	有	1
	顶枕旁中央	双顶枕	平行	无	2
	枕叶基底	跨窦	垂直	无	1
脑室/脑室旁动静脉畸形					
	胼胝体	双额叶	平行	有	2
	脑室体部	双额叶	垂直	有	2
	脑室前部	顶叶	平行	无	2
	脑室颞角	颞叶	垂直	无	2
深部动静脉畸形					
	单纯外侧裂	翼点	平行	无	1
	岛叶	翼点	平行	无	1
	基底节	翼点	垂直	无	0
	丘脑	双额叶	垂直	有	1
脑干动静脉畸形					
	中脑前部	眶颧	垂直	有	1
	中脑后部	跨窦	垂直	有	1
	脑桥前部	乙状窦后	垂直	无	1
	脑桥外侧	乙状窦后	垂直	无	1
	延髓前部	枕下	垂直	无	1
	延髓外侧	远外侧	垂直	无	1
小脑动静脉畸形					
	枕下小脑	枕下	平行	无	1
	小脑幕	跨窦	垂直	无	1
	小脑蚓部	跨窦	垂直	无	1
	小脑扁桃体	枕下	平行	无	3
	小脑岩部	乙状窦后	垂直	无	1

表 1-2 手术游离面汇总

游离脑凸面	动静脉畸形亚型
幕上脑凸面	
额叶	额外侧动静脉畸形
	额叶旁中央动静脉畸形
颞叶	颞叶外侧动静脉畸形
顶枕叶	顶枕旁中央动静脉畸形
	中线顶枕旁动静脉畸形
幕下脑凸面	
小脑半球	枕下小脑动静脉畸形
游离脑沟	**动静脉畸形亚型**
幕上间隙	
额下层面	额底动静脉畸形
颞下层面	颞底动静脉畸形
	颞中(后)动静脉畸形
外侧裂	额部侧裂动静脉畸形
	颞部侧裂动静脉畸形
	单纯侧裂动静脉畸形
	岛叶动静脉畸形
半球间裂	额叶内侧动静脉畸形
	额叶中线旁动静脉畸形
	顶枕内侧动静脉畸形
	顶枕中线旁动静脉畸形
	胼胝体动静脉畸形
	脑室体部动静脉畸形
	基底节动静脉畸形
脉络膜裂	脑室体部动静脉畸形
	丘脑动静脉畸形
幕上枕下	枕叶底部动静脉畸形
幕下间隙	
外侧裂	中脑前部动静脉畸形
幕下小脑上间隙	小脑蚓部动静脉畸形
	小脑幕动静脉畸形
	中脑后部动静脉畸形
小脑中脑间隙	小脑幕动静脉畸形
	中脑后部动静脉畸形
小脑脑桥间隙	小脑岩尖动静脉畸形
	脑桥外侧动静脉畸形
	脑桥前部动静脉畸形
小脑延髓间隙	小脑扁桃体动静脉畸形
	延髓外侧动静脉畸形

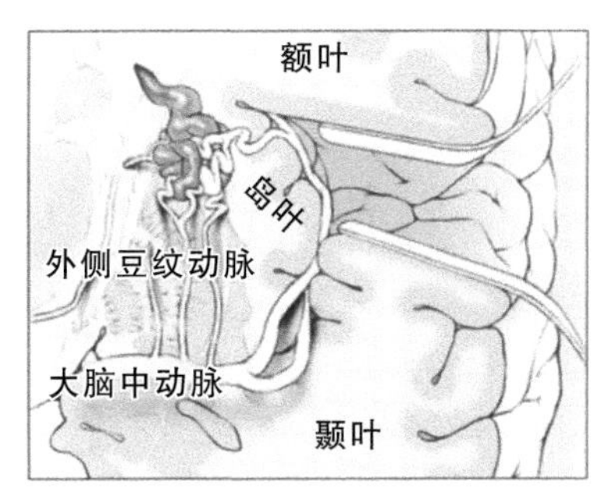

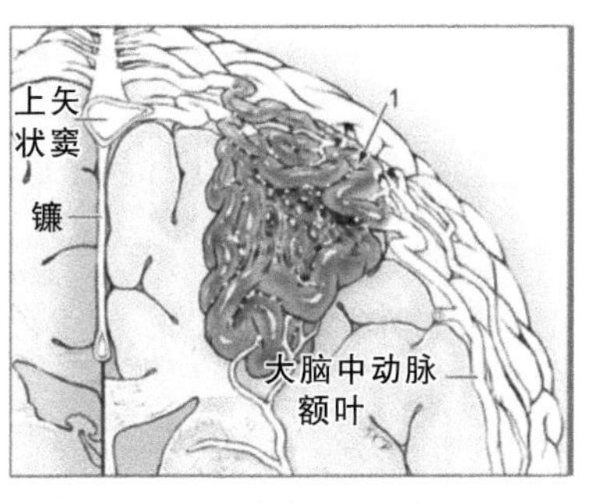

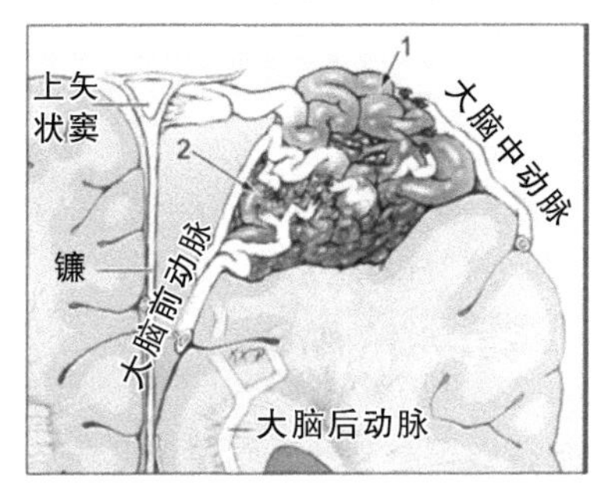

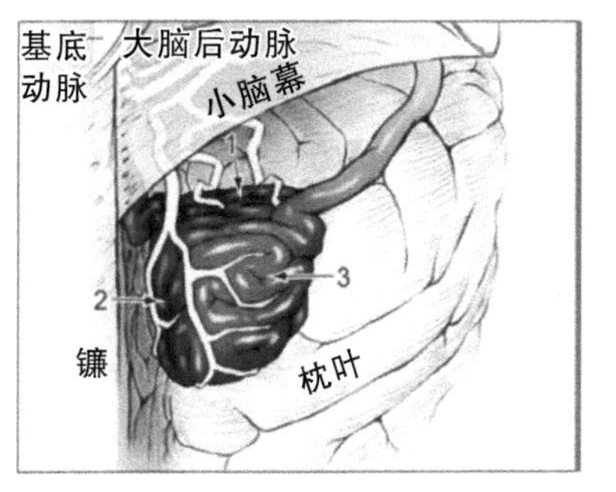

图 1-1 动静脉畸形基于脑皮层的部位,决定其分型和手术开颅入路。位于脑表面的动静脉畸形,具有一个不需要手术分离脑实质的游离面。多数动静脉畸形具有一个游离面,但也可有多个或没有游离面。(a)基底节动静脉畸形,没有游离面(冠状位观)。(b)额叶外侧动静脉畸形,具有一个游离面(外侧面、冠状位观)。(c)顶枕叶中线旁动静脉畸形,具有2个游离面(内、外侧面,冠状位观)。(d)枕极动静脉畸形,具有3个游离面(内、外侧面和底面,后位观)。

双侧开颅

- 额叶内侧动静脉畸形
- 额叶旁中央动静脉畸形
- 顶枕内侧动静脉畸形
- 顶枕旁中央动静脉畸形
- 胼胝体动静脉畸形
- 脑室体部动静脉畸形
- 基底节(尾状核)动静脉畸形
- 丘脑动静脉畸形
- 中脑后部动静脉畸形
- 延髓前部动静脉畸形
- 小脑幕动静脉畸形
- 小脑蚓部动静脉畸形
- 小脑扁桃体动静脉畸形

重力牵拉

- 额叶内侧动静脉畸形
- 额叶底部动静脉畸形
- 额部侧裂动静脉畸形
- 颞叶(前)内侧动静脉畸形
- 颞部侧裂动静脉畸形
- 顶枕内侧动静脉畸形
- 胼胝体动静脉畸形
- 脑室体部动静脉畸形
- 基底节(尾状核)动静脉畸形
- 丘脑动静脉畸形
- 中脑前部动静脉畸形
- 中脑后部动静脉畸形

■ 开颅手术

开颅手术的显露范围取决于动静脉畸形累及的部位。开颅手术治疗动静脉畸形的骨窗应足够大;任何病例都不应选择微创切口。病变外围情况需要弄清楚,包括进出动静脉畸形的供血动脉和引流静脉。开颅手术应有足够的空间,以便分离蛛网膜下隙,并应对组织松弛后导致的脑移位。仅有1/3的AVM手术为单侧开颅;大约1/2的AVM手术为双侧开颅,跨越中线,显露静脉窦,通过一些脑内间隙(如半球间裂、幕下小脑上间隙、枕大池)显露内侧面(见方框提示)。中线入路需小心处理与硬膜粘连的静脉窦。中线旁静脉常呈曲张状态,并在颅骨内板形成压迹;直视下分离硬膜,以防掀开骨瓣时损伤这些静脉。大约1/5的AVM手术需要颅底开颅,以便显露脑底部,扩宽脑深部通路,抵达脑干AVM。颅骨切除时,范围稍大些为好。若颅骨切除范围较小,仅能部分暴露AVM,导致颅骨边缘阻碍入路、器械引导失误,手术分离进入错误层面,从而造成额外损伤。

■ 手术入路角度

迎角一词来源于空气动力学术语,用于描述飞机机翼与迎面气流的夹角;本书用此描述手术入路与AVM的夹角(图1-2)。每个AVM都有一个通过其中心的轴。沿着AVM轴的周边进行手术显露时,可以分离出AVM的顶部和四个面,并且在直视下沿着病灶六面体边缘,清楚地分离出供血动脉、引流静脉。当AVM的轴位与手术显露角度对应时,可恰当称其为“平行”。手术沿着AVM四周平行分离时,对脑组织不会产生明显的牵拉,不会造成脑皮质过多损伤。对于累及大脑凸面AVM,例如位于额外侧、颞外侧、顶枕外侧AVM,适宜采用这种平行入路分离的方法(表1-1)。

与上述平行方法相反,另外一些AVM显露需采用垂直分离方法,即手术显露方向与AVM轴位相交叉。垂直分离方法用于切除深部AVM,此时手术径路长、空间狭小,不易达到AVM。垂直分离只能直接达到AVM的一个面,其余四个面为间接到达。沿AVM轴位分离显露,需要采用一些补偿性方法,如牵拉脑组织、切除皮层、移动AVM至手术野;这些手术操作具有侵袭性,可能会加重脑损伤,甚至使AVM更难处理。垂直分离方法常见于下述情况:经外侧裂切除颞叶内侧AVM,经幕下小脑上切除小脑蚓部AVM,乙状窦后入路切除脑桥外侧AVM。这些垂直处理深部AVM的精确入路,虽然通过脑裂和蛛网膜下隙,可以避免通过脑组织造成损伤,但毕竟手术视野狭窄、AVM周边处理困难。正因如此,垂直分离方法具有更多风险,临床多用于处理体积较小AVM,或者处理合并有血肿、脑软化,以及毗邻脑室、脑裂及脑池的AVM。

必须指出,本文所述的手术入路夹角与已发表的文献含义不同。Bennett Stein应用“正交”和“正切”词

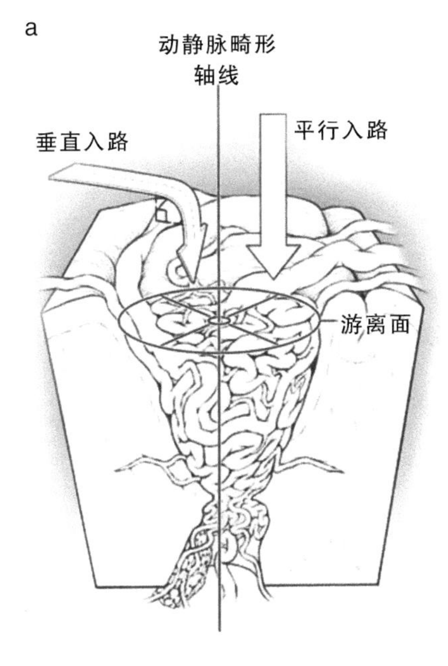

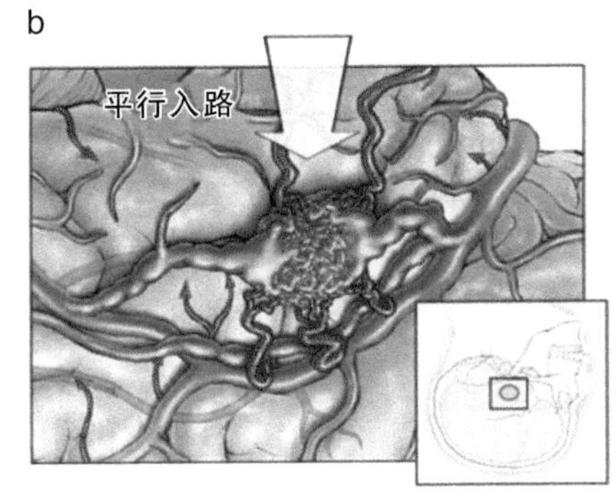

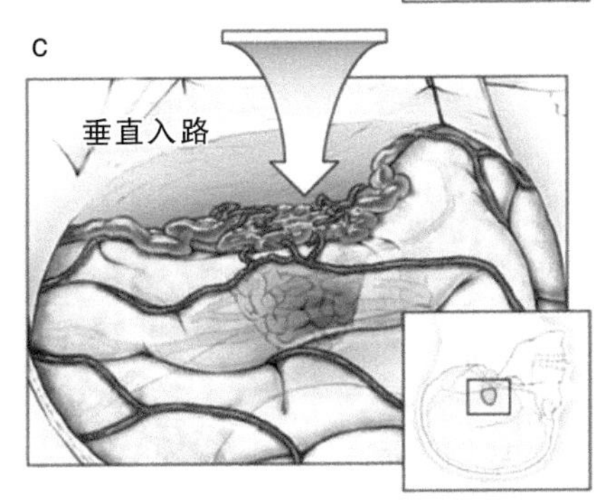

图 1-2　(a)对于 AVM 轴位而言，手术进入角度可为平行或垂直方向。(b)当手术入路方向与 AVM 轴位一致时，分离病灶周围，可以直接切除病灶(平行入路，如颞叶外侧 AVM 手术)。(c)当手术入路方向与 AVM 轴位交叉时，需要牵拉脑组织、移动 AVM 或切除皮层，然后游离病灶周围，切除之(垂直入路，如颞下开颅、颞叶底部 AVM 手术)。垂直入路避免穿过正常脑皮层造成损伤，但手术难度较大；此类手术适合位于脑深部、体积较小 AVM。

汇，分别描述“平行”和“垂直”手术显露；同时，他还用“垂直”一词，表达手术者与 AVM 交叉动脉之间的关系。本人采用“平行”一词，描述手术者与 AVM 之间的同轴性。此外，Stein 应用“正切”一词，表述只见到 AVM 的一个面。本人倾向使用“垂直”一词，到达难进入的区域。本人在先前文章中，应用过 Stein 学者的术语；如今看来，“平行-垂直”术语更贴切些。

■ 重力

动静脉畸形最常起源于大脑半球的外侧面，因其底面不需要打开，患者取仰卧位即可。然而，处理位于中线、基底和深部的 AVM，需要开颅并牵拉脑组织深入，此时最理想的方式是利用重力牵引。通过改变患者的体位和头位、适当切除颅骨、释放脑脊液和广泛分离蛛网膜下隙，脑组织重力下垂，打开解剖层面，使得脑组织松弛。重力牵引也需要硬膜结构(如大脑镰、小脑幕)支撑脑组织，防止其移位。这些手术入路包括：大脑前纵裂入路，具有水平和中线导向作用，额叶处于有依托区域；大脑后纵裂入路，具有水平和中线导向作用，枕叶处于有依托区域；外侧裂入路，头部后仰，额叶和颞叶处于有依托的区域；幕下小脑上入路，患者取坐位，小脑处于有依托区域。上述手术入路，利用重力牵引显露 AVM 的基底游离面，但手术进入角度为垂直，即与 AVM 轴位相交叉，进而分离病变周围组织。这些利用重力牵引入路，通过蛛网膜下隙和脑室到达脑深部，不需破坏脑实质，也不需其它固定牵开器，只是放弃了平行分离的方式。

应用重力牵引方法，需要尽早对患者做出手术计划。如果患者取坐位手术，需要术前进行卵圆孔扫描、超声心电图检查和气泡试验。手术中需要应用甘露醇和过度换气。根据脑组织的重力牵拉方向，摆好患者的体位和头位。打开颅骨窗的范围应当超出欲手术显露的裂隙或病灶，并为脑组织下垂留有空间。作者喜欢手术早期利用显微外科开放蛛网膜下隙，直接吸除脑脊液，很少需要置入脑室引流管。重力牵引方法成功与否的关键，在于广泛分离蛛网膜下隙。手术通路要大于病灶边缘，特别是通道入口处。蛛网膜及其束带、小梁维持着脑的正常结构，对脑的重力牵引形成制约。重力牵引打开的深部通道，利用自然组织层面，巧夺天工；当 AVM 出现在手术通道末端时，手术者又面临着巨大挑战。

(田增民　译)

第2章 分离蛛网膜下隙

■ 探查

手术显微镜下分离蛛网膜下隙是暴露动静脉畸形(AVM)的平静前奏。AVM周围的蛛网膜下隙呈迷宫状,手术需要分离蛛网膜、打通小叶间及脑池间的小梁间隔。脑脊液(CSF)缓慢释放,可以改变脑组织的形态。探查AVM的滋养动脉和扭曲回流静脉,可以根据脑血管造影显示的线索进行追踪。蛛网膜下隙分离将脑的解剖标志转换到手术视野,充分暴露AVM表面,广泛打开自然裂隙。这一阶段的AVM手术很像动脉瘤手术,干净利落地进行病变外部显微解剖,着实令人享受。

■ 显露

分离蛛网膜下隙的距离可较短,如处理皮层的AVM;也可很长,如处理中心区或脑室旁的AVM(图2-1)。大脑凸面的AVM手术,由于病变基底就在皮层表面,只需要分离很小距离的蛛网膜下隙(经额入路、经颞入路和经顶枕入路,表2-1)。中心区入路需要分离较长距离的蛛网膜下隙,直至到达侧裂、大脑纵裂等裂隙,或者到达基底节、颅底硬膜面(经侧裂入路、半球间入路和基底节入路,表2-1)。深部入路需通过胼胝体、脑室、脉络膜裂,沿着颅底或脑幕平面深入,到达这些腔隙的底部(经胼胝体入路、经脉络膜裂入路和后颅窝入路,表2-1)。

尽管脑表面AVM容易定位,但常隐匿在增厚的蛛网膜内。这些增厚的蛛网膜起因于少量出血、慢性炎症、放射外科及栓塞治疗。必须先打开这层白色不透明的膜,方能显露AVM解剖结构。从蛛网膜下隙游离扩张静脉,进而显露AVM边缘。无论是新鲜还是陈旧出血,含铁血黄素可使邻近表面染色,表现为新凝血块、液化血肿、脑软化等不同类型。出血可形成解剖外腔,并常与蛛网膜下隙相连。一些AVM与邻近脑组织有蛛网膜界面,沿着脑回走行进入脑沟。例如,单纯侧裂AVM,全部位于侧裂内,没有侵袭额叶、颞叶和岛叶皮质,可经蛛网膜下隙完全游离,不会造成软膜下损害。

除了大脑和小脑凸面的AVM(位于脑表,直接显露),其余AVM需要更多的显露。经侧裂入路,可显露8种亚型的外侧和深部AVM;大脑纵裂入路,可显露8种亚型的中央和深部AVM;颅底入路,可显露8种亚型的基底节、脑干和小脑AVM;经天幕入路,可显露6种亚型的大脑后部、小脑、脑干AVM(表2-2)。所有这些AVM的基底深藏于脑裂隙,需要手术将其开放,或者沿着一个非朝向AVM轴位的基底面进入。手术打开硬膜后,起初只能见到动脉化的静脉,甚至无异常所见。因此,处理这些AVM需要双侧开颅,依靠重力牵引,或者经脑室进入。然后,通过追寻动脉化的静脉,找到这些隐藏于角落及裂隙中的AVM;再小心沿扩张的静脉深入,分离与脑镰、脑幕、颅底的粘连。最深部的入路,蛛网膜下隙分离需进入脑室或脑干周围的腔隙,方能达到AVM基底。到达如此深部后,常常发现AVM的轴向与手术进入角度呈现垂直,因而需要进一步分离和扩大术腔,以达到改善术野及加强手术可控性目的。

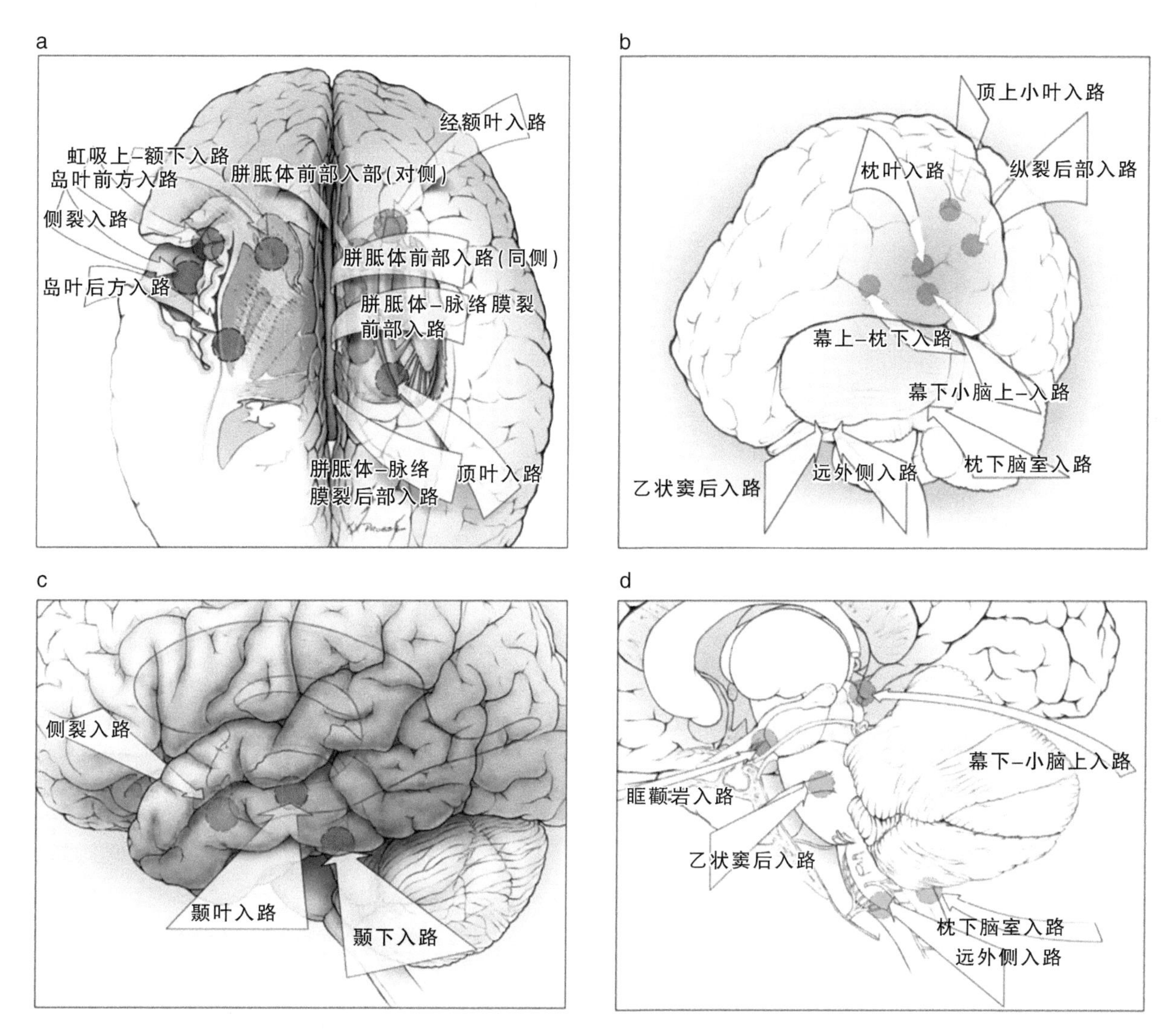

图 2–1　脑部 AVM 手术入路汇总。(a)大脑纵裂和外侧裂入路处理幕上 AVM(上位观)。(b)后方及后外侧入路处理幕上–幕下 AVM(后斜位观)。(c)侧方入路处理颞叶 AVM(侧位观)。(d)脑干 AVM 手术入路(侧位观)。大脑纵裂入路包括纵裂前部入路(AIA)、纵裂后部入路(PIA)、经胼胝体前部入路(ATcA,同侧和对侧)、经胼胝体–脉络膜裂前部入路(ATcTchA)、经胼胝体–脉络膜裂后部入路(PTcA)。外侧裂入路包括经侧裂入路(TSyl)、经岛叶前方入路(ATiA)、经岛叶后方入路(PTiA)、额下虹吸上–入路(SCIF)。经皮层入路,替代经蛛网膜下隙、脑室入路,用于下列情况:脑血肿或软化造成的异常通道,直达深部 AVM;具体包括经额叶(TF)、经颞叶(TT)、经顶叶(TP)、经枕叶(TO),以及经顶上小叶(SPL)入路。脑干入路包括眶颧岩入路(OZ)、幕下小脑上–入路(SCIT)、扩大乙状窦后入路(ExRS)、远外侧入路(FL)、枕下经脑室入路(SubOcc)。此外,后方入路包括幕上–枕下入路(STIO)。

表 2-1 经蛛网膜下隙入路及脑池分离汇总

类型	亚型	入路	脑池
额叶 AVM			
	额外侧	经额叶	无
	额内侧	大脑纵裂前部	CallC
	额旁中央	经额和大脑纵裂前部	CallC
	额底部	经额下	CarC,ChiC,OlfC
	额外侧裂	经侧裂	SylC
颞叶 AVM			
	颞外侧	经颞叶	无
	颞基底	经颞下	AmbC
	颞内侧	经侧裂或经颞叶	CarC,CruC,SylC
	颞叶侧裂	经侧裂	SylC
顶枕 AVM			
	顶枕外侧	经顶枕叶	无
	顶枕内侧	大脑纵裂后部	QuadC,CallC
	顶枕旁中央	经顶枕叶和大脑纵裂后部	QuadC,CallC
	枕叶基底	经幕上-枕下	QuadC
脑室/脑室旁 AVM			
	胼胝体	经胼胝体	CallC,侧脑室
	脑室体部	经胼胝体-脉络膜裂	CallC,侧脑室,Ⅲ脑室
	前角	顶上小叶-侧脑室	侧脑室
	颞角	经颞叶-侧脑室	侧脑室
深部 AVM			
	单纯侧裂	经侧裂	SylC
	岛叶	经侧裂	SylC
	基底节	经侧裂	SylC
	丘脑	经胼胝体-脉络膜裂	CallC,侧脑室,Ⅲ脑室
脑干 AVM			
	中脑前部	经侧裂-脚间池	SylC,CarC,CruC,lpC
	中脑后部	经小脑上-幕下	QuadC,AmbC
	脑桥前部	经乙状窦后-脑池	CbPonC,PonC
	脑桥外侧	经乙状窦后-脑池	CbPonC
	延髓前部	经第四脑室	MagnC,Ⅳ脑室,MedC
	延髓外侧	经远外侧脑池	CbMedC,MagnC
小脑 AVM			
	枕下小脑	经小脑	MagnC
	小脑幕	经幕下-小脑上	QuadC,MagnC
	小脑蚓部	经幕下-小脑上	QuadC,MagnC
	小脑扁桃体	经小脑扁桃体	MagnC
	小脑岩部	经乙状窦后	CbPonC,CbMedC

表2-2　经蛛网膜下隙入路处理AVM亚型汇总

入路	AVM亚型
侧方入路	
经额叶	额外侧AVM
经颞叶	颞外侧、颞角AVM
经顶枕叶	顶枕外侧AVM、脑室三角区AVM
	丘脑AVM(经皮层)
侧裂入路	
经侧裂前部	侧裂前部AVM，颞部侧裂AVM，颞叶内侧(前部)AVM，单纯侧裂AVM
经侧裂后部	岛叶AVM
	基底节AVM(壳核)
经虹吸上-额下	基底节AVM(苍白球)
经侧裂-脚间窝	中脑前部AVM
基底入路	
经额下	额基底AVM
经颞下	颞叶基底AVM
	颞叶内侧AVM(后部)
经幕上-枕下	枕叶基底AVM
幕上中线入路	
经大脑纵裂前部	额叶内侧AVM、额部中线旁AVM
	顶枕叶内侧AVM、顶枕中线旁AVM
经大脑纵裂后部	胼胝体AVM
	脑室体部AVM
经胼胝体前部	丘脑AVM(上部)
经胼胝体后部	胼胝体AVM(压部)
经胼胝体对侧	基底节AVM(后部)
经胼胝体-脉络膜裂	丘脑AVM(内侧)
幕下中线入路	
经小脑上-幕下	中脑后部AVM
	小脑天幕AVM
	小脑蚓部AVM
经小脑	小脑枕下AVM
经扁桃体	小脑扁桃体AVM
经脑室	延髓前部AVM
颅底入路	
经眶-翼点	额基底AVM
经眶颧-翼点	颞叶内侧AVM(前部)
	中脑前部AVM
扩大乙状窦后	脑桥前部AVM，脑桥外侧AVM
	小脑岩部AVM
远外侧	延髓外侧AVM
	延髓前部AVM

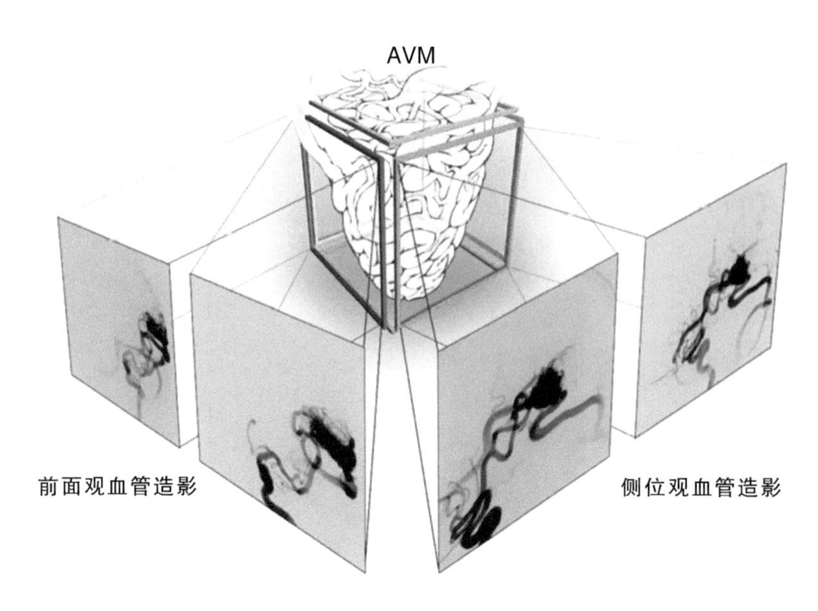

图 2-2 蛛网膜下隙分离，将血管造影解剖显示于手术野。

■ 造影解剖的术中转化

除了暴露AVM，分离蛛网膜下隙后，可显示通过造影获得的相应血管解剖结构。术前脑血管造影对于收集AVM解剖信息十分重要，术中蛛网膜下隙分离使之清晰显示(图2-2)。血管造影图像显示最突出的是动脉。对供血动脉要进行辨别、命名，并观其大小；研究其分支，有无弯曲、扩张和动脉瘤，为手术辨别和安全闭塞提供线索。在手术中，见不到血管造影呈现的清晰全景图，只有动脉解剖的蛛丝马迹。在计算机控制下，血管造影可以显示每个解剖细节，通过回放、透视、放大手段，观察血流动力学改变。前后位、侧位、斜位观察，判定动脉灌注；慢放、重放，观察注入造影剂的速率，区分出动脉相和静脉相；观察颈动脉和椎动脉对于前循环和后循环灌注程度，左、右侧分配比例。在手术野，由于脑间隙已经分开、AVM已经显露，所以动脉血流动力学的转化是叠加其上的。

动脉在血管造影中显示清晰，静脉同样也有很好的效果。静脉位于脑表面，手术分离时最先遇到。静脉的主干、分支和迂曲，就直径而言，较动脉要大许多；并常将伴随的动脉掩藏。应用计算机分析血管造影图像，可以逆转时序和血流，分辨出手术野中并行的动脉和静脉，从而为手术分离提供了线索和标志。

血管造影显示正常解剖优于直接探查，比如穿支动脉通过正常脑组织，其末梢供应AVM。与之相似，血管造影较显微外科更容易区分那些仅在AVM旁走行，并不供给AVM的正常旁路动脉。有关血管结构的正常解剖需预先得知，这样有助于进行蛛网膜下隙分离手术。血管造影与直接探查比较，确定的病变边界更加真实和全面。术前栓塞可提供新的观测指标：通过选择性造影，观察血管分支的解剖；通过降低血流，发现残留的动脉血供；根据栓塞后血流，判断AVM栓塞程度；栓塞所用的弹簧圈、栓塞胶可作为手术中的标志。

将血管造影图像转化为手术野信息的能力，恰似荒野中应用地图的技能。聪明地利用血管造影这个地图，可以导引手术征程，防止迷路。术前分析血管造影图像，术中导引蛛网膜下隙分离，对此投入时间和精力十分必要。分析血管造影图像应达到如此境界：术中探查不再是一个发现病变的经过，而是一个认知的过程。术野中情况瞬息万变，而术者受视觉和解剖限制，不能指望完全按术前计划处理AVM。详尽术前准备和广泛蛛网膜下隙分离，可为外科医生增添预见和应变能力。

(田增民 译)

第 3 章 引流静脉

■ 绝对保留

AVM 手术最基本、最重要的策略就是绝对保留引流静脉,直至手术最后结束。AVM 的供血动脉异常汹涌,在此情况下,将引流静脉处置作为切除 AVM 的核心策略,这似乎不可思议。此点与动脉瘤手术大相径庭,动脉瘤手术是将供血动脉处置作为手术的核心策略。动脉瘤起源于输入动脉,可行近端临时夹闭将其控制。当术中发生动脉瘤破裂时,可压迫动脉瘤顶部,吸净血液暴露术野;然后,应用临时夹阻断动脉瘤远端和近端。完成动脉控制后,即可实现动脉瘤永久夹闭。与之相反,AVM 术中破裂,系过早阻断了引流静脉;血管巢内压上升,导致 AVM 膨胀,即而破裂,血液奔涌充满手术野。这种情况如同动脉瘤破裂,但处理起来却非同动脉瘤破裂那样,往往很难把握。填塞是无效的,因为出血部位多发,难以吸引清洁术野。由于输入动脉数量众多,很难很快完全控制。因此,AVM 手术必须始终把保护输出静脉放在首位。AVM 切除术中,大量出血的来源可为供血动脉,然而动脉因素不是 AVM 破裂的原因。尽管这些输入动脉必须游离、闭塞,并分离之,但处理它们不是 AVM 切除策略的核心。

■ 辨认静脉

保护引流静脉的诀窍是不将其误认为供血动脉。动脉与静脉的颜色不同,通常是最显著的区别标志。然而,AVM 的引流静脉与供血动脉均呈鲜红色。因此,相对于血管的颜色而言,血管大小就变成一个较为可信的鉴别特征。有些静脉或静脉迂曲扩张明显,很容易辨别,但另一些静脉扩张不明显,好似扩张的动脉。然而,即使是高血流灌注的 AVM,动脉扩张程度毕竟有限。厚实的平滑肌细胞层和弹力膜限制了供血动脉的扩张,因而动脉的直径一般很少超过 4mm。静脉的结构则不然,由于只有少量内皮细胞构成的内膜、薄层平滑肌细胞组成的中膜和一些胶原纤维形成的外膜,导致动静脉分流末端的静脉很容易扩张。因此,任何直径大于 4mm 血管,无论形态多么像圆柱形动脉,术者都应视为静脉,直至最后排除。

借助手术显微镜,在良好的照明和放大条件下,可以分辨出动脉与静脉的结构。动脉壁较厚,显微镜下可见肌纤维条纹;这些条纹柔和了动脉色泽,使其有些呈粉红色。静脉壁较薄,缺乏平滑肌细胞,血管均匀平滑,呈鲜红色。此外,静脉壁薄,更加透明,可见混合性氧合血与非氧合血流经其中。这种混合血不会发生在动脉中,而且较厚的动脉壁也使其观察不到。

追寻离开 AVM 的某个血管,有助于鉴别其性质。动脉潜行于脑沟、脑裂内,向远端供血;静脉则流经皮层,向静脉窦汇聚。一条动脉化的静脉汇合正常的静脉分支,混合血在汇聚区呈暗红色。与之相反,一个动脉不断分支,形成软膜细支供应相应皮层,不含上述混合血。暂时性血管阻断实验,应用血管钳或动脉瘤夹阻断一条血管:如果是静脉,远端血管变暗红;如果是动脉则颜色不变。使用栓塞物质,如胶剂、Onyx、聚乙烯颗粒和弹簧圈,可很容易确定某个血管的动脉性质;但是也会产生明显的血管颜色变化,这是因为血管腔内栓塞使灌注血管颜色变暗,而周围静脉依然呈鲜红色。挑战性地应用 Onyx 新栓塞剂,几乎可以完全栓塞 AVM,此时,受累的引流静脉也可恢复至接近正常颜色。

AVM 手术中,控制较大的供血动脉十分重要而且迫切。然而,处理供血动脉之前,必须详查血管走行及其形态。决定阻断血管时,术者要再次自问"这是动脉,还是静脉"。此外,术者要知晓每个 AVM 亚型中的静脉(表 3-1)。

表 3-1 七种类型 AVM 静脉汇总

缩写	静脉
额叶静脉	
FrPolV	额极静脉
AntFrV	额前静脉
MidFrV	额中静脉
PosFrV	额后静脉
PreCenV	中央前静脉
CenV	中央静脉
MedFrV	额叶内侧静脉(前、中、后)
PcaV	胼胝体周围静脉(前、后)
FrSylV	侧裂前静脉
SupSylV	侧裂浅静脉
DeepSylV	侧裂深静脉
OrbFrV	眶额静脉(前、后)
OlfV	嗅静脉
颞叶静脉	
AntTempV	颞前静脉
MidTempV	颞中静脉
PosTempV	颞后静脉
Labbe	Labbé静脉
TempBasV	颞底静脉(前、中、后)
UncV	勾回静脉
HippoV	海马前静脉
MedTempV	颞内侧静脉 BVR
BVR	基底静脉
顶–枕静脉	
PosCenV	中央后静脉
AntParV	顶前静脉
PosParV	顶后静脉
OccV	枕静脉
Trolard	Trolard 静脉
ParaCenV	中央旁静脉
MedParV	顶内侧静脉(前、后)
AntCalcV	距状前静脉(枕内侧静脉)
PosCalcV	距状后静脉
PcaV	胼胝体周围静脉(前、后)
SpleV	夹支静脉
OccBasV	枕基底静脉
脑室和深静脉	
SepV	中隔静脉(前、后)
CauV	尾状静脉(前、后)
ThaStrV	丘纹静脉
ICV	大脑内静脉
AtrV	房静脉(内、外)
ChorV	脉络膜静脉(上、下)
VoG	Galen 静脉
脑干静脉	
MAPonMesV	中脑脑桥前中央静脉
MAMedV	延髓前中央静脉
LAPonMesV	中脑脑桥前外侧静脉
LAMedV	延髓前外侧静脉
LMesV	中脑外侧静脉
LMedV	延髓外侧静脉
ReOlvV	橄榄体后静脉
PedV	大脑脚静脉
PComV	后交通静脉
VPonMesS	脑桥延髓静脉
VPonMedS	中脑脑桥沟静脉
TrPonV	脑桥横静脉
TrMedV	延髓横静脉
MPMedV	延髓前正中静脉
TecV	覆层静脉
小脑静脉	
IHemV	半球下静脉
SHemV	半球上静脉(前、后)
AHemV	半球前静脉
SVerV	蚓上静脉
IVerV	蚓下静脉
PreCenCblV	小脑前中央静脉
TonsV	扁桃体静脉
ReTonsV	扁桃体周围静脉
SPetrV	扁桃体上静脉
IPetrV	扁桃体下静脉
VCPonF	小脑脑桥裂静脉
VCMedF	小脑延髓裂静脉
VCMesF	小脑中脑裂静脉
静脉窦	
CavS	海绵窦
SphParS	蝶顶窦
SSS	上矢状窦
ISS	下矢状窦
SPS	岩上窦
IPS	岩下窦
StrS	直窦
SigmS	乙状窦
TrvS	横窦
SphBasS	蝶骨底窦
SphPetS	蝶骨岩窦
Torc	窦汇
TentS	天幕窦

■ 方向标与里程计

大约 1/3 的 AVM 位于皮层下，其中 2/3 存在表面静脉回流，这就意味着许多皮层下的 AVM 会有一支动脉化静脉位于脑表面。因此，这支静脉成为引导切除 AVM 核心的方向标。沿着引流静脉的起端分离很危险：一个失误操作就会造成静脉损伤，导致出血而看不清 AVM；或者止血过程影响了血液引流。扩张静脉由于体积较大，难以分离周围，需要轻柔牵拉、吸引，或者反复调整（动态牵拉）。由于分离很深，静脉可能会遮挡手术野。例如，有些外侧裂 AVM 可被浅表侧裂静脉所覆盖，分离必须在此复杂状态中进行。与之相似，额部及顶枕部内侧 AVM 被中间静脉所覆盖，这些上行静脉桥接于上矢状窦；如此，不仅占据了手术通道，而且束缚大脑半球，抵消了重力牵引的作用。当表浅静脉受阻挡时，容易遭受手术往来器械或固定牵拉造成的损伤。术者注意力聚焦深部手术野时，很容易忽视这些表浅静脉。此时，可通过下列方法保留静脉：沿着静脉边界进行分离；保持静脉原有血流，避免过度牵拉；手术显微镜低倍操作，保证足够外周术野。

引流静脉可作为“里程计”。随着切除程度进展，静脉的颜色由红变紫，最后变为蓝色。血流动力学的颜色变化直至 AVM 切除后期方能显现，但静态 AVM 血流动力学变化常早期出现在“里程计”窗口。红色不变的静脉是仍有动脉血供的明确信号；持续存在的动脉化静脉可能源于深部病灶的不全阻断、深部穿支动脉的供应或者供血动脉隐藏于引流静脉走行区。即使深部穿支动脉供血不多，大型 AVM 引流静脉也呈明显的红色。静脉只要呈红色，标志手术仍需进行；静脉呈蓝色，标志手术成功。

■ 次级静脉

绝对保留引流静脉的策略适用于初级静脉，该静脉收集 AVM 大多数流出血液（图 3–1）。每个 AVM 亚型都有一个可预见的初级静脉（表 3–2）。此外，很多 AVM（特别是大型者），拥有多条呈放射状分布的引流静脉。动静脉畸形血液从巢内流出，与这些引流静脉相连通；不必保留每条引流静脉，直至 AVM 切除。换而言之，手术中可以安全阻断次级静脉，而不会引起 AVM 急性破裂。欲达此目的，首先要辨别初级静脉并加以保护；其次，显著减少动脉供血，可联合采用栓塞、供血动脉夹闭和循环阻断方法。

初级引流静脉通常为 AVM 最大静脉，且位于手术分离的末端。颞叶外侧 AVM 切除路径为从前至后，其间有大脑中动脉（MCA）分支沿前上缘走行。首先标明 Labbé 静脉为初级引流静脉、浅表侧裂静脉为次级静脉。然后，处理初级静脉，封堵血管巢。Labbé 静脉成为引路标志，手术分离沿其周围深入。处理次级静脉可深入 AVM 腹地，扩大手术通路，打开深部层面，逐步完成循环阻断。

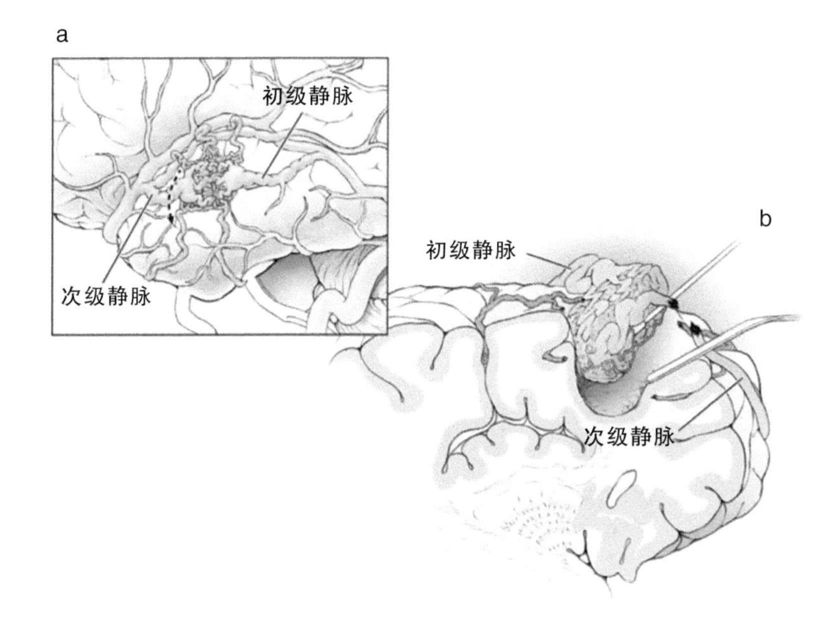

图 3–1 保留引流静脉为 AVM 手术最重要的策略。(a) 多支引流静脉的 AVM，必须辨认和保留初级静脉；动脉灌注减少后，可以牺牲次级静脉。(b) 次级静脉处理可深入 AVM 腹地，逐步完成环形分离。

表 3-2 AVM 亚型及其引流静脉汇总

部位	分型	回流静脉
额叶 AVM		
	外侧	上行凸面静脉(额极静脉、额前静脉、额中静脉、额后静脉、中央前静脉、中央静脉);下行凸面静脉(额侧裂静脉、侧裂浅静脉、侧裂深静脉)
	内侧	上行内侧静脉(额叶内侧静脉);下行内侧静脉(胼胝体周围静脉)
	中线旁	上行凸面和内侧静脉;下行凸面和内侧静脉
	基底部	眶额静脉(眶额静脉、额级静脉、嗅静脉)
	侧裂	侧裂静脉(额侧裂静脉、侧裂浅静脉、侧裂深静脉)
颞叶 AVM		
	外侧	下行凸面静脉(颞前静脉、颞中静脉、颞后静脉);上行凸面静脉(颞叶侧裂静脉)
	基底部	颞基底静脉
	内侧	勾回静脉、海马前静脉、颞内侧静脉、基底静脉
	侧裂	颞叶侧裂静脉、侧裂浅静脉、侧裂深静脉
顶-枕叶 AVM		
	外侧	上行凸面静脉(中央后静脉、顶前静脉、顶后静脉、枕静脉)
	内侧	上行内侧静脉(中央旁静脉、内侧顶静脉、距状后静脉);下行内侧静脉(夹支静脉、距状前静脉)
	中线旁	上行凸面静脉(中央后静脉、顶前静脉、顶后静脉、枕静脉);下行内侧静脉(中央旁静脉、顶内侧静脉、距状后静脉)
	基底部	枕基底静脉
脑室/脑室周围 AVM		
	胼胝体	中隔静脉、尾状静脉、丘脑纹状静脉、夹支静脉、内侧中心静脉
	脑室	大脑内静脉
	室旁	房内侧静脉、房外侧静脉
	侧脑室下角	脉络膜静脉、基底静脉
深部 AVM		
	侧裂	侧裂浅静脉、侧裂深静脉
	岛叶	侧裂深静脉
	基底神经节	尾状静脉、丘脑纹状静脉
	丘脑	大脑内静脉、基底静脉
脑干 AVM		
	中脑前	脑桥中脑前正中静脉、大脑角静脉、后交通静脉
	中脑后	Tectal 静脉、蚓上静脉、小脑中央前静脉
	脑桥前	脑桥中脑前正中静脉、扁桃体上静脉
	脑桥外侧	扁桃体上静脉
	延髓前	延髓前正中静脉
	延髓外侧	延髓外侧静脉、延髓前正中静脉
小脑 AVM		
	枕骨下	蚓下静脉、小脑下静脉、窦汇、横窦
	小脑幕	小脑上静脉、天幕窦、Galen 静脉、窦汇、横窦
	小脑蚓部	蚓上静脉、Galen 静脉、蚓下静脉、窦汇
	小脑扁桃体	扁桃体静脉、扁桃体周围静脉
	颞骨岩部	小脑前静脉、小脑脑桥裂静脉、扁桃体上静脉、岩上窦

处理次级静脉以减少流出血量,阻断程度必须与存留的动脉血流相当。术中必须小心,不要高估了动脉已经闭塞的范围,也不要低估了残留动脉供血程度。作为一个重要规则,只有当静脉颜色已呈暗红,或者静脉暂时阻断实验时AVM能够耐受,次级静脉方可安全夹闭。浅表切除最大化时,方进行静脉修剪。阻断次级静脉是在保护初级静脉的基础上进行的,而不必在乎处理那些有利于AVM切除的静脉。

■ 深部静脉

深部引流静脉既不是手术"方向标",也不是"里程计"。大约1/3的AVM含有深部静脉。只有当AVM去除时,方能见到这些深部静脉。切除AVM手术中,与浅表静脉不同,深部静脉不能给予反馈和指向,也不能提示手术进程。深部静脉的重要性依据Spetzler-Martin分级系统,深部AVM位置提示着手术并发症的风险。深部静脉位于AVM之下,应当不会造成手术障碍,也不会像表浅静脉那样容易遭受损伤。然而,在整个环形分离病灶过程中,深部初级静脉始终引流AVM巢部血液。深部次级静脉可以分离,直至AVM中心,再将其离断。深部静脉提示AVM扩展至脑室,手术需切开室管膜层。

(田春雨 译)

第4章 供血动脉

■ 动脉闭塞技术

动脉闭塞应选择在动脉进入AVM处。如果动脉闭塞部位过于靠近分叉部，可影响正常穿支动脉，造成邻近脑组织梗死；反之，如果动脉闭塞部位过于靠近畸形团，可导致AVM血管巢出血或残留供血分支。处理交界点可能不易辨认，血管分支也不容易辨明是正常动脉还是AVM供血动脉。最好的情况是在皮层看到大的供血动脉，这样可以及早处理，处理难度也比较小。作为通常原则，应用双极镊子在3~7mm范围电凝，电凝动脉最好在阻止血流后进行。采用双极电凝，应当沿着已经中止血流的动脉，从近端至远端方向顺势而下。如果双极电凝镊子运行方向相反，由远端至近端，则功效下降；因为近端供血动脉仍有压力，烧灼可致血管破裂。电流通过动脉，缩窄动脉壁，使动脉逐步缩小，最终闭塞管腔。动脉及小动脉的弹力平滑肌层较厚，容易电凝及闭塞。与之相反，细小穿支动脉的管壁很薄，只有少量的弹力平滑肌细胞，不容易电凝烧灼闭塞。应用微型动脉瘤夹阻断近端血流，可使电凝动脉更容易些；如果仍不奏效，可在动脉的远端置夹，并分离之。在极端情况下，病变大动脉具有厚壁，应用双极电凝烧灼很难加以闭塞。由于这些动脉管径粗大、血流量大，单独应用电凝力不从心，可能需要永久动脉瘤夹闭塞（常用5mm或7mm直形动脉夹）。

AVM如果接受过放射外科治疗，受累动脉会发生形态学变化，更有利于电凝闭塞。射线使分裂活跃的细胞DNA受到损伤，而内皮细胞的再生过程加剧了DNA受损的程度，进而使内皮细胞耗竭。动脉内膜崩解使平滑肌细胞暴露，并触发中膜增生反应。动脉壁中膜渐进性增厚使管腔缩窄，这种变化是放射外科闭塞血管的作用基础。AVM接受放射治疗后，不完全闭塞的动脉呈现粥样硬化样改变；AVM供血动脉容易电凝，原因可能在于此。

血管腔内应用易于控制的栓塞剂，可使动脉栓塞。NBCA胶（氰基丙烯酸丁酯）形成结实半透明的铸型，很难离断。PVA（乙烯醇）形成特殊的软栓子，很容易离断、碎化，使血管再通。Onyx[①]形成柔软橡胶状栓子，也很容易离断。弹簧圈要用结实的显微剪刀切割，并且不容易做到血管完全栓塞。手术将栓塞后的动脉从AVM分离开，并且控制好靠近栓塞部位的正常供血动脉，以防止血液仍然沿栓子周围不断流出。

■ 末端灌注动脉

输入或包绕AVM的动脉可分为末端灌注动脉、过路动脉、穿支动脉、脉络膜供血动脉和旁观动脉（图4-1）。末端灌注动脉进入血管巢，专门供应AVM，其供应远端没有正常组织。在分化成末端动脉之前，近端可能发出分支供应正常组织；这些近端分支通常管径较大，走行于蛛网膜下隙，呈单支高血流量血流，或多支血管巢内及巢周分流。在AVM边界，采用动脉瘤夹闭及电凝方法，处理这些末端灌注动脉，而不必关注其远端的血流。不过，在分离AVM时，要注意保护包被AVM的正常穿行支。处理好末端灌注动脉是加快AVM手术进程的关键。

■ 过路动脉

处理过路动脉很危险，因过路动脉本身并非专供AVM，也不终止于血管巢；而是发出近端分支供应正常组织边界，中段发出AVM分支供应血管巢，远端分支供应正常组织边界。过路动脉，顾名思义系指其通过AVM。如果闭塞过路动脉主干，会导致术后脑组织缺血。过路动脉的直径较周边灌注动脉要小些，但比旁观动脉的直径大些。过路动脉的分支通常有细支发

Onyx[①]：Onyx胶由次乙烯醇异分子聚合物（EVOH）、二甲基亚砜（DMSO）和钽粉混合而成，是一种分粘性栓塞剂。

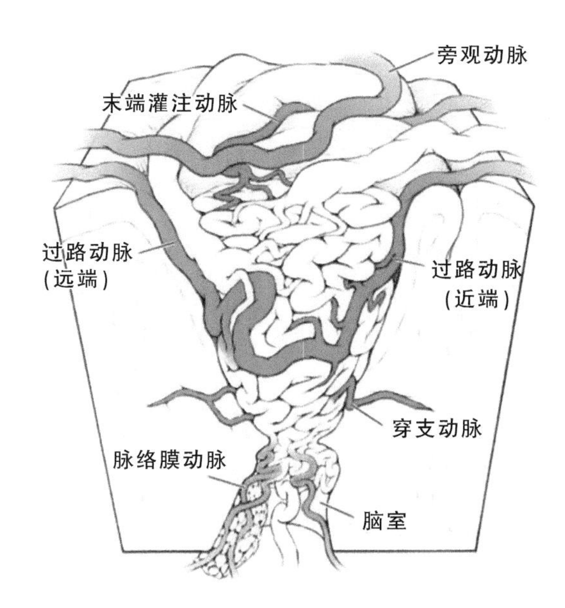

图 4-1 AVM动脉类型：末端灌注动脉、过路动脉、穿支动脉、脉络膜供血动脉和旁观动脉。终末灌注动脉进入血管巢，远端没有正常组织边界；血管直径粗大，供血丰富。过路动脉，可谓之“过路客”，既有分支供应AVM，又有分支供应近端和远端的正常组织。穿支动脉直径细小，穿过深部白质至血管巢，并不供应远端正常组织。脉络膜供血动脉同样细小，穿行脑室的分支供血于室管膜AVM表面。旁观动脉实为正常动脉，并非供血于AVM，而是沿病灶边缘或血管巢走行。

出供应AVM，但不是供血的主要部分。去除分支保留血管主干是保护过路动脉的关键：逐个闭塞供血细支，修剪出供血主干，保留远端血流（图4-2）。这些供血分支很容易电凝，很少需要动脉瘤夹。供应细支很难与正常分支和远端主干相鉴别；然而，从远端向近端方向分离，保留血管主干，可以解决这一难题。从AVM远端开始分离，可以识别过路动脉，即逆向血管巢分离。如果追寻至AVM边缘的分支，予以切断；若追踪至邻近皮层的分支，加以保留。与正常分支相比较，灌注动脉外观更加膨胀、迂曲变形。逆向追踪血管主干，可直达AVM近端，并可将过路动脉与AVM分离开。例如，大脑中动脉（MCA）的胼周动脉和岛叶分支，就可采用游离主干方法，将其与胼胝体AVM和外侧裂AVM分离开。

■ 穿支动脉

穿支动脉是一种管径细小的终端供血动脉。穿支动脉穿过脑白质，终止于血管巢，没有远端正常供血区。穿支动脉直径细小、位置深在，供血至室管膜深

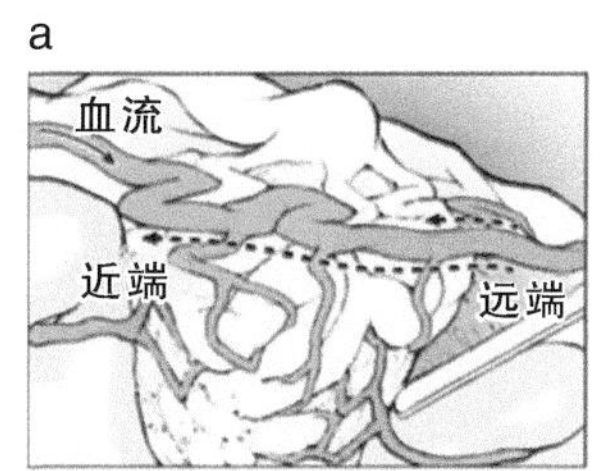

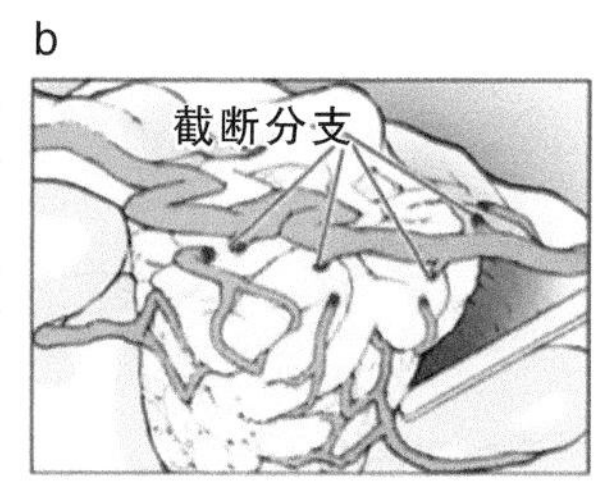

图 4-2 (a)过路动脉走行图解：过路动脉供应远端正常组织，其分支也供应AVM。(b)采用逆向手术方式，从远端向近端分离，保护过路动脉主干。

面；上述特点有助于区别位于蛛网膜下隙的较大终端动脉。穿支动脉的管径约1mm，包括下述部分：内侧豆纹动脉，起源于大脑前动脉（ACA）的A1段；外侧豆纹动脉，起源于MCA的M1段；岛叶穿支，起源于MCA的M2段；丘脑穿支，起源于后交通动脉（PCoA）和大脑后动脉（PCA）的P1段；脑干穿支。穿支动脉虽然细小，但其血供至关重要。因为穿支动脉血流迅速、抵抗电凝，Charlie Wilson将其称为“红色妖魔”。穿支动脉常穿过重要的白质束，隐藏于AVM深面，难以发现。穿支动脉的管壁薄，由于组织很少，难以电凝。最好在出血前，用微型动脉瘤夹将其夹闭；出血时，应用吸引管清空术野，在血管近端将其夾闭。未控制的穿支动脉出血是很危险的，因其可缩回至脑白质组织，破坏深部重要传导束和神经核团。手术中，穿支动脉比大的供血动脉更为可怕。

■ 脉络膜供血动脉

如同穿支动脉一样，脉络膜供血动脉管径细小，常位于AVM深面。然而，脉络膜供血动脉并非深入脑白质，而是深入脑室，供应AVM的室管膜面。例如，起源于侧脑室颞角的前脉络膜供血动脉（AChA），供应颞部AVM；起源于侧后方的脉络膜供血动脉（PChA），供应前庭、丘脑和顶枕部AVM；起源于中部的PChA，供应丘脑、基底节和脑室体部AVM。脉络膜供血动脉之间具有吻合交通，导致脉络膜多重灌注。脉络膜供血动脉丛漂浮在脑脊液中，根基则在不起眼的脉络膜裂；由于仅仅供应脉络膜，因此危险性小于穿支动脉。但是，如果脉络膜供血动脉过多，也会出血凶猛，深在位置也增加了手术危险性。出血可迅速蔓延，充满脑室。脉络膜供血动脉可收缩至AVM深面，或者超出术野，导致脑组织疝出。脉络膜

供血动脉应尽可能在靠近AVM处显露并阻断。脉络膜供血动脉壁较厚,容易进行电凝。

■ 旁观动脉

旁观动脉沿着AVM轴向或周边走行，是正常的动脉,并不供应AVM。术前血管造影可以很清晰地辨别之,从而在术中加以保护。旁观动脉管径较灌注动脉小些,具有正常的形态、分叉及分支。正如游离过路动脉主干一样,从AVM远端向近端分离旁观动脉是安全的,并容易鉴别其为正常动脉。一旦分离开旁观动脉,即将其牵引至一边,并用棉片加以保护。很多侧裂AVM的大脑中动脉岛叶段为旁观动脉;类似情况也见于:额叶内侧AVM时,对侧的ACA为旁观动脉;小脑扁桃体AVM时,对侧的小脑后下动脉为旁观动脉。其它类型AVM,例如岛叶AVM、基底节AVM，旁观动脉位于手术路径深部，需围绕病变分离,逐步深入。

■ AVM亚型血流灌注

各种AVM亚型都有一套特有的动脉灌注体系,来源于一支或多支供血动脉(表4-1)。例如,终端动脉、过路动脉、穿支动脉和脉络膜供血动脉,这些供血动脉组合起来专供某个特定的亚型;从而就像区别人们的手印一样,通过供应动脉能够鉴别出各种独特的AVM亚型(表4-2)。遏制住动脉灌注,就可手术分离AVM,并最终战胜之。一些表浅的灌注动脉走行于蛛网膜下隙,分离软膜的手术初期即可将其切断。对于另一些贯穿AVM的灌注动脉,切开脑实质时闭塞之。最后,对于深部灌注动脉,手术切开室管膜,方能完全阻断之。整个手术过程,如同处理海绵窦畸形,遏制动脉灌流,降低血管巢压力,孤立并切除AVM。

表4-1 颅内动脉分支概要

分支		节段
颈内动脉分支		
OphA	眼动脉	C6
SHA	垂体上动脉	C6
PCoA	后交通动脉	C7
AChA	脉络膜前动脉	C7
大脑前动脉分支		
mLSA	豆纹内侧动脉	A1
RAH	Heubner回返动脉	A2
OrbFrA	眶额动脉(大脑前动脉)	A2
FrPolA	额极动脉	A2
CmaA	胼缘动脉	A3
PcaA	胼周动脉	A4
AIFA	额叶前内动脉	A2
MIFA	额叶中内动脉	A3
PIFA	额叶后内动脉	A4
ParaCenA	旁中央动脉	A4
InfParA	顶叶下动脉	A5
SupParA	顶叶上动脉	A5
大脑中动脉分支		
TempPolA	颞极动脉	M1
ATA	颞叶前动脉	M1
ILSA	豆纹外侧动脉	M2
InsP	岛叶穿支	M2
OrbFrA	眶额动脉(大脑中动脉)	M4
PreFrA	额叶前动脉	M4
PreCenA	中央前动脉	M4
CenA	中央动脉	M4
AntParA	顶叶前动脉	M4
PosParA	顶叶后动脉	M4
AngA	角动脉	M4
TempOccA	颞枕动脉	M4
PosTempA	颞叶后动脉(大脑中动脉)	M4
MidTempA	颞叶中动脉	M4
大脑后动脉分支		
PosThaP	丘脑穿支后部	P1
CirP	回旋旁支	P1
PedP	大脑脚旁支	P2
ThGenP	丘脑膝状体旁支	P2
mPChA	脉络膜后内侧动脉	P2
IPChA	脉络膜后外侧动脉	P2
HippoA	海马动脉	P2
PosTempA	颞叶后动脉(大脑后动脉)	P2
CalcA	距状动脉	P4
ParOccA	顶枕动脉	P4
SplenA	夹支动脉	P4
椎-基底动脉分支		
PCA	大脑后动脉	
SCA	小脑上动脉	
AICA	小脑前下动脉	
PICA	小脑后下动脉	

表 4-2 AVM 分型与供血动脉汇总

分类	亚型	供血动脉
额叶 AVM		
	外侧	大脑中动脉-上,主干(眶额动脉、额叶前动脉、额叶中动脉、中央动脉)
	内侧	大脑前动脉、胼胝体周围动脉、胼胝体缘动脉
	中线旁	大脑中动脉-上,主干;大脑前动脉、胼胝体周围动脉、胼胝体缘动脉
	基底部	大脑中动脉(眶额动脉、额叶前动脉),大脑前动脉(A1,A2 段,眶额动脉、额极动脉)
	侧裂	大脑中动脉 M3 段-额叶
颞叶 AVM		
	外侧	大脑中动脉-下,主干(颞叶中动脉、颞叶后动脉、颞枕动脉、内眦动脉)颞极动脉、颞叶前动脉
	基底部	大脑后动脉 P2 段(颞叶后动脉、海马动脉)
	内侧	脉络丛前动脉、后交通动脉、海马动脉、颞叶后动脉、颞枕动脉
	侧裂	大脑中动脉 M3 段-颞叶
顶-枕叶 AVM		
	外侧	大脑中动脉(中央动脉、顶叶前动脉、颞枕动脉、内眦动脉、顶叶后动脉)
	内侧	大脑后动脉(顶枕动脉、距状动脉、夹支动脉),大脑前动脉(顶叶上动脉、顶叶下动脉)
	中线旁	大脑中动脉(中央动脉、顶叶前动脉、颞枕动脉、内眦动脉),大脑后动脉(距状动脉、顶枕动脉),大脑前动脉(顶叶上动脉、顶叶下动脉)
	基底部	大脑后动脉(颞叶后动脉、距状动脉)
脑室/脑室周围 AVM		
	胼胝体	大脑前动脉,胼胝体周围动脉(两侧)
	脑室	脉络丛后内动脉
	室旁	脉络丛后外动脉
	侧脑室下角	脉络丛前动脉
深部 AVM		
	侧裂	大脑中动脉 M2 和 M3 段
	岛叶	大脑中动脉 M2 段、岛叶穿支
	基底神经节	纹状体外侧动脉、岛叶穿支、内侧豆纹动脉、Heubner 回返动脉
	丘脑	丘脑穿支前部、丘脑穿支后部、脉络丛后内动脉、脉络丛后外动脉
脑干 AVM		
	中脑前	大脑后动脉 P1 段、丘脑穿支后部、大脑脚支(两侧)
	中脑后	小脑上动脉 s3 段、回旋支(两侧)
	脑桥前	小脑前下动脉 a1 段、小脑上动脉 s1 段、基底动脉
	脑桥外侧	小脑前下动脉 a2 段、小脑上动脉 s2 段
	延髓前	椎动脉
	延髓外侧	椎动脉,小脑后下动脉 p1、p2 段
小脑 AVM		
	枕骨下	小脑上动脉 s4 段、小脑前下动脉 a4 段、小脑后下动脉 p5 段
	小脑幕	小脑上动脉 s4 段
	小脑蚓部	小脑上动脉 s4 段(两侧)
	小脑扁桃体	小脑后下动脉 p4、p5 段
	颞骨岩部	小脑前下动脉 a4 段

(杨海峰 朱哲宇 译)

第 5 章 软脑膜分离

■ 动脉前沿

在前面章节中，介绍了动静脉畸形(AVM)显露、蛛网膜下隙入路、引流静脉的确定以及供血动脉的识别。这些工作的目的在于对AVM进行探查，而并非对其过多地骚扰。软脑膜的分离才是真正战斗的开始。首先需要处理的是位于血管巢顶部的表面供血动脉，这一步骤相对比较容易。

AVM每个亚型在软脑膜上会有一个特定的位置，称之为动脉前沿，这些表浅的输入通道排列在AVM之前，就像军队作战时的前沿阵地(图5-1)。动脉前沿位于AVM血管巢的一面，通常是顶面，可以通过血管巢接触面(如前面、侧面、顶面)、皮层解剖以及供血动脉进行定位。例如，颞叶外侧AVM位于颞叶凸面，供血动脉主要是大脑中动脉(MCA)下干的分支，如颞中动脉、颞后动脉。这些皮层动脉穿越外侧裂和颞上回到达AVM的上缘。因此，颞叶外侧AVM的动脉前沿位于其顶面，主要在颞上回并由M4供血。动脉前沿是手术进攻的发起点，该部位承载重要的血供而且相对便于手术操作。

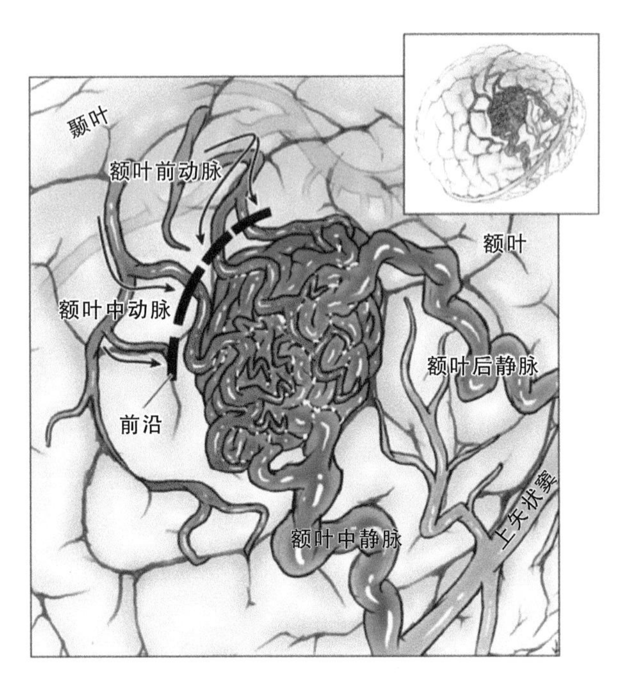

图 5-1 如插图中额叶外侧AVM一样，每个AVM亚型都有特定的软脑膜位置或动脉前沿。表面供血动脉与AVM相交，就像军队战斗时的前沿；通过AVM的侧别、皮层的解剖部位以及供血动脉可对其进行界定。动脉前沿是手术对AVM最先发起进攻的部位(加粗虚线)。

在每个AVM中均能找到类似动脉前沿的结构(表5-1)，这种结构常预示着要进行软膜分离。大多数AVM有一个主要的动脉前沿，如颞叶外侧AVM；但一些分型中，动脉前沿可能多达三个。在额底AVM中，外侧前沿是MCA M4段至眶回侧方的分支(眶额动脉)，中部前沿的是大脑前动脉(ACA)A2段至直回的分支(眶额动脉和额极动脉)，后部前沿的是ACA A1段至后眶回的分支。颞叶外侧AVM这样的病灶会存在一个较大的上部前沿；当病灶位置较低位于颞下回的凸面时，还会有一个较小的下部前沿，由大脑后动脉(PCA)供血。有些AVM的动脉前沿接受来自不同动脉的供血，如颞叶内侧AVM，动脉前沿的血供来自颈内动脉(ICA)、前脉络膜动脉、后交通动脉、海马动脉和颞后动脉。

动脉前沿位于软脑膜表面有利于手术的操作，但一些AVM的前沿位于软脑膜内，如颞底AVM，由颞后动脉(P2 PCA)构成中部动脉前沿。此时，只有在切开脑实质后，才能够到达。深部AVM的动脉前沿存在于脑实质内，如基底神经节AVM，岛穿支动脉构成了外侧动脉前沿，外侧豆纹动脉构成了下部动脉前沿。

■ 软脑膜约束和功能区

软脑膜是重要的保护屏障，同时也可确定蛛网膜下隙的边界。如同在动脉瘤和动脉分流手术中一样，软脑膜在显微外科手术中值得重视。软脑膜约束在AVM手术过程中是必然的，只有切开软脑膜才能够

表 5-1 AVM 亚型及其皮层解剖和动脉前沿

分型	亚型	皮层解剖	动脉前沿
额叶 AVM			
	额叶外侧	SFG、MFG、IFG、中央前回	下方（IFG/M4）
	额叶内侧	SFG、旁中央小叶、扣带回	前方（扣带回/A3, A4）
	额叶旁中央	SFG、中央前回、旁中央小叶	下方（MFG, SFG/M4）和前方（扣带回/A3, A4）
	额叶基底部	直回、眶回	外侧后方（LOG/M4），内侧前方（直回/A2），内侧后方（POG/A1）
	额叶侧裂区	眶部、三角区、岛盖部	内侧下方（眶部/M3）
颞叶 AVM			
	颞叶外侧	STG、MTG、ITG	上方（STG/M4）
	颞叶基底部	ITG、梭状回、海马旁回	内侧（海马旁回/P2）
	颞叶内侧	海马旁回、钩回、海马	内侧（钩回/ICA, P2）
	颞叶侧裂区	颞极、颞平面	内侧上方（颞平面/M3）
顶–枕叶 AVM			
	顶–枕叶外侧	中央后回、SPL、IPL、SOG、lOG	前下方（缘上回，角回/M4）
	顶–枕叶内侧	旁中央小叶、扣带回后部	下方（楔前叶，楔叶，舌叶/P4）和前方（扣带回/A5）
	顶–枕叶旁中央	中央后回、SPL、SOG	外侧（SPL, SOG/M4）、下方（楔前叶，楔叶/P4）、前方（扣带回/A5）
	枕叶基底部	舌叶、OTG、lOG	前方（舌叶，OTG/P4）
脑室/脑室旁 AVM			
	胼胝体	胼胝体（膝部、体部、压部）	上方（CalC/A3, A4，短胼胝体）和前方（胼胝体/A3, A4，长胼胝体）
	脑室体	脉络丛、穹隆、间隔、中间帆、丘脑	后方（中间帆/mPChA）和前方（间隔/A1, A2）
	脑室房部	脉络丛、丘脑（枕）、穹隆脚、尾状核	下方（脉络裂/lPChA）
	脑室颞角	脉络丛、海马、穹隆	内侧前方（脉络裂/AChA）
深部 AVM			
	单纯侧裂	STG、颞极和颞平面、眶部、三角区、岛盖部	内侧下方（岛阈/M2, M3）
	岛叶	短回、长回	外侧下方（岛阈/M2）
	基底节	壳核、苍白球、尾状核、内囊（前肢）	外侧（岛叶/InsP）或下方（尾状核/mLSA,RAH）
	丘脑	丘脑（上部、中部），内囊（后肢）	内侧上方（中间帆/mPChA,lPChA）
脑干 AVM			
	中脑腹侧	大脑脚、CN3	前方（lpC/P1）
	中脑背侧	顶盖、CN4	外侧（QuadC/CirP, s3）
	脑桥腹侧	脑桥、CN5、CN7/8	下方（CbPonC/a1）、上方（CbPonC/s1）、内侧（CbPonC/ BA）
	脑桥外侧	脑桥、MCP、CNS	内侧（CbPonC/a2, a3）
	延髓腹侧	第四脑室底、CN 12	外侧前方（血肿/VA）
	延髓外侧	橄榄核、CN9/10/11/12	外侧（CbMedC/VA、p1、p2）
小脑 AVM			
	枕下小脑	半月小叶（上、下）、二腹小叶	上方（上半月小叶/s4）、外侧（下半月小叶/a4）、下方（二腹小叶/p5）
	小脑幕	方形小叶、单小叶、上半月小叶	前方（方形小叶/s4）
	小脑蚓部	上蚓部、下蚓部	前方（上蚓部/s4）或后方（下蚓部/p5）
	小脑扁桃体	扁桃体	上方（扁桃体/p4, p5）
	岩下小脑	绒球、MidCP	内侧（绒球/a4）

进入脑实质,进而切除病灶。完整的软脑膜对脑组织提供了保护,而受侵犯的软脑膜则提示神经系统的并发症可能会接踵而至。因此,软脑膜与功能区密切相关。切开软脑膜使得神经外科医生直接面对功能区,虽然功能区是脑组织的一部分,但应作为病灶切除过程中值得注意的一个重要因素。

一方面,功能区的定位是明确的,如在Spetzler-Martin分级系统的定义中,包括运动皮层、躯体感觉皮层、语言皮层(Wernicke区和Broca区)、视觉皮层、下丘脑、丘脑、内囊、脑干(中脑、脑桥、延髓)、小脑脚、小脑深部核团等。另一方面,相应解剖结构的辨别又是模糊的。枕叶周边到底哪儿是视觉皮层的边缘,视放射的纤维束又如何分辨?颞叶白质与视觉皮层的视放射破坏是否产生相似的结果?邻近运动传导束的AVM与位于传导束中的AVM比较,是否具有同样的功能?脑干和外侧裂的AVM与生长在脑干和大脑实质中的AVM所影响的功能区是否相同?在Spetzler和Martin描述的分区中,包括优势半球的颞叶内侧结构、非优势半球顶叶、胼胝体、扣带回以及基底神经节,这些部位是否像前额叶、颞叶和小脑皮层那样具有更加细微且难于辨别的神经功能,而非仅仅是按照分区进行处理?最后,能否根据解剖结构进行准确地辨别功能区?通常认为,AVM可明显改变解剖结构和功能,从而将相应的神经功能转移到相邻的脑回或对侧半球。然而,手术中判别功能区并非易事。

这种功能区定位的不确定性可以通过三种方法解决。首先,术前的功能性磁共振成像(fMRI)可以对一些功能区进行识别。血红蛋白具有顺磁性,这使得应用血氧水平依赖成像(BOLD)能够对其基线水平和活跃状态的血流进行测量。血流将氧提供给活跃的神经元,通过两种不同状态下空间和时间上血流和功能的差异,可以确定在相应状态中所涉及的脑区。因此,借助fMRI能够定位运动和语言区。然而,与健康人不同,AVM患者病灶区域的血流量急剧增加,加之毗邻的小动脉长期自主调节障碍,使得检查时功能激活的区域要比正常的范围大。对功能区范围的高估同样是手术的误区。其他功能成像技术,如正电子发射断层扫描(PET)和单光子发射计算机断层扫描(SPECT)也有类似的问题。磁源成像(MSI)技术不依赖于血流量,而是测量神经元的激活程度;该方法能够检测在去极化过程中,突触传递和细胞内离子流相关的磁通量。然而,目前MSI所输出的图像仍较原始。因此,术前fMRI通常不能满足功能区定位的需求,只能够显示出主要的功能皮层。

第二种方法为皮层电刺激定位。可以用在术中确定功能区,特别是语言和运动区皮层。在术中,确保患者的舒适性需要整个团队的努力,其中包括神经麻醉、神经生理及神经外科等领域的专家。在协作中,完成开颅、术中唤醒、语言区定位以及进行计数、命名和阅读任务;这些步骤均需要控制疼痛。语言区的刺激可导致重复性计数错误、言语停顿或失读。运动和语言区的定位主要用于该范围内较大的、皮层下或边界不清的AVM。定位信息有助于保护功能区的皮层,选择一个合理的入路到达深部AVM,并将其安全、完整地切除,避免发生并发症。然而,与此同样重要的是,术中的定位很少使用(本组病例仅占3%)。AVM切除术对于清醒的患者和神经外科医生均可能是漫长的痛苦和不可预知。因此,在解决大多数AVM患者的功能区定位问题上,皮层电刺激定位并不令人满意。

■ 切除范围

第三种方法为紧贴病灶手术。在利用影像学和电生理技术定位功能区的同时,大多数神经外科医生更倾向于贴近AVM进行切除,以避免损伤功能区。在此过程中,基于解剖结构辨认功能区,并对其加以保护,然后紧贴着AVM进行手术操作。术者先围绕着AVM切开软脑膜,继而沿着病灶边缘分离切除,使脑组织损伤降到最低。这种做法相对原始和简单,实际上很难一直坚持紧贴着病灶进行手术。因为病灶经常呈不典型或者弥漫性,导致切除范围扩大到脑实质中。此外,病灶的出血也会导致前功尽弃。这种情况下,对假定功能区的困扰取代了紧贴AVM手术的紧张。手术中充满着纠结,究竟是紧贴AVM切除还是扩大切除范围?是冒着侵扰现有AVM的风险,还是让患者在术后出现功能损伤?最终的结果是相同的,就是在手术中始终伴随着紧张的气氛。不明确功能区,以软脑膜切开为开端,并沿病灶周边持续切除的手术方式,就是术者对功能区定位不充分时的心理反映。

与功能区AVM相反,术者对非功能区AVM则没有上述压力和纠结。在一定的范围内,可以较大范围切开软脑膜;同时为了减少出血的风险,切除AVM时,也可以适当扩大与AVM的距离,即便如此也不会给患者带来神经功能的损失。一些位于功能区的AVM,病变边缘可能分别累及功能区和非功能区。此类AVM非功能区边缘的处理同上,而在功能区的边缘则需要紧贴着病灶进行。软脑膜切开可以使AVM边界清楚显露。一个圆锥形AVM，基底位于皮层，只需一个简单的圆形切口；然而，一个球形的AVM，皮层下病变部分明显大于表面，则软脑膜切开范围要超越其在皮层的边界(图5-2)。过小的软脑膜切口会形成一个类似于锁孔的显露范围，术野侧壁是脑组织和AVM的边缘；如此会导致手术视野较差，并且操作也相对困难。如果AVM位于非功能区的深部，稍加扩大软脑膜切开范围是安全的，这样可形成漏斗形的术野，避免了难于处理的侧壁和手术盲点。

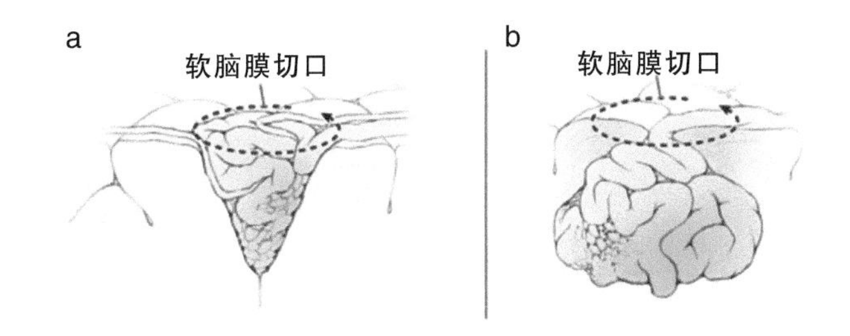

图5-2 软脑膜切口可增加AVM侧方的显露。(a)软脑膜切口紧贴圆锥形AVM的边缘。(b)圆球形AVM的软脑膜切口应适当扩大，切除部分皮层(阴影区)以增加深部的视野范围。

(赵思源 惠瑞 译)

第 6 章 脑实质切开

■ 病灶环形切除

通过脑实质切开，将动静脉畸形(AVM)从脑内分离。虽然软脑膜切开能够迅速显露病灶边缘并截断表面的供血，但脑实质的切开耗时较长，几乎占整个切除过程的三分之二。在此过程中，AVM 的四个边缘将从邻近的脑组织中分离出来，同时截断了穿行于其间的动脉和次级引流静脉。减少了血流的 AVM 切除相对容易，因此应首先处理动脉明显输入的边缘。在切除过程中，应该环绕着病灶呈螺旋状逐步推进，而不是在视野很差的情况下贸然深入。在螺旋状切除病变时，可以探明 AVM 的大小和形状，并且能使病灶收缩。有时，术者很想处理深部角落的供血动脉，但在接触之前应当先暂停下来，缩回显微镜视野，将另一侧的切除平面深入推进；如此反复，利于处理供血动脉，一旦出血时，也能有良好的显露视野。

与皮质的供血动脉不同，脑实质的供血动脉直径与流量均较小，很难看到。切开脑实质浅层时，病灶或脑组织会随着双极电凝或吸引器的作用而收缩；而切开深部脑实质时，则可能需要用自动牵开器加以固定。应用脑压板首选牵开 AVM，而不是脑组织；同时，在与病灶的接触部位应衬垫一小片止血海绵。通常，显露只需要一个牵开器；使用多个牵开器或圆环牵开系统，会在术野周围形成一个环形阻碍，使得术野更深而难于操作。

究竟是紧贴 AVM 切除，还是在脑组织中广泛切开？是侵扰 AVM，还是损伤功能区组织，这些矛盾在脑实质切开时更加明显。多数 AVM 亚型的解剖与功能区相关(表 6-1)。动静脉畸形的轮廓很不规则，由动脉网、动脉环、静脉、曲张静脉和扭曲血管等凝结在一起，切除过程应当循着边界进行，并扩展到邻近的脑组织。例如，对动脉环要有准确理解，切除过程中应该围绕着这一血管巢的突起部分进行，避免不必要地阻断动脉环的输入和输出支，同时也避免导致不必要的出血。与此相似，处理静脉环时，同样要避免在不经意间阻断了流出通道。对 AVM 的边缘进行探查时，要及时变化切开的方式。沿着起源于 AVM 的血管结构，追踪处理伸入脑组织中的动脉、静脉或者其他血管巢。含铁血黄素带、胶质增生以及脑软化灶也可成为处理的界面。切除过程中，每一个阶段都要避免盲目的操作；这种操作可能导致 AVM 出血、病灶残余、损伤功能区以及神经系统并发症的发生。

■ 破裂出血与血肿

动静脉畸形破裂出血处的脑实质被血肿推挤开来，能使病灶从相邻的脑组织中分离，将其切除变得相对容易。进行血肿清除术，能够很快进入这个夹层平面，如同接触皮质的表面一样。AVM 破裂造成的血肿往往很大，并向皮质方向延伸，这又说明了 AVM 不是位于皮质的。血肿可能出现在皮质表面，可使皮质变色，或者可被超声或立体定向导航定位，这些特点也可能出现在没有表浅引流静脉的深部 AVM。破裂的 AVM 与血肿块的关系紧密，在清除血块时会将 AVM 显露出来。应有计划地先清除离 AVM 较远的血肿，特别应注意避免在血肿清空之前触及病灶。如此，可使脑组织的压迫得到解除，同时也能够辨清引流静脉、供血动脉及脑室等。在未能控制动脉输入血流及分清血肿边界时，过度清除血肿可能会导致 AVM 再次破裂。位于破裂部位的引流静脉或曲张静脉血凝块比较脆弱，应该予以单独保留。探寻穿行于血凝块中的供血动脉，能够找到 AVM 病灶；后者通常形成血肿腔的一个侧壁。

血肿与 AVM 的关系决定了手术具有的一些优势：病灶旁的血肿将侧方脑实质分离开；病灶下方的血肿有利于深入室管膜侧切除；病灶上方的血肿为经皮质到达病灶打开了通道(图 6-1)。后面一种情况对于手术非常有利，因为经皮质到达深部 AVM 的入路并非解剖上自然存在。通过血肿腔的入路并不需要切

表 6-1 AVM 亚型及其皮质解剖和功能区

分型	亚型	皮质解剖	功能区
额叶 AVM			
	额叶外侧	额上回、额中回、额下回、中央前回	中央前回(运动)
	额叶内侧	额上回、旁中央小叶、扣带回	旁中央小叶(运动)
	额叶旁中央	额上回、中央前回、旁中央小叶	中央前回、旁中央小叶(运动)
	额叶基底部	直回、眶回	无
	额叶侧裂区	眶部、三角区、岛盖部	Broca 区(三角部、岛盖部)
颞叶 AVM			
	颞叶外侧	颞上回、颞中回、颞下回	Wernicke 区(颞上回)
	颞叶基底部	颞下回、梭状回、海马旁回	无
	颞叶内侧	海马旁回、钩回、海马	海马(记忆)
	颞叶侧裂区	颞极、颞平面	Heschl 回(听觉)
顶-枕叶 AVM			
	顶-枕叶外侧	中央后回、顶上小叶、壁内小叶、枕上回、枕下回	中央后回(感觉)、枕下回(视觉)、角回(语言传导)
	顶-枕叶内侧	旁中央小叶、扣带回后部	旁中央小叶(感觉)、舌叶(视觉)
	顶-枕叶旁中央	中央后回、顶上小叶、枕上回	中央后回、旁中央小叶(感觉)、舌叶、枕下回(视觉)
	枕叶基底部	舌叶、颞枕回、枕下回	无
脑室/脑室旁 AVM			
	胼胝体	胼胝体(膝部、体部、压部)	无
	脑室体	脉络丛、穹隆、间隔、中间帆、丘脑	穹隆(记忆)
	脑室房部	脉络丛、丘脑(枕)、穹隆脚、尾状核	穹隆(记忆)
	脑室颞角	脉络丛、海马、穹隆	穹隆(记忆)
深部 AVM			
	单纯侧裂	颞上回、颞极和颞平面、眶部、三角区、岛盖部	无
	岛叶	短回、长回	无
	基底节	壳核、苍白球、尾状核、内囊(前肢)	基底节、内囊
	丘脑	丘脑(上部和中部)、内囊(后肢)	丘脑、内囊
脑干 AVM			
	中脑腹侧	大脑脚、动眼神经	中脑
	中脑背侧	顶盖、滑车神经	中脑
	脑桥腹侧	脑桥、颅神经、面听神经	脑桥
	脑桥外侧	脑桥、小脑中脚、颅神经	脑桥
	延髓腹侧	第四脑室底、舌下神经	延髓
	延髓外侧	橄榄核、舌咽神经、迷走神经、副神经、舌下神经	延髓
小脑 AVM			
	枕下小脑	半月小叶(上和下)、二腹小叶	小脑深部核
	小脑幕	方形小叶、单小叶、上半月小叶	无
	小脑蚓部	上蚓部、下蚓部	小脑深部核；小脑缄默
	小脑扁桃体	扁桃体	无
	岩下小脑	绒球、小脑中脚	无

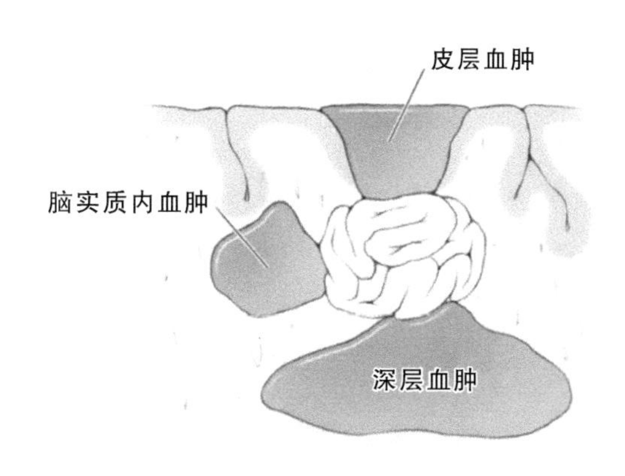

图 6-1 出血将 AVM 部分与邻近的脑组织分离。病灶上方的血肿为手术经皮层到达病灶打开了通道。病灶旁的血肿将脑实质向侧方分离。病灶下方的血肿将 AVM 向室管膜侧分离。

开皮层，就能够到达脑叶的深部白质、基底节以及丘脑，而不会引起额外并发症。

破裂出血后的血肿吸收可减少这些手术中的优势，但并不会完全消除之。血肿会逐渐被慢性炎症、瘢痕组织、胶质增生以及脑软化灶取代。既往的手术，包括简单的血肿清除和不完全的 AVM 切除，也能在脑实质中产生类似的变化。同样，放射外科技术也可导致胶质增生、脑软化或类似慢性血肿的囊肿。陈旧性血肿腔可以当作 AVM 的手术入路，在术中重新打开，并可以在切除 AVM 时，将其剥除。当然，慢性血肿的优势没有急性血肿明显。因此，在患者出现 AVM 破裂出血时，应在急性期或亚急性期进行手术治疗。

破裂与功能区

患者 AVM 破裂后的神经功能情况会对脑实质的切开产生明显的影响。破裂形成的出血会造成脑组织损伤，而功能区脑组织的破坏则会影响手术的结果。如果破裂 AVM 病灶位于运动功能区，并且术前患者已有偏瘫表现，则手术造成患者神经功能进一步损害可能性较小。原本可能由于神经外科手术导致的并发症，此时已由 AVM 破裂造成了。在这种情况下，原有功能区的损伤和神经功能缺损使得脑实质的切开变得简单。相反，如果病灶同样位于功能区，而患者术前神经功能是正常的，手术造成的神经功能损失会比较大。正常的神经功能和关键的功能区使切开脑实质变得复杂。对此类患者，推荐进行保守的观察或放射外科治疗；这样虽然患者处于 AVM 破裂出血和不可预知的后遗症风险中，但能够尽可能地延长正常神经功能的时间。等到 AVM 破裂时进行手术，患者的并发症是由 AVM 导致的，而不是神经外科手术操作所造成。此时进行脑实质环状切开的风险降低，因为该部位已经由功能区变成了非功能区。正如对希波克拉底誓言的释义："首先让 AVM 造成伤害。"[希波克拉底誓言原文："首先不能造成伤害"(First do no harm)。文中此句效法该句的句式。译者注]

术前存在的一些神经功能缺失，可能由于出血引起的多种因素影响而加重，如脑水肿、颅内压增高、脑室扩张和脑积水；这些因素对患者的病情也有不利的影响。然而，不同于 AVM 破裂造成的直接脑损伤，这些因素是可以进行治疗的，并且可能在治疗一段时间后好转。因此，出血造成上述因素导致的患者脑功能区损害，应该是可恢复的；在急性期进行手术操作时，应格外当心。

密集性与弥漫性 AVM

AVM 病灶可以呈密集性或弥漫性(图 6-2)。密集性 AVM 的血管缠绕紧密并且有明确的边界，其中不混杂脑组织；可以切开脑实质，再将病灶从周围的脑组织中分离出来。相反，弥漫性 AVM 的血管缠绕较疏松，似乎畸形血管被分解开一样，边界不清，其中混杂有脑组织，并且难于分离；这种特点使脑实质的切开变得复杂。密集性 AVM 容易寻找和辨认；弥漫性 AVM 则迫使神经外科医生在 AVM 和脑组织之间建立分离界面。弥漫性 AVM 的边界复杂多变，围绕其进行手术操作时，既要广泛深入脑组织之中，也要在某种程度上紧循病灶边缘进行。保护功能区和防止出血之间形成了一种默契，在确定环状切开的边界展开拉锯战，对于神经外科医生判断切开范围也是一种挑战。在某种情况下，切开的部位过于靠近病灶，往往会引起出血或导致部分病灶残留。在另一种情况下，切开的部位距离病灶太远，虽然能够轻松完整地切除病灶，但过多地切除了并非必须去除的脑组织。

病灶弥漫性有多种形式。可能是在病灶的一侧有网状的小动脉，或者是这种网状小动脉均匀地分布于各个方向；可能是病灶的一侧或多侧如触角般伸出较大的动脉分支；也可能是混杂的动脉和小动脉累及软脑膜表面，或是汇入病灶的血管在分界处形成网状软脑膜动脉分支；还可能是由深部或脑室 AVM 发出的动脉丛穿行于丘脑之中，抑或是穿越脑室的脉络膜动脉形成相互沟通。这些变化形式会使弥漫程度很难界定。一般而论，在密集性 AVM 造影图像上可以轻而易

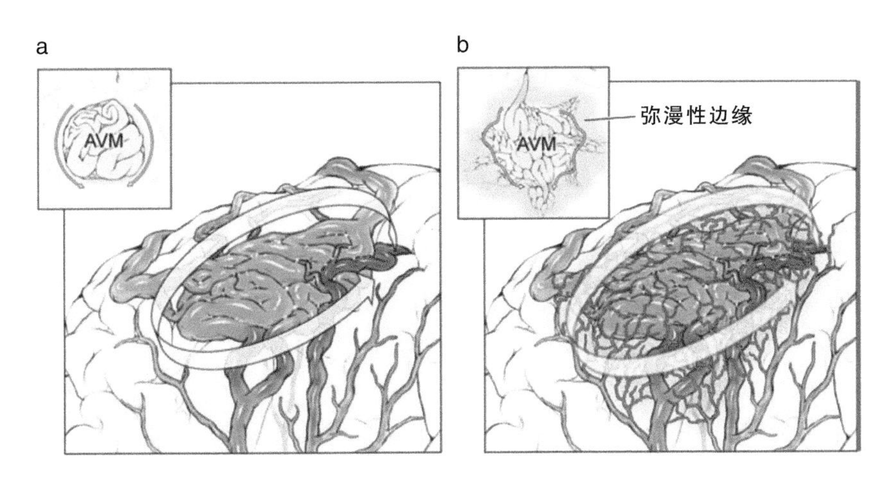

图 6-2 AVM 病灶可以是密集性或弥漫性。(a)密集性 AVM,血管缠绕紧密,并且有明确边界,其中不混杂脑组织,可将其从周围脑组织中分离出来;这些特点使脑实质分离边缘清晰,并能够缩小清除的范围(插图为横截面图)。(b)弥漫性 AVM,血管缠绕疏松。病变血管似乎是被拉开,边界不清,混杂有脑组织,且难于分离;这些特点使脑实质的切开变得复杂,并需扩大清除范围(插图为横截面图)。

举地勾勒出其类圆形的边界;在弥漫性 AVM 图像上则没有那么简单。作者研究了一些方法,利用数字血管造影、轮廓图以及面积-强度分析,用于描绘病灶的弥漫程度。任意设定图像强度阈值,计算机在造影图像上将 AVM 轮廓以红色显示,并且计算该轮廓图中的面积。当图像强度的阈值降低时,轮廓图的面积在密集性 AVM 中呈线性增加,而在弥漫性 AVM 中呈指数增加。换句话说,粗放描记 AVM 时,密集性 AVM 轮廓面积只增长少许,而弥漫性 AVM 则增长了很多。面积-强度分析作为一种确定弥散程度的研究工具虽较烦琐,但并不难掌握。神经外科医生对于 AVM 的熟悉,使得他们在造影图像和手术中都具有直觉能力来区分密集性和弥漫性 AVM:"当你看到时,就已经明了。"

对弥漫性 AVM 进行环状切除的困难,同样会影响到患者的治疗效果。密集性 AVM 患者比弥漫性 AVM 患者预后要好,两者预后良好率分别为 90%和 55%。这些结果反映:密集性 AVM 手术时,能够保持避免损伤相邻的脑组织;而在弥漫性 AVM 手术时,则很难做到这一点。在周围脑实质中处理异常 AVM 血管,会导致组织损伤、脑实质出血、挫伤、术后水肿、癫痫发作以及迟发性出血等并发症。

(赵思源 译)

第7章 室管膜/深部分离

■暗影面

“室管膜”分离可能是一种不确切的说法，因为许多动静脉畸形(AVM)并没有达到脑室，但这种说法描述了手术切除最终能够达到的深度。在AVM六面体结构中，室管膜平面是其底部，是最后的第六个面。在解剖上，室管膜是典型AVM圆锥的尖端。在这一步分离过程中，无论是否触及到了实际上的室管膜，在如此深在的部位，神经外科医生很难观其颜；如同月亮的暗面，室管膜平面被AVM病灶遮挡而藏于暗影中，从而使得这一步最具挑战性。更不利的是，这一平面得到穿通动脉和脉络膜动脉的供血，手术很难处理。

分离室管膜时，术者应预知会有出血，并为其做好准备；如果没有出现，则会有些惊喜。因此，在进行室管膜分离之前，所有的脑实质切开应该已经完成，AVM其他面应该是游离的，病灶已有一定的移动度。采用吸引器很容易分离到室管膜层面，此时已分离开脑实质。术腔的四壁垫衬Telfa棉片，用以在牵拉和操作过程中保护脑实质，但更重要的是为了处理好深部的出血。如果出血充满了术野，Telfa棉片能够提供比脑实质更明显的解剖定位标志，而且棉片还有保护作用。

利用牵开器，可以解决深部的视野问题。自动牵开器可以将AVM病灶从一侧牵拉至另一侧，更重要的是把病灶适当抬起。将AVM抬起，能够提高在室管膜以及深部结构层面的视野。虽然作者试图将固定的牵开器数量限制在只用一个，在术腔的侧壁深在且陡峭时，此牵开器仍然会使观察室管膜层面的视线呈适当角度。使用牵开器牵拉，会不经意扭结甚或撕裂表面的引流静脉，同时牵开器还可能会被传递的器械或移动手臂触动。随着手术关注焦点集中在术腔深处，表浅部位引流静脉的闭塞可能被忽略，并可由此带来出血严重后果。显露深部的次级引流静脉是安全的，在这一阶段可牺牲之。应当发现并清除深部的血肿，从而为到达手术更深层面开辟通路。

■穿支动脉供血

穿支动脉供血与皮层的动脉供血不同。穿支通过的是深层脑实质而不是皮层表面，而且血管直径较小，壁薄且脆弱，难于烧灼。出血会使术者在处理重要的神经结构上陷入困境。病灶遮挡了一部分视野，而这些结构对于出血和电灼的耐受度都很低。无论是基底神经节AVM的豆纹动脉，以及岛叶AVM的岛穿支动脉，还是丘脑AVM的丘脑穿支动脉，或者脑桥AVM的基底穿支动脉，这些部位都容易出血，而且会严重影响手术的预后。

如何解决深部穿支动脉的问题？简单地讲，就是利用AVM微血管夹。烧灼通常使血管爆裂并引发汹涌出血；微血管夹能够在避免出血的情况下，有效地使血管闭合。对于穿支动脉，几乎不要去尝试烧灼止血，因为这样导致的出血更难控制。如果穿支动脉确实出血了，用吸引器和薄棉片将术野吸干，用脑压板牵开使得视野能够到达深部的角落，在白质中找到出血的血管，用吸引器将其固定，然后用微血管夹止血(图7-1)。在应用微血管夹使出血停止后，对穿支动脉进行烧灼止血更加有效。血液凝固沿着血管走行并形成一小段血栓，而不是分散的烧灼点。当烧灼不能够控制病灶侧的血管远端残端出血时，可以再次使用微血管夹。穿支动脉非常敏感，即使是轻微的操作或应用微血管夹时都可能引起出血。在这种情况下，需要更多地分离其近端使之暴露，以便应用微血管夹。近端分离能够显露较大的穿支血管，这些血管分支较少并且更容易电凝止血，但通常位于更深的白质纤维束中。决定在什么位置处理穿支动脉，必须权衡近端阻断血管的便利与邻近脑组织功能的保护。

处理穿支动脉就像一场战斗，幸运的是通常时间很短。供血的穿支动脉通常不超过五条，甚至有些情况下可能只有一条。这些血管聚集在室管膜顶端或者

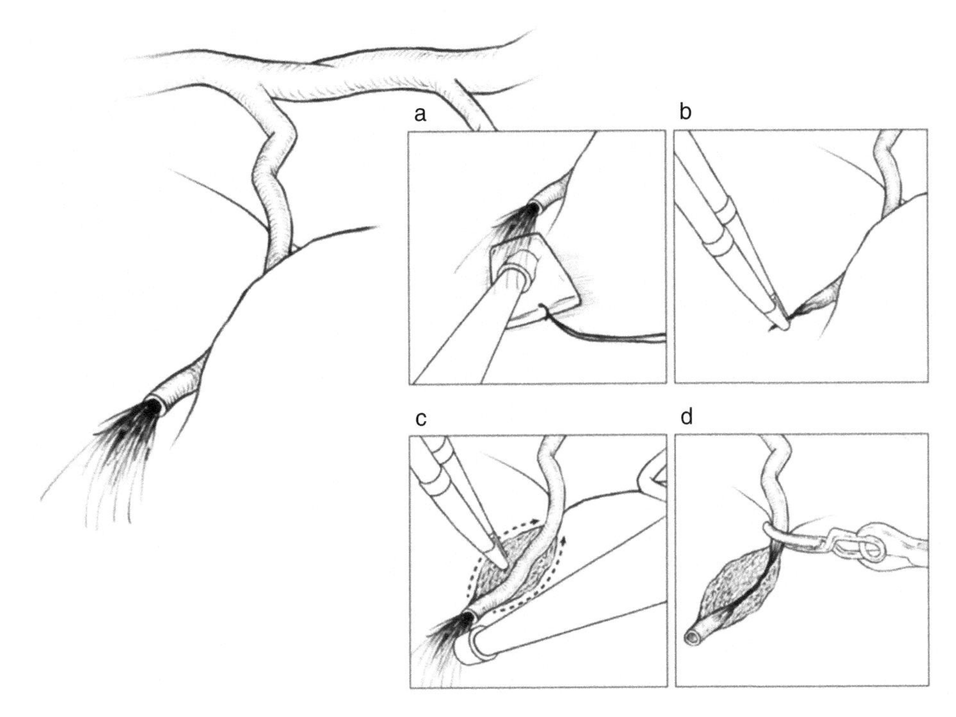

图7-1 深部穿支动脉的控制步骤。(a)用吸引器在薄棉片上将术野吸净。(b)用双极电凝烧灼止血。(c)在脑白质中分离出一段动脉的近端,有时可将其吸入吸引器中。(d)使用微血管夹。

AVM延伸到白质中的部分。必须逐个控制穿支动脉,不能多个同时处理。薄棉片对于保护脑组织非常有用,在吸引、牵拉以及确定手术平面时均有帮助。然而,过多的棉片也会影响手术操作。穿支动脉在血管造影中很难发现,因为其数量少且细小,可被大动脉遮蔽。但是,即使在皮质、脑叶以及小脑的AVM中,出现穿支动脉也不少见。任何侵及白质的AVM都能诱导这些穿支动脉长入其中。此外,在进行环状分离时,穿支动脉的血流量可能会在其他供血被阻断时增加,这一现象可能在血管造影中显影不明显。穿支动脉是典型的最后供血动脉,作者经常注意到,对穿支动脉进行处理时,一开始引流静脉是鲜红色,而最终则呈深蓝色。

■ 脉络膜动脉供血

脉络膜动脉供血比穿支动脉供血相对好处理一些。脉络膜动脉通常管壁较厚,更容易电凝,而且游离于脑室中。脉络膜动脉走行于脉络丛和脉络组织中,这也使其比埋藏于白质中的穿支动脉更加明显。脑室可以经皮质入路、经胼胝体入路或经脉络裂入路开放之;脑室提供脉络膜动脉的解剖定位、手术操作空间,便于术者控制其近端。因此,即使位置很深,脉络膜动脉就像脑池或蛛网膜下隙的血管一样,可以通过清楚的标志点识别并且处理。

另外,脉络膜动脉可能呈AVM相反方向贯穿其中。这些供血动脉不容易看到,难于触及,也难于控制其近端。这些困难与AVM的形态有关。此类AVM在室管膜表面有一个宽大的底部,而不仅仅是朝向室管膜的尖端。同时,这种脉络膜动脉供血可能与脉络膜前动脉(ACHA)、脉络膜后内侧动脉(mPChA)以及脉络膜后外侧动脉(lPChA)形成动脉网,而不是通常情况下的单一输入供血。反向贯穿的脉络膜动脉出血不易被发现,会造成隐匿性脑室内出血,严重时甚至会引起脑疝。当难于到达巨大的AVM背面,因而不能进行电凝时,可以使用微血管夹,夹闭脉络膜动脉。

脑室引流静脉是手术中一个重要标志点,有助于鉴别脉络膜动脉和AVM的室管膜部分。如果并未切开进入脑室,也未触及脑室静脉周边,可以在病灶的尖端处将其阻断(图7-2)。带有脉络膜动脉和脑室静脉残端的剩余病灶会导致持续性的血液分流并有出血的风险。作者有一些未完全切除的病例,常常是由

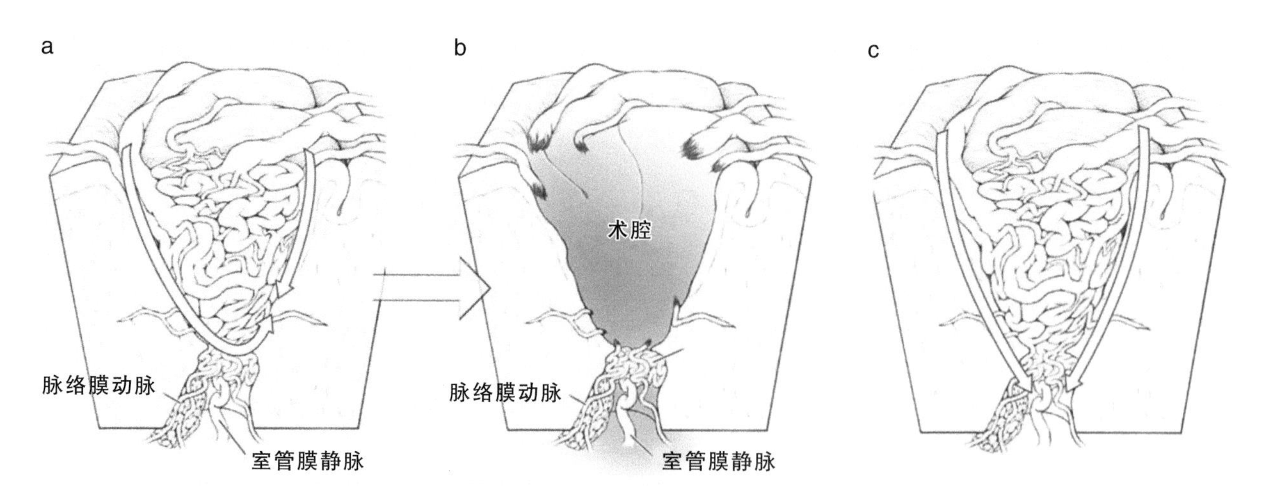

图 7-2 AVM 室管膜端的解剖。(a)当室管膜分离并未进入脑室时,阻断 AVM,可能会有持续动静脉分流的病灶残余。(b)脉络丛动脉为其供血,引流血管是室管膜静脉。(c)深入切开至 AVM 末端周围的脑室,确认引流静脉颜色已经变暗,则可完成环状切除。

于无法充分进入脑室以及周围室管膜结构所造成。只要多进入数毫米,便可以轻易地窥探到脑室的全貌,并能确认脑室静脉已经处理完毕,室管膜层面也可完整地环状剥离出。

是否存在脉络膜动脉或穿支动脉的深部供血系患者的预后相关因素之一。作者的经验,深穿支动脉的存在使预后良好的比例降低 15%,并且具有统计学意义。这一结果来源于手术视野显露困难、难以触及动脉,以及该动脉与功能区脑实质毗邻难以电凝(表 7-1)。这一发现也表明,成功处理穿支动脉的重要性。手术至最后,术者已经疲劳,穿支动脉的影响可能会被放大。作者有意将与穿支动脉的战斗留在最后,此时想象手术已经进入了最后阶段,可以增强术者的信心和能力。

表7-1 AVM亚型与室管膜分离中的深层解剖结构

类型	亚型	室骨膜分离中的深层解剖结构
额叶AVM		
	额叶外侧	纹状体外侧动脉，额角
	额叶中部	胼周动脉，胼周静脉
	额叶旁中央	胼周动脉，内侧豆纹动脉，额角
	额叶底部	大脑前动脉A2段中部，大脑前动脉A1段后部前缘，额角
	额外侧裂	岛叶穿支动脉，纹状体外侧动脉
颞叶AVM		
	颞叶外侧	脉络丛前动脉，颞角
	颞叶底部	颞后动脉，颞角
	颞叶中部	颞后动脉，脉络丛后外侧动脉，基底静脉
	颞叶侧裂	脉络膜前动脉，颞角
顶枕叶AVM		
	顶枕叶外侧	大脑中动脉，房静脉，枕角
	顶枕叶内侧	大脑后动脉，房静脉，枕角
	顶枕叶旁中央	大脑中动脉，大脑后动脉，房静脉，枕角
	枕叶底部	大脑后动脉；前距状裂静脉；枕角；小脑幕切迹
脑室/脑室旁AVM		
	胼胝体	透明隔周供血动脉，侧脑室静脉，夹支静脉
	侧脑室体部	ACoA穿支，内侧豆纹动脉，丘脑穿支前部，大脑内静脉，穹隆
	三角区	丘脑穿支后部，纹状体外侧动脉，内侧房静脉，外侧房静脉
	侧脑室颞角	脉络丛后外侧动脉，脉络膜静脉，基底静脉，海马，穹隆
深部AVM		
	单纯外侧裂	大脑中动脉（终末支供血动脉，穿动脉，旁观动脉），侧裂深静脉
	岛叶	纹状体外侧动脉，尾状静脉
	基底节	纹状体内侧动脉，纹状体外侧动脉，Heubner回返动脉，尾状静脉
	丘脑	丘脑穿支后部，丘脑前部，基底静脉
脑干AVM		
	中脑前部	大脑脚支，大脑脚，动眼神经
	中脑后部	长旋回支，顶盖，滑车神经
	脑桥前部	基底动脉，中脑脑桥前正中静脉，展神经
	脑桥外侧部	基底动脉，中脑脑桥前正中静脉，三叉神经，面听神经
	延髓前部	椎动脉，夹支动脉前支，延髓前正中静脉，四脑室底
	延髓外侧部	椎动脉，延髓前正中静脉，舌咽神经，迷走神经，副神经，舌下神经
小脑AVM		
	枕下小脑	深部小脑核，小脑上动脉和小脑后下动脉的穿支
	小脑幕	无
	小脑蚓部	顶盖，滑车神经
	小脑扁桃体	延髓，舌咽神经，迷走神经，副神经
	小脑岩部	小脑前下动脉中部，脑桥，中部回旋支，面听神经

（赵思源 惠瑞 译）

第 8 章 动静脉畸形切除

■ 蓝色尾巴

术者最喜欢的场面是在进行动静脉畸形(AVM)切除时,静脉的末端变为蓝色,这表明已经赢得了这场战斗的胜利。静脉就像是"里程表",据此可知战斗旅途即将结束,终点就在前方。AVM 的六个面已经分离完毕,动脉供血也已切断,血液流出道末端就仅剩下宁静的引流静脉。术者一般将血管畸形团从术区抬起,确定是否还有未切断的供血动脉和未识别的血液供应。最好只在表浅 AVM 切除时使用这一策略,因其不需牺牲引流静脉。对于深部 AVM,阻断引流静脉就意味着中断了引流的血流。

在漫长切除过程的最后时段,术者已经身心疲惫,这使其很容易忽略关键的警告标志——持续呈红色的静脉。这种情况往往意味着,在引流静脉下方还存在隐匿的供血动脉,在深部分离时将其忽略了,或者还存在着对侧深穿支动脉的供血。AVM 的引流静脉颜色逐渐变暗时,可以有效显露这一区域以及病灶腔内的盲点;就像在动脉瘤手术时,当载瘤动脉被临时夹闭后,需要进行最后的确认,才能进行永久性夹闭。据此,任何 AVM 出血,可以通过寻找最后的输入血管而安全处置。

■ 后期出血

将 AVM 从病灶腔取出后,可以容易辨清引流静脉;但扩张的静脉可能在手术操作中破裂,需要进行更多烧灼以使其闭塞。大型引流静脉与静脉窦沟通相连,后期出血可能很汹涌。用动脉瘤夹闭引流静脉与静脉窦的沟通,以促进凝血。有时,在明确两者的关系后,可以切除沟通血管。深部引流静脉造成的后期出血会填满术野,也可破入脑室。因此,在处理大型静脉时,可以广泛使用动脉瘤夹。

有时,对深部的室管膜静脉进行简单辨认后,会发现其已经被当作病灶的末端切断了,供血动脉此时参与其残端的血供。可以通过颜色区分静脉后期出血或残余的 AVM 出血:前者是暗红色的,而后者是鲜红色的。在出血很活跃时,可能难以注意到其细微的颜色差异,但这些都是有价值的标志。如果有必要,进入脑室并寻找深部静脉,显露其远端,探查颜色是否发红以及有无持续分流的征象。

■ 病灶腔出血

AVM 切除后的病灶腔应当非常干净。去除止血海绵或棉片后,可能引起轻微的出血或袭扰到脆弱的穿支动脉,但这些都能通过有效烧灼或微血管夹控制。出血如果超出渗出的程度将难于控制,此时,应高度怀疑有 AVM 残余。术者应特别留意室管膜和手术盲点,以及可能过于靠近病灶清扫的弥漫性 AVM 边缘。室管膜的出血,可能需要寻找脑室静脉的远端;手术盲点的出血,可能需要进行额外的皮层切开以便更好地显露病灶腔;弥漫边缘的出血,可能需要将动脉及其混合的脑组织一同切除。一些细小的动脉可能是潜在供血动脉,会被认为是无关动脉而保存下来,导致病灶残留。在切除病灶后,虽然会有强烈的愿望想尽快结束手术,但对于持续的出血不应掉以轻心,永远不要以填塞或止血剂的方法敷衍。只要想一想,如果患者不能苏醒,你可能要在半夜返回到手术室;这样你就会认真地排查持续出血的病灶腔。即使 AVM 残留似乎并不可能,在关颅前多花上 10~20 分钟检查关键部位也并不费事。

术者在 AVM 切除后很长一段时间,都会担心术后的出血。在很少的情况下,病灶较大的 AVM 患者可能会发生正常灌注压突破性出血,这是由于血管扩张和 AVM 周围自调节障碍的小动脉使其血压和血流量增加所致。更常见的是,通过烧灼闭合的脆弱供血动脉,在血流的冲击下重新开放。有较多深穿支动脉的患者,尤其是术中出血较多时,可维持气管插管状态并整夜应用镇静剂。此时,要避免拔管、咳嗽、激动或者疼痛的刺激,这些因素可能会引起血压的波动以及围术期出血。在重症监护病房中,血压控制是非常重要的。

■ 残余 AVM

术后可用血管造影证实 AVM 被完全切除。最让人郁闷的是,术后发现了意料之外的残余 AVM,特别是在前一天已经向患者及其家属宣布手术成功之际。残余的 AVM 无论多么小, 其出血风险都与原来的病灶相似,因此必须进行处理。作者一般倾向于立即进行二次手术,但出现围术期脑水肿者,要在 5~7 天后再手术。在围术期,再次开颅以及进入之前的术腔都比较容易。已置入的微血管夹或动脉瘤夹对定位和识别残余的 AVM 很有帮助。二次手术令人沮丧,但非常有教育意义,揭示了手术中的暴露不足、错误判断边界以及对病变解剖的误解。对术野进行再次探查,一般迅速直达。此外,立即进行二次手术也能满足患者和家属对根治性切除的期望。因此,尽管术者自尊心会受到伤害并有一丝尴尬,但与初次手术的结局相比,让有残余 AVM 的患者再次进入手术室总是值得的。

根治性的切除能够显著延迟需要再次治疗的时间。放射治疗等替代疗法可推迟 2~3 年后再进行。因此,只有在关键功能区的残余病灶,进行二次手术的风险过大时,才选择放射治疗。根据作者的经验,介入栓塞很少能对小的残余病灶起作用。二次手术后,必须再进行血管造影以确认 AVM 被完全切除。幸运的是,AVM 残余发生率并不高(约 3%),作者所有残余 AVM 二次手术后,无一例需要再进行手术治疗。

(赵思源　惠瑞　译)

第9章 术中动静脉畸形破裂

可靠止血

动静脉畸形(AVM)切除应做到无出血,锐性剥离蛛网膜下隙,精确阻断软脑膜上的供血动脉,干净利落分离脑实质内的边界,并沿室管膜平面小心地阻断深部供血。轻微的出血要经过精心止血,在进行下一步操作之前要保持绝对无出血状态。有趣的是,虽然AVM具有高负荷的血流动力学,其切除手术则是最清洁和干净的手术之一。尽管如此,无论分离多么细致,术者多么熟练,病灶多么简单,在一些AVM切除术中仍不可避免地出现出血情况。高电流烧灼变异的动脉会导致出血,也有恼人的穿支动脉小出血,还有病灶破裂造成的汹涌出血。术中的病灶破裂出血是很凶险的。当破裂出血发生时,手术完全变成另外一种样子:血液充满术腔,手术视野模糊;吸引器必须保持在出血处不能移动,以清除术野中的血液;切除操作因止血而停滞不前;出血的原因和部位可能尚不清楚;出血可能迫使术者犯技术性错误,为寻找出血源头而进入功能区的脑白质,这会导致并发症出现;AVM出血可能很活跃,致使术者措手不及而场面失控。虽然AVM出血是令人不安的,但只要迅速做出反应,可以避免灾难性后果。

术中应对AVM破裂的技术与动脉瘤破裂不同。动脉瘤破裂的处理过程是有序的,通过填塞、吸除积血,临时夹闭以控制血管的远端和近端,再永久性地夹闭动脉瘤。在AVM出血时,没有像动脉瘤那样可以填塞的血管壁,而在近端又有很多的动脉供血,也没有一个可供临时夹闭的颈部。必须找到出血源,将其显露并控制。应用一个小棉片放在出血部位或其旁边,吸净术野。循着喷射的血液追溯其源头,可能是动脉、静脉或者病灶本身。

动脉出血

动脉出血来源于切开处的脑实质,而非病灶本身。用一个棉片置于出血处,防止吸引器损伤脑组织。吸引器尖端在棉片上稍加压力,吸引的同时可以起到动态拉钩的作用。小的出血点可以用双极电凝及吸引器控制住,可在出血点处吸引甚或将出血动脉吸入吸引器管腔内。用双极烧灼动脉近端时,吸引器可以同时清除血液并固定住出血的血管。如果烧灼止血不成功,可用微血管夹夹闭小的穿支动脉或用动脉瘤夹夹闭大的供血动脉。一些动脉的管壁较薄且易破碎,出血不容易控制;只要显露出这些血管的近端后,就比较容易处理了。在探寻顽固出血动脉的近端时,需要更加深入分离脑组织,这样可能波及有功能的白质纤维束或相应皮层。在蛛网膜下隙中探查出血的血管是安全的,但具有误伤正常且与出血无关动脉的风险。

动脉的出血点可以精确封闭。出血点不能用止血剂覆盖封堵,也不能置之不理,因为无论是脑实质内还是脑室内的血管,在没有确切止血前都会持续出血。隐匿性出血可能由于电凝、切断而缩入脑实质内的动脉再通;这些出血会形成血肿或者破入脑室,而在术野中没有任何明显的表现。进展性脑肿胀、术野通道缩小或脑组织膨出,可能是活动性出血的唯一迹象。血肿可能突然破入术野之中。当有不明原因改变了手术条件并有可疑的隐匿性出血时,以及既往有过出血的区域、持续性渗血或触及脆弱动脉时,应仔细进行探查。沿着水肿或出血的脑组织通道,可以找到血块的位置,遂可将其探明并清除。隐匿性脑室出血快速填充于脑室系统,可造成脑疝,需要积极手术进入脑室,控制出血的血管。

■ 静脉出血

AVM切除过程中，损伤引流静脉会影响血液流出，从而引起严重后果。手术操作的各个阶段都有损伤静脉的可能。凸面较大的静脉通常侵入颅骨内板，在开颅取下骨瓣时，有可能将其撕裂。老年患者用开颅器时，也可能撕裂紧贴颅骨内板的硬脑膜，使钻头接触引流静脉。引流静脉还可能在切开硬膜或翻开硬膜瓣时受损，特别是当硬膜紧密粘连需要锐性分离时。在蛛网膜下隙探查引流静脉时，同样可引起静脉损伤。在桥静脉周边的脑实质切开以及切开室管膜层对病灶进行牵开时，可能牵拉、扭结甚或撕裂静脉。

静脉出血与动脉出血完全不同。出血的动脉可以夹闭或烧灼止血，而出血的静脉必须在没有阻断的前提下加以控制。尽管烧灼出血的血管可能是术者的自然反应，但失去重要的引流渠道会使AVM内压升高，当累积压力高于临界值时，会引起AVM破裂。取而代之，要在保持血液流出渠道的同时控制住出血点，特别是只有一条引流静脉或出血为主要引流静脉时。小静脉的出血往往可以用Nu-Knit棉片控制住，能够起到适当的压迫止血作用。通过填塞和耐心等待，出血通常会停止，此时常可去除棉片。较大的静脉往往过度扩张，常可在出血点周围对多余的管腔部分进行烧灼，从而重塑血管形状。当主要引流静脉保存完好时，次级静脉的出血可以烧灼闭塞之。

■ AVM破裂

动静脉畸形的出血可由过于靠近AVM而损伤其边缘引起。小破口有时可以通过烧灼控制，但烧灼的同时也可能使破口扩大而加重出血。用一小块Nu-Kint棉片并以吸引器外加轻柔的压力，能够控制大多数轻微的出血。对于较明显的出血，可以用衬以Nu-Kint棉片的牵开器固定其上，能使术者的手解放出来进行另外的手术操作。这种起止血作用的牵开器，像“铁拇指”，可以压迫出血部位，为操作争取时间，甚至起到牵拉病灶便于环切的作用。当出血部位凝血后，可将牵开器去除。然而，过度牵拉或牵开器叶片刺入AVM边缘时，也可能导致AVM出血。因此，通常用Nu-Kint棉片垫在牵开器叶片之下，并将牵开器的压力调至最小。

在手术中，AVM的突然破裂是灾难性的，通常发生在不经意间闭塞了静脉流出道之后。当急切地将较大而且呈红色的血管烧灼切断时，期待的是AVM的动脉供血急剧减少。与预期相反，血管巢内的压力增加导致AVM张力也随之增加，供血动脉变得难以闭塞，并且在远离手术部位的病灶边缘也会出现散在的出血。这条被误认为是“动脉”的血管，实际上是一条主要的引流静脉。此时，AVM已经濒临破裂。术者已经不再可能精心地分离剩余的层面，或在病灶周围控制这些随机出现的出血点。取而代之的是，在AVM破裂之前必须将其紧急切除。在静脉闭塞与破裂之间有一段间隔，这一阶段可变并不可预测，因此必须加快手术切除的速度。闭塞的静脉不再具有功能，并且会激惹AVM。应积极牵拉AVM，以便尽快截断剩余的供血动脉。在有活动性出血时，需要一个较大的吸引器以保持视野清晰，而多余的出血则可以从病灶腔上流出来，而不是积聚在病灶中。应注意找到可闭塞的较大供血动脉。对于供血动脉逐一精心夹闭的处理，可能要等到AVM切除之后。通常，在病灶对侧的极点会有最后两三条供血动脉，只有将病灶牵开暴露病灶腔时，才能发现；而此时，病灶腔可能已经充满了积血。阻断这些供血后，AVM变得松弛。动静脉畸形切除将病灶腔显露出来，更容易找到活动性出血点，通常是比较小的容易被忽略的血管。

紧急切除是在面对即将或已经出现的AVM破裂时，迫不得已的选择。这显然不是针对简单的动脉或静脉出血，或者是轻微的病灶出血。动静脉畸形破裂需要进行果断处置，而紧急切除的过程是不可逆的。这一过程对术者的勇气是个考验，需要准确地识别错误，也要有继续战斗的信心。作者认为，神经外科没有什么能比这种绝处逢生更具挑战性。术者关键时刻必须激发出自身潜能、洞察力和勇气；必须在袭来的恐惧、混乱、遗憾、压力、挫折和激励中保持平静；必须重拾冷静、清晰和自信，得以继续手术；必须指导护士传递器械、助手提供帮助、麻醉师补充失血。虽然细致切除AVM的有序节奏突然被打乱，术者的信心仍然不能动摇。作者总能化险为夷地切除AVM，从未在手术台上失去一位患者。通过紧急切除术中破裂的AVM，对于神经外科医生是具有里程碑意义的。这种情况在繁忙的外科医生AVM手术中必不可少：能够暴露技术上可纠正的失误，如错将红色的静脉截断；培养术者具有处理突发事件的能力，培养术者在所有后续的AVM切除中都具有信心，知道即使发生最坏情况也是可控的。最后，这只是一次出血；尽管如此，术者也必须继续工作。虽然这种突然爆发的出血量令人震惊，但术者要从容面对，并将目标锁定在最后的动脉分离和手术计划的完成上。

（赵思源 郭庚 译）

第 10 章 术者因素

■ 拆弹部队

动静脉畸形(AVM)切除手术应该是一个有趣而愉快的过程。在手术中会发现这种奇怪的紊乱血管团是可以切除的,甚至能够通过截断供血的方式毫发无损地将其去除,这在神经外科的其他领域是见不到的。但是,这种有趣和愉快的体验会很快转变为"拆弹"模式;借用军事术语形容不可避免的身体或精神上的痛苦,就如同拆除一个简易爆炸装置。切除 AVM 就像是拆除炸弹,截断一条条的动脉,好比逐一剪断炸弹的导线。只要犯一个错误,就足以将 AVM 在你面前引爆。爆炸性出血的威胁增加了手术的压力和紧张度;沿着引流静脉探查病灶可能损害血液流出道或使病灶破裂;对切开距离的误判可能损害脑功能区;在室管膜层面还有恼人的穿支血管。即使没有技术上的错误,即使拥有一个全新的不粘双极,即使正确使用了微血管夹,出血仍是不可避免的。AVM 手术成功之处,在于不会将太多的时间和精力耗费在失控的出血上。

这种手术需要术者长时间高度集中注意力。精神的敏锐度和工作效率会随着手术时间推移而降低,术者会出现技术上的失误、分心、急躁、偏差和解剖上的误判。作者会将 AVM 手术在工作时间表上排在第一位,这样会在中午时分进行手术最关键的步骤,而不是在一天结束的时候。同时在另个手术间,安排类似操作的第二台手术,可便术者分心;虽然作者可以在一天内完成多个动脉瘤手术,但要避免在一天内进行多台 AVM 手术。作者喜欢在经过一夜良好睡眠后,填饱肚子,在手术室内放着音乐进行手术;中途要休息一下,即使只有几分钟,把术者的眼睛从 AVM 上移开,充分地放松。如果在当天晚些时候仍要做一个较大的 AVM 手术,作者会考虑进行分期切除的手术。虽然分期手术并不常见,作者从来没有后悔过,将困难的最终分离步骤留在充分休息之后进行。

■ 医生的判断

原则上,本书此章论述的重点是切除的技术细节,以及神经外科医生的手术技巧,这些能够最终决定患者的预后。手术技巧包括许多因素,如手的灵巧程度,将二维的血管造影图像与三维的术野解剖联系起来,在病灶周边找到正确的分离层面,身体上的耐力,在出血时的沉着,以及手术经验。然而,同样重要的是神经外科医生的判断力。临床判断意味着,要明智地选择你的战斗。保证 AVM 手术成功的关键在于对患者的识别和选择。战斗中,不要选择你征服不了的对手,那样会将你的精神击垮。

确定为哪位患者进行手术是多方面的。简单概括就是,将患者自然病程的风险与治疗的风险进行比较,是否适合显微手术、放射外科、血管内介入或多模态治疗组合。如在 Spetzler-Martin 分级较低 AVM 的年轻患者和高级别 AVM 的老年患者,风险/收益比分析在这种极端情况下表现明显。在更深层次上,需要分析的患者因素很多,包括神经功能状态、病灶出血情况、弥散程度、就业状况、忧虑情绪、期望值等。这种分析虽然模糊,但却是做出判断的重要依据。据此,神经外科医生对手术的患者进行选择;这一过程非常主观,会明显影响患者的预后。例如,一位患者有高级别的运动区 AVM,并有出血史和偏瘫,该患者术后神经功能可能没有任何变化,手术预后良好;另一位患者有类似的 AVM,表现为癫痫而没有神经功能缺失,术后其神经功能可能会更糟,导致预后不佳。因此,明智地选择患者与手术技巧,对于患者的预后同样重要。大多数文献并不报道医生是如何进行选择的,但并发症发生率与其呈负相关。具有较高并发症发生率和预后不良的 AVM,在手术室同样会成为神经外科医生的梦魇,这种情况最好进行非手术治疗。

外科医生的手术技巧和判断力受到高难度AVM的极大挑战,即功能区Spetzler-Martin Ⅲ级AVM和高级别AVM,这些AVM的可操作空间很小。回想起来,只有在对复杂AVM进行手术并后悔当初所做的选择时,作者得以确定了自身的技术能力,改进了选择标准。随着作者的经验增长,作者对手术的选择越来越严格。术者对AVM的认识与动脉瘤及其他病变不同;对于后者,经验和技巧能为术者带来更多的自信。处理动静脉畸形的经验对神经外科医生的教悔则是,真正的手术艺术就是知道什么时候不做手术。拒绝为一位年轻的无神经功能缺失的高难度AVM患者做手术是令人尴尬的。术者能否在手术中,不让他的神经功能受到损伤从而改变或毁掉他的余生?术者是否会让他出现不可避免的出血,万一出现能否不会造成太大的损失?决定不进行手术违背了我们作为外科医生的天性,但做出这一决定与确定进行手术同样需要巨大勇气。

每一名神经外科医生都应该有自知之明,就是说都不可避免地会将本不应手术治疗的患者送进手术室。丰富的经验能够使人看清黑色与白色之间的灰色地带,并将其尽量缩窄成为明显的分界线。术者面临最大的挑战,也许是不断地调整这条选择的界线,同时不要陷入“拆弹”的窘境之中。

(赵思源 郭庚 译)

第 2 部分

七种动静脉畸形

第 11 章 额叶动静脉畸形

■ 微创手术解剖

脑

额叶有四个面:外侧面、内侧面、底面和侧裂(图11-1)。外侧面是由三个水平的脑回组成(额叶上、中、下脑回;SFG、MFG 和 IFG),分别是靠额叶上下两个脑沟来分开。额叶的后部分是中央沟,它来自于侧裂中线的延续。中央沟的前部,平行一个垂直的脑回叫作中央前回。额叶侧裂的表面是 IFG 进入脑盖的延续,并包含部分眶回、三角部、岛盖部和中央前回的后部。额叶的基底部是由直回和眶回组成:中间(MOG)、外侧(LOG)、前部(AOG)和后部(DOG)。额叶的内侧面是由 SFG 的内侧面、旁中央叶、扣带回和喙突下小区域组成;后者含嗅球和终极旁回,手术中意义不大。皮质的作用包括运动区(中央前回)和优势半球的 Broca 语言区(三角区和盖后角区)。白质纤维束包括皮质脊髓束和锥体束, 以及语言传导束和嗅束。

a 外侧面观

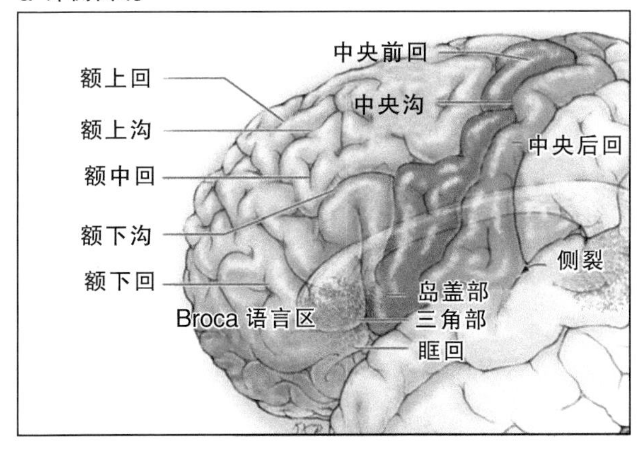

b 内侧面观

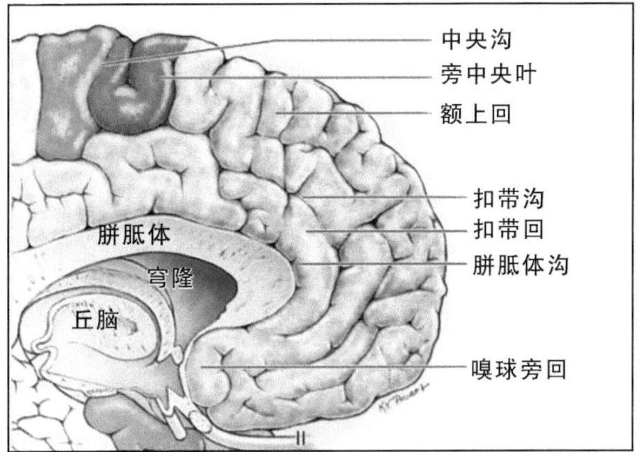

c 额底面观

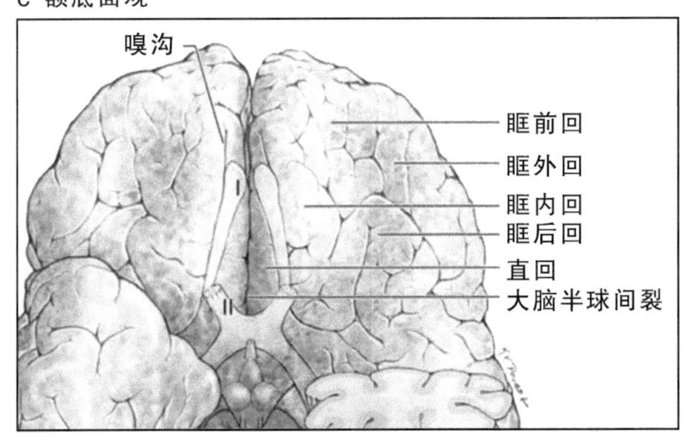

图 11-1 微创手术的额叶解剖。(a)外侧面观。(b)内侧面观。(c)额底面观,去除左侧颞极。

动脉

额叶的动静脉畸形主要是来自于大脑中动脉(MCA)或大脑前动脉(ACA)(图11-2)。典型的是,M1段分出一个上支来供应额叶,分出一个下支来供应顶叶。然而,解剖的变异产生了二分支或四分支,还有以上支或下支为主的不对称分支。总体而言,额叶的AVM来自于上支。MCA干分出无名的血管经过岛部(M2)和盖部(M3),每侧半球为8支。这些干血管在它们到达皮层(M4段)供应分布区域之前是无名的。额叶是由2~4根干血管供应的,每一支又分为四支:眶额动脉(OrbFrA)、额上动脉(PreFrA)、中央前动脉(PreCenA)和中央动脉(CenA)。眶额动脉是主要的前下支,供应额下回、额中回(前部)和眶部(下部)。额上动脉供应眶部(上部)、三角部、盖部和额中回的大部分。中央前动脉供应盖部(后部)、额中回(后部)和中央前回的大部分。中央动脉供应中央前回(上部)和中央后回(下部)。所有四支额叶动脉汇集在侧裂,然后上行。

ACA分支行于半球间裂,构成额叶内侧面的AVM。8支从ACA辐射出的皮质支行于胼胝体附近:眶额动脉(OrbFrA)、额极动脉(FrPolA)、胼缘动脉(CmaA)、额前内侧动脉(AIFA)、额中内侧动脉(MIFA)、额后内侧动脉(PIFA)、旁中央动脉(ParaCenA)和胼周动脉(PcaA)。眶额动脉是ACA远端发出的第一支皮质支,紧贴着前交通动脉(ACoA),向前下方行走,到达前颅底供应直回、内侧眶回和嗅球/束。应当注意,有两支叫眶额动脉的动脉:一支是从ACA发出,另一支是从MCA发出。额极动脉是从ACA远端发出的第二支皮质支,起源于后交通动脉或胼胝体下A2段,向前行于半球间裂,供应额极内侧和旁中央表面。额内侧动脉供应额上回中部和旁中央表面,从额极前部到旁中央叶后部。额前内侧动脉(AIFA)起源于胼周A2段接近嘴部;中内侧动脉(MIFA)起源于胼周A3段近膝部或胼缘动脉,额后内侧动脉(PIFA)起源于胼缘A4段近胼胝体体部。旁中央动脉起自胼缘A4段,靠近胼胝体体部或胼尾动脉,供应旁中央小叶和运动前区,以及运动区和躯体感觉区。

a 外侧面观

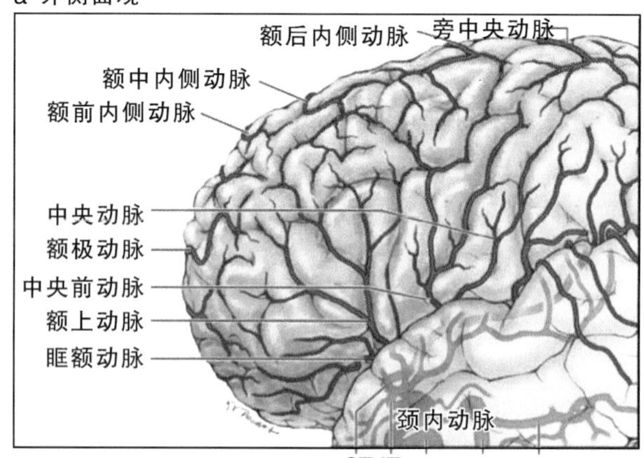

b 内侧面观

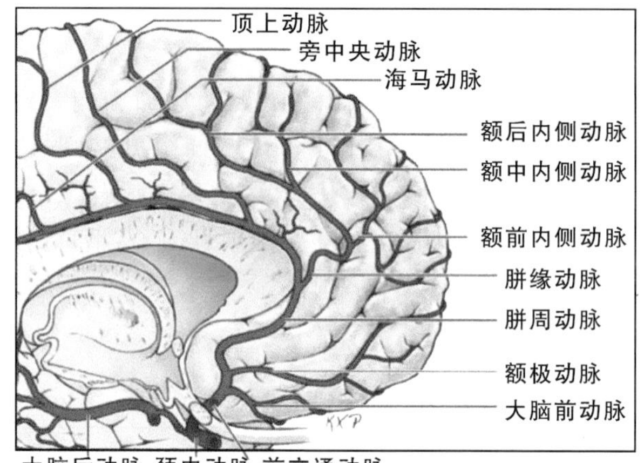

c 底面观

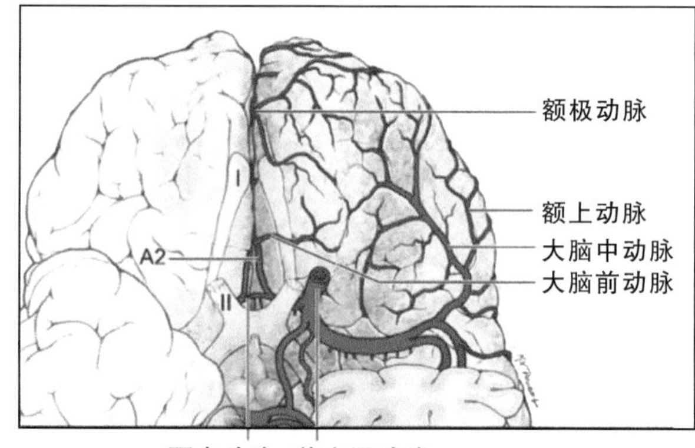

图11-2 微创手术的额叶解剖。(a)外侧面观:由MCA上支供应,上支分为干动脉和4个终支:OrbFrA, PreFrA, PreCenA和CenA。ACA分支延伸到额外侧面中间部。(b)内侧面观:具有8支ACA的皮质支供应:OrbFrA, FrPoiA, CmaA, AIFA, MIFA, PIFA, ParaCenA和PcaA。(c)额底面血供来自ACA和MCA,同时血供也来自于FrPolA和PreFrA。

静脉

额叶的每一个面都有皮层静脉、吻合支和静脉窦的网络（图 11-3）。外侧面的静脉回流到上矢状窦(SSS)，来自额部的静脉：额极静脉(FrPolV)，额前(AntFrV)、额中(MidFrV)、额后静脉(PosFrV)，以及中央前静脉(Pre Cen V)和中央静脉(CenV)。侧裂表面回流到额侧裂静脉(Frsylv)，经侧裂浅静脉(SupSylV)和侧裂深静脉(DeepSylV)下行。额叶内侧面回流经由额内侧静脉(MedFrV，前、中、后)。这些静脉行于半球的上缘，与 SSS 沟通，最终汇入外侧静脉丛，并流向 SSS。扣带回内侧面回流于胼周后静脉(PcaV)，继而进入下直窦(ISS)。额叶底面回流至眶额静脉(OrbFrV，前部和后部)、额极静脉(FrPolV)和嗅静脉(OlfV)。额前静脉(前 OrbFrV 和 FrPolV)向后汇聚于外侧裂的深部，然后流向 Rosenthal 基底静脉(BVR)。

■ 额叶 AVM 五种亚型

额叶 AVM 亚型包括额叶外侧、额叶内侧、额叶旁中央、额叶基底和额叶侧裂。额叶四个面各有一个亚型，另一个亚型是内侧面和外侧面混合 AVM。旁中央 AVM 的手术，需要暴露两个面和两个动脉区域，这样一旦术中出现其他亚型，也可调整手术策略。其余额叶 AVM 只需要暴露两个面和一个动脉供血区，即只要暴露病灶本身的供血区就可以将其切除。

额叶外侧 AVM

额叶外侧 AVM 呈典型的锥形 AVM，垂直于外侧面(图 11-4)。外侧面表面很大，AVM 十分典型，额叶 AVM 的三分之一以上都是这种类型，即为额叶其余 AVM 的两倍。额叶外侧 AVM 是 MCA 分出的上支供应。多数前额叶 AVM 由 OrbFrA 和 Pre FrA 供血，多数后额叶 AVM 由 PreCenA 和 CenA 供血。大型 AVM 由 4 支额叶动脉供血；这些动脉起源于侧裂，然后上升至皮层表面，再下达 AVM 边缘。ACA 的供血很少甚或无。表浅静脉回流，上行汇于 SSS(经过 FrPolV，AntFrV，MidFrV，PosFrV，PrecenV 和 CenV)；下行汇于浅表侧裂静脉或者汇于两者。额叶外侧 AVM 影响的区域包括优势半球的运动区和 Broca 区域。

a 外侧面观

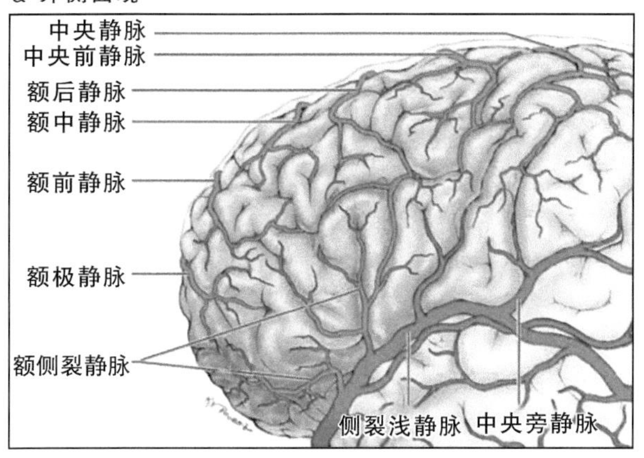

b 内侧面观

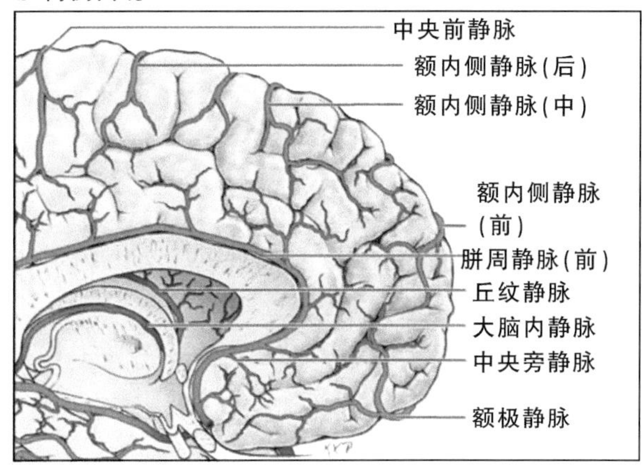

c 底面观

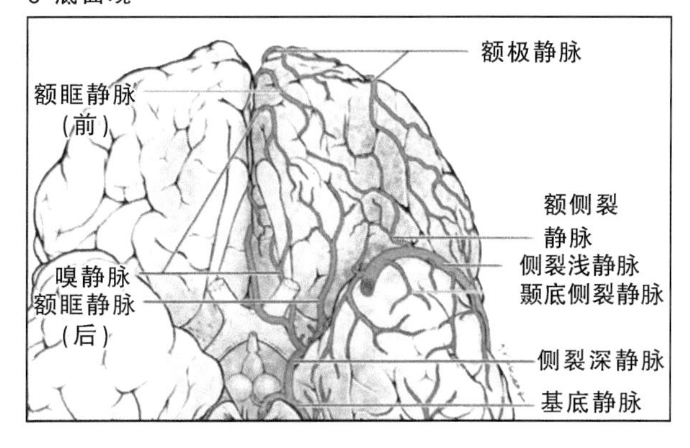

图 11-3　微创手术的额叶静脉解剖。(a)外侧面(外侧面观)。(b)内侧面(内侧面观)。(c)底面(底面观)。

a 外侧面观

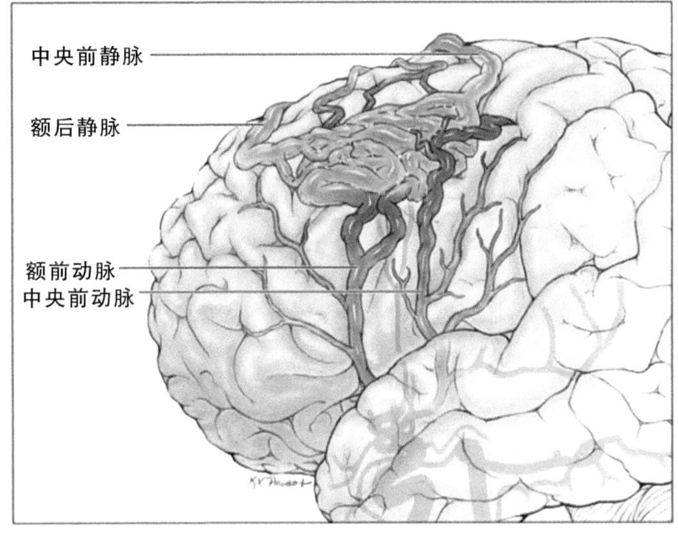

b 冠状切面

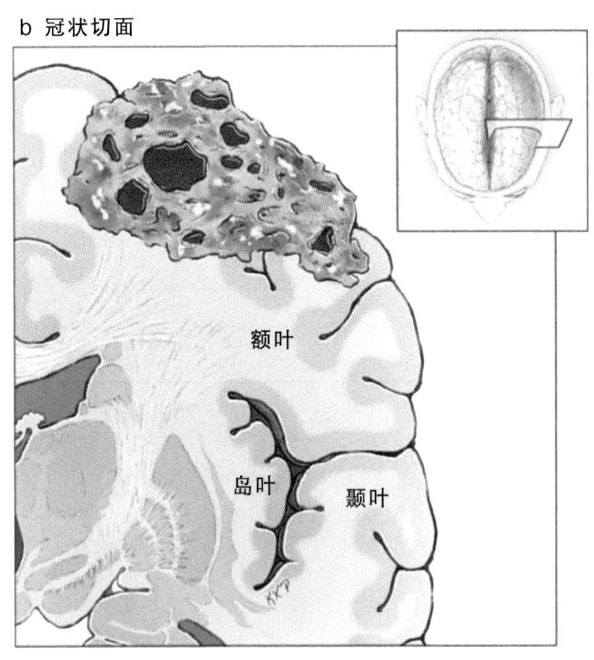

图 11–4 额叶外侧 AVM。(a)外侧面观。(b)冠状切面。图示 AVM 位于额叶外侧表面,由 MCA 的主干上支供血,回流通过升支静脉汇入 SSS,或者通过降支静脉汇入侧裂上静脉。

额叶内侧 AVM

额叶内侧 AVM 位于额叶内侧表面(图 11–5)。外观看不见，只有打开半球间裂暴露内面之时才能看到。AVM 可以表浅位于额叶上部的内侧面，也可深居于扣带回的内侧面。额叶内侧 AVM 包括扣带回 AVM 亚型，但不含胼胝体 AVM。相对于额叶外侧 AVM 供血来自于 MCA 的分支,额叶内侧 AVM 供血则是来自于 ACA 分支。多数前额叶 AVM 供血来自 OrbFrA 和 Pre FrA，多数后额叶 AVM 供血来自 PreCenA 和 CenA，深部额叶内侧 AVM 供血来源于 PCaA 和 CmaA。

ACA 供血动脉起源于胼胝体的不同部位，沿病灶前下缘到达。MCA 皮层支对额叶内侧 AVM 贡献不大。静脉回流经过内侧中央静脉到达 SSS，这是初始暴露额叶内侧 AVM 时的唯一标志。扣带回 AVM 和大型 AVM 的血流先进入胼周静脉然后汇入 ISS。当额叶内侧 AVM 紧靠旁中央小叶时,会影响运动功能。

a 内侧面观

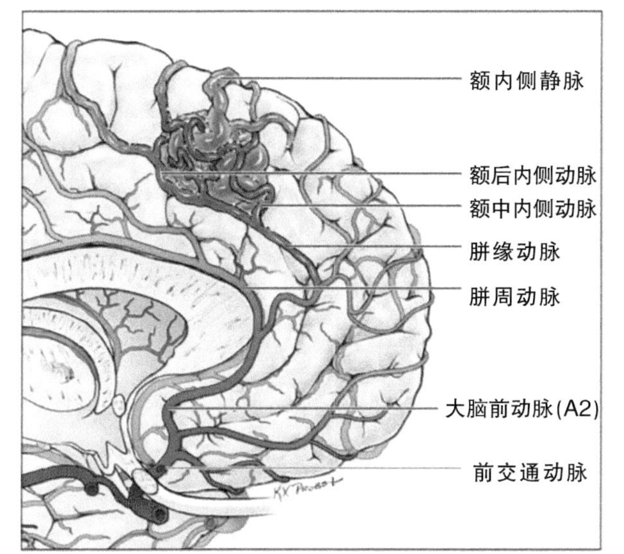

b 前方观

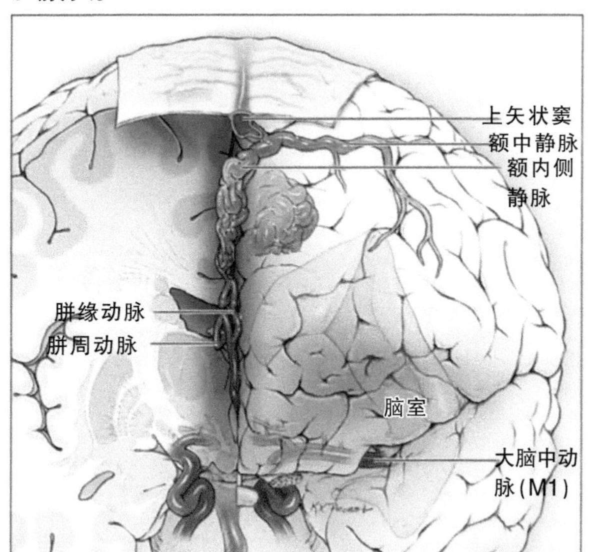

c 冠状切面

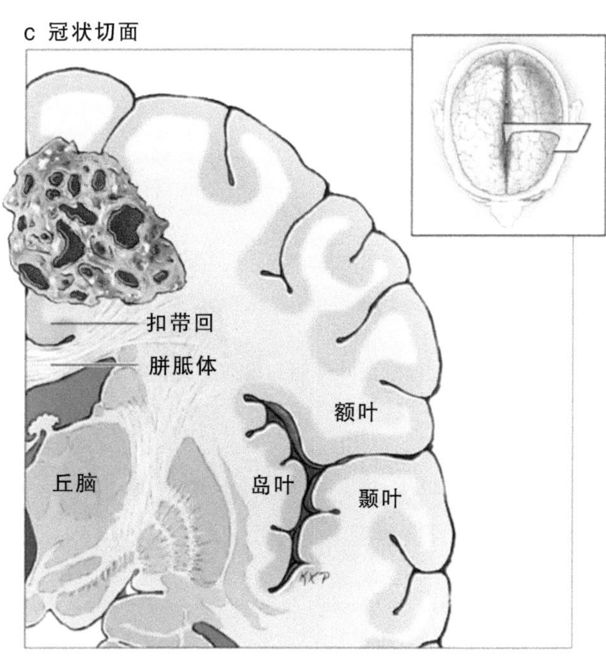

图 11–5 额叶内侧 AVM。(a)内侧面观。(b)前方观(右侧半球冠状切面)。(c)冠状切面。AVM 位于额叶内侧表面,由 ACA 分支供血,汇入额叶内侧静脉的升支。

额叶旁中央 AVM

额叶旁中央 AVM 是额叶外侧 AVM 和额叶内侧 AVM 的合并产物。额叶旁中央 AVM 占领了额叶内侧角交汇的两个面,不像额叶外侧或内侧 AVM 一样,仅具有一个面(图 11–6)。额叶旁中央 AVM 在外侧面可见,内侧面只有打开半球间裂才可见。外观上,额叶内侧 AVM 和旁中央 AVM 的差别细小。为了区别额叶内侧 AVM 和旁中央额叶 AVM,需要将 AVM 从侧裂分离出来,展示其外表面、MCA 和 ACA 供血区域。据此分析,额叶旁中央 AVM 有两个动脉供血,不像额叶外侧或内侧 AVM 只有一个。MCA 四支皮层分支的一支和 ACA 八支皮层分支中的任何一支都可以供应 AVM,这取决于病灶的大小和前后位置。额叶旁中央 AVM 分别从两个缘获得外侧和内侧的供血。与之相似,血液流出时,也是额叶外侧和内侧静脉汇入 SSS。额叶旁中央 AVM 的后部靠近运动区。

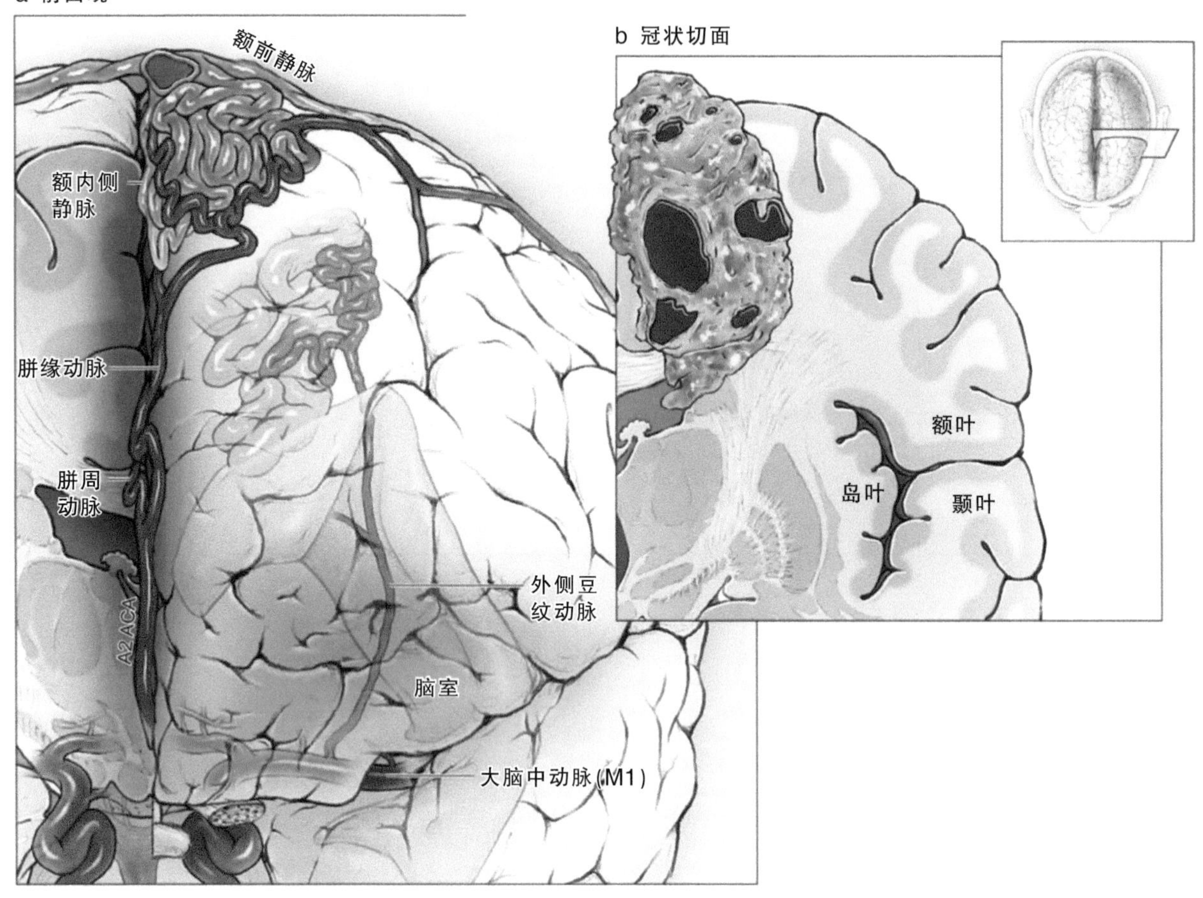

图 11–6 额叶旁中央 AVM。(a)前面观(右侧半球冠状面)。(b)冠状切面。AVM 同时位于额叶外侧和内侧面,由 MCA 和 ACA 分支供血,血流汇入额叶外侧和内侧静脉。

额叶基底 AVM

额叶基底 AVM 位于前颅底的额叶底面(图 11–7)。它们可位居中间的直回和嗅球,或在外侧的眶回。它们可在前方的额极,也可后临前穿质。额叶基底 AVM 不在半球间裂和侧裂内,也不同于额叶内侧和侧裂亚型。像额叶旁中央 AVM、基底额叶 AVM 一样,也有 MCA 和 ACA 两支动脉供血。MCA 分支 OrbFrA 和 PreFrA,从侧裂出来到达 AVM 后外侧缘。ACA 分支 OrbFrA 和 FrPolA,从半球间裂出来到达 AVM 前内侧缘。额叶基底 AVM 接收走行于嗅束的 ACA 之 A1 段无名动脉供血;此供血动脉走行于内侧眶回,供应 AVM 的后内侧缘。静脉回流通过前 OrbFrV,FrPolV 汇入 SSS,但有时也通过 OlfV 和后 OrbFrV 汇入深部 BVR。额叶基底 AVM 在非功能区,但要保留患者的嗅觉、味觉和食欲,需要谨慎处理嗅区及其血供。尽管嗅觉在 AVM 分级时并不认为是功能区,但手术后的嗅觉缺失,可明显影响患者对手术的满意度。

额叶侧裂 AVM

额叶侧裂 AVM 位于额叶的侧裂, 面对侧裂和颞叶,与侧裂池的方向不同(图 11–8)。额下回形成一个卷曲,从而组成眶回、三角回和盖部。额叶侧裂 AVM 即位于这些脑回折叠入额叶盖部之处。相反,额叶外侧 AVM 位于额下回, 在这些卷曲之上; 而额叶基底 AVM 在眶回的外侧或者后侧,上述两种 AVM 都不在额叶盖部。额叶侧裂 AVM 与岛叶 AVM 也不一样,岛叶 AVM 在岛叶深层,由 MCA 的 M2 段供血。与之相反,额叶侧裂 AVM 由经过额叶盖部的 M3 段供血,M4 也不给这些 AVM 供血,除非病灶侵袭了皮层,或者病灶外上缘有双重供血。ACA 不为额叶侧裂 AVM 供血。病灶血流汇入 SupSylV、DeepSylV,或者兼而有之。优势半球的额叶盖部和三角部包含 Broca 语言区,此处 AVM 是在功能区。

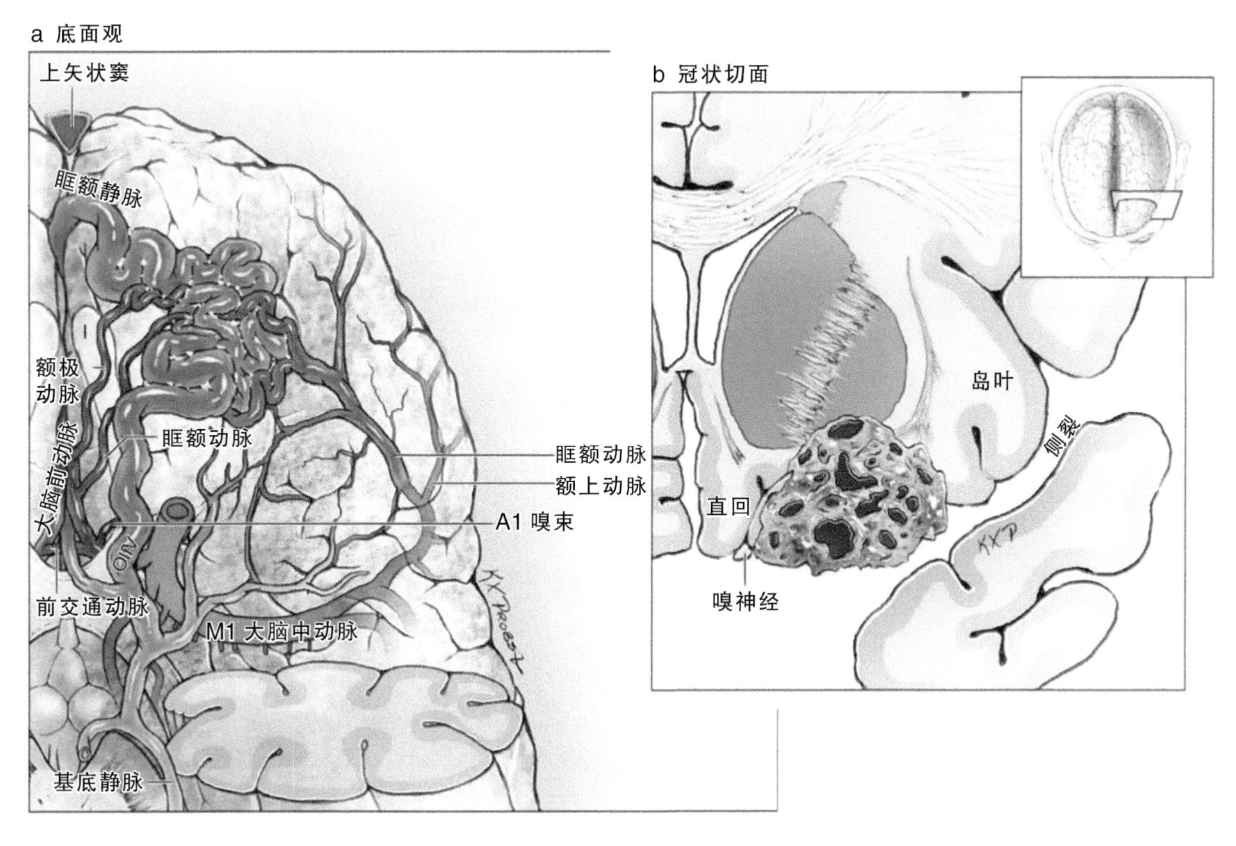

图 11-7　额叶旁中央 AVM。(a)底面观(切除左侧颞叶)。(b)冠状切面。AVM 位于额叶底面,由 ACA 分支(OrbFrA、FrPolA 和 A1)、MCA 分支(OrbFrA 和 PreFrA)供血,血流汇入 SSS 和深部 BVR。

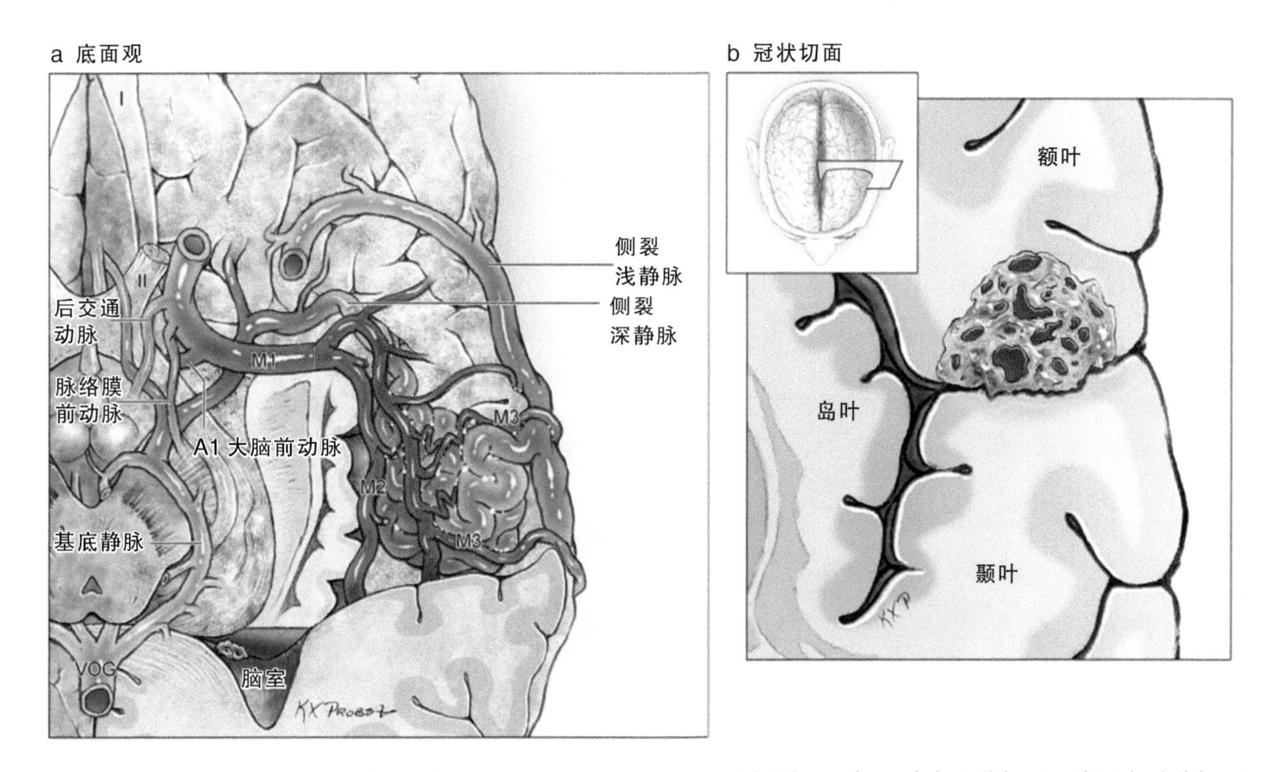

图 11-8　额叶侧裂 AVM(a)底面观(切除左侧颞极)。(b)冠状切面。AVM 同时位于眶部、三角部和盖部,脑回折入额叶盖部。额叶侧裂 AVM 由 M3 段供血,并经深部和浅部侧裂静脉回流。

■ 额叶 AVM 切除策略

额叶外侧 AVM 切除

额叶外侧 AVM 是大脑凸面病灶，最容易暴露(图 11–9)。单侧额叶外侧 AVM 切除术时，患者应仰卧，头部旋转至病灶平行于手术操作平面的位置。手术操作界面靠近 AVM 的四个面(第 1 步)。确定好切除病灶边缘、供血动脉、流出静脉(第 2 步)。额叶外侧 AVM 有上、下两支流出静脉系统。流出静脉若是升支，到 SSS，在病灶的上缘；若是降支，到 SupSylV 或其他静

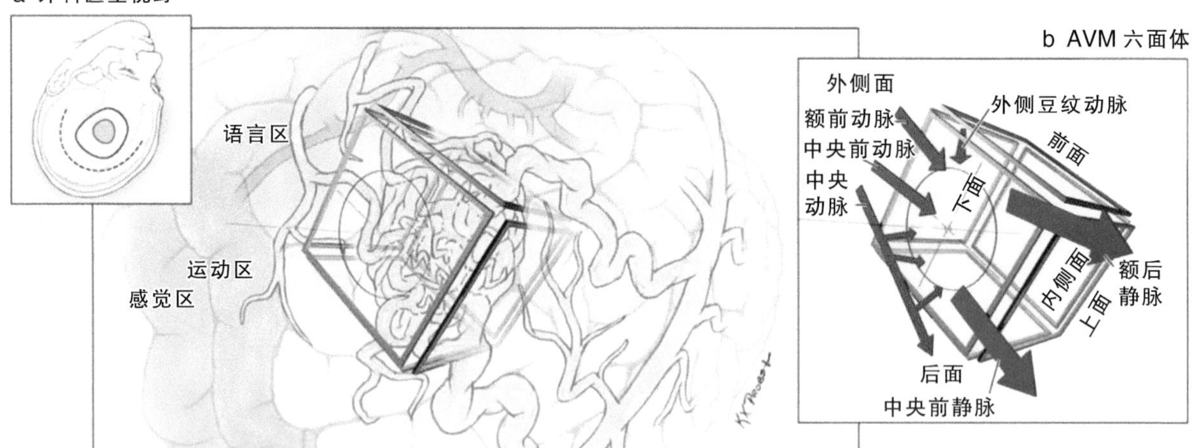

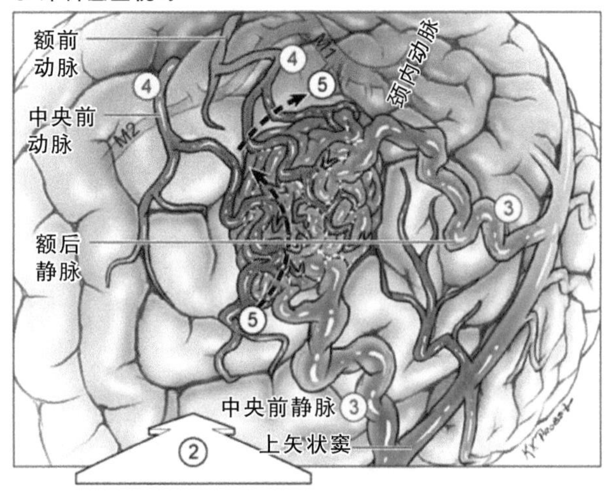

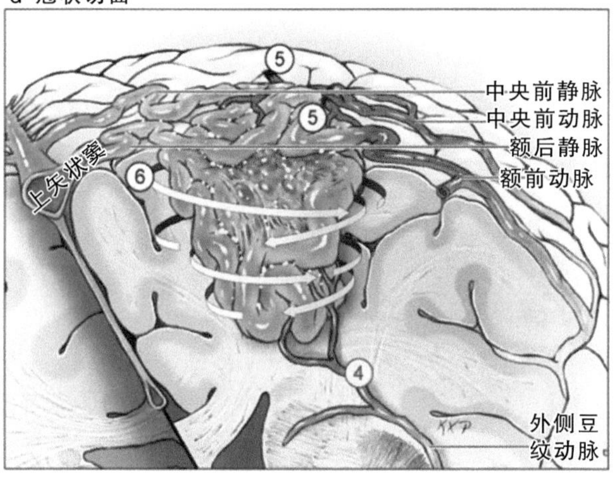

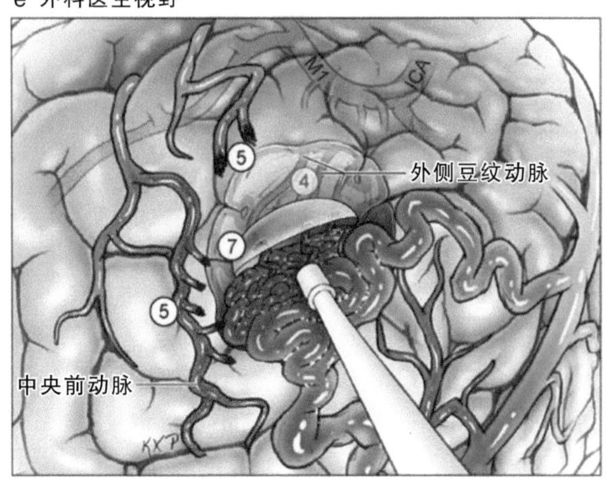

图 11–9 额叶外侧 AVM 切除策略。(a)第 1 步，单侧额部开颅。额叶外侧 AVM 切除术的部位(外科医生视野，头皮切口(虚线)，开颅术(实线)和 AVM(圆圈处)标示在小插图中。(b)AVM 由 MCA 分支供血，回流至 SSS。病变侵袭 Broca 区(黄色)和运动区(红色)。注意：AVM 皮层表面用圆圈标出，AVM 的轴位用贯穿六面体的线段标示。动脉和静脉分别用框中的红箭头和蓝箭头标出。(c)第 2 步，切除病灶沿外侧裂的边缘(白色箭头)。第 3 步，分辨大脑凸面静脉升支。第 4 步，定位 MCA 来源供血。第 5 步，临近 MFG(黑色线)处，切断病变下缘供血动脉，注意保护穿行动脉交通支(PreCenA，外科医生视野)。(d)第 6 步，环切进入额叶实质(箭头，冠状切面)。(e)第 7 步，移开 AVM(匙状)暴露下方的豆纹动脉。

脉,在病灶的下缘(第 3 步)。供血动脉是 MCA 的上干,沿着侧裂的额叶侧可以发现。如果它们存在于侧裂,没必要分开侧裂(第 4 步)。这些动脉可以沿着侧裂到达病灶,在那里它们分出皮层动脉的下支(OrbFrA, Pre FrA, PreCenA 及 CenA),临近额下回时进入病灶的下缘(第 5 步)。病灶主体切除要注意保护 Broca 区和运动区,以及深层的皮质脊髓束白质纤维(第 6 步)。深部的切除可能要延伸至侧脑室额角,可能会有室管膜 AVM(第 7 步)。外侧豆纹动脉(ILSA)可能为病灶深层供血,需要切除至终端。这些穿支通常很难发现并加以电凝,需要缩小 AVM 体积和微型夹协助完成手术操作(图 11-10 和图 11-11)。

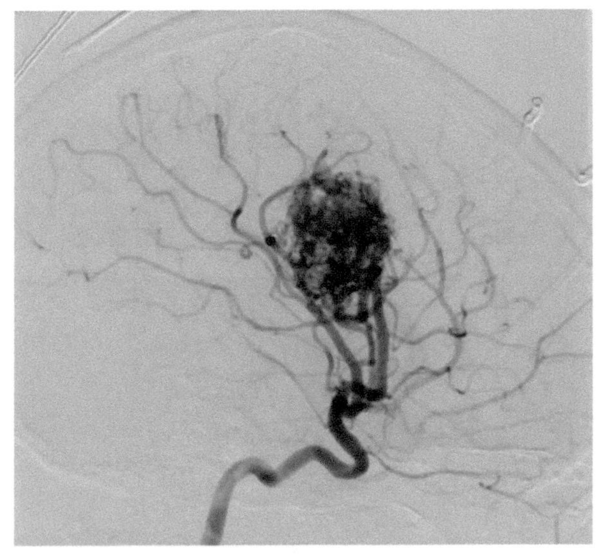

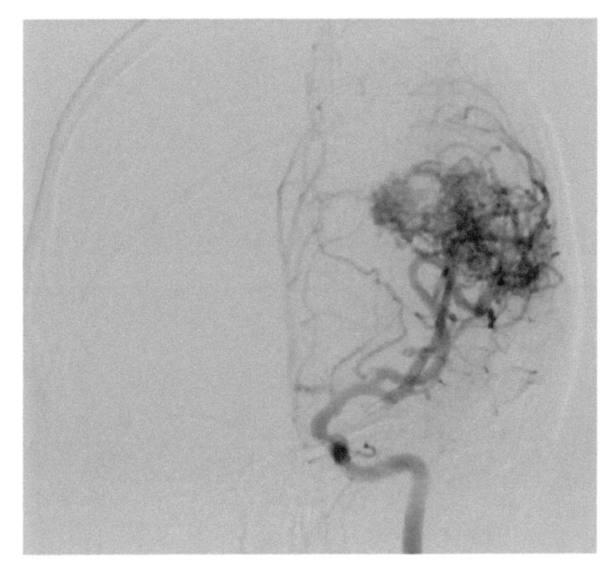

图 11-10　患者,女性,13 岁。左额叶 AVM 破裂(改进 Spetzler-Martin 分级 4:S2V0E1/A1B0C0),由 MCA 额叶分支 PreCenA 和 CenA 供血。左侧 ICA 造影:(a)外侧位。(b)前后位,下方由 FrSylV 和 SupSylV 引流,上方由 PreCenV 和 CenV 引流。(c)左侧翼点开颅术,显露侧裂中动脉化的静脉。(待续)

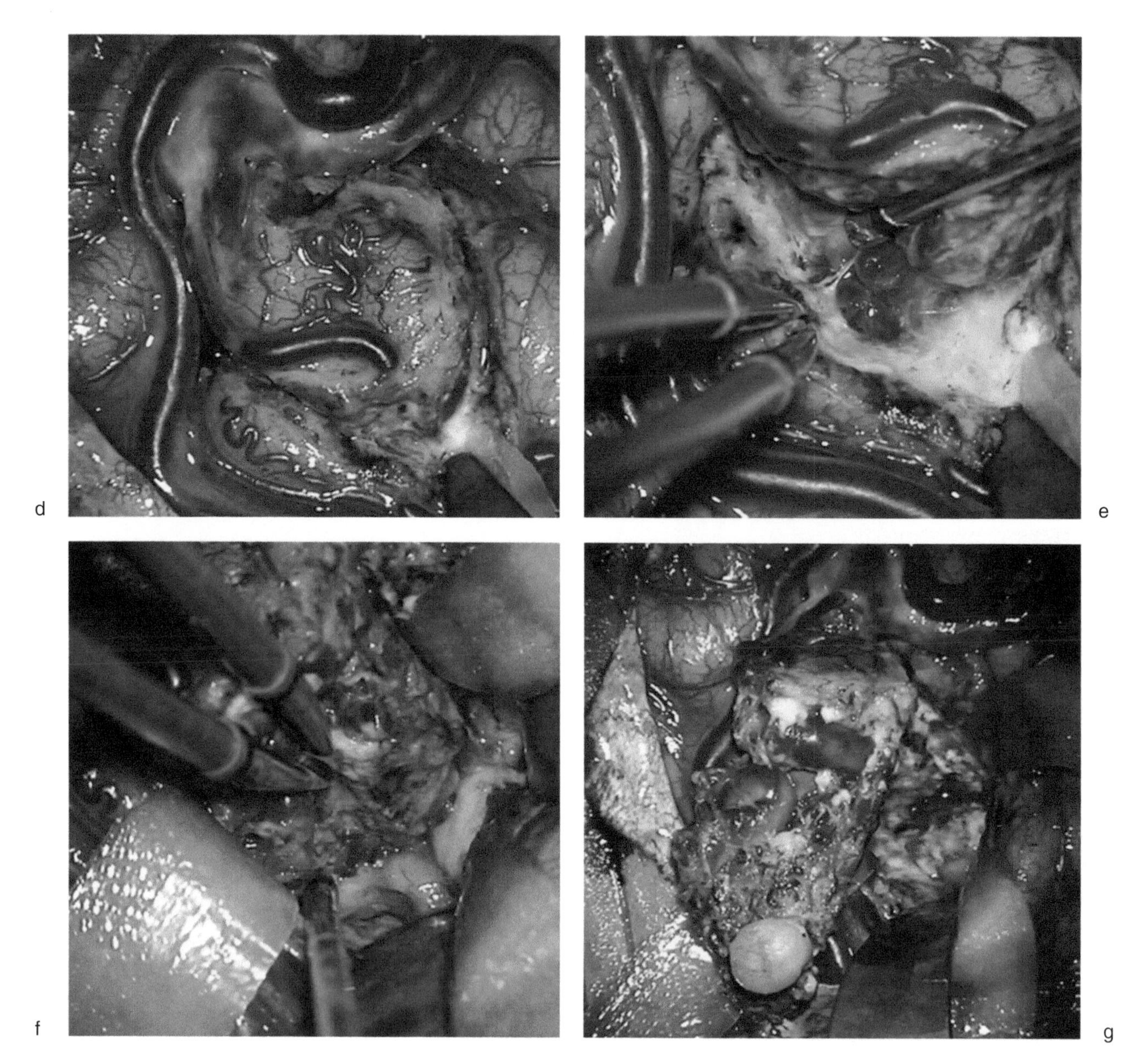

图 11–10(续) (d)周围软膜切除显露病灶实体。(e)脑压板放在AVM病灶侧。(f)AVM锥形朝向静脉丛,邻近血肿延伸至侧脑室(未显示)。(g)深部分离后,将AVM带着蓝色静脉蒂,从病灶处取出,显示流入动脉完全阻断。

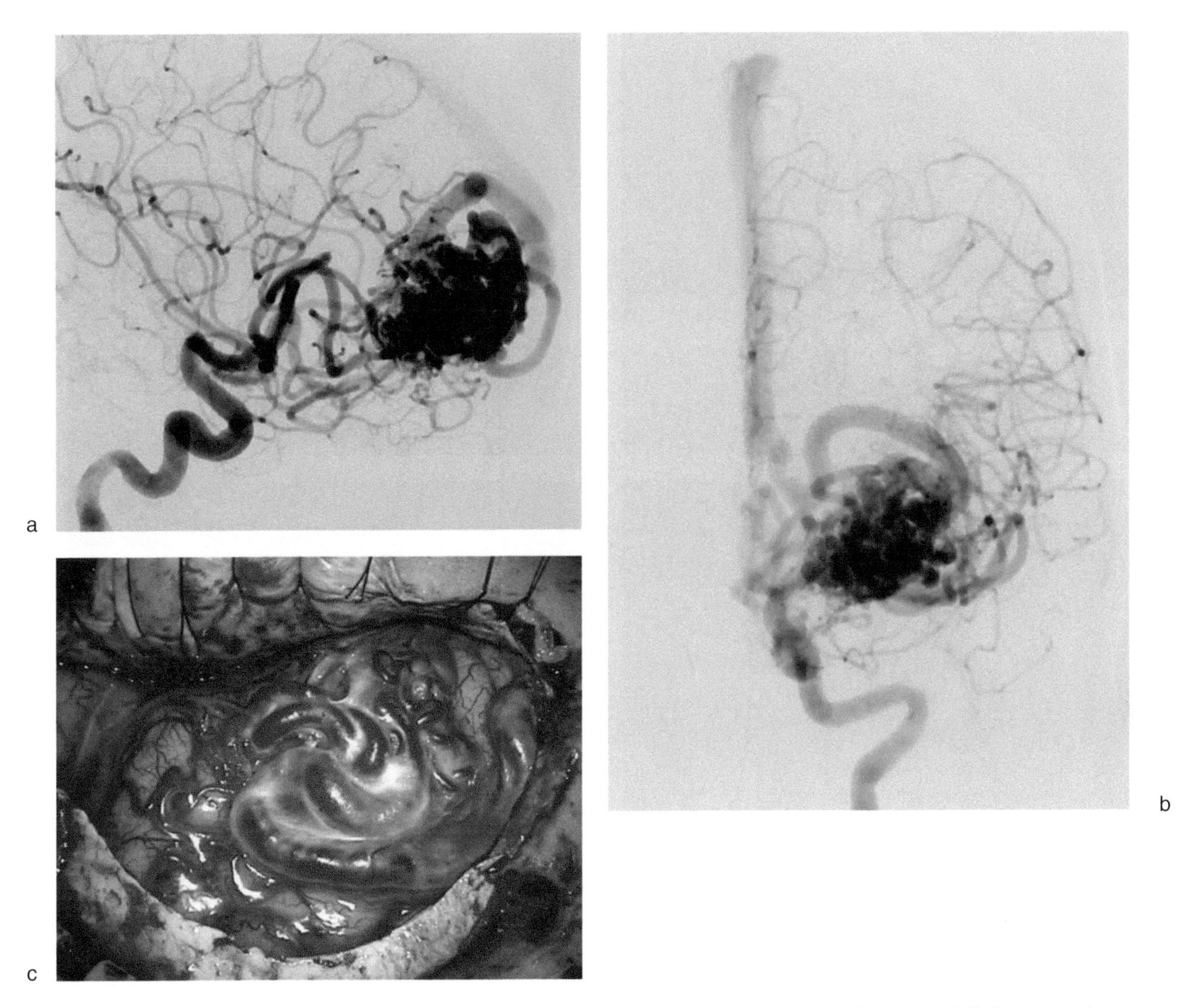

图 11-11　患者，女性，47 岁。左额叶 AVM（改进 Spetzler-Martin 分级 6：S2V0E0/A3B1C0），由 MCA 额叶分支 OrbFrA 和 PreCenA 供血，同时还有 ACA 供血。左 ICA 造影：(a)外侧位。(b)前后位。(c)经眶－翼点开颅，充分显露 AVM 外下侧。（待续）

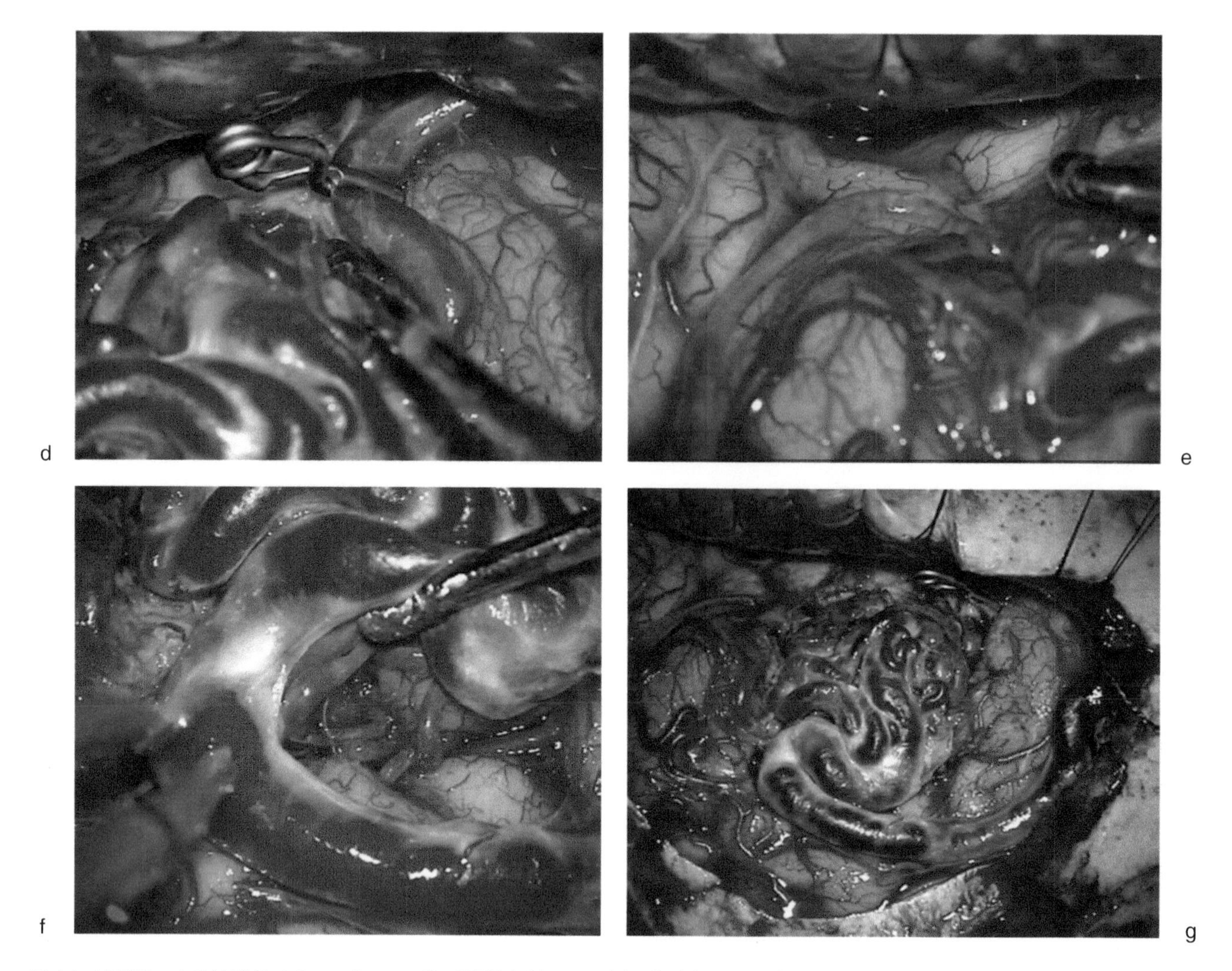

图 11-11(续) (d)扩张的 OrbFrA 在 AVM 前下缘被夹闭。(e)从侧裂到病灶后下缘,可追踪到一个较小的 PreCenA。(f)其余来自 MCA 的供血动脉被 AntFrV 覆盖所隐藏。(g)彻底阻断供血后,AVM 颜色变深。

额叶内侧 AVM 切除

额叶内侧 AVM 可能是最难暴露的额叶 AVM。它们需要一个复杂的路径方能到达其唯一的皮质表面,切入角是垂直的(图 11-12)。半球间裂因为同侧额叶的重力牵拉变宽来显露 AVM。双额开颅术,患者仰卧位,对侧肩膀抬高,头部旋转 90°角使得中线处于水平位置,AVM 的附着脑叶位于下方(第 1 步)。双额开颅术跨过 SSS,提供从大脑镰到额叶内侧,再到 AVM 实质无遮挡的视角。松解额叶与硬膜之间粘连的蛛网膜, 再分离开大脑镰与额叶内侧到达胼胝体池;剪开蛛网膜,分离额叶内侧和脑池之间的半球间裂,显露底部的胼胝体(第 2 步)。视角深而垂直, 到达 AVM 病灶的路径有限。静脉流出是从 MedFrV 到 SSS(第 3 步),对手术野形成阻碍,但是在整个手术中必须加以保留,不能图方便而切除。流出静脉可能牵拉半球,减弱了重力作用。切入角可以反复从前后方进入,围绕静脉切除病变。需要指出,ACA 的供血支(OrbFrA, FrPolA,额叶内动脉,CmaA 和 PcaA)的切除通常需要达到半球间裂底部的胼胝体前部病灶处(第 4 步)。ACA 从前向后的分支形成动脉丛,分布于扣带回(第 5 步)。为保证垂直显露,需要从下垂的额叶开始切除,将 AVM 置于中心,然后从周边切除(第 6 步)。深部切除可以发现来自 PcaA 在 AVM 下缘的供血动脉(第 7 步),远端的 PcaA 交通支要保留。深层切除可能显露出 PcaV 和 ISS 的流出静脉。额叶内侧 AVM 是垂直视角手术的挑战。垂直入路可显露 AVM 的皮质面,而其他各面不宜显露;如此,加强了解剖可视性和处理病变的灵活性(图 11-13 和图 11-14)。

a 外科医生视野

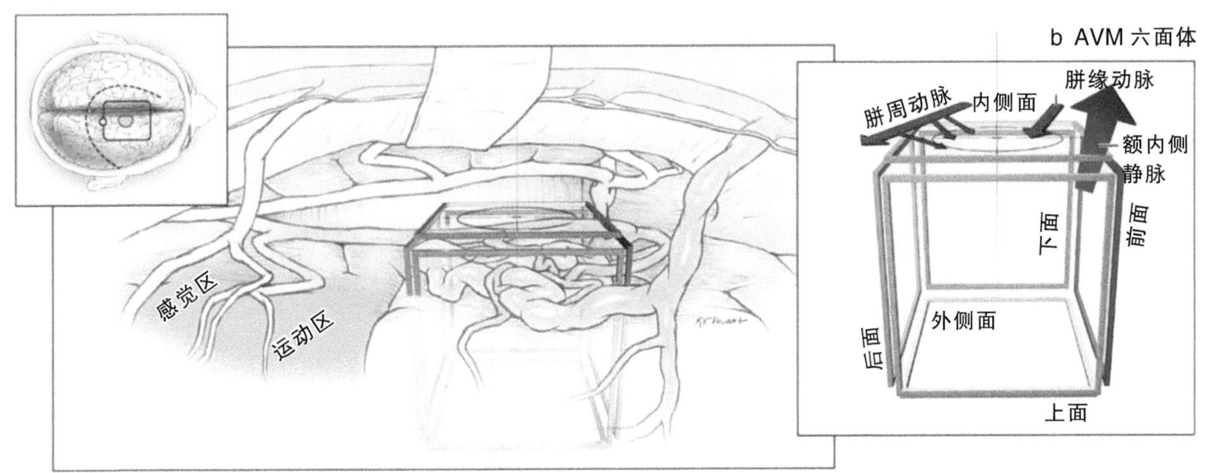

c 外科医生视野

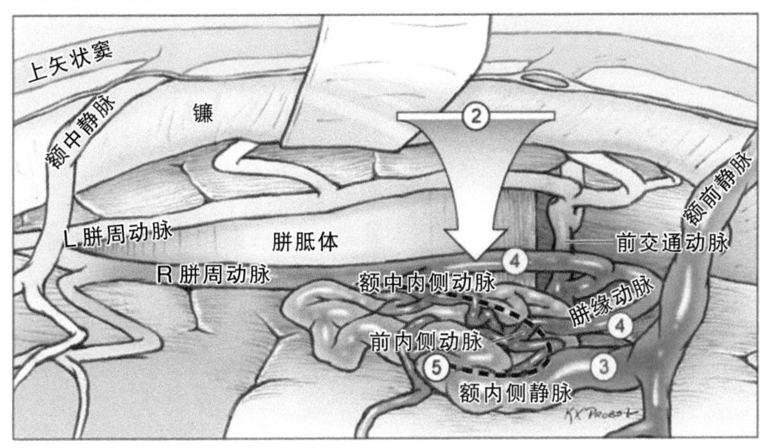

d 冠状切面

上矢状窦
额前静脉
镰
额内侧静脉
6
5
下矢状窦
4
L 胼周动脉
R 胼周动脉
胼胝体

e 冠状切面

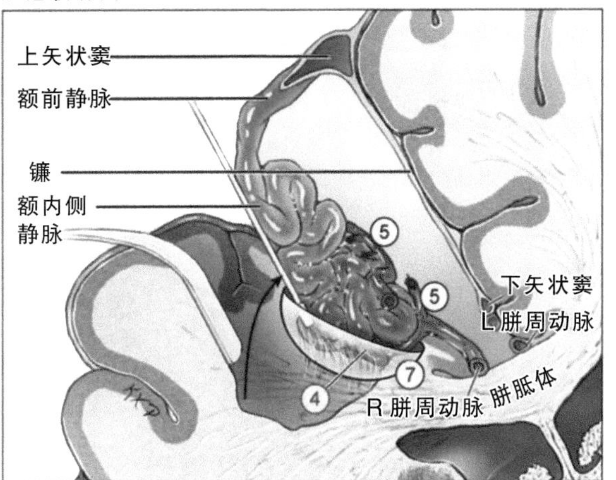

图 11-12　额叶内侧 AVM 切除策略。(a)第 1 步，在半球间裂切开暴露 AVM(插图的虚线)。双额开颅(插图的实线)，前半球间裂路径，让中线呈水平，重力作用让右侧半球下垂(外科医生视野)。(b)AVM 供血来自患侧 ACA 的分支(CmaA 和 PcaA)，升支静脉引流通过额内静脉，邻近运动区。(c)第 2 步，广泛打开半球间裂，深入到胼胝体的位置(外科医生视野)。硬膜和桥静脉在此图中已被去除，便于看到静脉流出至 SSS。黏附的蛛网膜剥离后，抬起硬膜，同时保留桥静脉。第 3 步，确认病灶表面的流出静脉。第 4 步，定位供血的 CmaA 和 PcaA。第 5 步，在扣带回处分离前端的 ACA 供血动脉。(d)第 6 步，周边环形切除进入额叶(冠状切面)。(e)第 7 步，平缓移动 AVM 到纵裂，以便处理病灶下外侧的供血动脉。

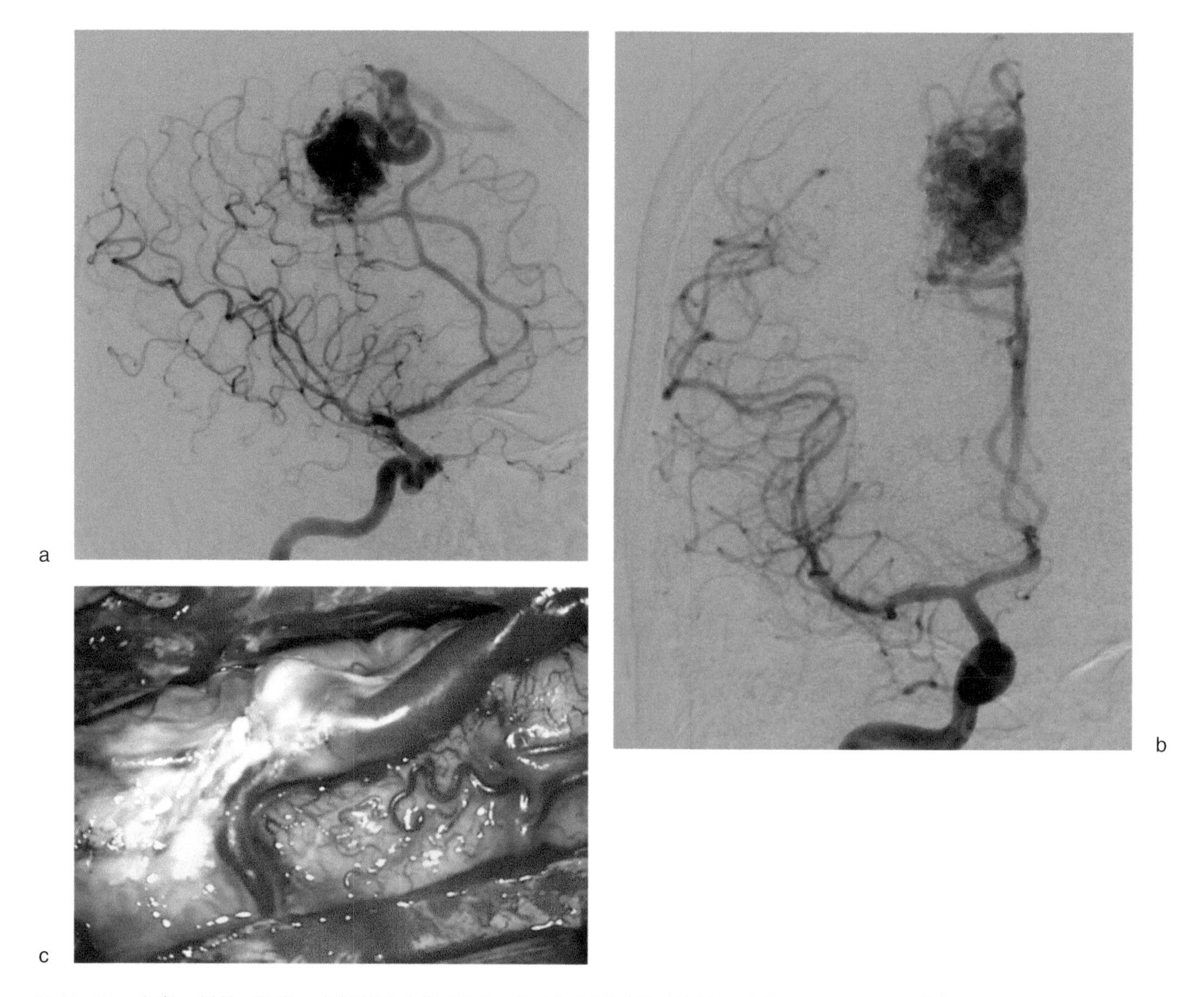

图 11-13 患者，男性，50岁。右侧额叶内侧 AVM，表现为左下肢运动笨拙（改进 Spetzler-Martin 分级 6：S1V0E1/A3B1C0）；由 CmaA 和 PcaA 供血。右侧 ICA 造影：(a)外侧位像。(b)前后位像。(c)患者头向右转动 90°，使中线为水平位。AVM 攀附在半球上，双额开颅术显露半球间裂和动脉化的 MedFrV，这样可解除此静脉与硬膜黏附对额叶的限制。（待续）

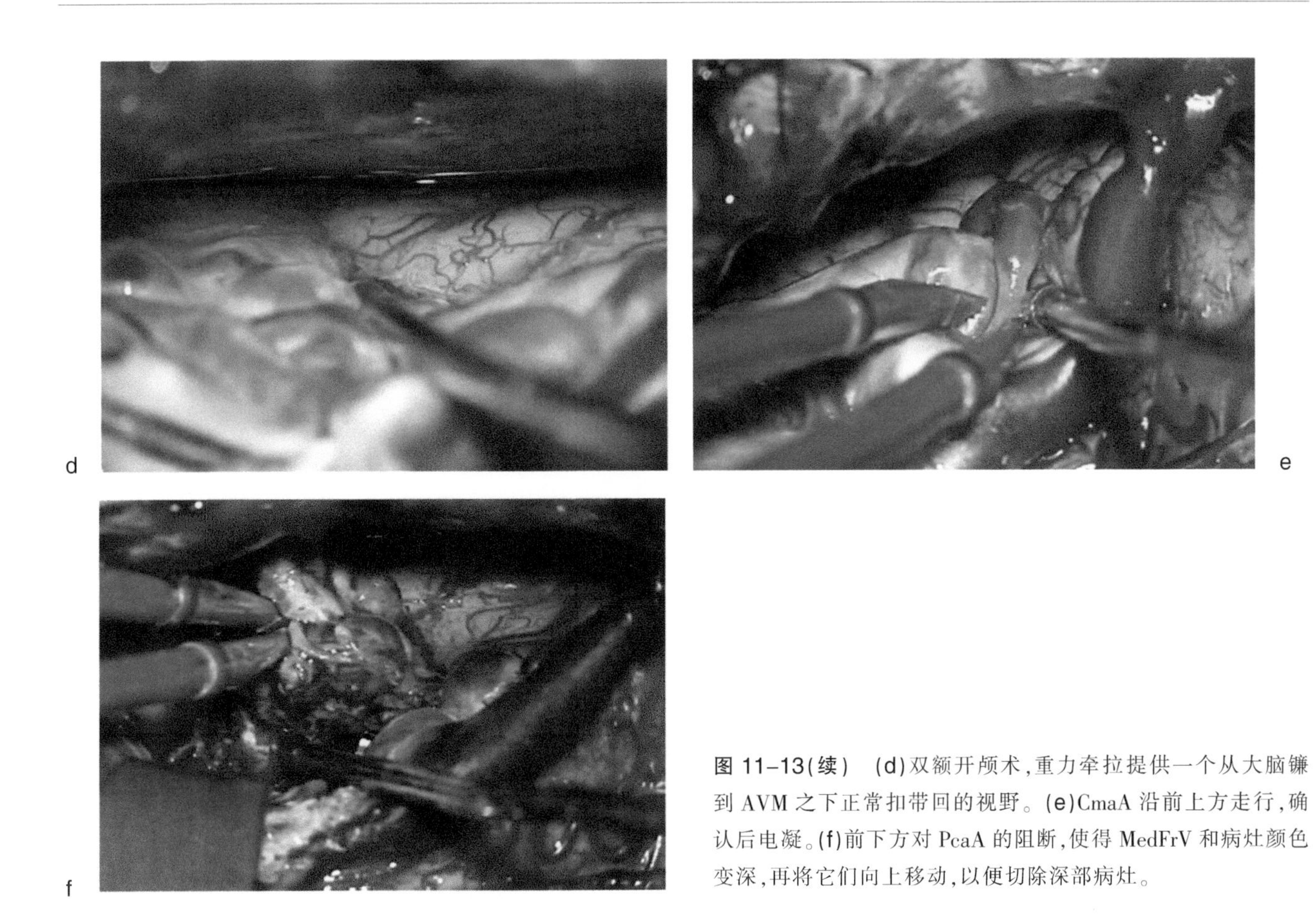

图 11–13(续) (d)双额开颅术,重力牵拉提供一个从大脑镰到 AVM 之下正常扣带回的视野。(e)CmaA 沿前上方走行,确认后电凝。(f)前下方对 PcaA 的阻断,使得 MedFrV 和病灶颜色变深,再将它们向上移动,以便切除深部病灶。

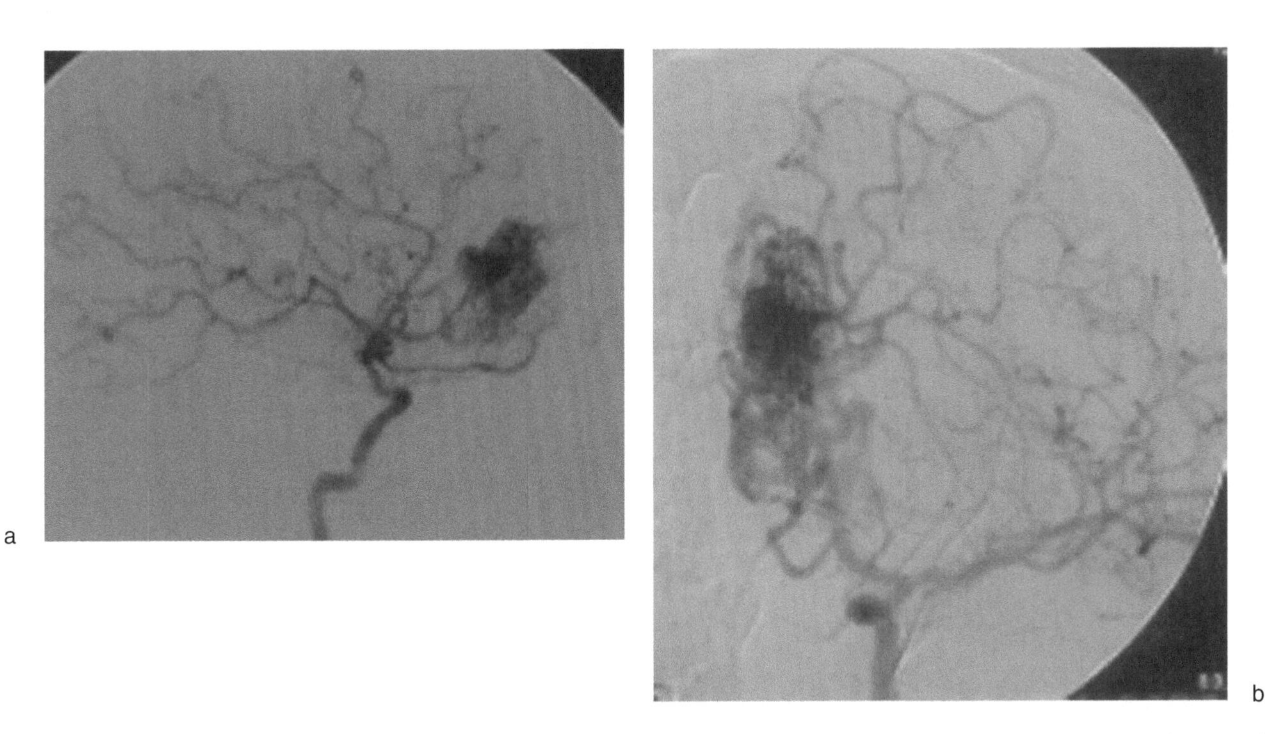

图 11–14 患者,男性,50 岁,左侧额叶内侧 AVM(改良 Spetzler-Martin 分级 6:S1V0E1/A3B1C0),由 OrbFrA 和 FrPolA 供血。左侧 ICA 造影:(a)外侧位像。(b)前后位像。(待续)

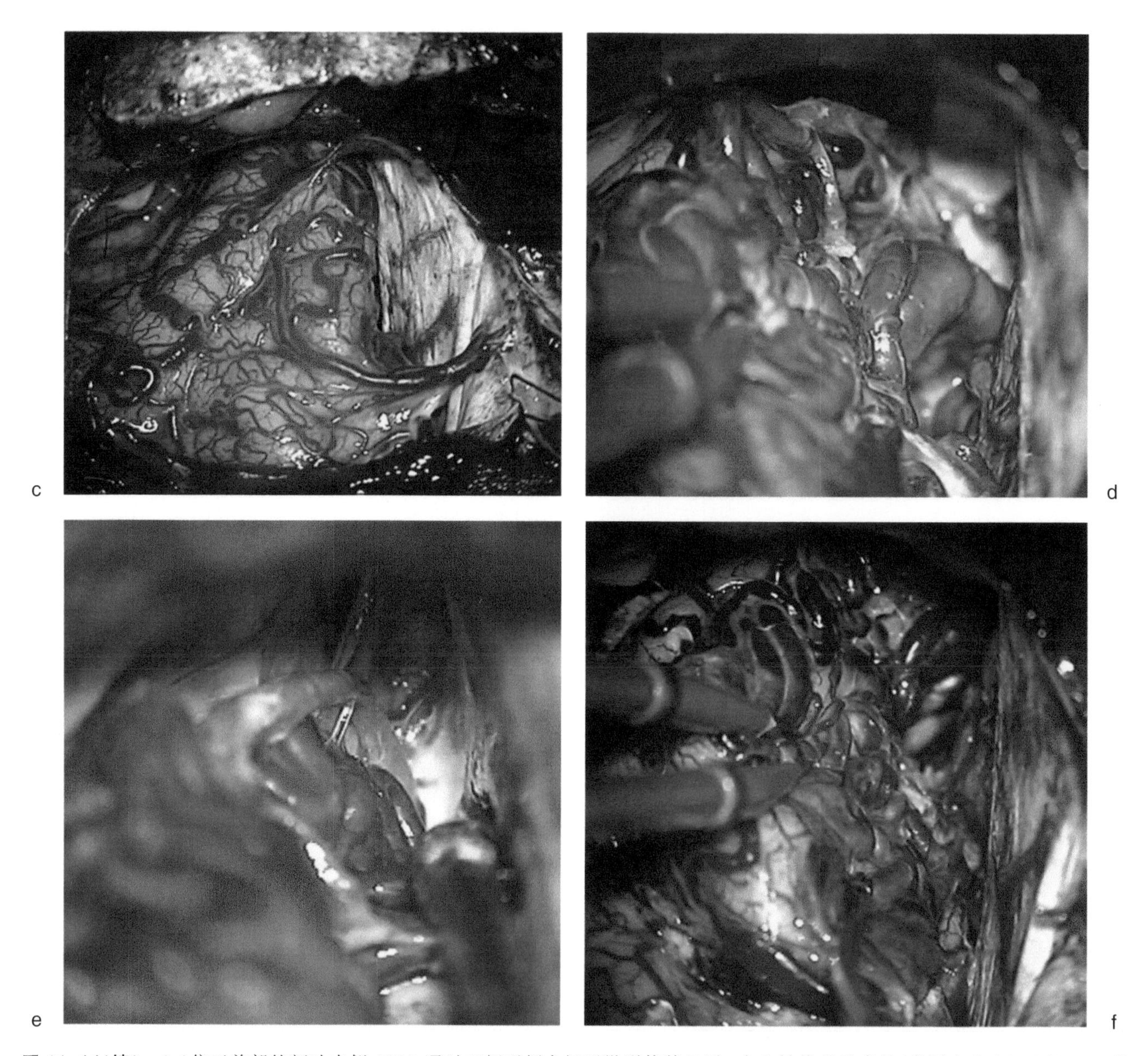

图 11-14(续) (c)位于前部的额叶内侧 AVM,通过双额开颅术打开纵裂使其显露。中心轴线是垂直的(鼻子在上方)。(d)AVM 的静脉不流入额内侧静脉,而是下行至 OrbFrV(吸引器处),最终流入 VoG。(e)OrbFrA 经过嗅束供应 AVM 前下部。(f)阻断 OrbFrA、FrPolA 以及外侧供血动脉后,AVM 颜色变暗。

额叶旁中央 AVM 切除

因为额叶旁中央 AVM 是额叶外侧和内侧 AVM 的混合，所以暴露额叶旁中央 AVM 也是两种手术显露的联合(图 11–15)。双额开颅术显露组成旁中央小叶的额叶内侧和外侧表面，而不需要重力牵引(第 1 步)。患者仰卧，头颅正中位，中线垂直，手术台向对侧旋转，使 AVM 抬高。如此体位，利于显露额叶外侧凸面，阻断 MCA 供血；也利于显露额叶内侧面，阻断 ACA 供血。因重力作用，如果中线处于水平位置，使

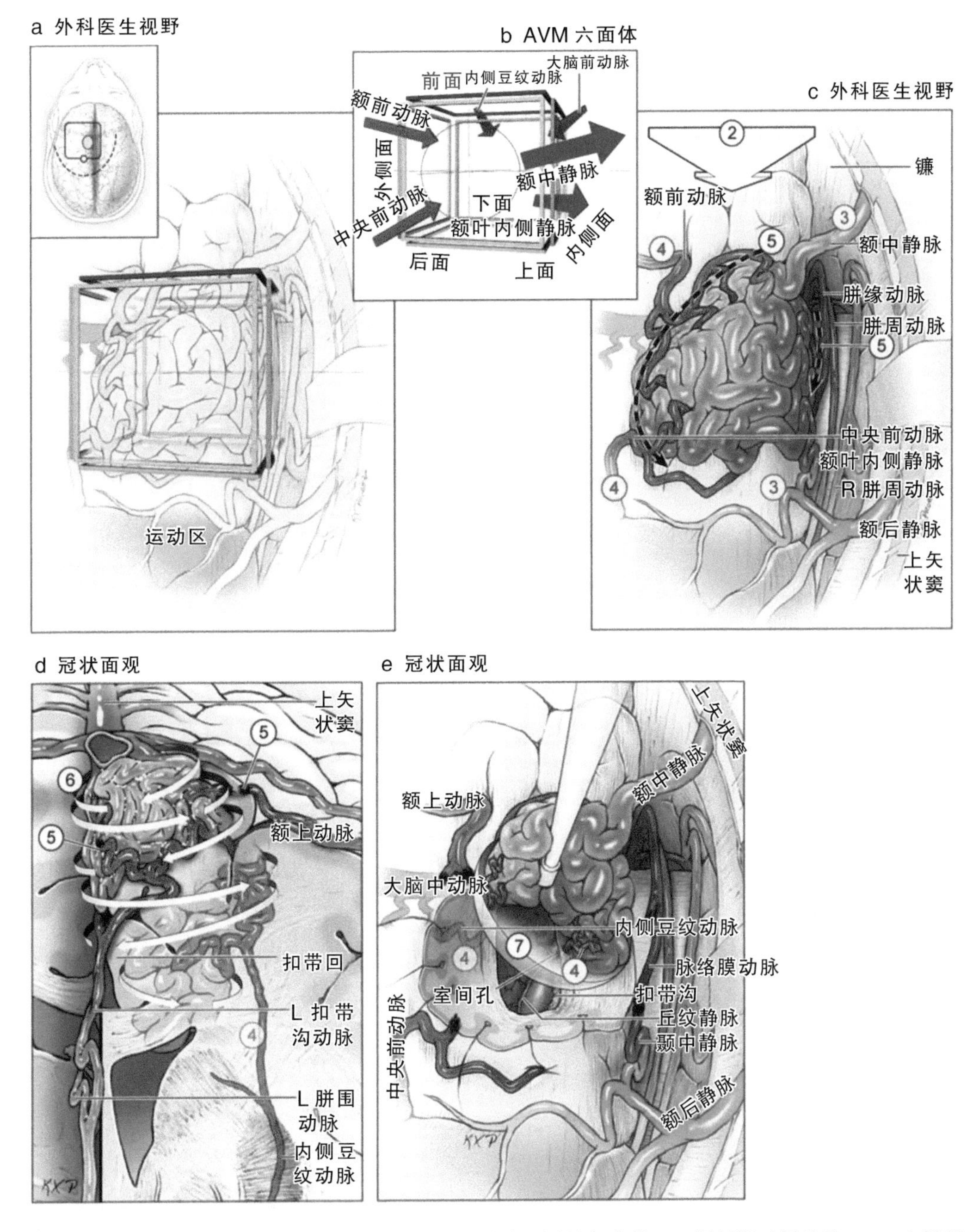

图 11–15 额叶旁中央 AVM 切除策略。(a)第 1 步，半弧形切开头皮(小插图，虚线)，双侧额部开颅显露 AVM(小插图，实线)，前纵裂入路，中轴线垂直(鼻尖向上，外科医生视野)。(b)AVM 病灶同时由 MCA(PreFrA 和 PreCenA)和 ACA 分支(CmaA 和 mLSA)供血。(c)第 2 步，沿着纵裂的外侧分离 AVM 的边缘。此图中，硬膜抬起，显露回流至 SSS 的静脉。抬起硬膜前，应分离黏附的蛛网膜，并保留桥静脉。第 3 步，确认引流静脉的外侧支(MidFrV)和内侧支(MedFrV)。第 4 步，定位供血动脉外侧支(PreFrA 和 PreCenA)和内侧支(CmaA)。第 5 步，在靠近 SFG 之处分离 MCA 的外缘，在靠近扣带回之处分出 ACA 供血动脉的前内侧缘。(d)第 6 步，环形切开进入额叶(冠状面观)。(e)第 7 步，向上移动 AVM，将深部豆纹动脉供血支离断，再沿着室管膜进入侧脑室。

得AVM附着部位在下方，会阻挡到达外侧病灶的路径。蛛网膜切开需要从前纵裂和AVM外侧边缘的脑回处进行(第2步)。流出静脉从额静脉和额内侧静脉到SSS,也会遮挡手术视野(第3步)。与纵裂平行的手术入路为处理静脉提供了更大的空间。额叶旁中央AVM由ACA和MCA供血，分别从纵裂和侧裂为AVM供血(第4步)。这两处供血需要沿着前内缘(扣带回)和后外缘(MFG和SFG)加以阻断(第5步)。AVM与脑实质的四个交界面可平行进入（第6步)。同时,应小心保护运动区。深层病灶的供血可来自内侧豆纹动脉(mLSA)和ILSA。此外,额叶旁中央AVM可以延伸到侧脑室,室管膜动脉和流出的脑室静脉必须加以定位(第7步)。这种双重供血导致额叶旁中央AVM比其他类型AVM更加复杂(图11-16至图11-18)。

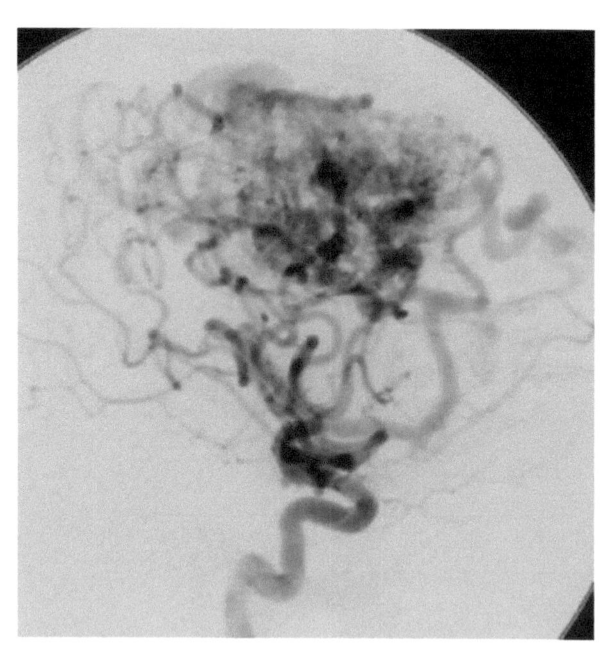

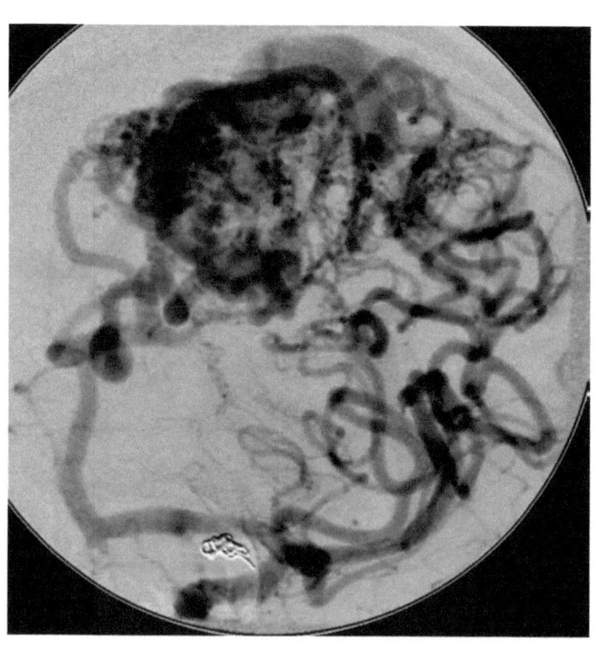

图11-16 患者,女性,62岁,左侧额叶旁中央AVM(改良Spetzler-Martin分级8：S3V0E1/A3B1C0),AVM内侧供血由ACA的分支(MIFA、PIFA、CmaA、ParaCenA),外侧供血由MCA的分支(PreCenA和CenA)。左侧ICA造影：(a)外侧位像。(b)前斜位像。本例先采用容积分次放射治疗,使得AVM体积明显减小,然后手术切除。(待续)

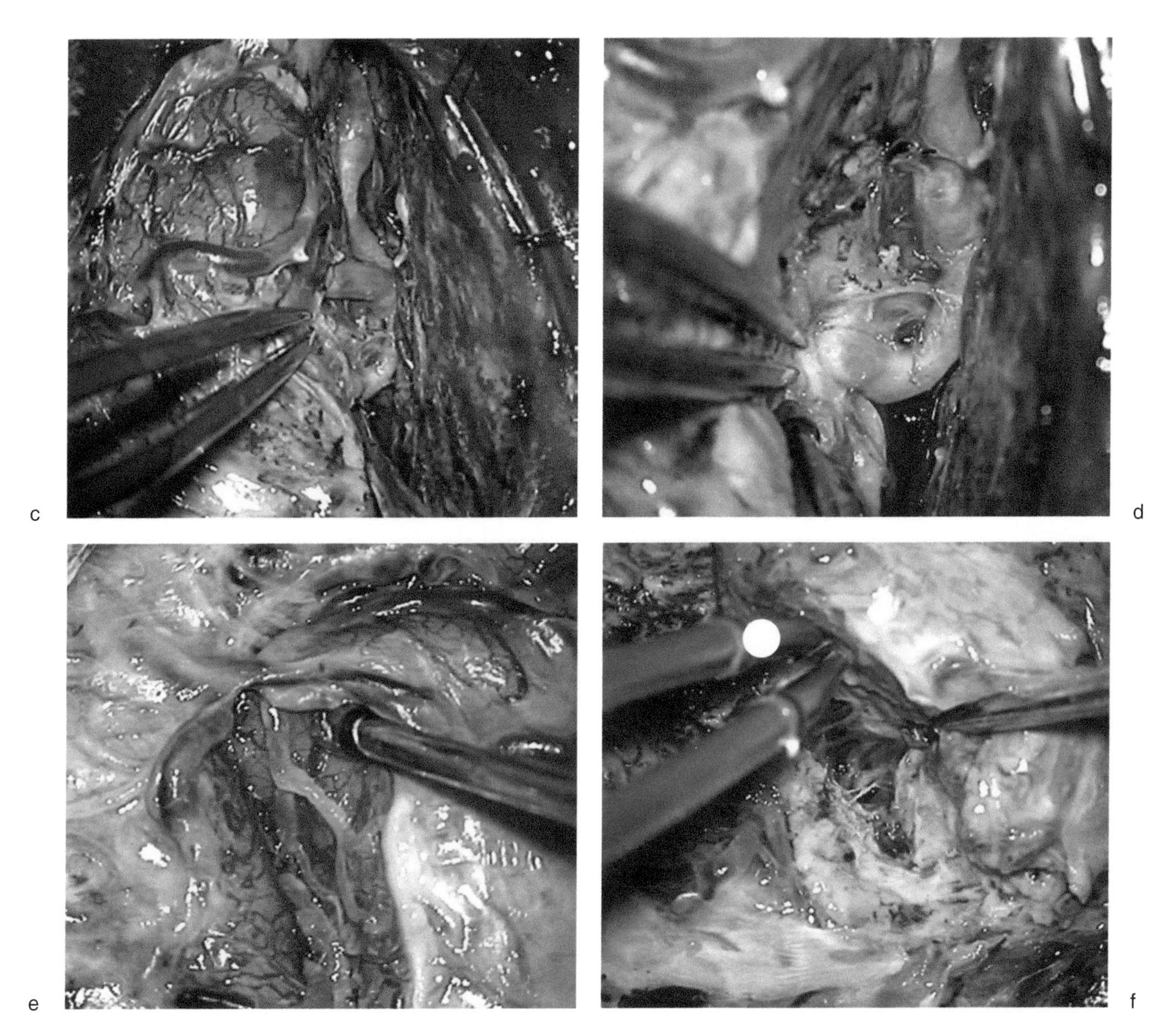

图 11–16(续) (c)双额开颅显露 AVM,中线垂直(鼻子向上)。在半球间裂处,可见扩张的 ACA 分为两支供血动脉。(d)小心电凝并切断两支供血动脉。(e)显露可平行于 AVM 外侧缘,这样利于阻断 PreCenA 和 CenA 的供血。(f)AVM 经过前期放射治疗,产生硬化和胶质增生,病灶周围部分更容易切除。

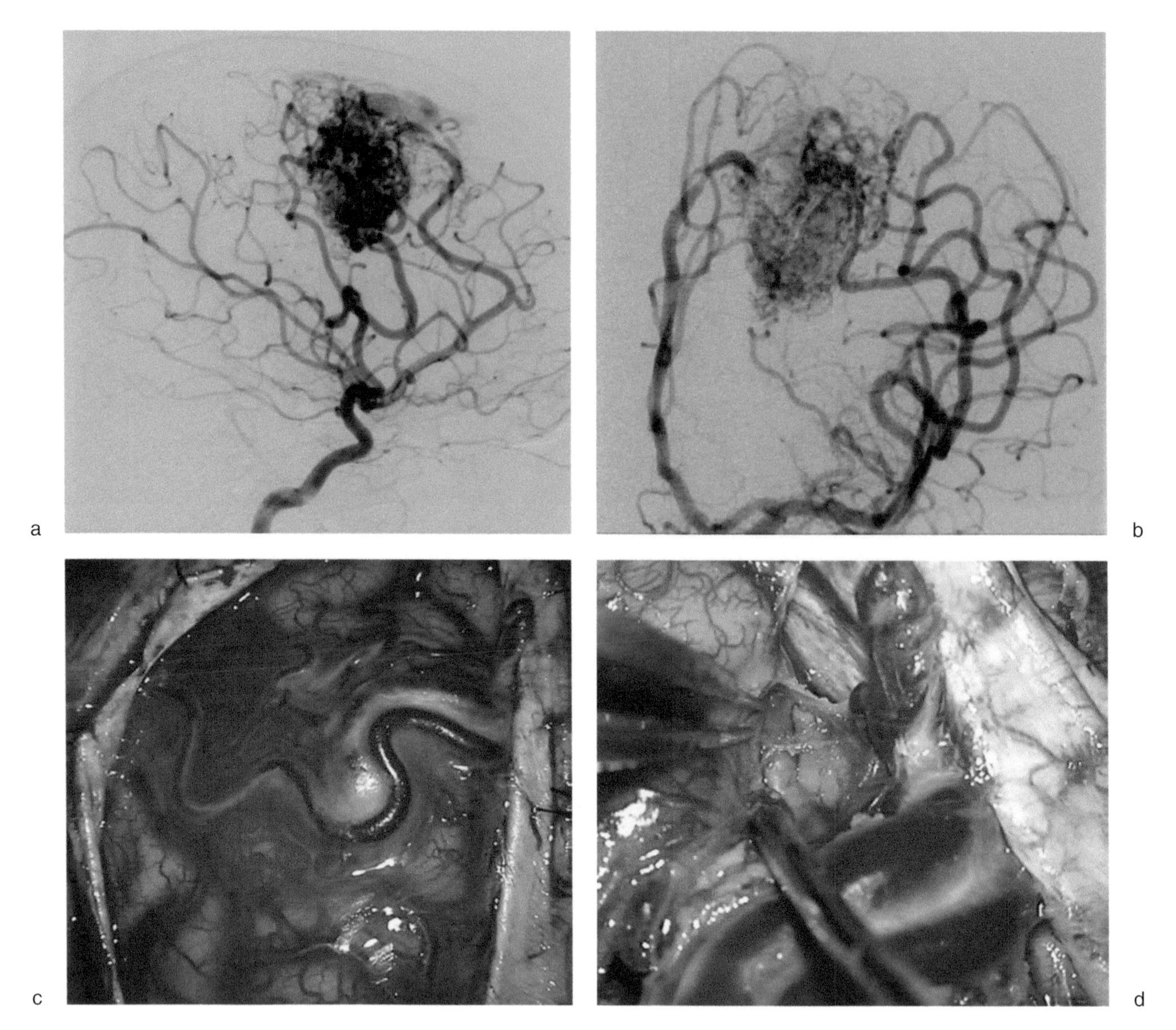

图 11–17 患者，女性，21 岁，接近运动区的左侧额叶旁中央 AVM，临床表现为癫痫（改良 Spetzler-Martin 分级 6：S2V0E1/A2B1C0）。造影证明双侧供血：内侧由 ACA 分支（MIFA、PIFA），外侧由 MCA 分支（PreCenA、CenA 和 ILSA）供血。左侧 ICA 造影：(a) 外侧位像。(b) 前斜位像。(c) 仰卧位，双额开颅术显露动脉化的 PreCenV 汇入 SSS 和已栓塞的 PreCenA。(d) 沿大脑镰进入纵裂分离，向前直达引流静脉，使 PIFA 处于前缘。（待续）

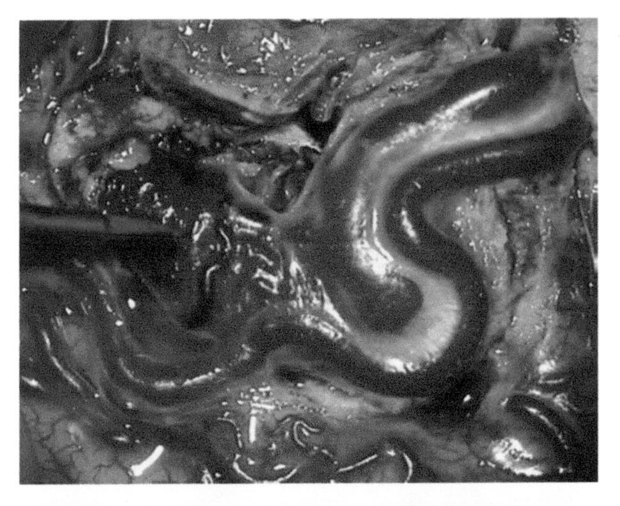
e

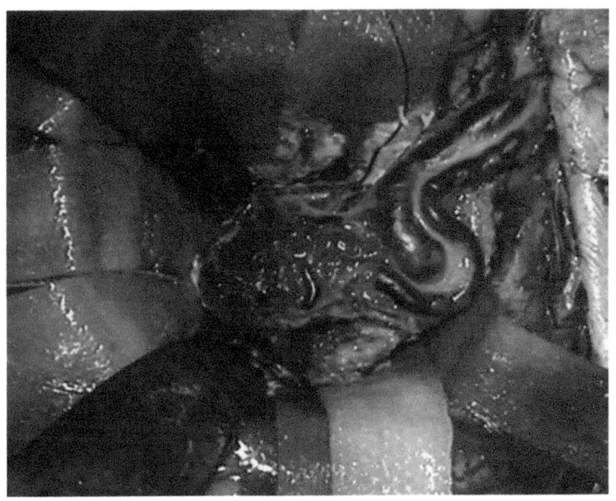
f

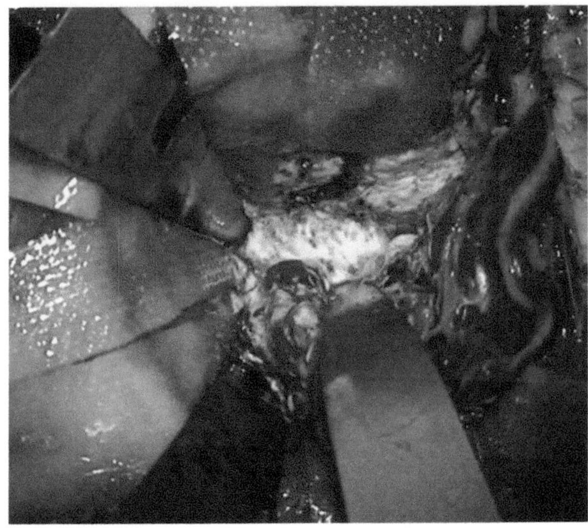
g

图 11-17(续) (e)外侧软膜和室管膜旁的切除需要阻断MCA供血。(f)在阻断室管膜部分的ILSA供血前,病灶斜向Telfa区,并使用牵开器。(g)移动AVM显露出深面,将ILSA用微小动脉夹阻断。

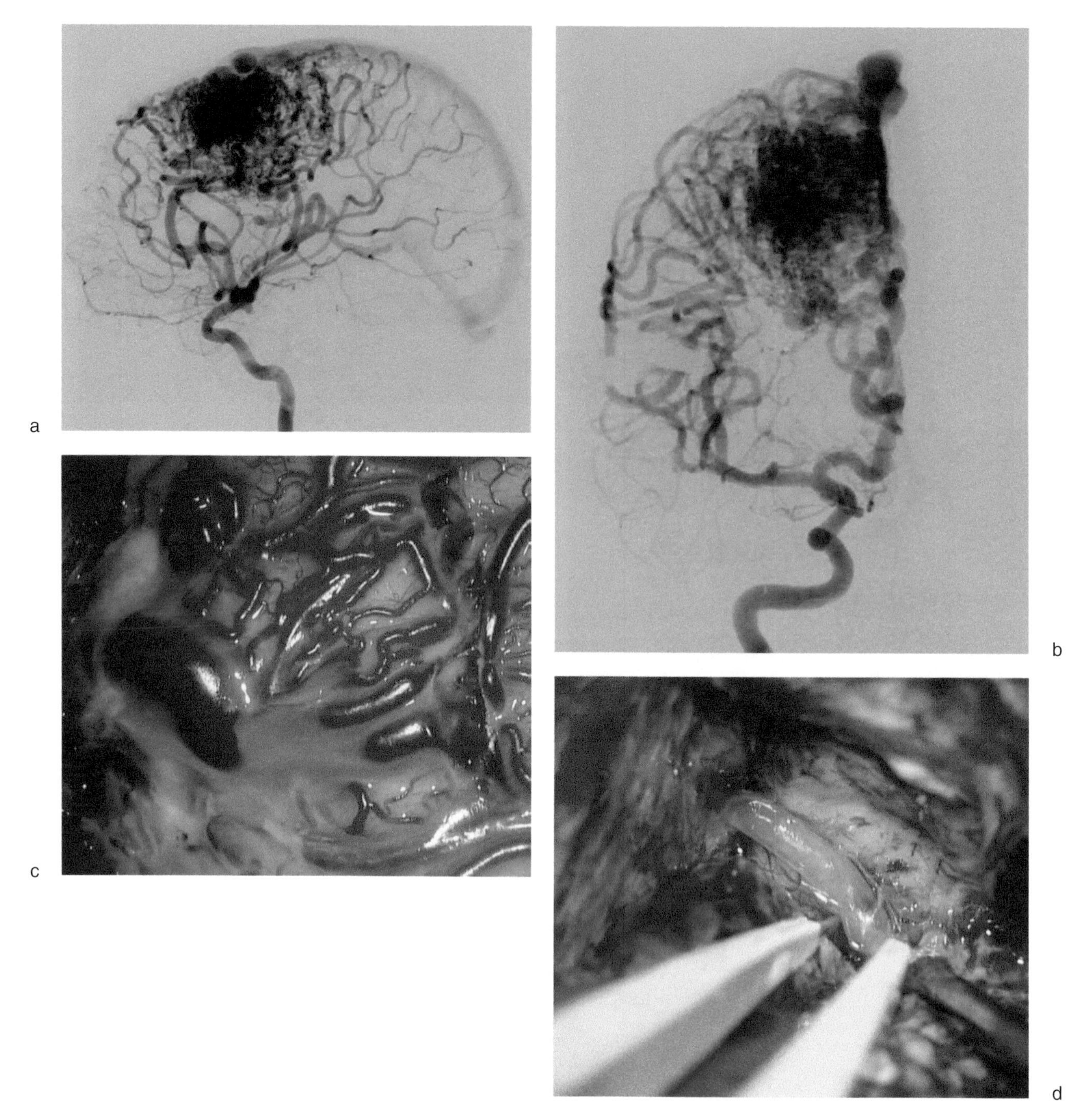

图 11–18 患者，女性，16岁，右侧额叶旁中央AVM，临床出现癫痫（改良 Spetzler-Martin 分级 8：S3V1E1/A1B1C1），供血来自ACA来源的额内动脉、MCA较小的皮层支和ILSA的深支。右侧ICA造影：(a)侧位像。(b)前斜位像。这种AVM手术的风险很高。首先，应用容积分期放射治疗使得AVM体积明显减小，然后，再用手术切除。(c)仰卧位，双额开颅术显露动脉化的PreCenV。(d)沿着大脑镰进入半球间裂，分离出ACA供血动脉。（待续）

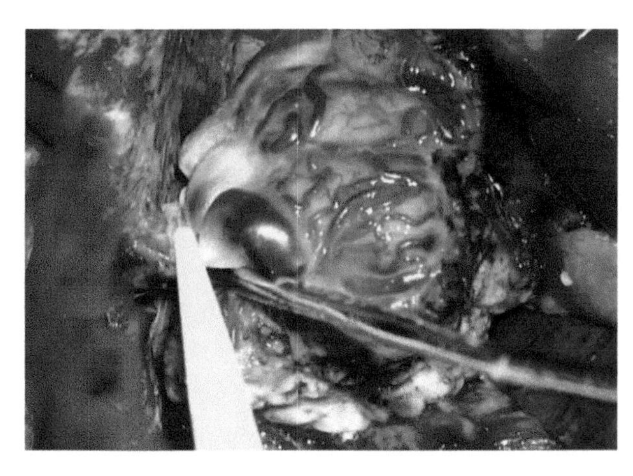
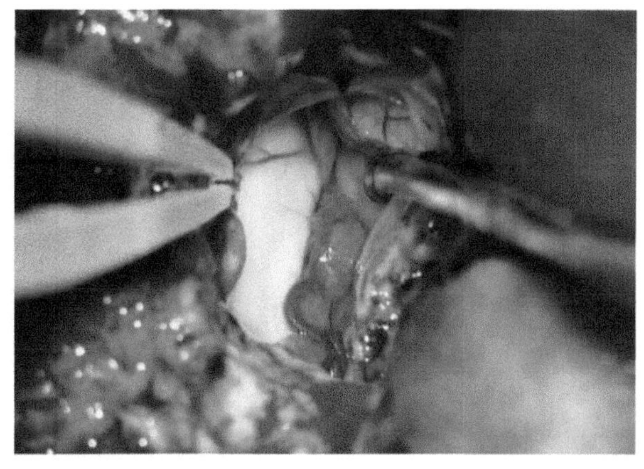

图 11-18(续) (e)引流静脉电凝切断。(f)移除 AVM,分离进入侧脑室,发现动脉化的室管膜静脉,再追踪找到在病灶腔壁残存的一小部分 AVM(ILSA 供血),并将其切除。术后造影确认 AVM 全切。

额叶底面 AVM 切除

额叶底面 AVM 需要眶-翼点开颅术显露。患者仰卧位,向对侧转头 30°,就像前交通动脉手术一样(第 1 步,图 11-19)。眶切开术打开额下板,更好地暴露额叶底面。眶颧开颅术不能暴露更多,一个简单的翼点开颅术可能对小型 AVM 更合适。颅底解剖的重要性在额下入路和脑沟分离之时就会彰显出来(第 2 步)。上行静脉在病灶前缘通过 OrbFrV 和 FrPolV 流向 SSS (第 3 步), 深部血液通过后部 OrbFrV 和 OlfV 流出,这一点可能至手术后程才会发现。额叶底面 AVM 有三支动脉供应: 从侧裂来的 MCA 分支(OrbFrA 和 PreFrA),半球间裂处 ACA 的 A2 段(OrbFrA 和 FrPolA)以及来自嗅区 ACA 的 A3 段(第 4 步)。三支供血动脉中的两支表浅,可在病灶后外侧(M4 MCA 和 LOG)和前内侧(A2 ACA 和直回)区域阻断(第 5 步)。第三支位于病灶后内侧,动脉路径通过深层内缘, 可能直到病灶移除之前方可视之(第 6 步)。通过垂直显露,将 AVM 从额叶上移除;进入额下池,再分离后眶回和嗅束处 ACA 的 A1,从 AVM 后内侧缘的嗅束外侧阻断之(第 7 步)。嗅区旁没有功能区,但是手术切除 AVM 时,可以造成嗅神经根从嗅球撕脱以及供应嗅束的穿支动脉损伤(图 11-20,图 11-21)。

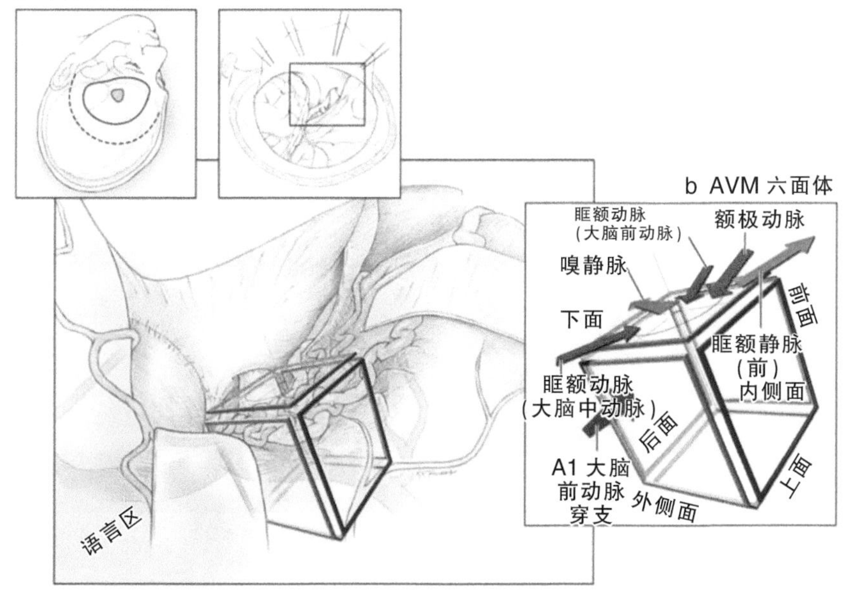

图 11-19 额叶底面 AVM 切除策略。(a)第 1 步, 额颞皮瓣切开头皮 (左侧小插图,虚线),翼点开颅(左侧小插图,实线),眶切开术打开额下板(右侧小插图,打开硬膜后)。(b)AVM 有三支动脉供应:从侧裂来的 MCA 分支 (OrbFrA)、从纵裂来的 ACA 的 A2 段(OrbFrA 和 FrPolA) 和从嗅区来的 ACA 的 A3 段。(待续)

c 外科医生视野

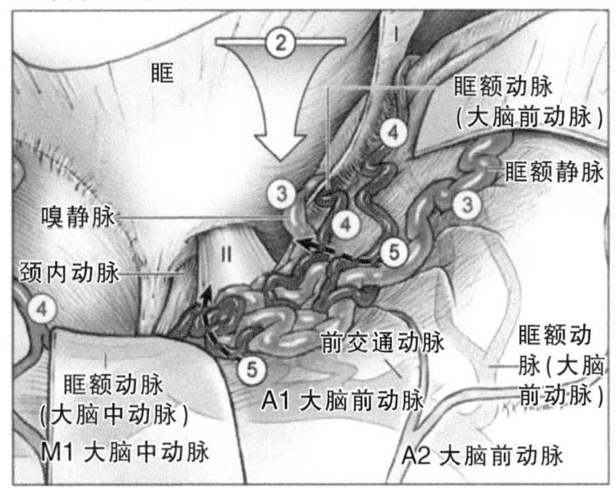

d 冠状切面

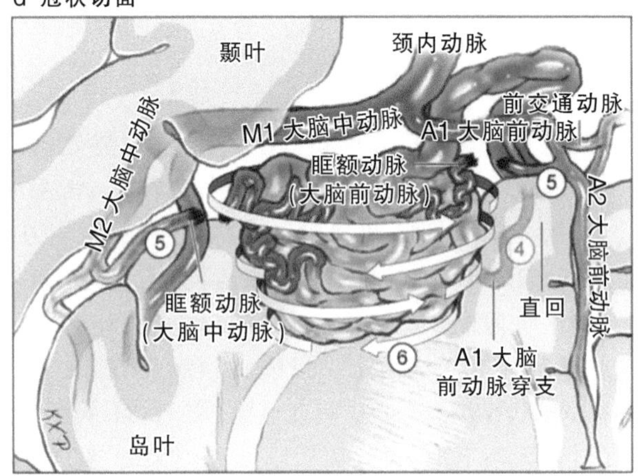

e 外科医生视野

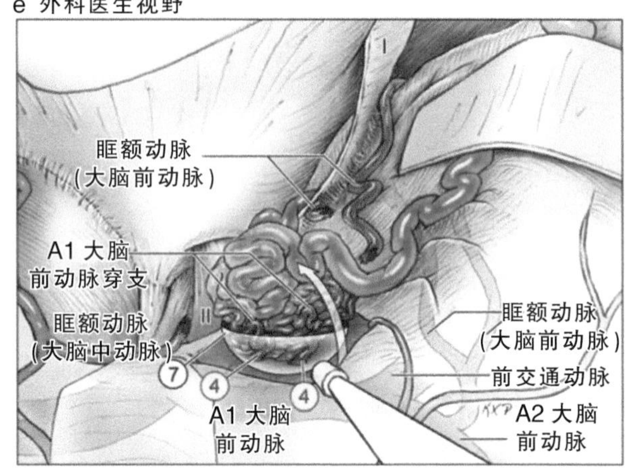

图 11-19（续） （c）第 2 步，沿着 AVM 的边缘，在额底面和脑沟中分离。第 3 步，确认前方（OrbFrV）和后方（OlfV）引流静脉。第 4 步，定位来自 MCA 和 ACA 的动脉供应。第 5 步，沿着外侧眶回切断后外侧缘供血（OrbFrA），再沿着直回和内侧眶回切断前内侧供血分支（OrbFrA）（外科医生视野）。（d）第 6 步，环形向上分离进入额叶（冠状切面）。（e）第 7 步，向下方移动 AVM，沿着眶回后内侧，阻断血管（A1 ACA 穿支）（外科医生视野）。

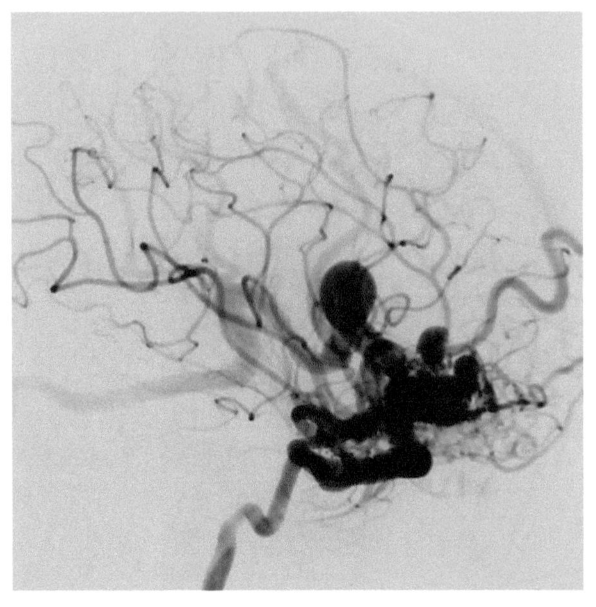

a

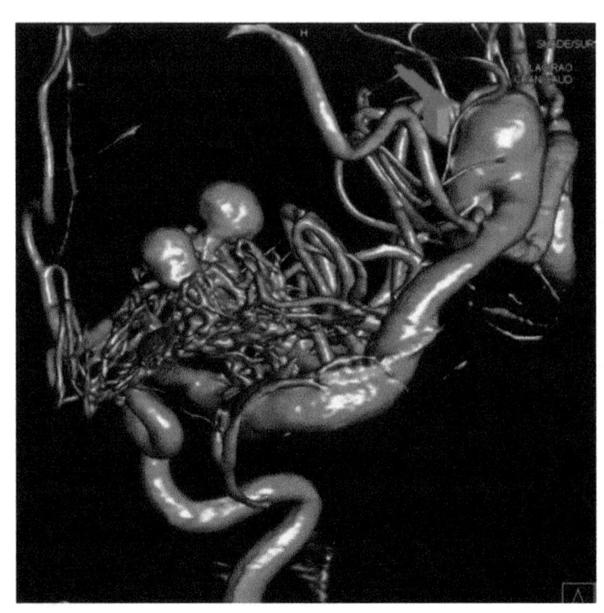

b

图 11-20 患者，女性，21 岁，左侧额叶底面 AVM 已破裂（改良 Spetzler-Martin 分级 3：S1V0E0/A2B0C0），供血来自 M4（OrbFrA）、A1 的分支和 A2（OrbFrA 和 FrPolA）。左侧 ICA 造影：（a）侧位像。（b）前部血管 3D 重建图像。（待续）

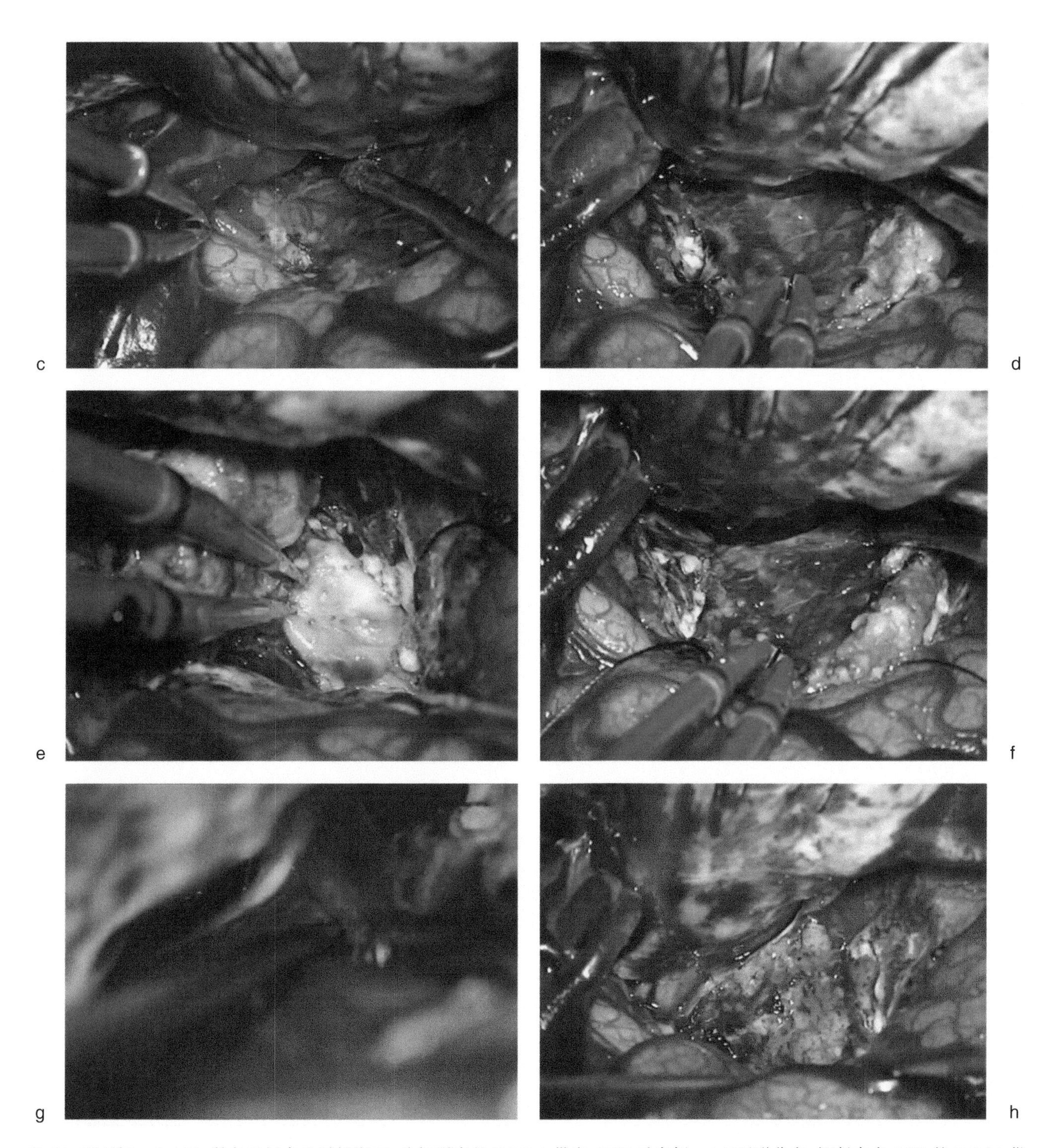

图 11–20(续)　(c)眶-翼点开颅术显露额底面,从侧裂来的 OrbFrA 供应 AVM 后内侧。(d)环形分离,切断来自 ACA 的 FrPolA 供血。(e)向下方移动 AVM,以便分离上方的静脉丛。(f)AVM 颜色变深。(g)游离深部后内侧的供血分支(OrbFrA)和 A1 ACA 分支,将 AVM 从直回外侧和嗅束上面分离。(h)后内侧部分的切除平行于嗅束(AVM 切除后,可见上面的视神经和前颅凹底)。

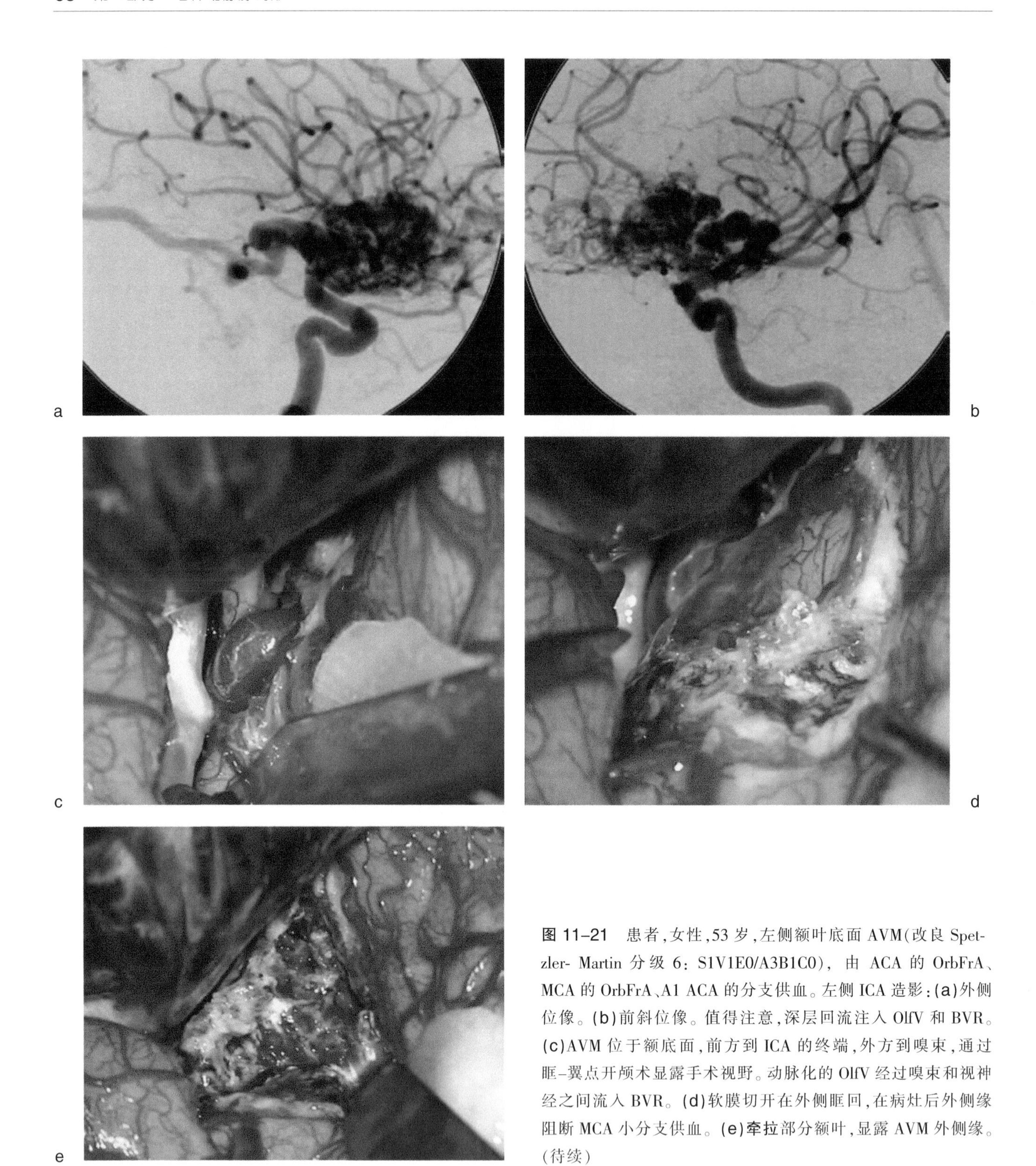

图 11-21 患者,女性,53岁,左侧额叶底面AVM(改良Spetzler-Martin分级6: S1V1E0/A3B1C0),由ACA的OrbFrA、MCA的OrbFrA、A1 ACA的分支供血。左侧ICA造影:(a)外侧位像。(b)前斜位像。值得注意,深层回流注入OlfV和BVR。(c)AVM位于额底面,前方到ICA的终端,外方到嗅束,通过眶-翼点开颅术显露手术视野。动脉化的OlfV经过嗅束和视神经之间流入BVR。(d)软膜切开在外侧眶回,在病灶后外侧缘阻断MCA小分支供血。(e)牵拉部分额叶,显露AVM外侧缘。(待续)

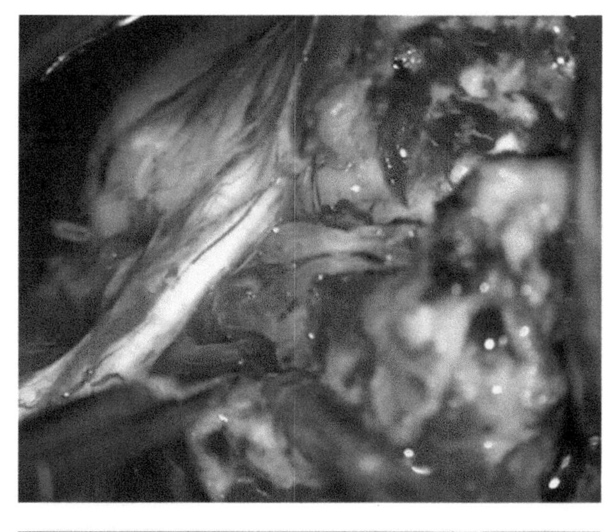

f

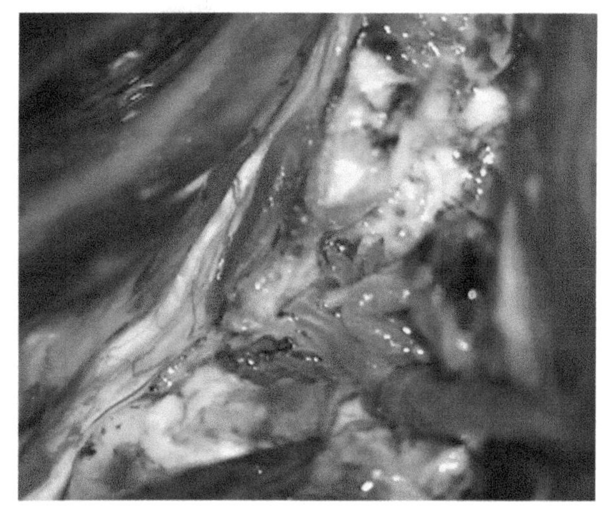

g

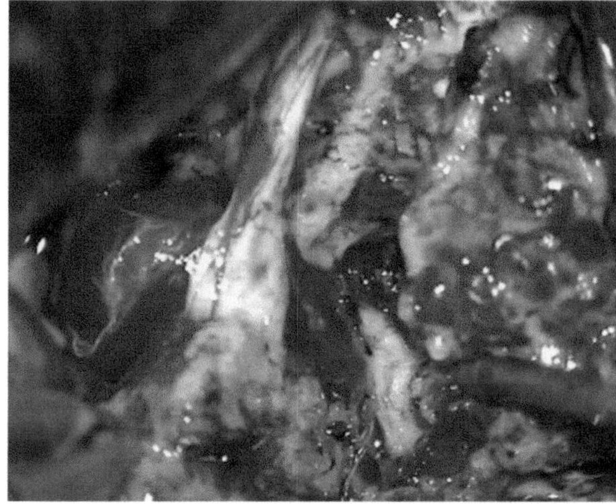

h

图 11-21(续) (f)嗅束外侧和眶回内侧的供血动脉来自于A2(OrbFrA),供应AVM的前内侧缘。(g)再向后方,沿着嗅束和眶回的后面,A1分支供应AVM后内侧缘。(h)深部分离显露嗅束内侧走行的OlfV。

额叶侧裂 AVM 切除

额叶侧裂AVM的显露类似MCA动脉瘤手术,通过标准的眶-翼点开颅术(第1步,图11-22)。侧裂轻微分开,从岛叶M2段到皮层M4段;额叶和颞叶分开,显露出主干动脉和上干的分支(第2步)。流出静脉汇入侧裂静脉,也通过分开侧裂显露(第3步)。动脉化的DeepSylV在病灶的底部,不影响术野;而动脉化的SupSylV可在术野中造成遮挡。额叶侧裂AVM深层可由M3盖部动脉供血,可发出分支或终支至AVM(第4步)。供血动脉由终支、过路支、旁观支组成,各支处理不同:终支阻断于AVM周边,过路支保留血管主干,旁观支则分离开。这些经过侧裂的众多动脉性质迥异,导致切除极富挑战。经岛部到盖部的MCA,在额叶侧裂形成病灶内下缘的供血动脉,但有些供血血管也可在额下回的外侧面出现(第5步)。不管是否进入侧裂,这些AVM还是附在脑表的,IFG的环切呈水平位,要注意优势半球的Broca区(第6步)。深层部分可能由ILSA的岛叶穿通支供血(第7步)(图11-23至11-25)。

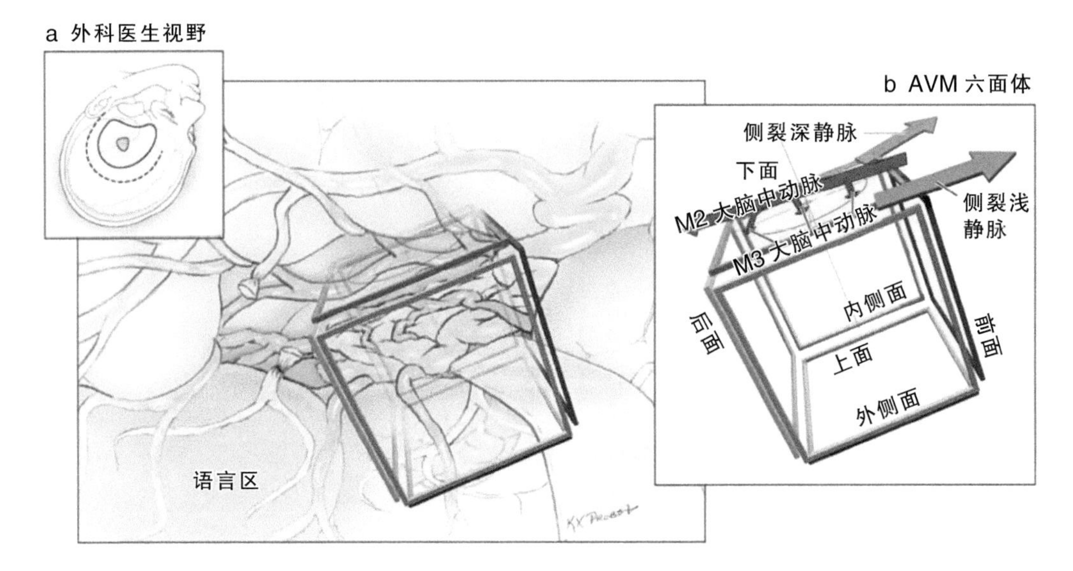

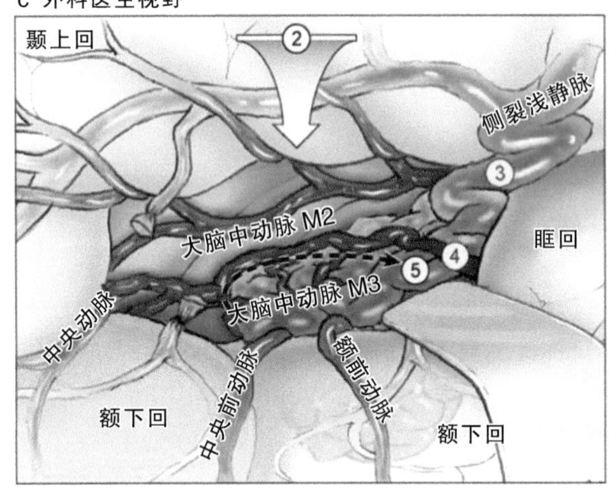

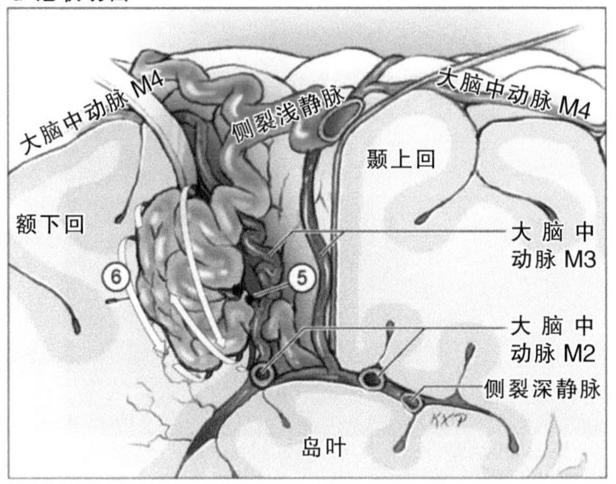

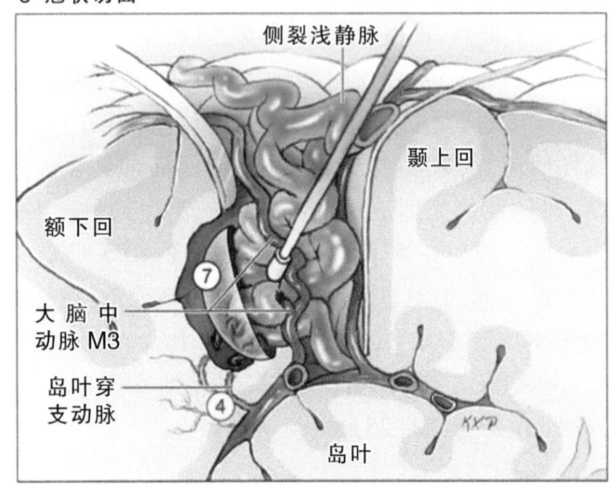

图 11–22 额叶侧裂 AVM 切除策略。(a)第 1 步，由额颞瓣切开头皮(小插图，虚线)，从翼点开颅暴露 AVM(小插图，实线)，经侧裂入路(外科医生视野)。(b)AVM 由 MCA 分支 M3 供血，回流到表层和深层的侧裂静脉，靠近 Broca 区。(c)第 2 步，分开侧裂，显露额叶盖部。第 3 步，临时移动侧裂浅静脉。第 4 步，分出上主干及其供应 AVM 的分支 M2 和 M3。第 5 步，在上方或近眶处从远到近截断内下侧动脉，以及 M2 来源的分支动脉。(d)第 6 步，分离终端供血动脉，切断路过动脉向畸形团发出的分支，游离旁观动脉(冠状切面)。(e)第 7 步，将 AVM 移动至侧裂，截断来自岛叶穿支的深层供血。

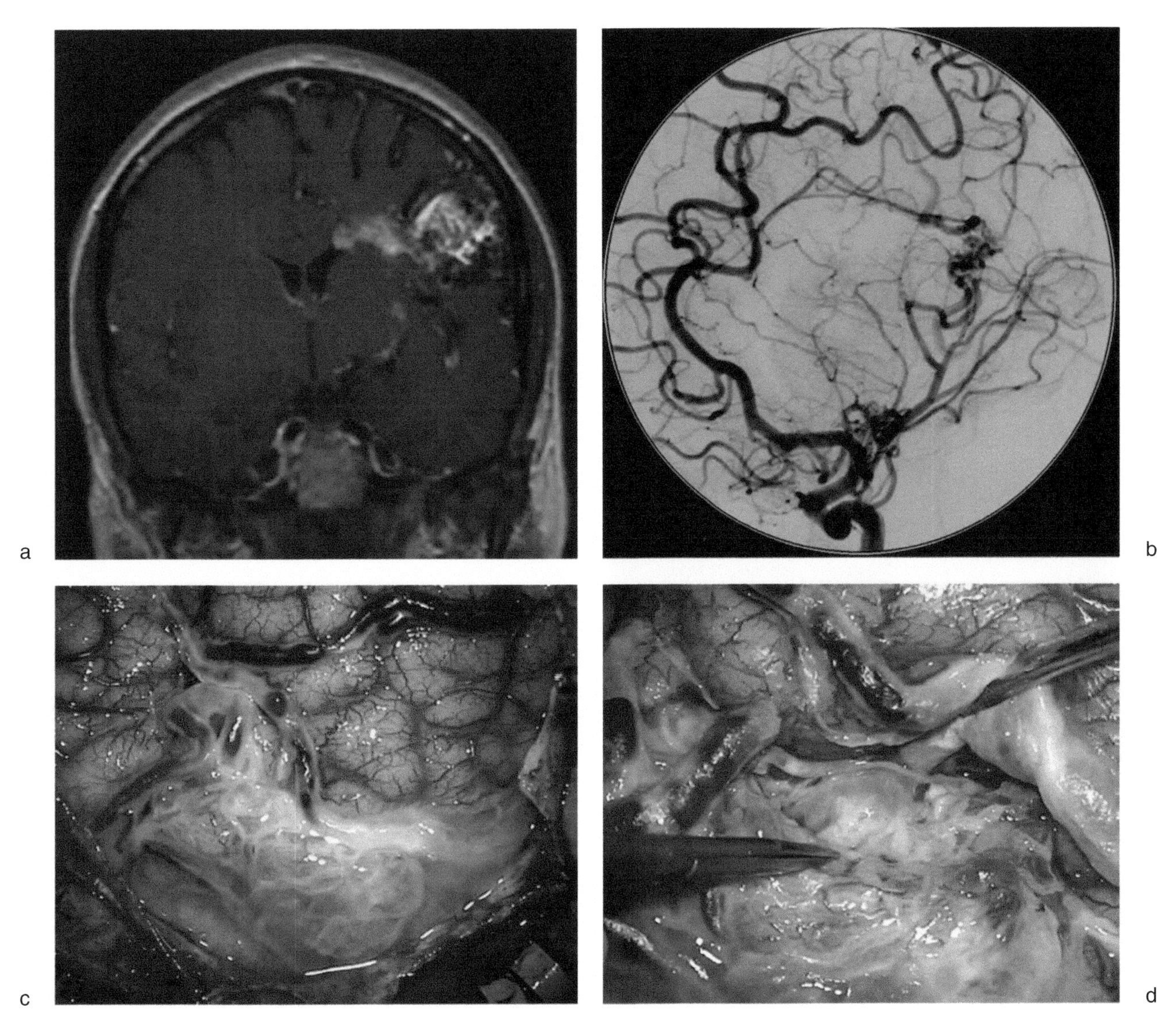

图 11-23 患者,女性,43 岁,左侧额叶侧裂 AVM(改良 Spetzler-Martin 分级 7:S2V0E1/A3B1C0)。(a)T1 加权 MRI 钆增强像(冠状位)。本例曾经接受伽马刀放射治疗,AVM 缩小并残留于额叶侧裂表面,由 M3 MCA 分支供血。(b)左侧 ICA 造影,前斜位像。(c)皮层供应血管硬化,蛛网膜变薄,动脉化的 FrSylV 出现在侧裂的远端。(d)额叶盖部 AVM 的前端已分离。(待续)

e

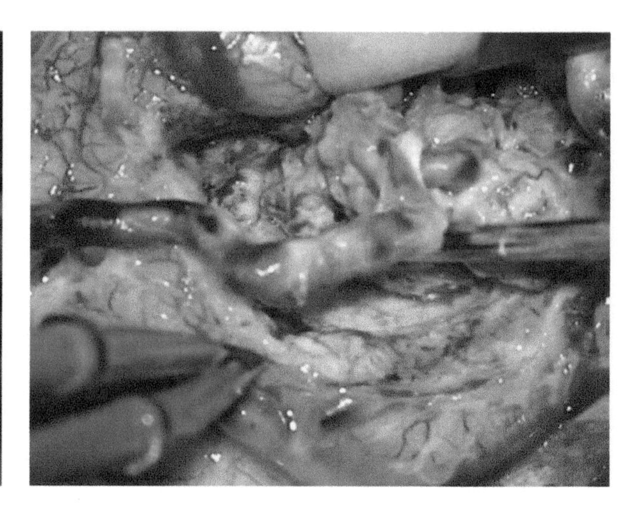

f

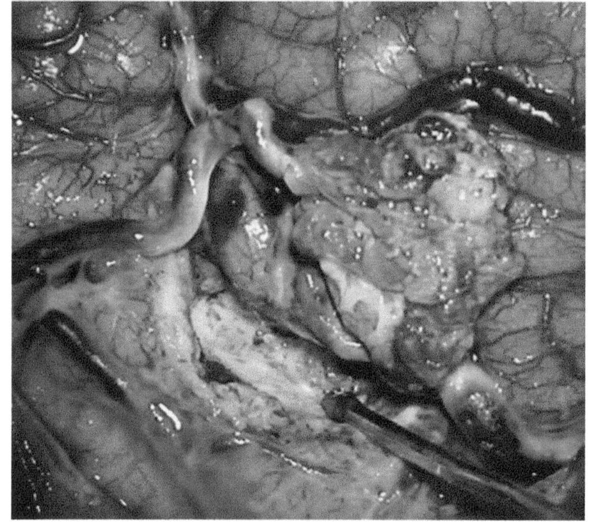

g

图 11–23(续) (e)放射治疗导致室管膜周围形成明显的胶质增生带。(f)深层切除病变后,静脉颜色变暗。(g)AVM带着静脉血管蒂游离出病灶腔。

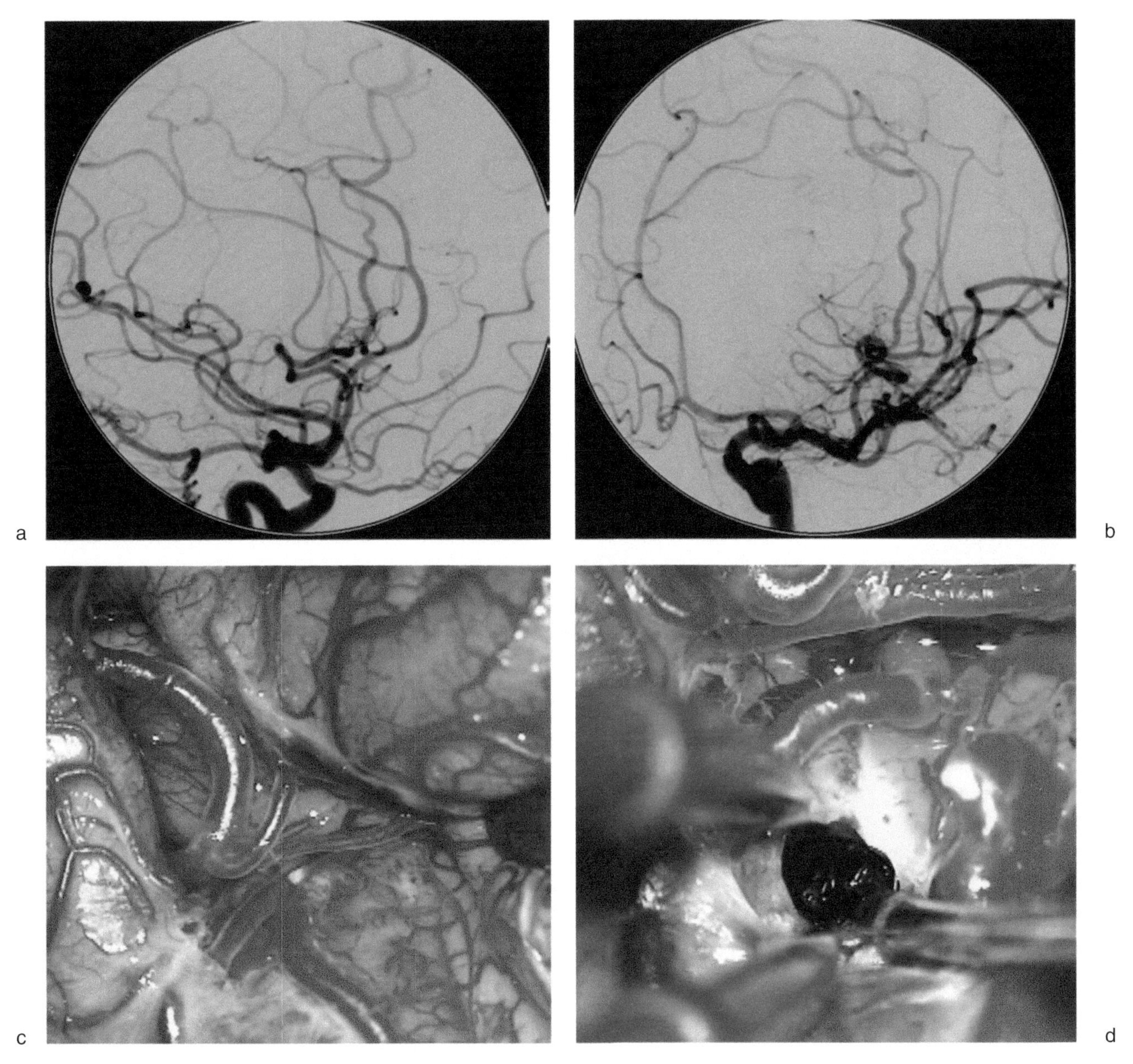

图 11-24　患者,男性,61 岁,左侧额叶侧裂 AVM,形成较大的颅内血肿(改进 Spetzler-Martin 分级 5： S1V0E1/A3B0C0)。(a)由 M3(MCA 分支)供血。左侧 ICA 造影:(a)外侧位像。(b)前斜位像。病灶在造影上很难看到,但可见早期引流静脉向上流至 SSS。(c)侧裂入路显露 MCA 盖部段和三角部动脉化的静脉。(d)小切口打开软膜,经含铁血黄素沉着皮层,沿流出静脉进入血肿腔。(待续)

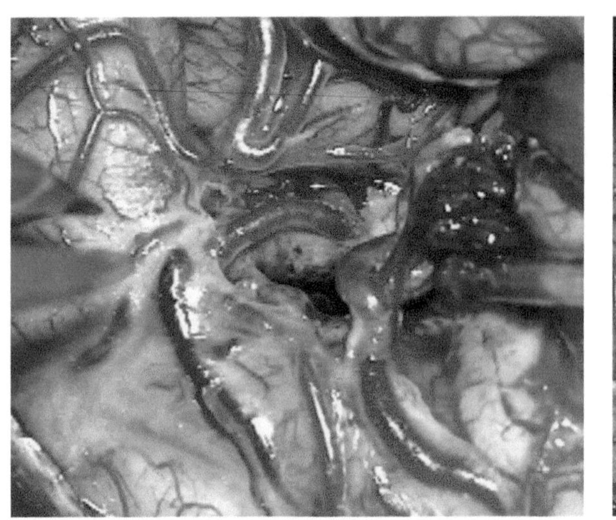

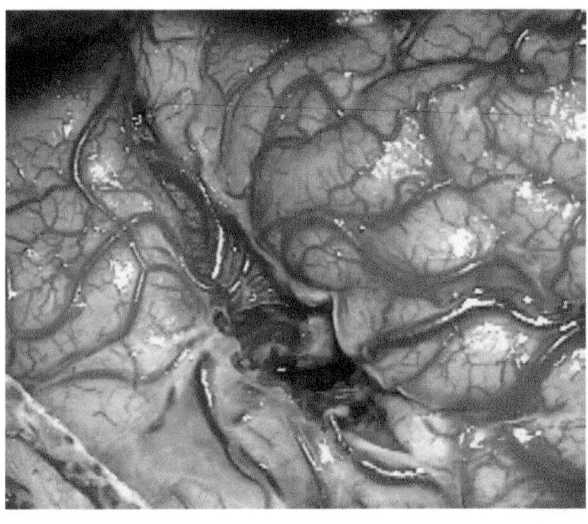

图 11-24(续) (e)清空血肿并确认血肿腔壁上的 AVM,将带着深色血管蒂的 AVM 环切并拉出血肿腔。(f)扩大侧裂蛛网膜下隙分离,显露优势半球的盖部,这样可避免言语功能的缺失。

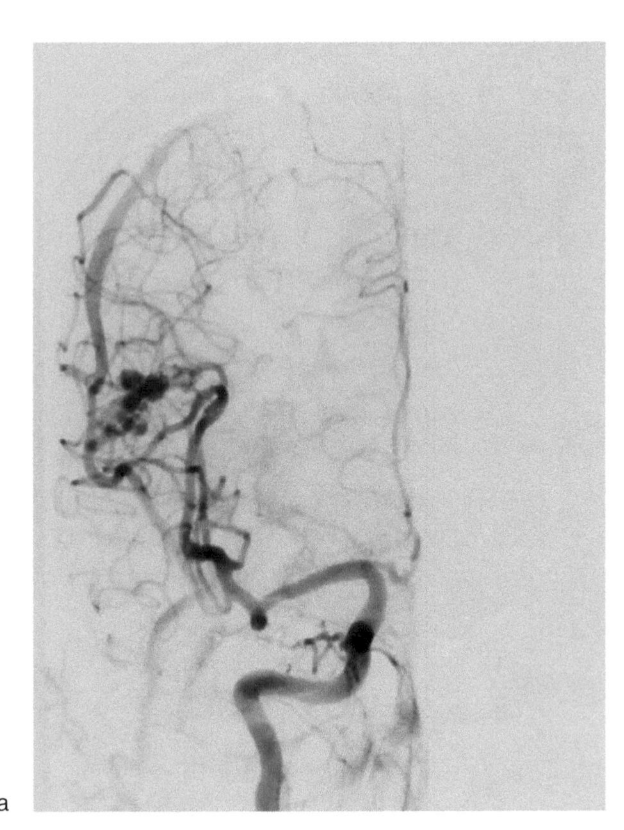

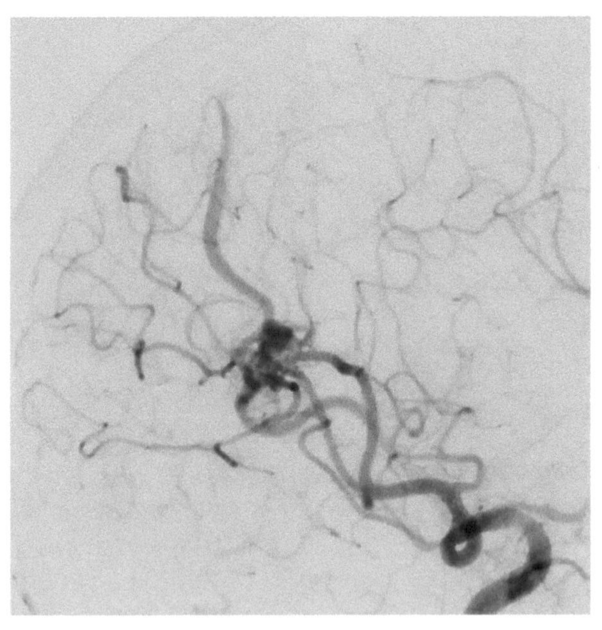

图 11-25 患者,女性,52 岁,颅内血肿与右侧额叶侧裂 AVM(改良 Spetzler-Martin 分级 5: S1V0E1/A3B0C0)。(a)由 MCA 盖部分支供血,上方回流至 CenV/Trolard 静脉,下方回流至 SupSylV。右侧 ICA 造影:(a)外侧位像。(b)前斜位像。(待续)

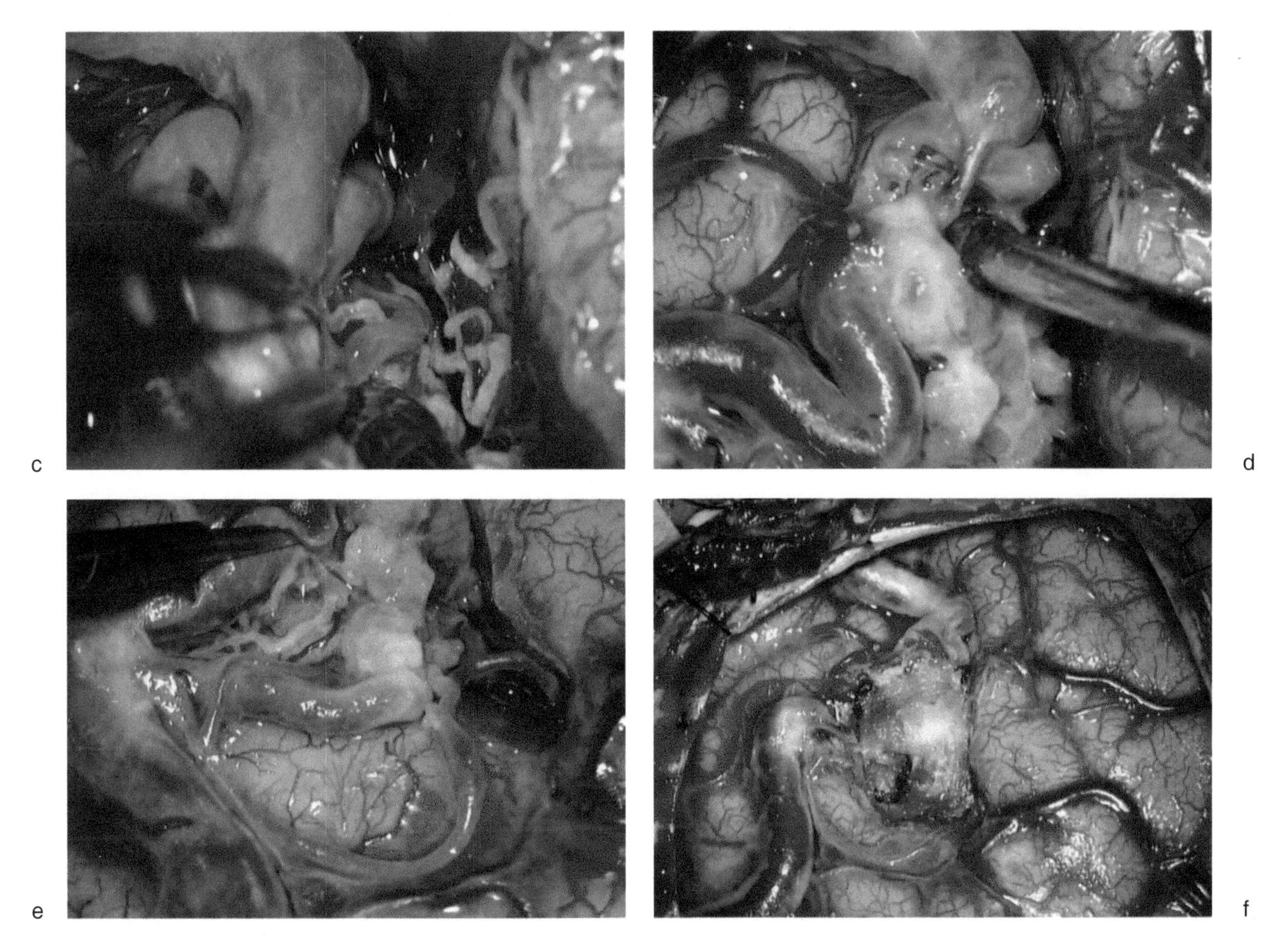

图 11-25(续)　(c)供血动脉穿过额叶侧岛盖部(左)到达 AVM,没有经过颞侧岛盖(右)。(d)电凝 SupSylV,向前分离,显露出下方较大的 MCA 供应血管。(e)另一个供应血管从侧裂的后方显露,上面是皮层表面的正常 CenA 血管。(f)因后面有巨大的 CenV,可先将 SupSylV 向前方分离。病灶切除后的术腔位于额叶盖部,可见内衬 Nu-Knit 止血材料。颞上回并未累及。

■ 结论

额叶是大脑最大的脑叶，额叶 AVM 也是七种 AVM 中最常见的。在手术病例中，近 1/4 的 AVM (22.5%)是额叶 AVM。所有 5 个亚型都是最常进行手术的 AVM(表 11-1)。因此,掌握这 5 个额叶 AVM 亚型的解剖细节和手术策略，对切除额叶 AVM 是十分必要的。

表 11-1　作者 16 年手术经验:600 例中常见 AVM 亚型

排位	AVM 亚型	例	%
1	颞叶外侧 AVM	76	13%
2	顶枕外侧 AVM	52	9%
3	额叶外侧 AVM	48	8%
4	顶枕旁中央 AVM	29	5%
5	岛叶 AVM	25	4%
	小脑蚓部 AVM	25	4%
7	额叶旁中央 AVM	24	4%
8	胼胝体 AVM	23	4%
9	额叶内侧 AVM	21	4%
	额叶底面 AVM	21	4%
	额叶侧裂 AVM	21	4%

(冷历歌　田增民　译)

第12章 颞叶动静脉畸形

■ 显微外科应用解剖

大脑

颞叶表面划分为四个部分:外侧面、基底面、外侧裂面和内侧面(图 12-1)。在外侧裂下方,与之平行的颞上沟和颞下沟共同将颞叶外侧面分为三部分:颞上回(STG)、颞中回(MTG)和颞下回(ITG)。颞叶基底面由三个纵向的大脑回组成,由外向内分别是:颞下回(ITG)、颞枕回(OTG,又称梭状回)、海马旁回。颞枕沟从颞下回和颞枕回之间,纵向穿过颞叶基底面。侧副沟位于梭状回和海马旁回之间,与颞枕沟平行。颞叶内侧面由海马旁回、海马旁沟和海马(由齿状回、阿蒙氏角和穹隆脚)组成。海马沟将海马旁回和齿状回分开。齿状回沟将海马回和海马伞(海马传出神经离开海马前,在脉络丛旁汇聚形成的穹隆状小体)分开。杏仁核和海马结构位于颞叶内侧面的下部。外侧裂面上至颞叶上缘,下至岛盖裂下缘。外侧裂面前部为颞上回前部,由颞上回上缘形成,后部为颞叶内侧面,包括赫氏回和颞横回。颞叶具有以下重要功能:海马和海马旁回为学习、记忆中枢,优势半球颞上回的 Wernicke 区为语言中枢,赫氏回为听觉中枢,而视放射传导视觉信号。

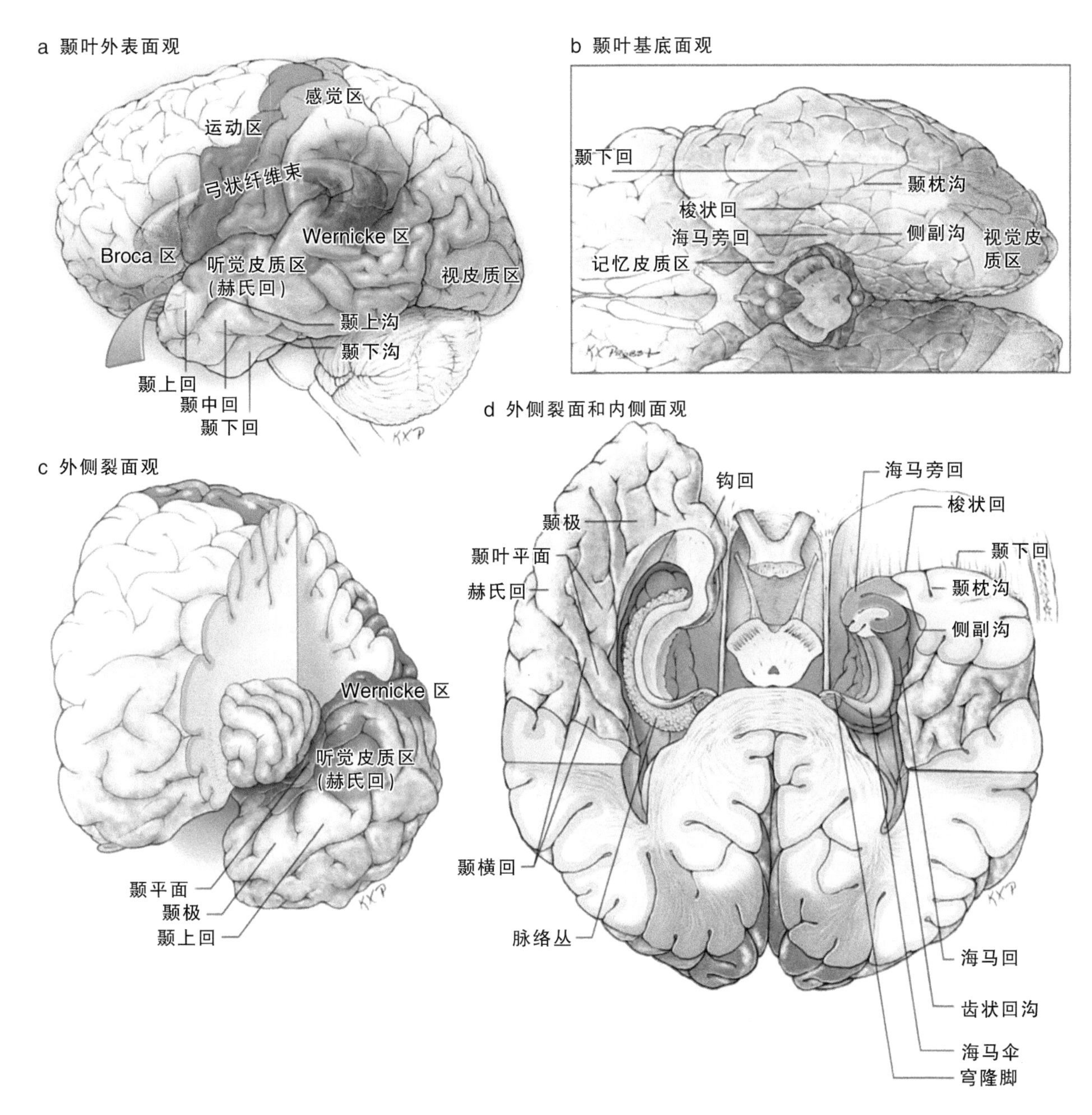

图 12-1 颞叶显微外科解剖。(a)颞叶外表面观(外侧观)。(b)颞叶基底面观(下面观)。(c)外侧裂面观(前面观,去除部分额叶和顶叶)。(d)外侧裂面和内侧面观(上面观;左侧轴位去除颞角和部分枕叶;右侧冠状切面,显示去除脉络丛的颞极)。

动脉

颞叶与大脑中动脉(MCA)、大脑后动脉(PCA)和脉络膜前动脉(AChA)解剖关系密切。MCA 走行于侧裂间隙,PCA 穿过大脑脚和环池,AChA 滋养侧脑室颞角的脉络丛(图 12–2)。额叶动静脉畸形来自于大脑中动脉上干的分支，而颞叶动静脉畸形来自于大脑中动脉下干的分支。多数情况下,大脑中动脉下干分成四级无名分支动脉，一级分支 M1 滋养颞叶,二级分支 M2 滋养岛叶区,三级分支 M3 滋养岛盖。这些分支动脉在外侧裂上部移行为四级分支 M4 皮曾动脉。皮层动脉包括:颞中动脉(MidTempA)、颞后动脉(PosTempA)、颞枕动脉(TempOccA)和角回动脉(AngA)。这些动脉沿大脑外侧裂向下,滋养颞叶外侧面。根据走行分布将它们统称为颞叶上动脉系。颞极动脉和颞前动脉作为一级分支，并不是来自于下干或走行于大脑外侧裂，而是起自大脑中动脉分叉处近端的 M1 段。颞极动脉为颈内动脉分支处远端、颞前动脉近端的一个小分支,但它增加了动静脉畸形的发生率。这些动脉均起自颞叶下表面的大脑中动脉 M1 段,向下走行,滋养颞极。颞叶的滋养动脉来自于大脑后动脉 P2 段的分支:海马动脉(Hip-

a 外侧面观

b 外侧裂面观

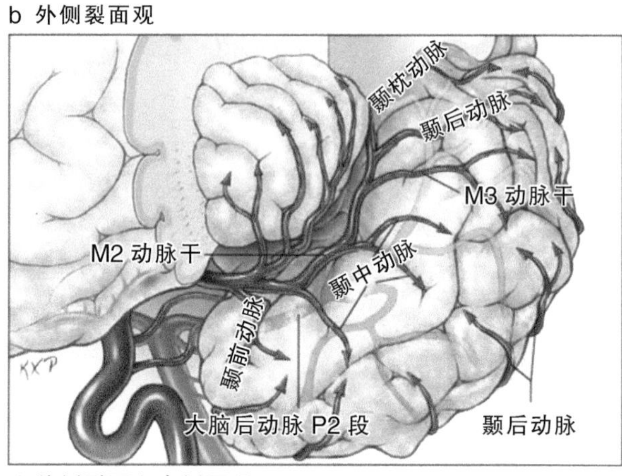

c 基底面观

d 外侧裂面和内侧面观

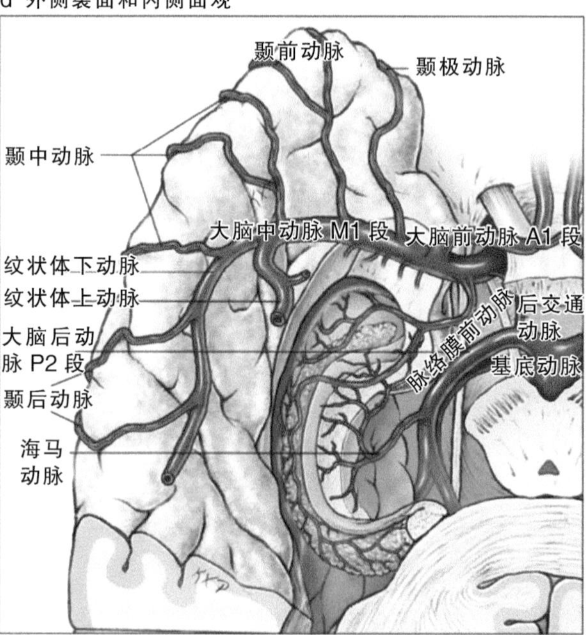

图 12–2 颞叶动脉的显微外科解剖。(a)颞叶外侧面的滋养动脉:大脑中动脉 M1 段分支(包括颞极动脉和颞前动脉)、大脑中动脉下干(包括颞中动脉、颞后动脉、颞枕动脉和角回动脉)、大脑后动脉分支(包括颞后动脉和海马动脉)(外侧面观)。(b)颞叶外侧裂面的滋养动脉为大脑中动脉 M2 段和 M3 段主干(前面观,去除部分额叶和顶叶)。(c)颞叶基底面的滋养动脉为颞后动脉,分为前支、中支、后支。(d)颞叶外侧裂面和内侧面的滋养动脉(上面观,轴位显示左侧的颞角并去除部分枕叶)。(待续)

e 内侧面观

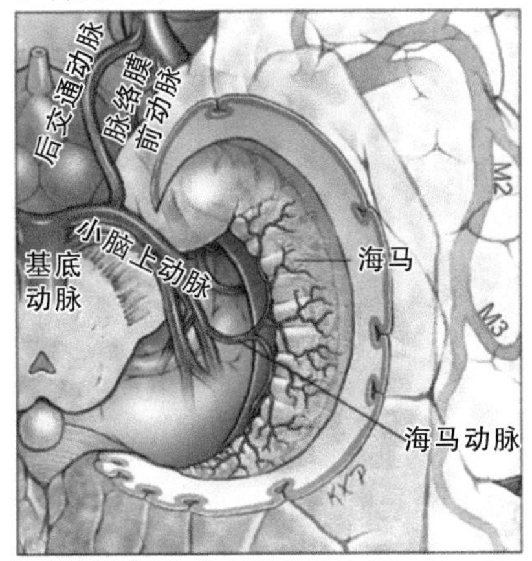

f 颞角观

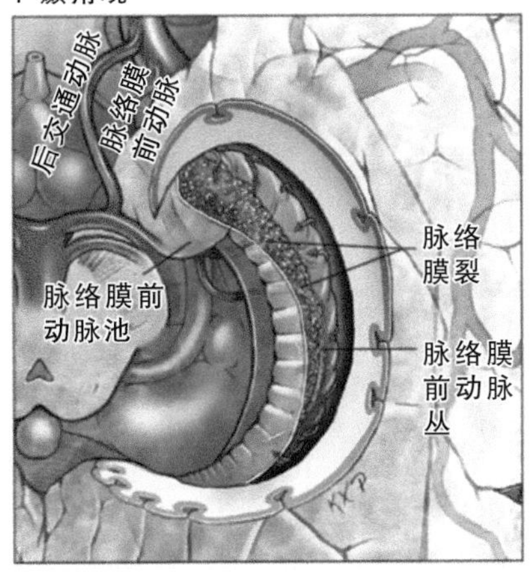

图 12-2(续) (e)颞叶内侧面的滋养动脉为海马动脉(下面观,海马旁回去除)。(f)颞角滋养动脉为脉络膜前动脉(下面观,海马旁回去除)。

poA)和颞后动脉(PosTempA)。海马动脉是大脑后动脉进入皮层的第一个分支,在大脑脚和环池处发出,滋养海马旁回前部、海马和齿状回。通常情况下,颞后动脉由P2段延续而来,随后发出前、中、后三个分支动脉;但颞后动脉也可起自这三个分支的某一支。颞后动脉和海马动脉及其分支统称为颞叶下动脉;它们起源于大脑后动脉后下方的外表面,并走行于颞叶平面下方的小脑幕切迹,然后穿过基底面侧缘,到达颞下回,并向上延续至颞中回。

静脉

颞叶的静脉解剖较为复杂,前部为颞极静脉和蝶顶窦,后部为下吻合静脉系(Labbe 静脉系)和横窦,内侧部为基底静脉系(BVR)和大脑大静脉系(Galen 静脉),上部为侧裂静脉系(sylvian veins)和上矢状窦(SSS)(图 12-3)。颞叶外侧面分布的静脉有颞前、颞中、颞后静脉,最终汇入下吻合静脉系和横窦(TrvS),靠近横乙状窦结合处。颞叶基底面分布的静脉为颞底静脉系(TempBasV,包括前、中、后三支),大多横向汇入小脑幕窦,少数汇入蝶底和蝶岩窦,或者向内侧汇入基底静脉系。颞叶内侧面的回流静脉有沟回静脉(UncV)、前部的海马静脉(HippoV)以及内侧颞静脉(MedTempV),最终汇入基底静脉系(BVR)与 Galen 静脉(VoG)之间的静脉。沿颞叶外侧裂面以及颞上回分布的静脉为颞侧裂静脉系(TempSyIV),向上汇入侧裂浅静脉(SupSyIV)。静脉血通过吻合静脉向前汇入岩上窦(SphParS)和海绵窦,向上汇入额顶静脉,向深部汇入侧裂深静脉(DeepSyIV)和基底静脉(BVR)。

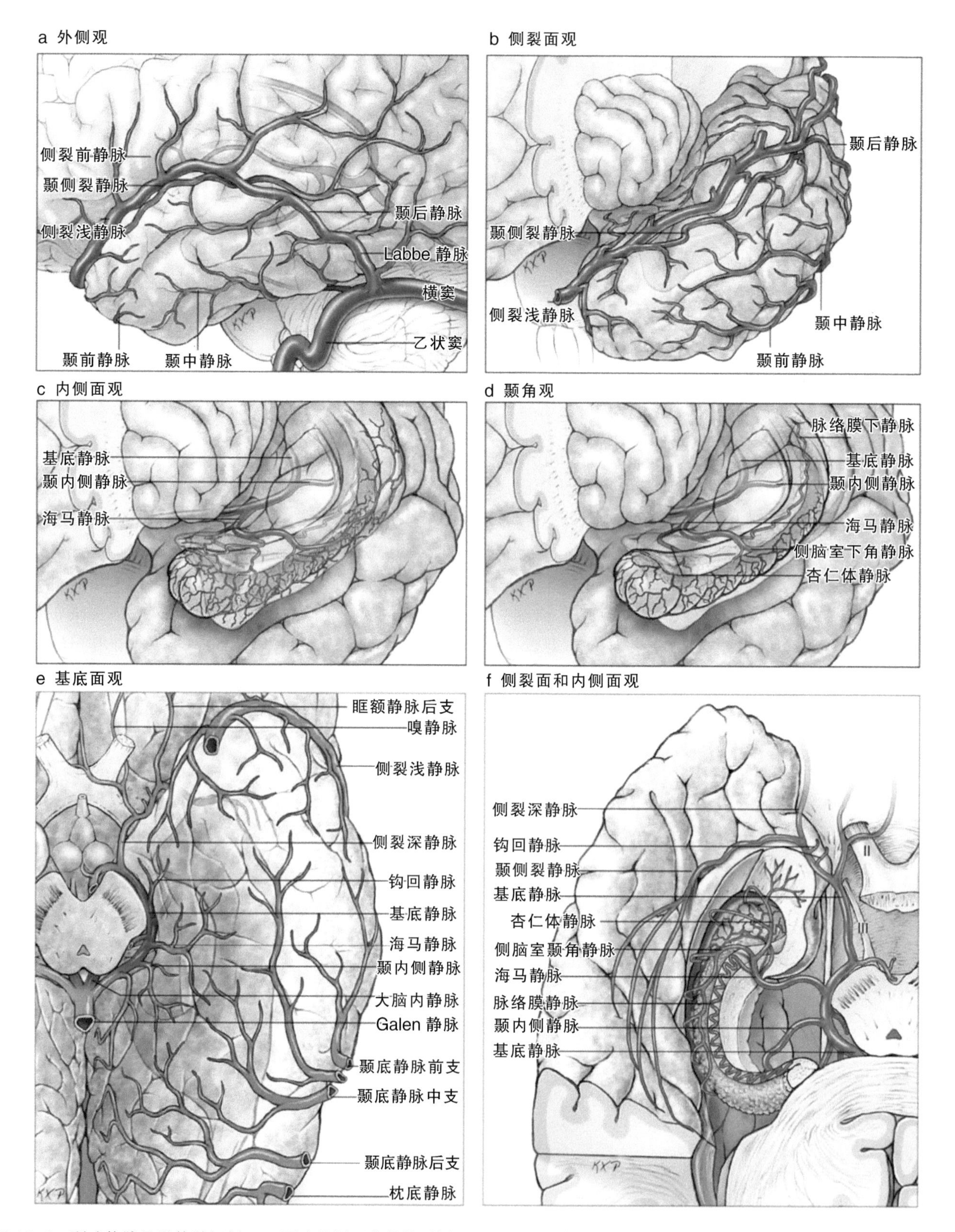

图 12-3 颞叶静脉显微外科解剖。(a)颞叶外侧面的静脉(外侧观)。(b)颞叶外侧裂的静脉(前面观,去除部分额叶和顶叶)。(c)颞叶内侧面静脉(前面观,去除部分额叶和顶叶)。(d)颞角的静脉(前面观,去除部分额叶和顶叶)。(e)颞叶基底面的静脉(下面观)。(f)颞叶外侧裂面和内侧面的静脉(上位观,轴位切面通过左侧颞角,并去除部分枕叶)。

■ 颞叶动静脉畸形的四种亚型

颞叶外侧 AVM

颞叶解剖上分为四个面(外侧面、基底面、侧裂面和内侧面)，颞叶的动静脉畸形也相应地分为四个亚型。颞叶外侧面的动静脉畸形多位于颞叶外侧凸面或紧靠其下方(图 12-4)；该亚型发生率最高，约占所有类型颞叶动静脉畸形的三分之二，起源动脉为发自于大脑中动脉下干的颞上动脉。颞叶外侧不同的动静脉畸形的起源动脉也不同：颞前动静脉畸形的起源动脉为颞前动脉和颞中动脉；颞后动静脉畸形的起源动脉为颞后动脉和颞枕动脉。大脑中动脉的分支动脉沿着外侧裂分布，并与位于外侧裂上缘的畸形灶相交。颞前动脉和颞极动脉包绕颞极，并在前方相交。位于颞下回下方的动静脉畸形的起源动脉为发自大脑后动脉 P2 段的颞后动脉。位于颞角的室管膜动静脉畸形的起源动脉为脉络膜前动脉。静脉走行相对表浅，只有伴随较大的畸形血管情况下，其走行相对较深。动静脉畸形的静脉回流通常从后下方经颞前静脉、颞中静脉、颞后静脉，进入 Labbé 静脉以及横窦；但有些情况下，也会向上汇入颞侧裂静脉、侧裂上静脉和岩上窦(SphParS)。发生颞叶外侧 AVM 时，颞上回的 Wernicke 语言区与颞极之间的距离超过 5 厘米。

颞叶基底 AVM

颞叶基底的动静脉畸形位于颞下回、梭状回和海马旁回(图 12-5)。在颞叶外侧面看不到该类动静脉畸形，只有从颞下入路进入后才能看到此类畸形。颞叶基底 AVM 的起源动脉为大脑中动脉和大脑后动脉，并且以大脑后动脉为主。颞后动脉发自脚间池和环池，并穿过小脑幕切迹，供应 AVM 内缘。这些起源动脉位于动静脉畸形灶的深部，只有在动静脉畸形灶前后做环形解剖后，才能显露出来。大脑中动脉的分支(颞前动脉、颞中动脉、颞后动脉)包绕着颞下回，并为颞叶侧缘提供血供。颞叶基底面与中颅窝硬脑膜解剖关系密切，并且有近四分之一患者的脑膜动静脉畸形的起源动脉在颞叶基底面。脉络膜前动脉与这些畸形无关。颞底静脉系(前支、中支、后支)是颞叶基底面动静脉畸形的回流静脉；一般情况下，走行表浅；但有约三分之一回流静脉走行较深，与基底静脉相交通。

颞叶侧裂 AVM

颞叶侧裂动静脉畸形位于与侧裂垂直的颞叶表面(图 12-6)。畸形病灶可能位于皮质表面，也可能位

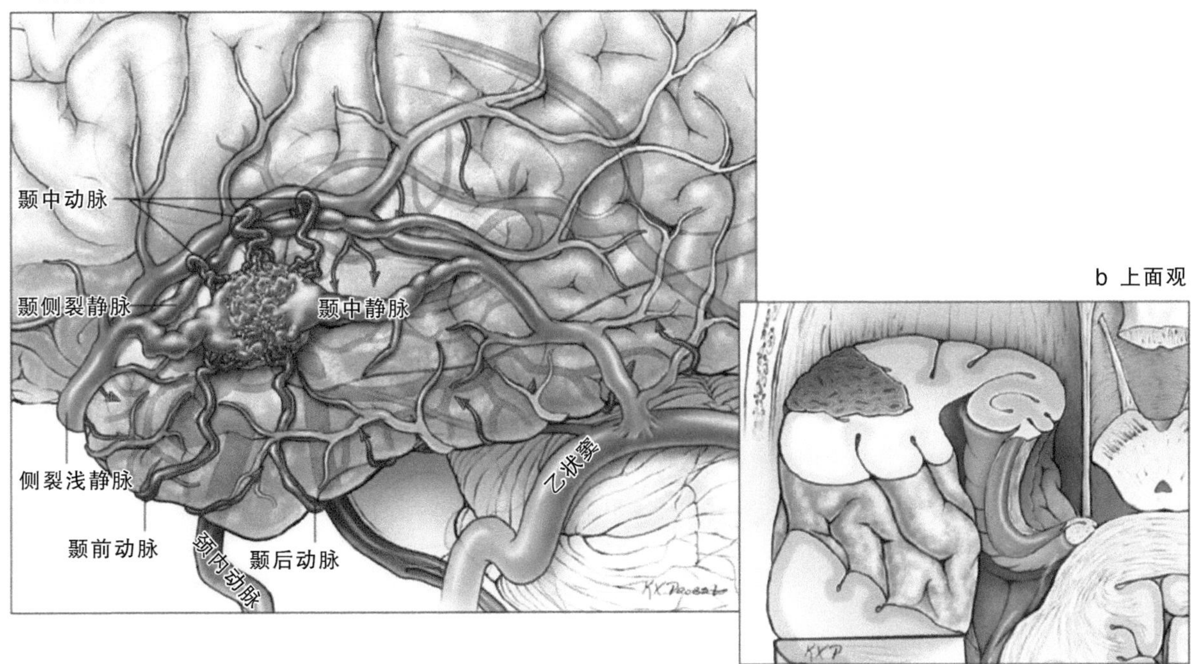

图 12-4　颞叶外侧动静脉畸形亚型。(a)侧面观。(b)上面观。此类动静脉畸形位于颞叶外侧面，来源动脉为大脑中动脉 M1 段分支(颞前动脉、颞极动脉)和大脑中动脉下干的颞上动脉分支，回流静脉为向上或向下的颞叶外侧静脉系。

a 下面观

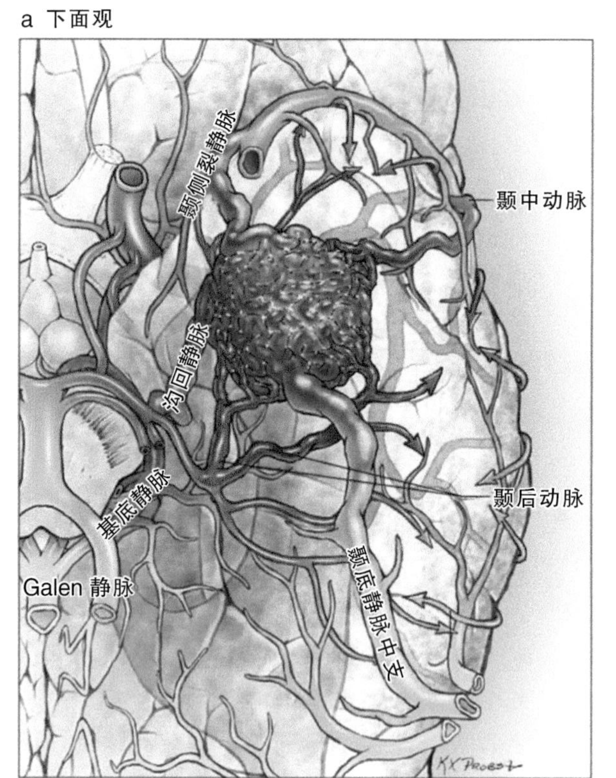

b 上面观

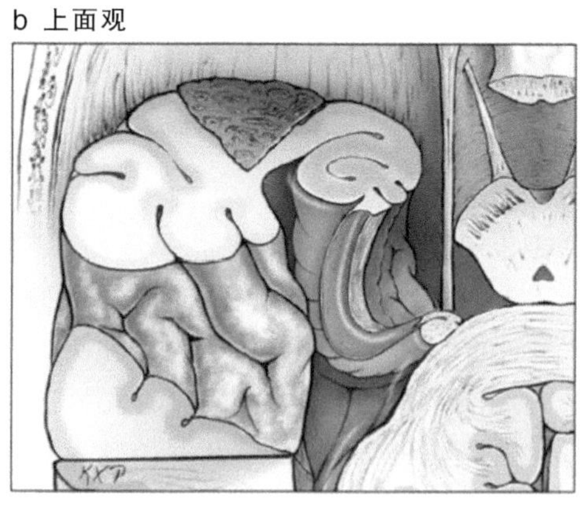

图 12–5 颞叶基底 AVM 亚型。(a)下面观。(b)上面观。此类动静脉畸形位于颞叶基底,来源动脉为大脑后动脉(颞后动脉)的颞下动脉,少部分供血来自大脑中动脉的分支;回流静脉为颞叶基底静脉。

a 外侧观

b 上方观

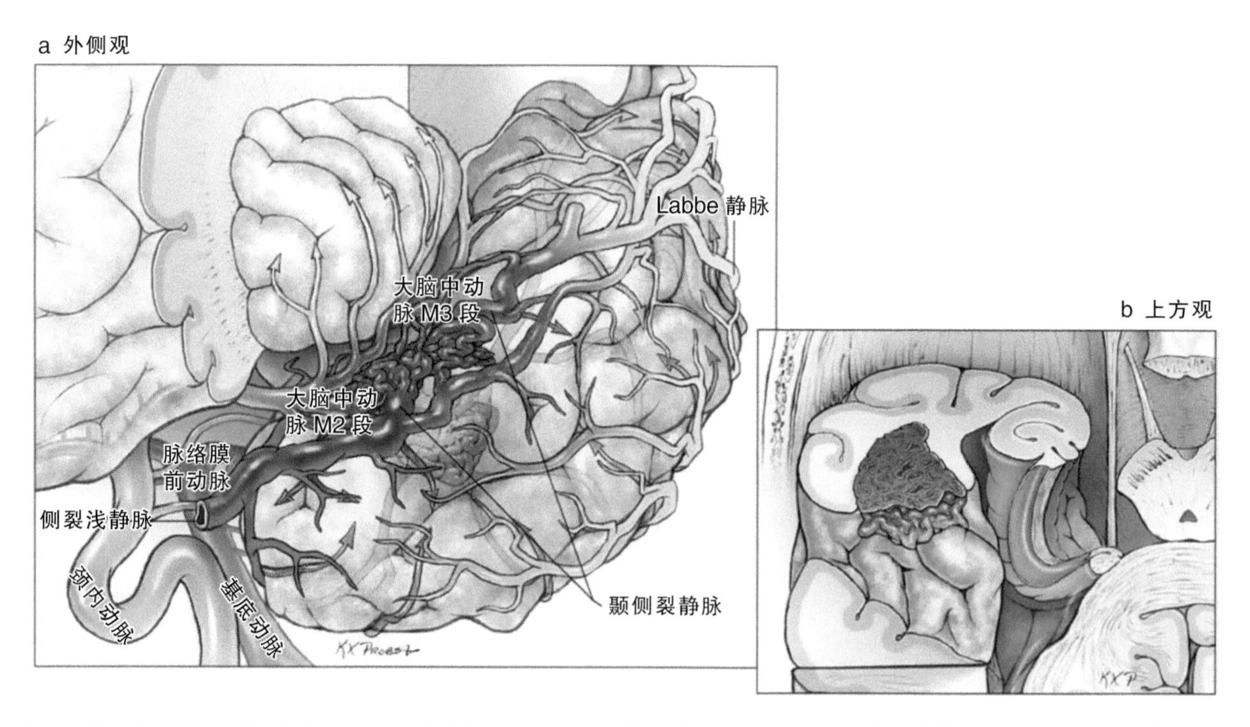

图 12–6 颞叶外侧裂动静脉畸形亚型。(a)移除部分额叶、顶叶,外侧观。(b)上方观。此类动静脉畸形位于颞叶外侧裂面,来源动脉为大脑中动脉 M3 段,回流静脉为颞叶侧裂静脉(颞侧裂静脉、侧裂浅静脉、侧裂深静脉)。

于皮质深部;通常情况下,动脉化的静脉可作为识别标志。此类畸形位于脑岛和额叶皮质之间,位置较深,并与之完全分开,起源动脉为大脑中动脉M3段。这些起源动脉还发出脑岛支, 随后离开大脑外侧裂,移行为大脑中动脉M4段(皮质动脉,包括:颞中动脉、颞后动脉、颞枕动脉)。这些动脉供应畸形病灶的内缘和上缘。当脉络膜前动脉延伸到颞角时,也可供应畸形病灶的内缘。一般情况下,大脑后动脉不参与供应该畸形病灶。通常情况下,该畸形病灶的回流静脉包括颞侧裂静脉、侧裂浅静脉、侧裂深静脉。病灶一般在非功能区,除非位于赫氏回,或者累及优势半球Wernicke区。

颞叶内侧AVM

颞叶内侧动静脉畸形位于颞叶内侧颞角与颞角钩、海马旁回及海马之间(图12-7)。此处的皮质构成颞叶内侧面。沿脉络膜前动脉,深部分离侧裂,将颞叶与额叶分开,打开脚间池和环池,顺着包绕中脑的小脑幕切迹,这是该区域唯一的外科手术野。由于空间狭小,这就使得手术很难到达该区域。解剖上,作为颞叶内侧AVM的起源动脉,脉络膜前动脉和大脑后动脉P2段,分别沿着畸形病灶的内侧和下部走行。脉络膜前动脉的池段也属于过路动脉,为视束和内囊提供血供。海马动脉和颞后动脉为畸形病灶供血,大脑后动脉P2段的起始部发出的分支还为枕叶供血;这些供血动脉分支包括:大脑脚支(PedP)、回旋支(CirP)、丘脑膝状体穿支(ThGenP)。为畸形病灶供血的动脉还有前方的起自后交通动脉 (PCoA)的丘脑后穿支(ThaP)、颞极动脉和颞前动脉,特别当颞叶动静脉畸形位于更靠前的位置(即钩部)。颞叶动静脉畸形也可位于更靠后的位置 (大脑脚外侧缘的后部或海马旁回),如此,增加大脑后动脉分支[颞后动脉和脉络膜后内动脉(IPChA)]对其的血液供应。血管畸形病灶的回流静脉为深部的基底静脉, 也有少部分向后外侧回流到颞底静脉系或向前外侧回流到侧裂深静脉系。由于海马涉及人脑的记忆功能,因此对此类动静脉畸形的研究更为有意义, 特别是在优势半球。

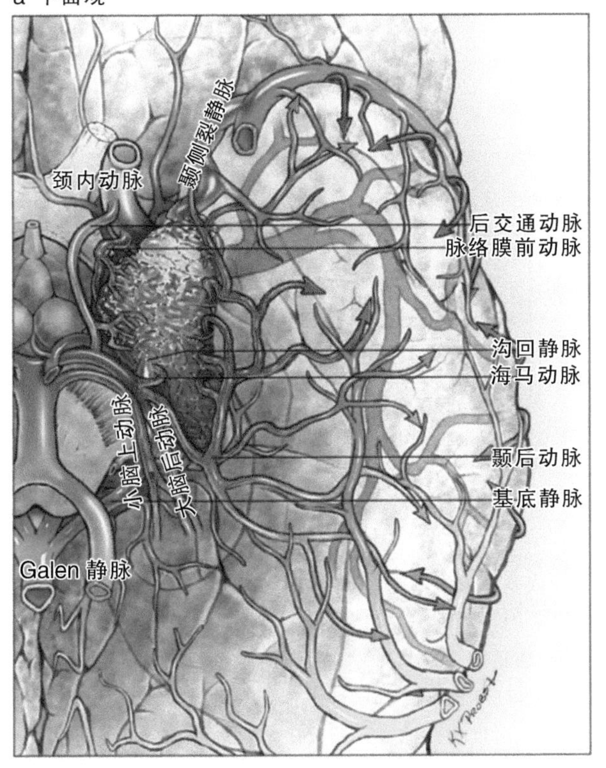

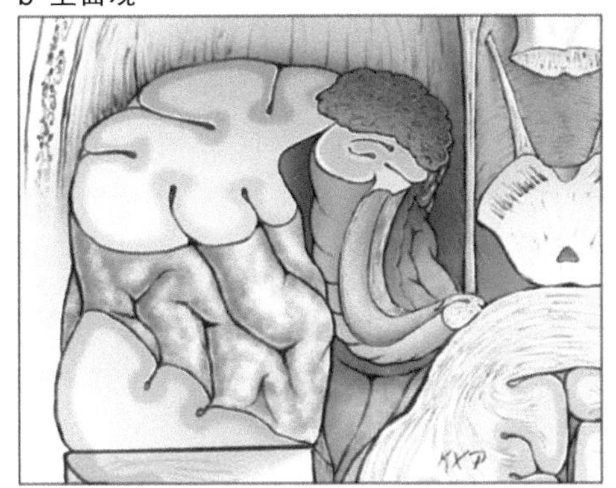

图12-7 颞叶内侧动静脉畸形亚型。(a)下面观。(b)上面观。这类动静脉畸形位于颞叶内侧面,来源动脉为内侧的颈内动脉分支(脉络膜前动脉和后交通动脉)和大脑后动脉(海马动脉和颞后动脉),回流静脉为颞叶内侧静脉系,最终汇入基底静脉。

■ 颞叶动静脉畸形手术策略

颞叶外侧 AVM 手术策略

颞叶 AVM 切除手术中，颞叶外侧 AVM 在术中最容易显露。颞叶动静脉畸形切除的术式：四分之一采用外耳道(EAC)前的翼点入路，四分之三采用外耳道后的颞侧入路(图 12–8)。患者取仰卧位，前外侧动静脉畸形时，头向侧方旋转 45°；后外侧动静脉畸形时，头向侧方旋转 90°。颞侧入路，采用“马蹄”形或“问号”形切口。翼点入路，采用沿发际线的半圆形切口。颞侧入路开颅手术范围：通常以外耳道为中心，向下延伸到中颅窝底，硬脑膜开口位于翼点入路的翼点水平或颞侧入路的下面(图 12–9，第 1 步)。只有通过分离脑沟，才能确定病灶边缘、皮质供血动脉和回流静脉(第 2 步)。通常不需要，或很少需要分开外侧裂。从病灶后缘分离，确定 Labbe 静脉

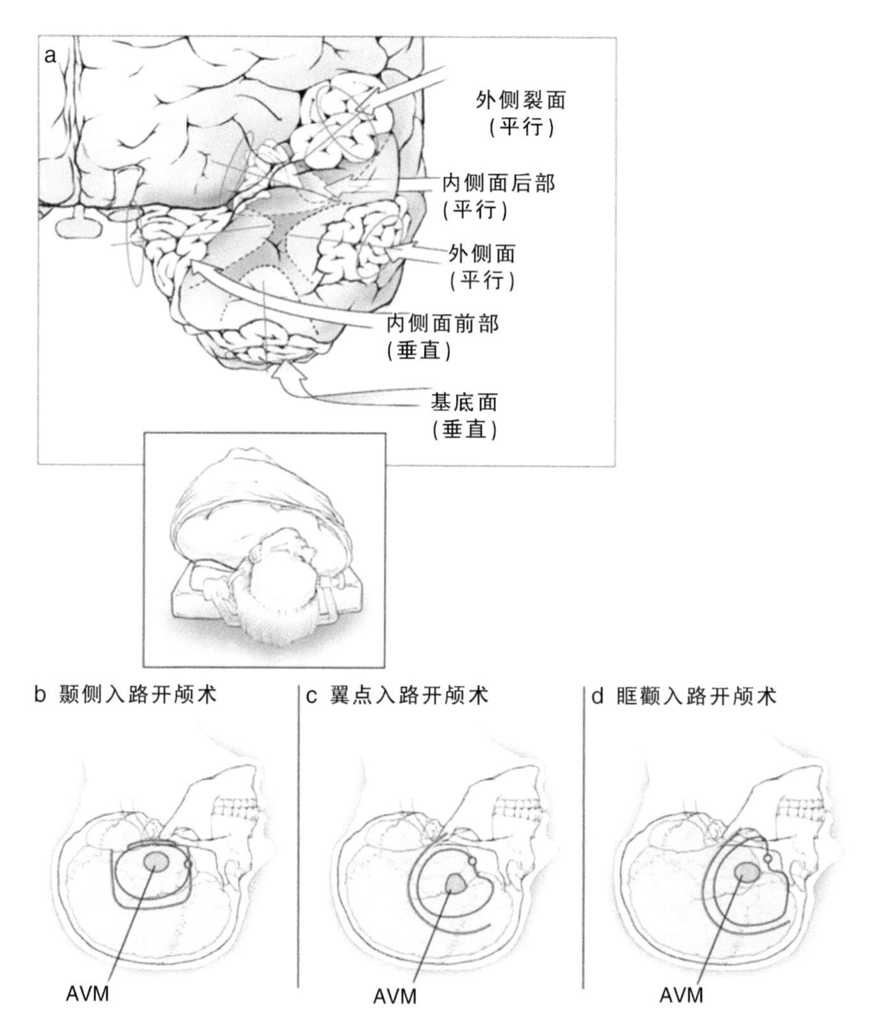

图 12–8 颞叶动静脉畸形手术方法概述。(a)颞叶 AVM 的亚型及迎角(平行或垂直)。如图，大脑中动脉瘤患者术中取仰卧位，头部固定或旋转的角度取决于开颅术式和动静脉畸形亚型。(b)颞侧入路开颅术采用马蹄形头皮切口(绿线)和颞侧入路(红线)；其中，颞侧入路切口延伸到中颅窝底部，显露颞叶下部(红色矩形虚线)。这种手术方法适用于外侧面、基底面、内侧面(后部)动静脉畸形。(c)翼点入路开颅术采用发际线后半圆形切口(绿线)和以翼点为中心的圆形切口(红色圆圈)。这种手术方法适用于外侧面、侧裂面动静脉畸形。(d)颧眶入路开颅术是在翼点入路开颅术基础上切除眼眶和颧弓，可以更好地显露颞叶内侧面；这种手术方法适用于内侧面(前部)动静脉畸形。

及其分支，确定病灶上方的侧裂静脉回流分支(第3步)。沿外侧裂颞侧缘找到浅表供血动脉，并追踪到动静脉畸形病灶的边缘(第4步)。一般从三个方向离断颞叶外侧动静脉畸形的供血动脉：①上部的大脑中动脉下干分支(颞中动脉、颞后动脉和颞枕动脉)，沿着畸形病灶靠近颞上回的上缘予以离断；②前部的大脑中动脉M1段分支（颞极动脉、颞前动脉)，沿着颞极前缘加以离断；③下部的大脑后动脉分支(颞后动脉)，沿着畸形病灶靠近颞下回的下缘离断之(第5步)。将畸形病灶从颞叶组织中环形分离(第6步)。麻醉术中唤醒及术中刺激可在部分患者中使用，以定位语言功能区。(5例患者手术汇总)。将深部的室管膜动静脉畸形分离，该病灶的血供来自颞角的脉络膜前动脉(第7步)。术中需打开颞角内侧的脉络膜，并离断脉络膜前动脉的近端(图12-10和图12-11)。

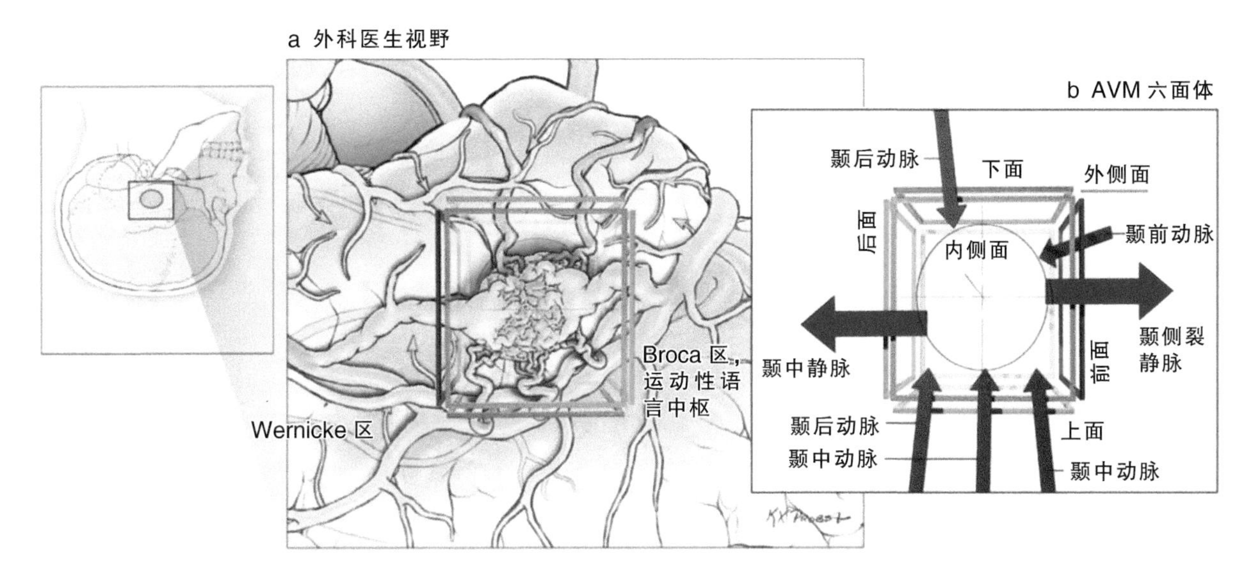

图12-9　颞叶外侧动静脉畸形的手术方法。(a)第1步，采用颞侧入路显露动静脉畸形病灶(外科医生视野)。(b)将动静脉畸形病灶设定为一个六面体，大脑中动脉下干发出的分支动脉从病灶上方进入，大脑后动脉的分支动脉从病灶下方进入，AVM后方是重要功能区(Wernicke区)。(待续)

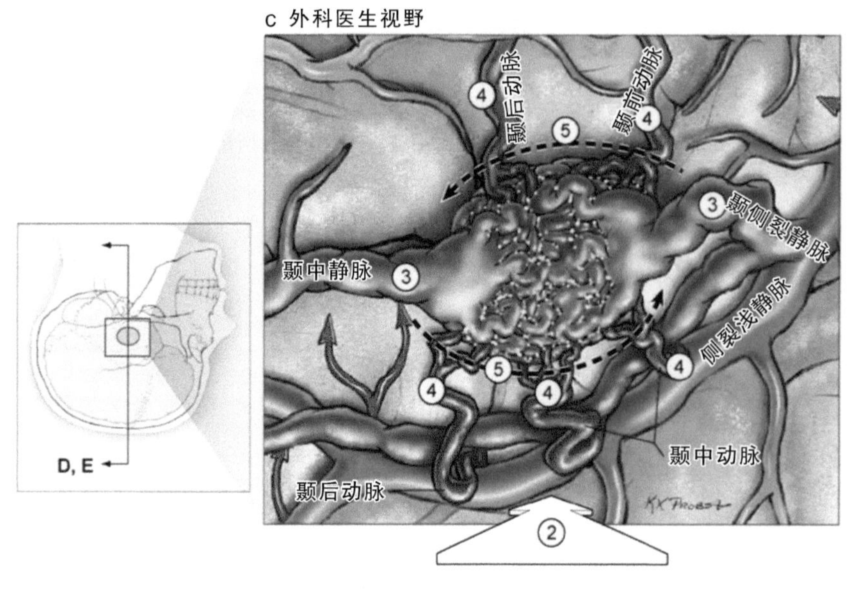

图 12-9(续) (c)第2步，显露颞叶外侧动静脉畸形病灶表面的边缘。第3步，确定并找到凸起的回流静脉。第4步，确定畸形病灶的起源动脉(包括来自大脑中动脉和大脑后动脉的分支动脉)。第5步，沿着上方的颞上回前缘和下方的颞下回前缘，离断供血动脉(外科医生视野)。(d)第6步，将畸形病灶从颞叶环形分离(冠状位观)。(e)第7步，将病灶切除(冠状位观)。

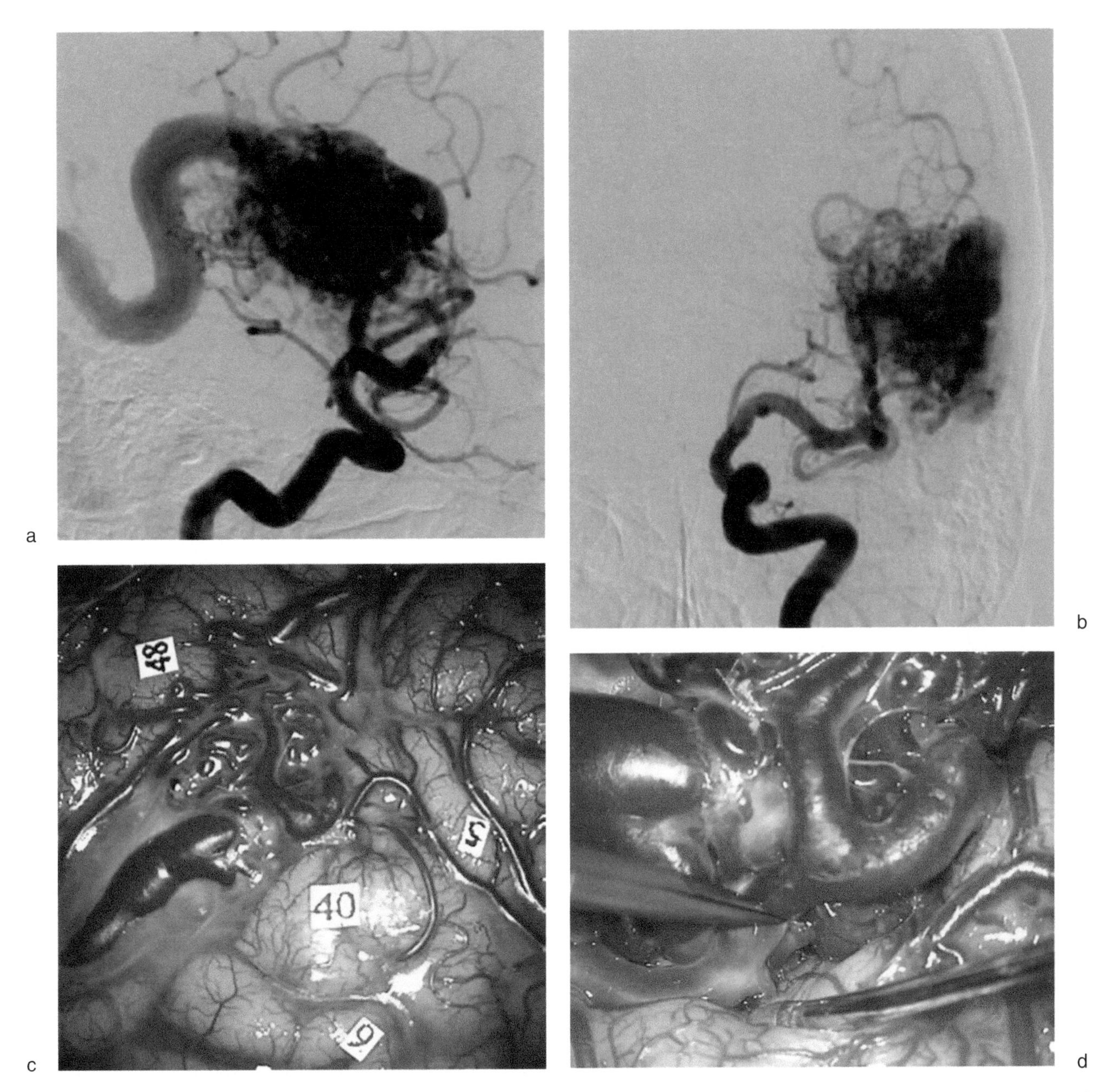

图 12-10　患者，女性，30 岁，患有左侧颞叶外侧 AVM(改良 Spetzler-Martin 分级 6：S2V0E1/A2BlC0)。左颈内动脉造影显示：畸形病灶的起源动脉有颞中动脉、颞后动脉，回流静脉为粗大的颞后静脉。(a)外侧位像。(b)前后位像。(c)采用颞部入路，手术充分显露颞叶外侧面。患者清醒状态下，标记出语言功能区(48=Wernicke 区，40=Broca 区)。(d)将外侧裂远端分离开，可将与额叶岛盖紧密连接的畸形病灶剥离下来。(待续)

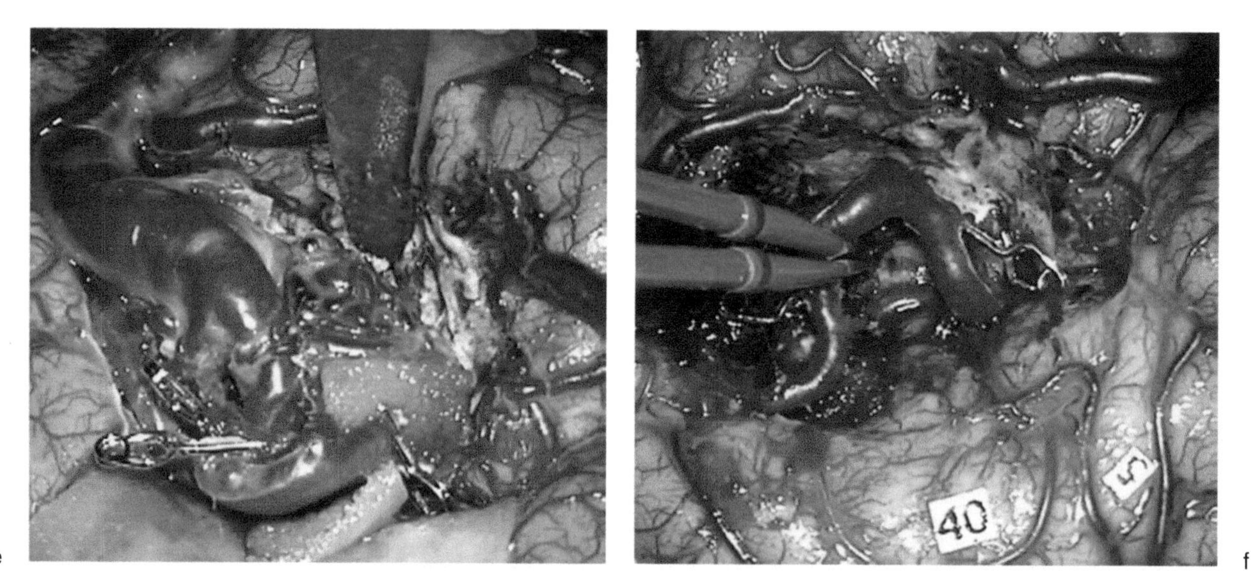

图 12–10(续) (e)术中仔细分离以及使用 Telfa 条,可以保护语言功能区。将颞中动脉游离,夹闭供血分支,使病灶的动脉血供中断,同时保护过路动脉。(f)动静脉畸形切除后,已经游离的颞中动脉仍可为语言传导通路供血,患者术后未出现语言功能障碍。

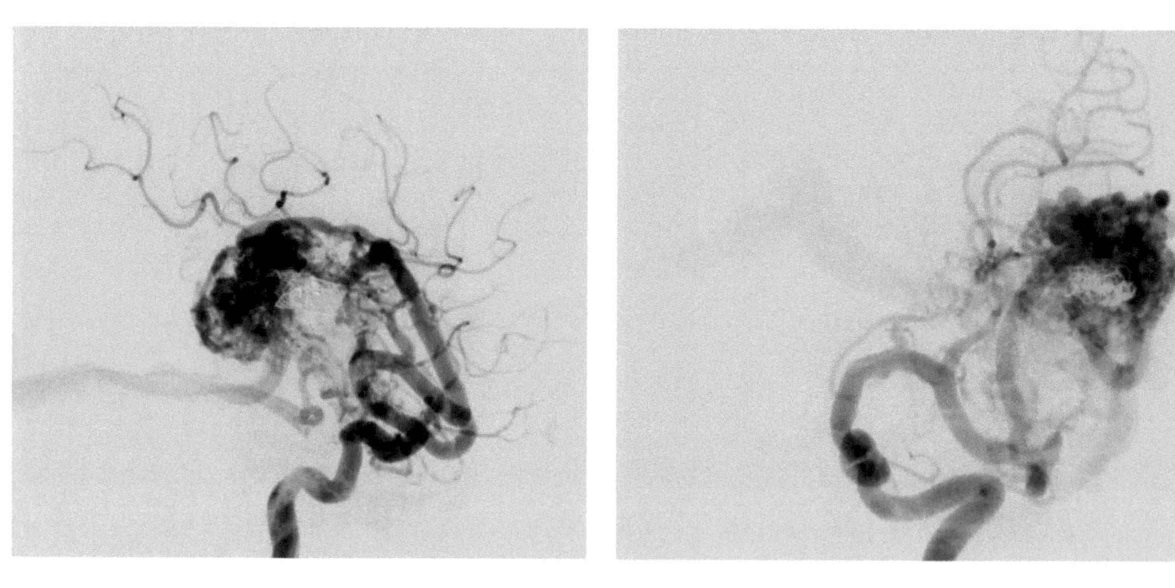

图 12–11 患者,男性,20 岁,左侧颞叶外侧 AVM(改良 Spetzler-Martin 分级 7:S3V0E1/A2BlC0)。颞叶外侧面大部分被病灶占据,起源动脉有颞前动脉、大脑中动脉下干的各分支、脉络膜前动脉,以及来自大脑后动脉的颞后动脉,回流静脉为颞中静脉。手术前,分三阶段行栓塞治疗,方法是置入弹簧圈,使血管巢内的分流闭塞。左侧颈内动脉造影:(a)侧位像。(b)前后位像。(待续)

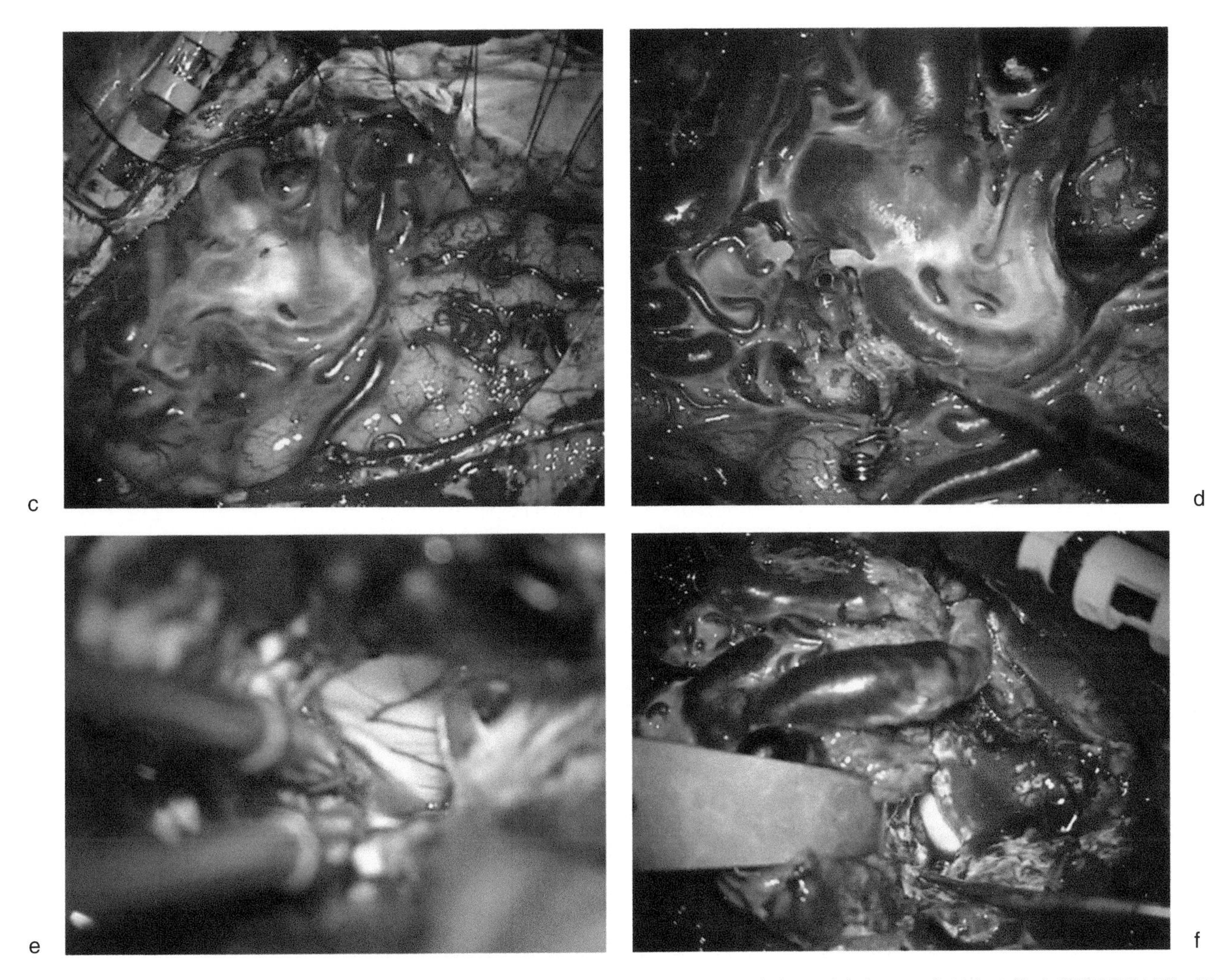

图12-11(续) (c)采用颞侧联合眶颧入路开颅术，可将动静脉畸形和整个颞极完全显露出来。(d)在距离血管内弹簧圈最近处，用血管夹将颞中动脉夹闭并分离之。(e)经颞上回进入侧脑室颞角，在脉络膜裂内找到脉络膜前动脉，并将其夹闭、电凝并分离。(f)将动静脉畸形前缘向后牵拉，分离出颞角的室管膜。在整个手术分离过程中，要保留走行于中颅窝底的颞中静脉。

颞叶基底 AVM 手术策略

采用颞侧入路和颞下入路开颅术，显露颞叶基底AVM病灶(图12-12，第1步)。患者取仰卧位，头向一侧旋转90°，使中线保持水平位。颈部向外侧方弯曲，使该侧顶结节指向地面，让颞叶从中颅窝底稍加分离。颞侧入路手术切口向下延伸，须咬除颞骨边缘，并充分显露中颅窝底；进入到乳突气房时，需及时用骨蜡将其封闭。颞下入路手术显露颞叶基底面(第2步)。通过松解小脑幕粘连和蛛网膜颗粒使颞叶松弛，释放颈动脉池和环池中的部分脑脊液，使大脑半球松弛。上述手术操作有利于颞叶下部的分离，并可充分显露颞叶基底面。在此情况下，颞叶外侧动静脉畸形长轴是与基底面垂直而不是平行。动静脉畸形的回流静脉为颞叶基底静脉(前支、中支、后支)。通常情况下，动脉化的静脉是寻找动静脉畸形首选，甚至唯一的标志(第3步)。回流静脉是手术中的标志性解剖结构，它走行于旁沟和枕颞沟；当动静脉畸形位于皮质下层面时，它走行于基底回。在分离颞叶下部时，要避免撕脱回流静脉或Labbe静脉。颞叶基底动静脉畸形的主要

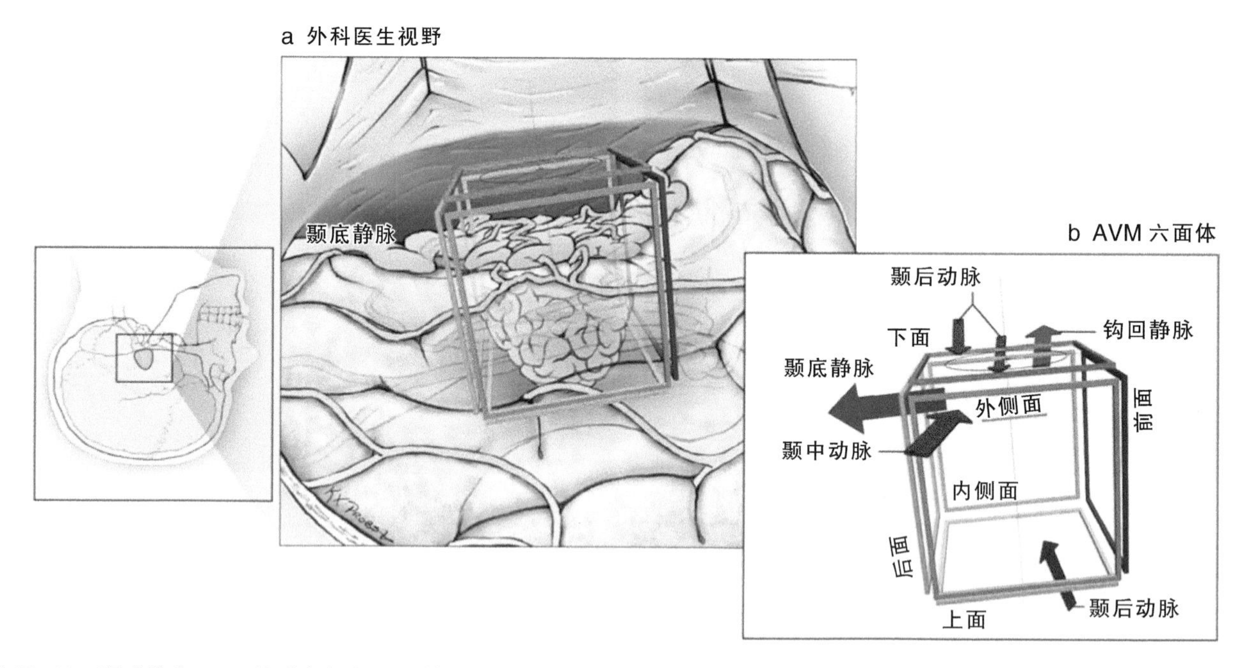

图12-12 颞叶基底AVM的手术方法。(a)第1步，采用颞侧入路开颅术，显露颞叶外侧面(外科医生视野)。(b)颞后动脉为动静脉畸形病灶的内侧面、上面和下面供血。(待续)

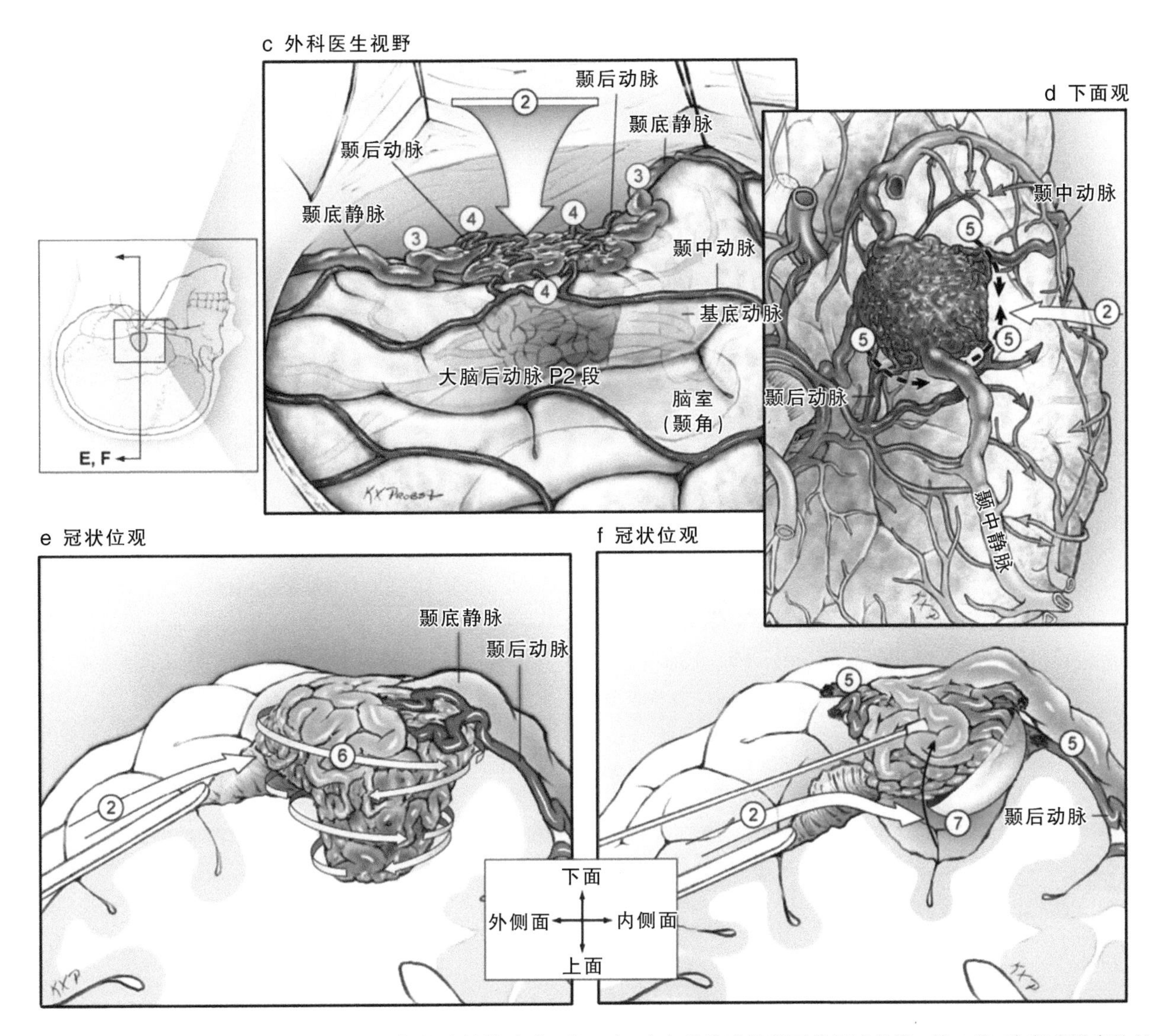

图 12–12(续)　(c)第 2 步,分离显露颞叶下部的动静脉畸形。第 3 步,确定并找到基底面的回流静脉。第 4 步,确定畸形病灶的起源动脉,以及来自外侧面的大脑中动脉和内侧面的大脑后动脉分支(外科医生视野),找到大脑后动脉分支进入动静脉畸形病灶处。(d)第 5 步,沿着内侧面的海马旁回前缘和外侧面的颞下回前缘进行分离(下面观)。(e)第 6 步,牵拉颞叶下部将畸形病灶向上方环形分离,可以切除部分颞下回(冠状位观)。(f)第 7 步,将病灶从颞叶下部的颞下沟切除,并离断内侧面来自大脑后动脉分支的供血动脉(冠状位观)。

供血动脉来自颞后动脉及其分支,少部分来自大脑中动脉的颞上动脉(第 4 步)。首先,沿颞下回在基底面外侧的前缘离断颞上动脉(第 5 步)。然后,在靠近海马旁回的颞叶基底内侧前缘离断颞后动脉。为使颞叶基底面动静脉畸形在垂直方向上充分显露,需要将动静脉畸形拉向颅中窝底并到达颞下沟(第 6 步)。将畸形病灶移开,便可以显露深部的内侧面,在小脑幕切迹水平处将颞后动脉及其分支离断(第 7 步)。颞叶基底面没有重要功能区(图 12–13 和图 12–14)。

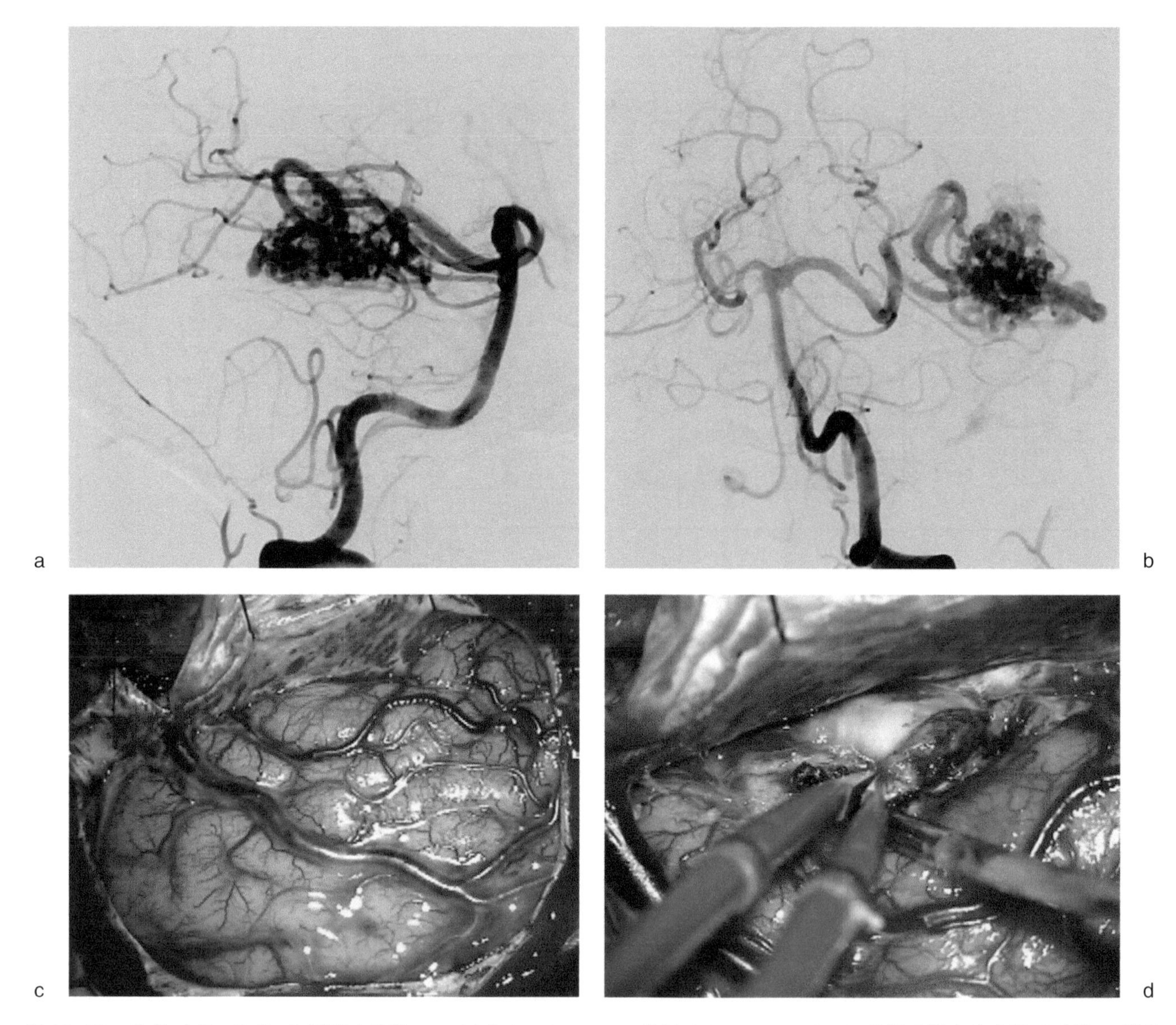

图 12-13 患者,女性,50岁,左侧颞叶基底 AVM(改良 Spetzler-Martin 分级 6:S1V1E0/A3BlC0)。起源动脉来自大脑后动脉 P2 段的颞后动脉分支,回流静脉为基底静脉和颞底静脉的前后支。左侧椎动脉造影:(a)侧位像。(b)前后位像。(c)采用颞侧入路开颅术,向下延伸到中颅窝底部,更易于显露颞下部和畸形病灶。(d)确定动脉化的颞底静脉后,将颞下回软脑膜电凝并环形切开。(待续)

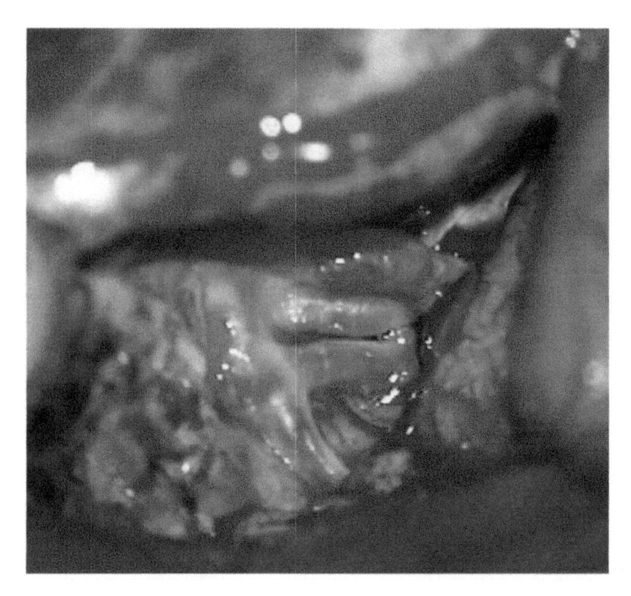
e

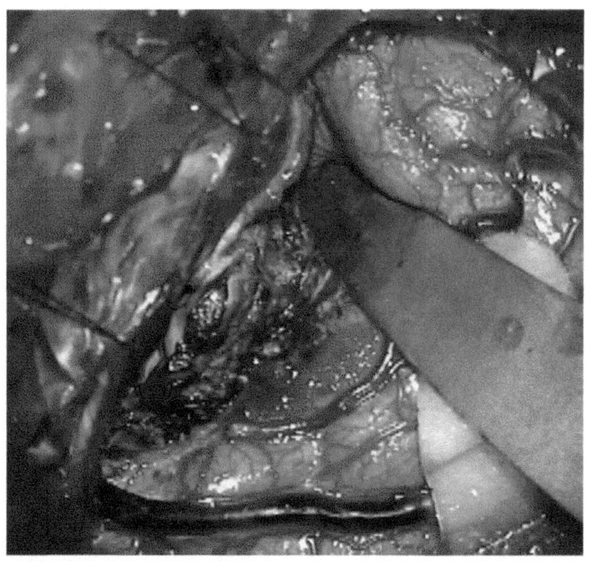
f

图 12–13(续)　(e)为动静脉畸形内侧缘供血的颞后动脉分支，在小脑幕切迹交汇处离断。(f)将动静脉畸形向下沿着小脑幕方向切除，适当牵拉颞下回，并切开表面。

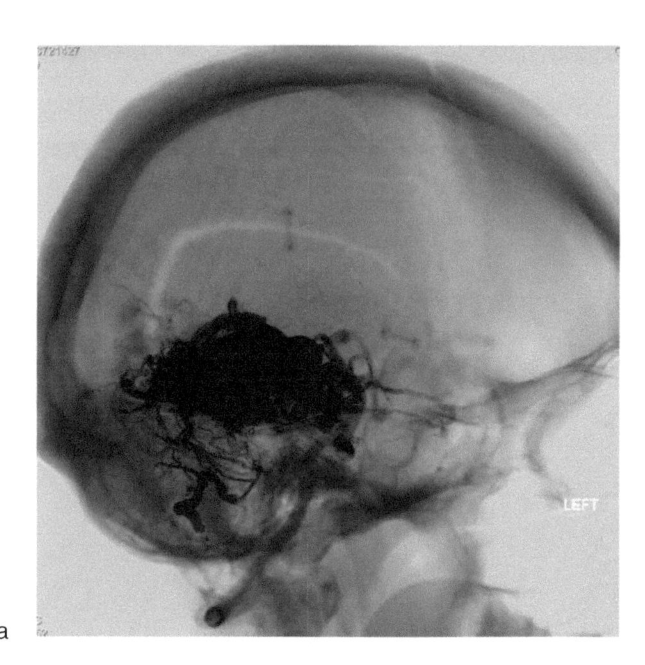

a

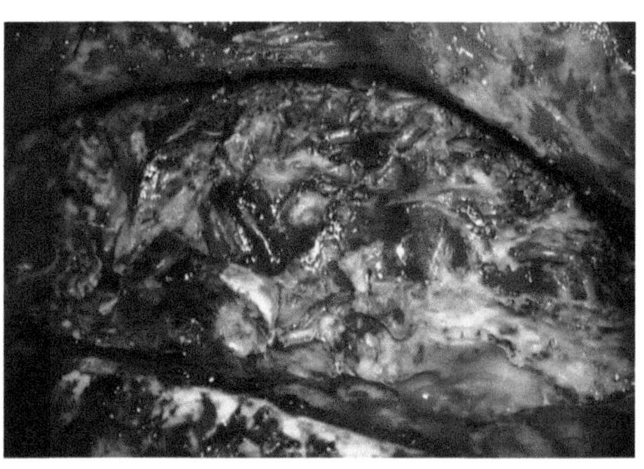
b

图 12–14　患者，男性，32 岁，术前在外院多次行动静脉畸形 Onyx 胶栓塞术。患者右侧颞叶基底巨大 AVM(改良 Spetzler- Martin 分级 8:S3V1E1/A2BlC0)。(a)患者已行血管栓塞手术(右侧颈动脉造影，外侧位像)。(b)畸形病灶位于颞叶基底中央，并延伸到外侧表面，到达颞角底部。病灶血管内注有大量 Onyx 胶(图中黑色部分)。(待续)

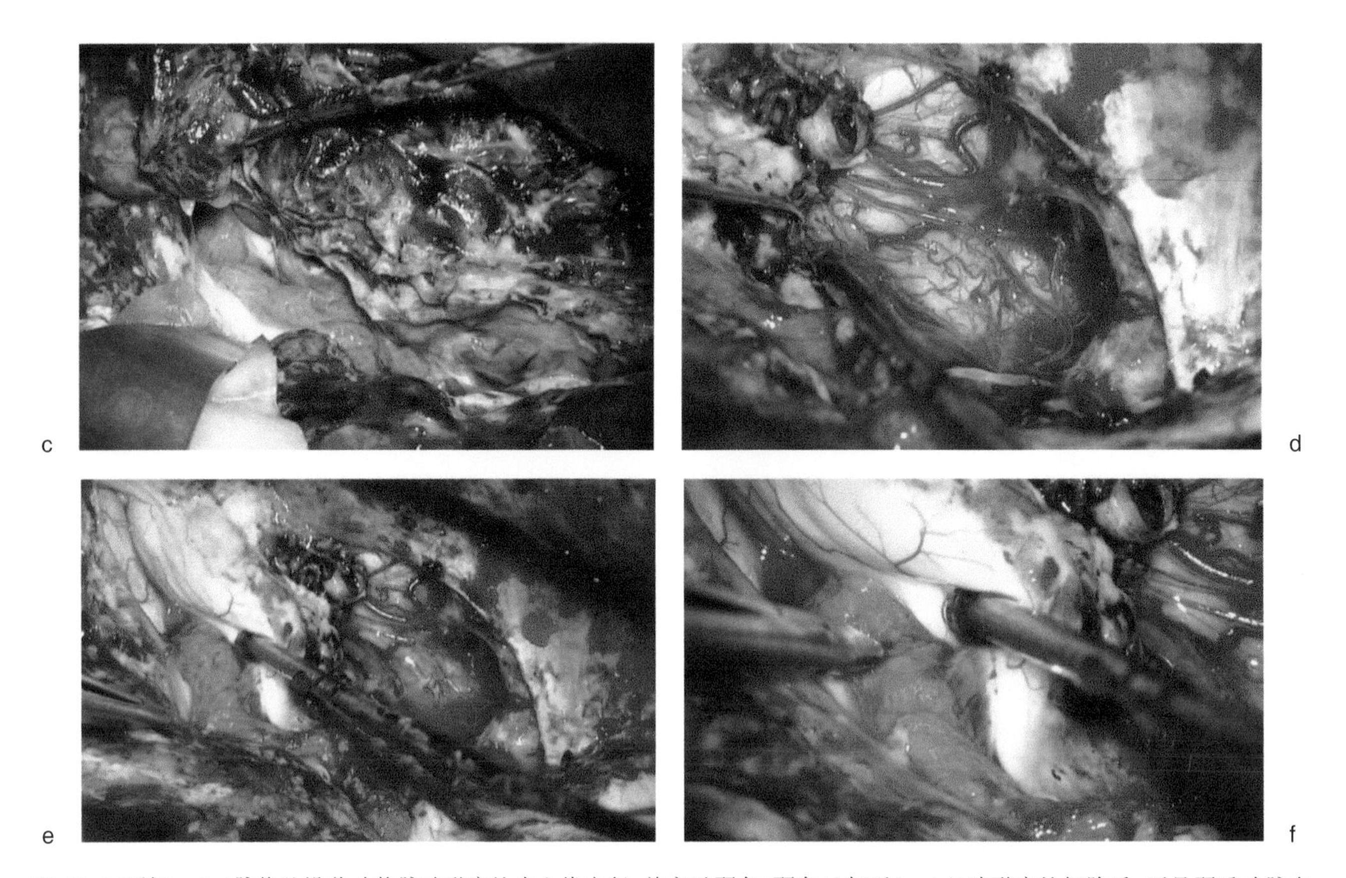

图 12–14(续) (c)脉络丛沿着动静脉畸形病灶内上缘走行，并穿过颞角(颞角已打开)。(d)畸形病灶切除后，可见颞后动脉在幕上切迹处离断。(e)颞叶内侧面到颞角部分(海马、海马旁回以及沟)并未受累。(f)切除病灶的术腔可见脉络膜裂、脉络丛和穹隆伞部。

颞叶侧裂 AVM 手术策略

颞叶侧裂 AVM 的手术切除与额叶侧裂 AVM 类似，只是对应脑叶不同（图 12-15）。采用标准翼点入路开颅术显露病灶（第 1 步）。在外侧裂，充分分离颞叶和额叶，并显露来自大脑中动脉 M2~M4 段的动脉下干（第 2 步）。分离显露外侧裂及回流静脉，将侧裂浅静脉向颞侧分离，有利于保护之，并使侧裂浅静脉始终保持与蝶顶窦相通，在病灶上方可见动脉化的静脉（第 3 步）。颞叶侧裂动静脉畸形位置较深，来源动脉为大脑中动脉的 M3 段分支；该分支可终止于畸形病灶，也可在下行前发出若干分支到达畸形病灶（第 4 步）。相关动脉可以是病灶终末供血支、过路支或者旁观支，对它们的处理各不相

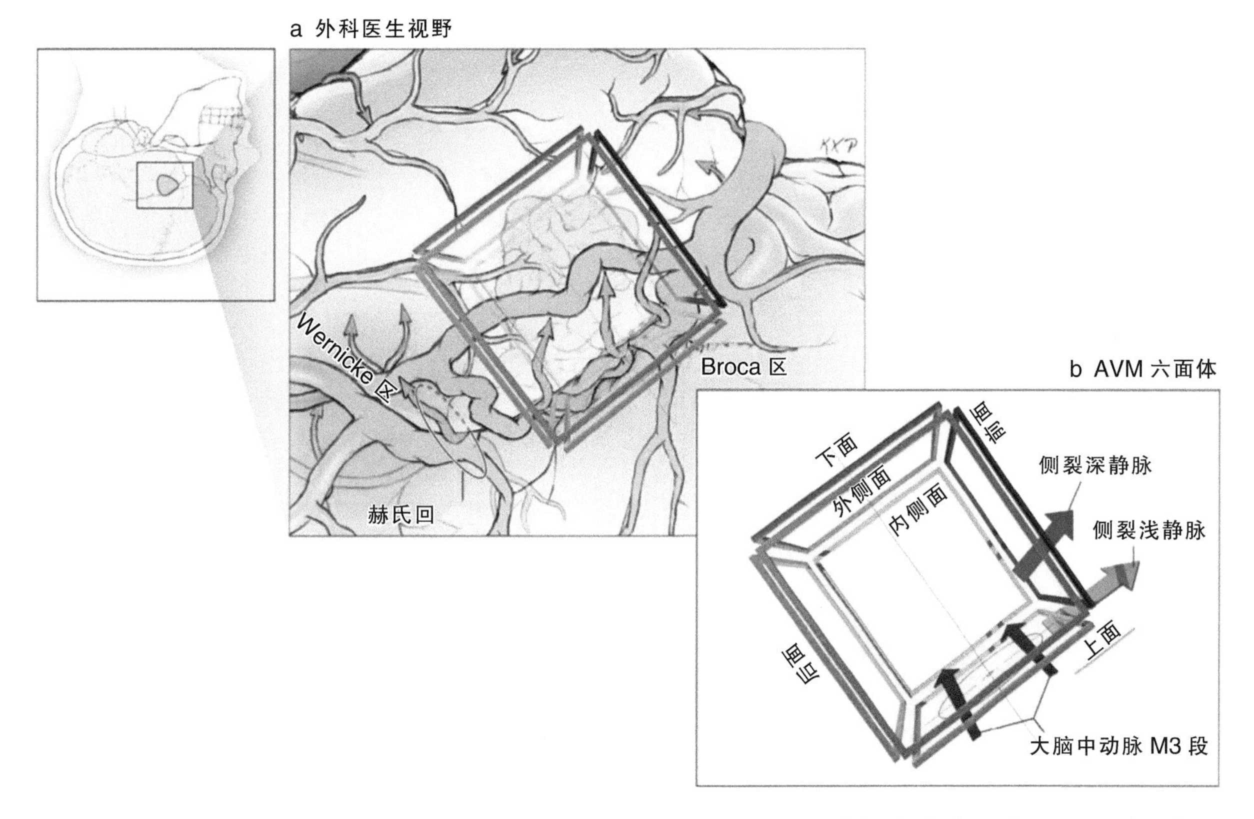

图 12-15　颞叶侧裂 AVM 的手术方法。(a)第 1 步，采用翼点入路开颅术，显露颞叶和外侧裂（外科医生视野）。(b)大脑中动脉 M3 段岛盖支走行于 AVM 病灶的上方，毗邻重要功能区（上方有赫氏回，后方有 Wernicke 区）。（待续）

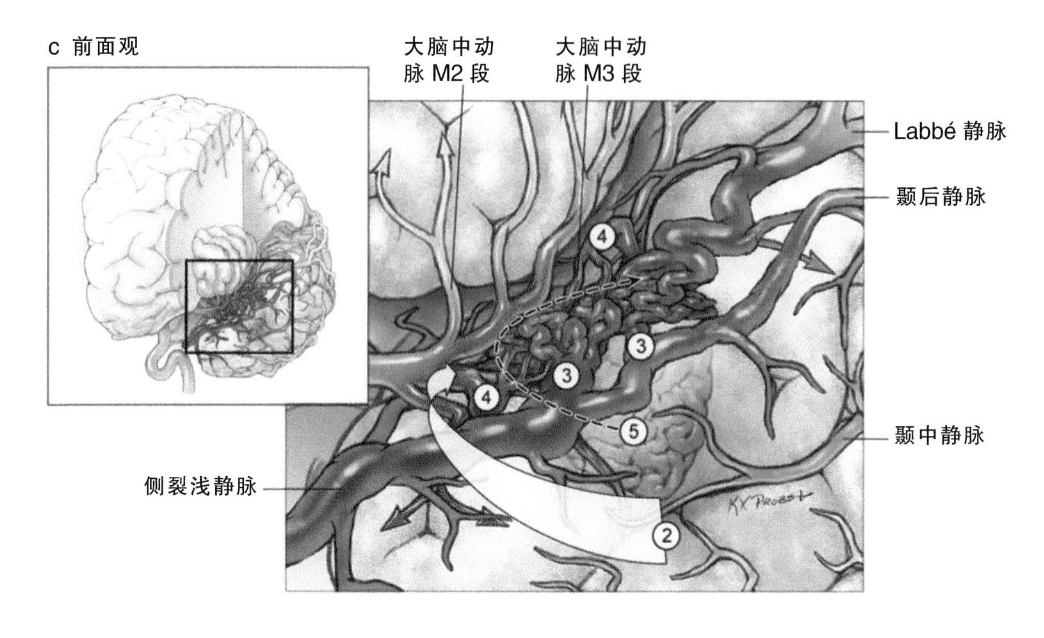

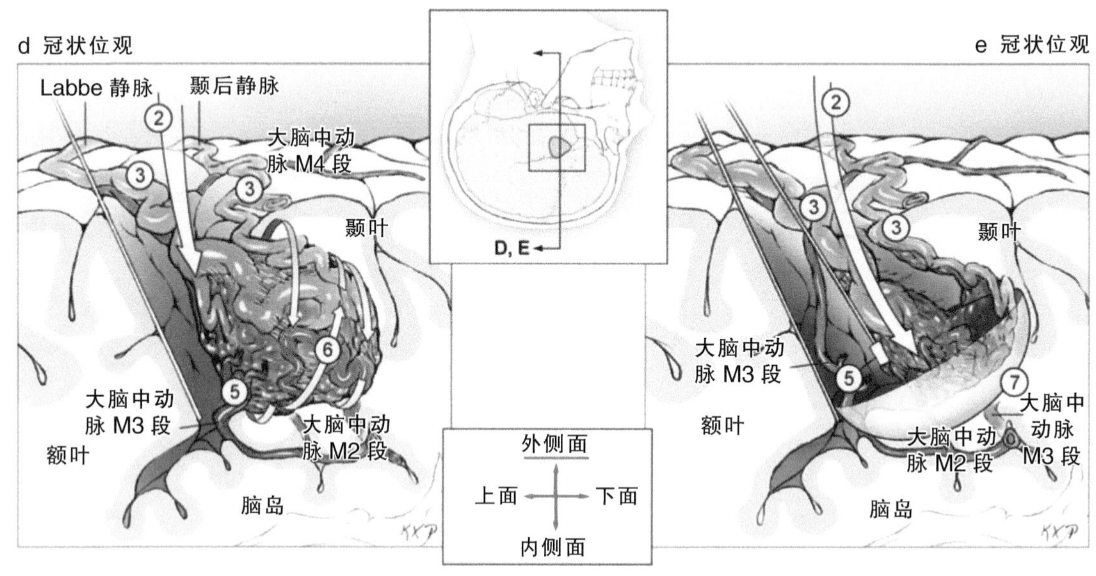

图 12–15(续) (c)第 2 步,分离侧裂并显露外侧裂面。第 3 步,将回流静脉移向颞侧。第 4 步,显露脑岛和来自大脑中动脉下干的分支。第 5 步,沿着颞极平面或颞平面的内上方前缘离断终末动脉(前面观)。(d)第 6 步,将畸形病灶从颞叶环形切开分离,并按由远及近方向分离过路血管,保留血管主干(冠状位观)。(e)第 7 步,离断大脑中动脉 M3 段的近端,并找出所有通向颞角的分支。

同:终末供血血管常在病灶边缘将其离断;过路血管常采用剪断分支保留主干;旁观血管与病灶分离。从过路血管的远端向近端分离,保留血管主干,从而保持过路动脉通畅。供血动脉主要来源于颞叶侧裂面外上侧前缘 AVM 的动脉分支(颞极平面和颞平面),也可来源于颞上回外侧面(第 5 步)。颞叶侧裂动静脉畸形向上与外侧裂接近,经过颞上回进行环形切除,有利于防止损害赫氏回和 Wernicke 区(第 6 步)。手术操作通常在大脑中动脉 M3~M4 段以及外侧裂静脉之间进行;深面可延伸至颞角,获得脉络膜前动脉的血供 (第 7 步)(图 12-16 和图 12-17)。

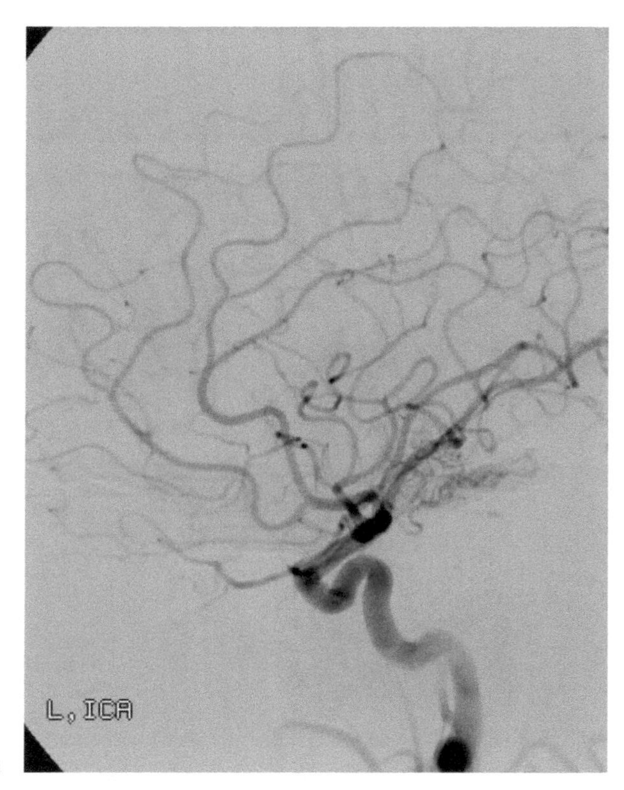

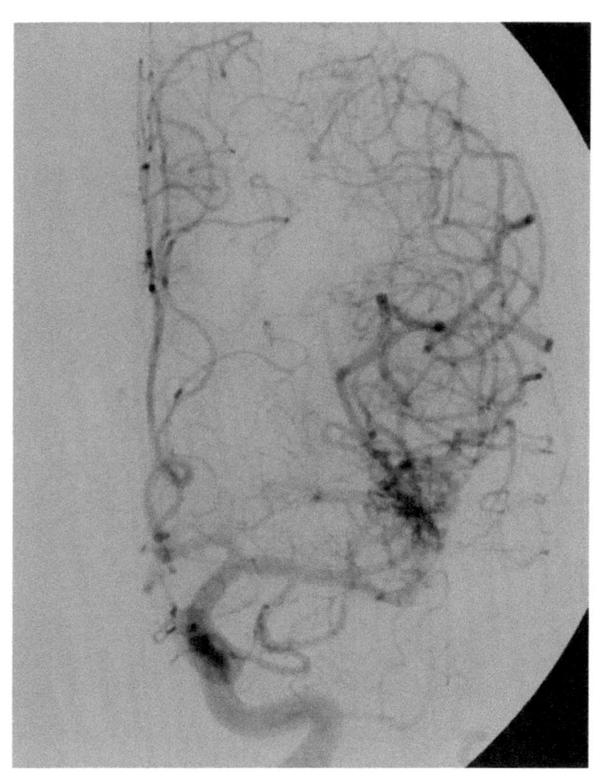

图 12-16 患者,男性,47 岁,左侧颞叶侧裂 AVM(Spetzler-Martin 分级 6:S1V1E1/A3B0C0),起源动脉来自大脑中动脉 M2 段和 M3 段分支。左侧颈内动脉造影:(a)外侧位像。(b)前后位像。(待续)

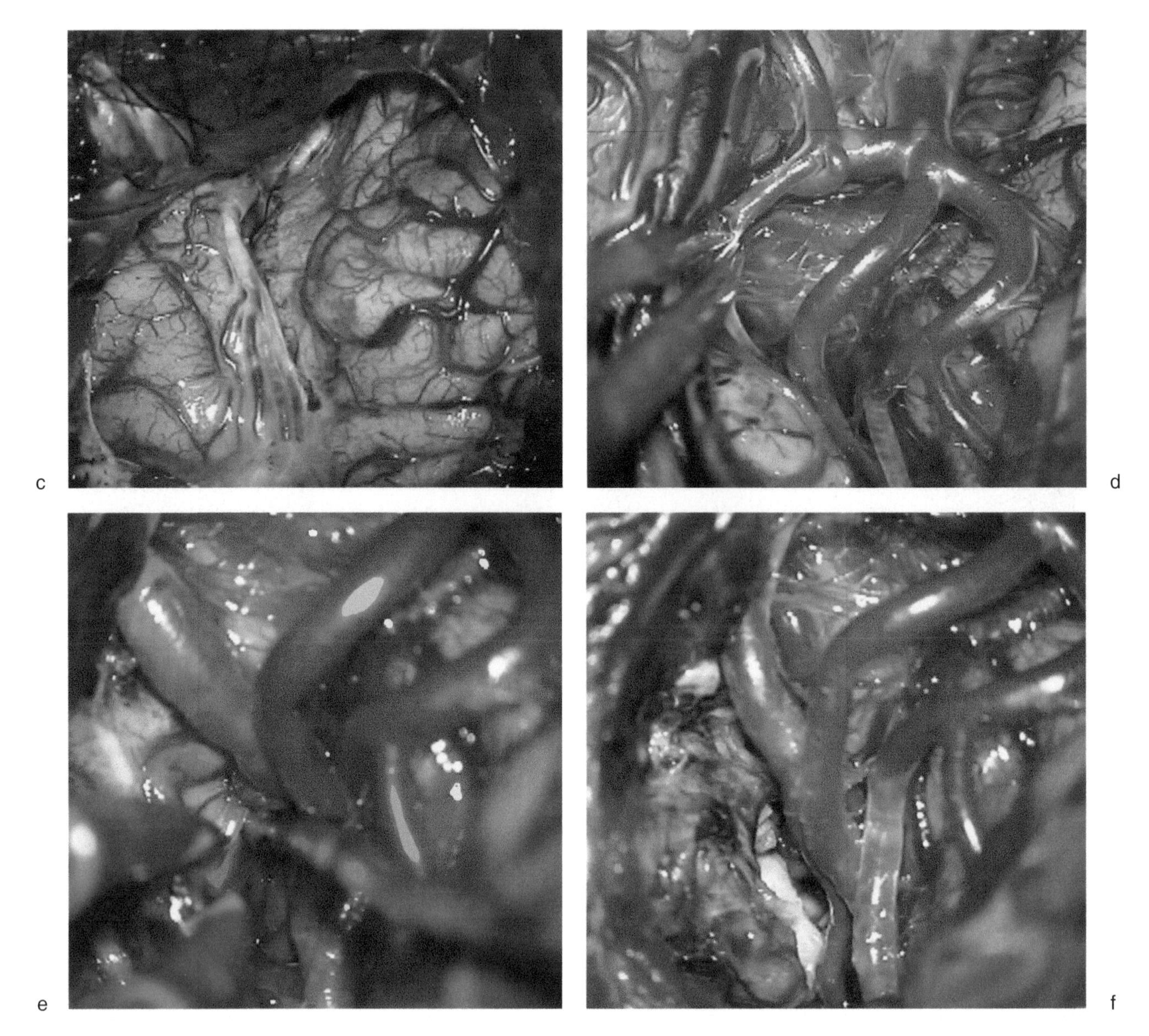

图 12-16(续) (c)采用左侧翼点入路开颅术，显露侧裂浅静脉回流至蝶顶窦。(d)分开外侧裂后，在深面的大脑中动脉分叉处找到动脉化的侧裂深静脉，然后找到颞叶外侧的畸形病灶。(e)病灶来源动脉有大脑中动脉下干和主干的细小分支。(f)将这些来源动脉与病灶分离，保留主干血管；然后，将 AVM 病灶完全切除。

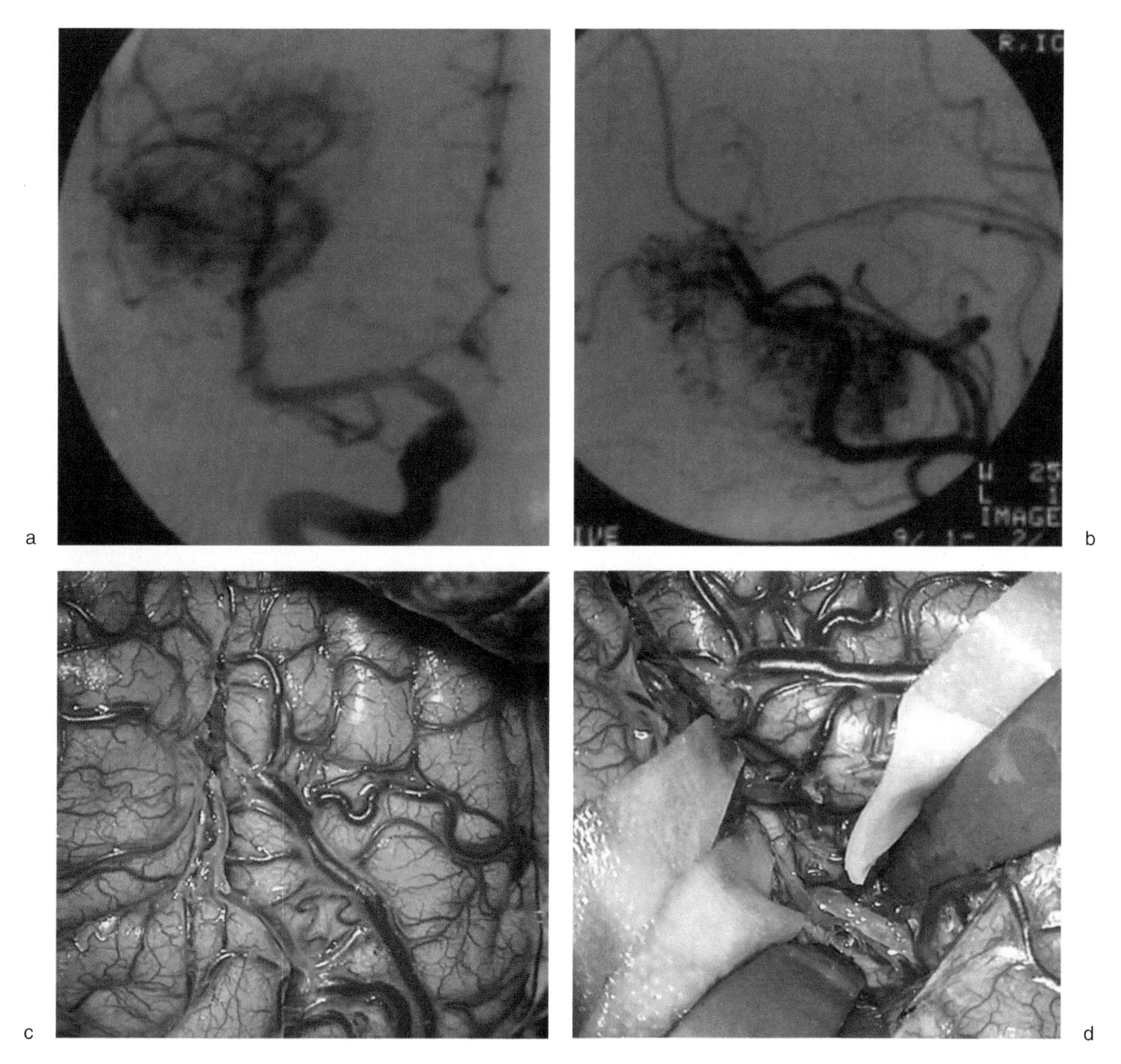

图 12–17　患者，男性，42 岁，右侧颞叶侧裂 AVM(Spetzler-Martin 分级 6：S2V10E0/A3B1C0)，起源动脉来自大脑中动脉 M2 段和 M3 段的小分支。右侧颈内动脉造影：(a)前后位像。(b)前斜位像。(c)正常过路动脉一般位于外侧裂的远端，与两支动脉化颞侧裂静脉伴行。(d)分开外侧裂远端，显露颞平面的畸形病灶和大脑中动脉 M2、M3 段。(待续)

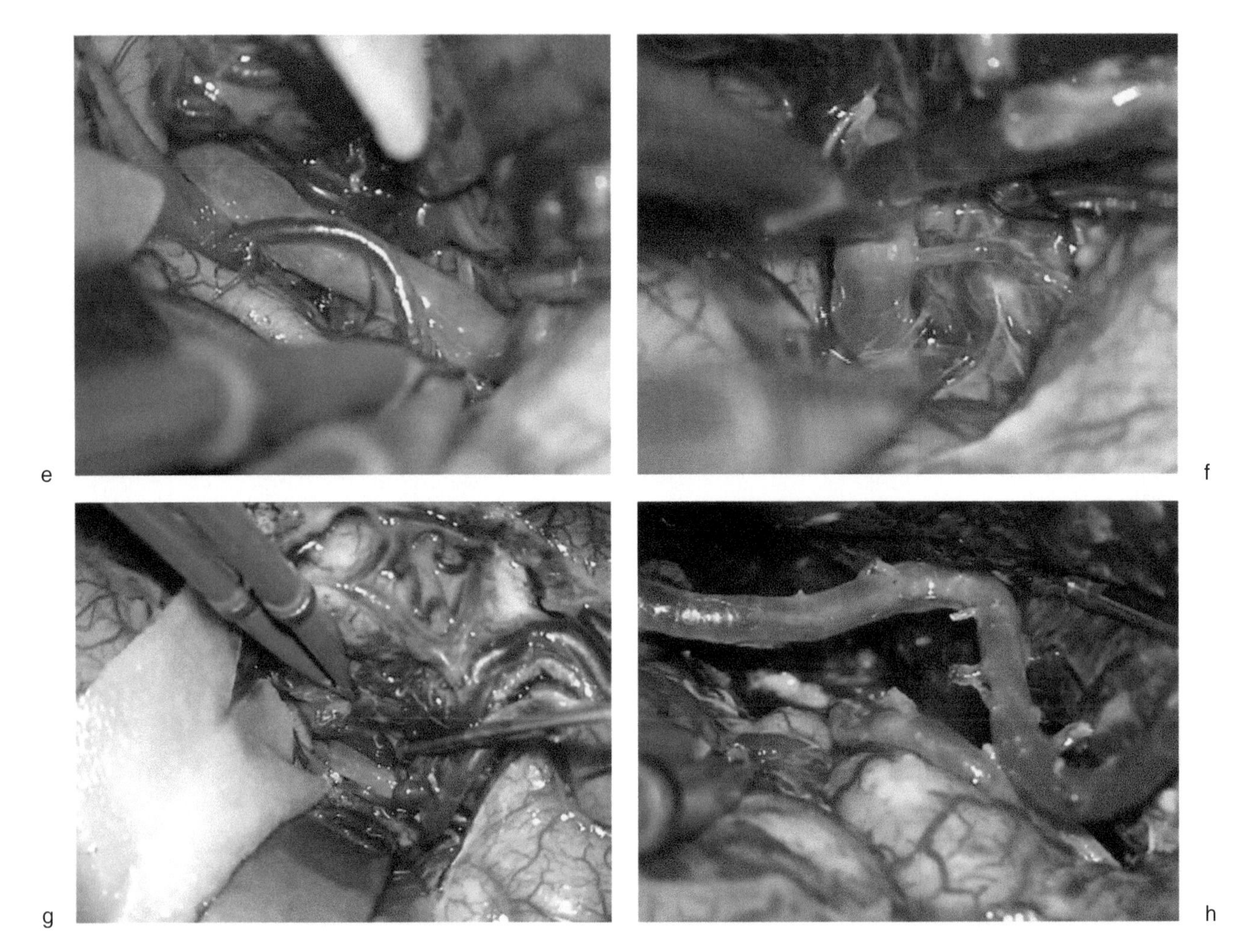

图 12-17(续) (e)和(f)病灶来源动脉有大脑中动脉脑岛段和岛盖段的小分支。(g)采用电凝夹闭的方法,将位于外侧裂表面动静脉畸形病灶的来源动脉离断,在颞上回靠近脑实质侧环形切除病灶。(h)切除病灶后,在外侧裂远端的大脑中动脉分支安放支架,以保证动脉分布区的有效灌注。

颞叶内侧 AVM 手术策略

颞叶内侧 AVM 的手术策略与颞叶外侧 AVM 显著不同(图 12-18)。采用眶颧入路+外侧裂分离开颅术的方法，可纵向显露颞叶内侧面动静脉畸形病灶，并可显露基底动脉环分叉处(第 1 步)。去除眶骨后，手术通路比采用翼点入路更靠前,手术野可充分显露颞叶内侧面。去除颧骨,有利于颞叶向后外侧回缩,从而使术野显露更充分。颞叶向后外侧回缩,可以充分显露颞叶内侧面,此为该方法的最大优势。总之,眶颧入路具有缩短手术操作距离、显露病灶更充分的优点。分离外侧裂,将颞叶内侧面与额叶分离,随后打开颈动脉池、脚间池,并围绕钩回游离脉络膜前动脉(第 2 步)。沿钩回内侧面和下面进一步分离大脑后动脉。颞叶内侧动静脉畸形的回流静脉为深部基底静脉,这使得颞叶在回缩过程中不必离断主要回流静脉(第 3 步)。采用眶颧入路+外侧裂分离开颅术可以提早显露畸形病灶的来源动脉：起自大脑后动脉 P2 段的脉络膜前动脉、后交通动脉、颞极动脉和颞前动脉(第 4 步)。上述动脉沿着钩回软脑膜边缘，交织成血管巢(第 5 步)。分别游离脉络膜前动脉和大脑后动脉 P2 段,离断 PCA 终端供血动脉:海马动脉、颞后动脉和

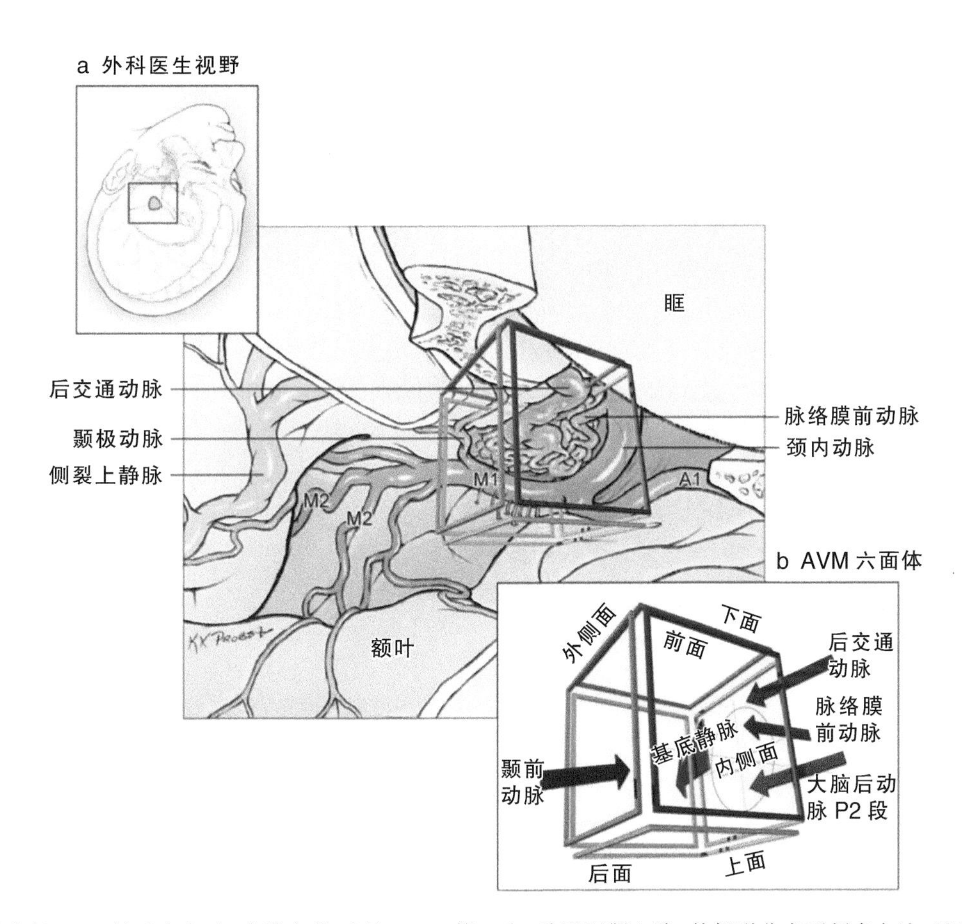

图 12-18　颞叶内侧 AVM 的手术方法(大脑角前面观)。(a)第 1 步,采用眶颧入路+外侧裂分离开颅术方法,显露外侧裂(外科医生视野)。(b)AVM 六面体显示,畸形病灶内侧来源动脉有脉络膜前动脉、后交通动脉、大脑后动脉 P2 段,回流静脉为后部的基底静脉。(待续)

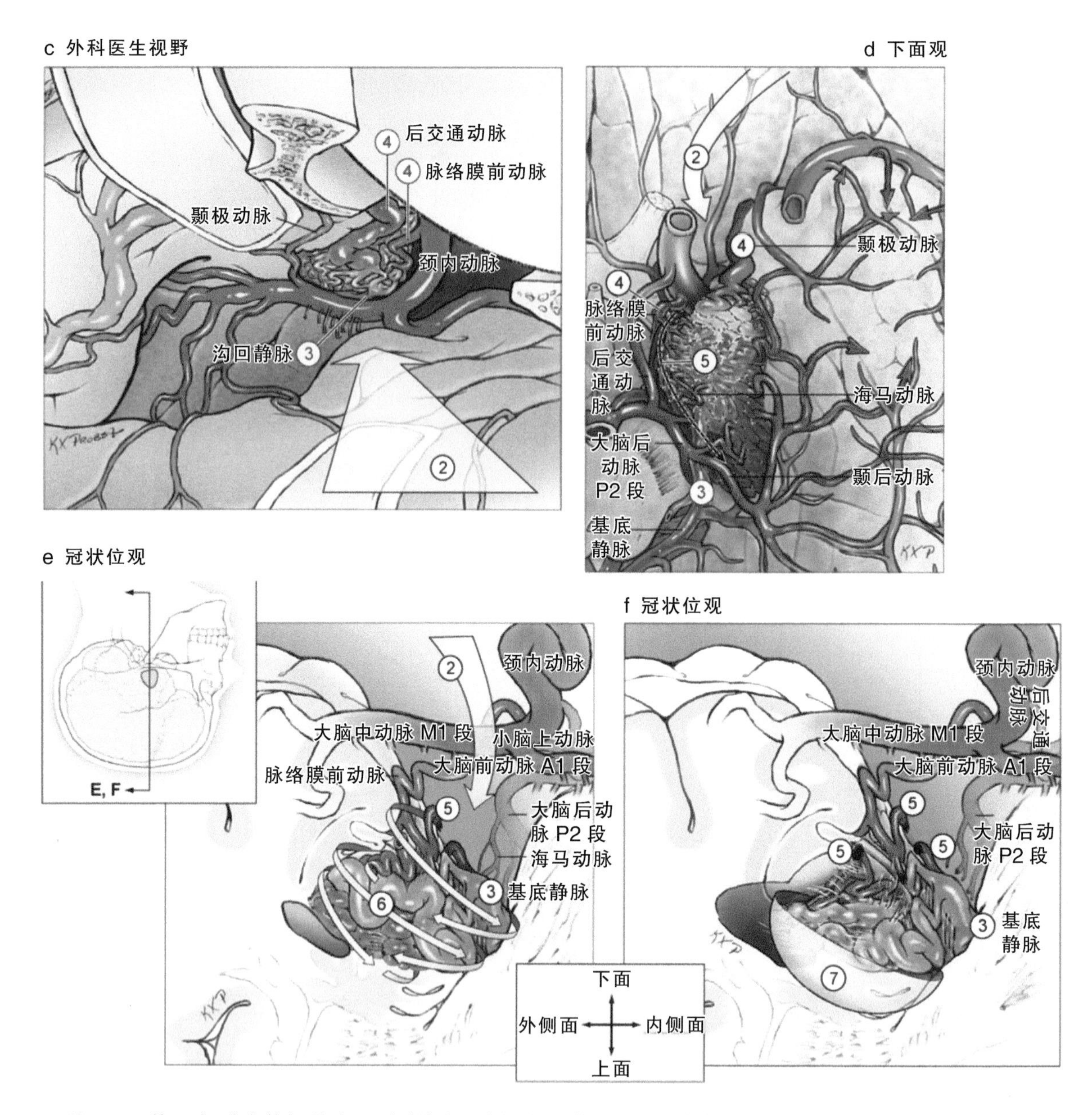

图 12-18(续) (c)第2步,分离外侧裂,打开颈动脉池和脚间池,围绕钩回游离脉络膜前动脉,并将颞叶向后外侧牵拉。第3步,确定病灶内侧回流静脉;一般情况下,手术后期才能将回流静脉全部找到。第4步,确定病灶的来源动脉:起自颈内动脉的脉络膜前动脉和后交通动脉,起自大脑中动脉的颞极动脉和颞前动脉,起自大脑后动脉的海马动脉和颞后动脉(外科医生视野)。(d)第5步,沿着钩回内缘离断供血动脉(下面观)。(e)第6步,穿过钩回和杏仁体,环形切开病灶外侧面,游离脉络膜前动脉和大脑后动脉P2段,保留主干(冠状位观)。(f)第7步,将AVM向内下方移动,分离至基底静脉的引流静脉。

IPChA。将中脑内侧穿动脉(PosThaP、PedP、CirP、ThGenP、mPChA)移向内侧,加以保护。穿过钩回和杏仁体,环形切开病灶内侧面,不会对记忆功能产生明显的影响(第 6 步)。巨大的畸形病灶有时会延伸到颞角,为了找到病灶的外侧边界,此时需要打开并进入脑室,这不会损伤与记忆功能相关的重要结构--海马后部。这种术式在垂直方向上,会遮挡畸形病灶的后上缘,必须将病灶向后内侧牵拉至手术野中。动静脉畸形病灶(六面体)的回流静脉为深部的基底静脉,该静脉在手术后期才能显露出来(第 7 步)(图 12-19、图 12-20)。

当颞叶内侧动静脉畸形位于大脑脚后部并包绕

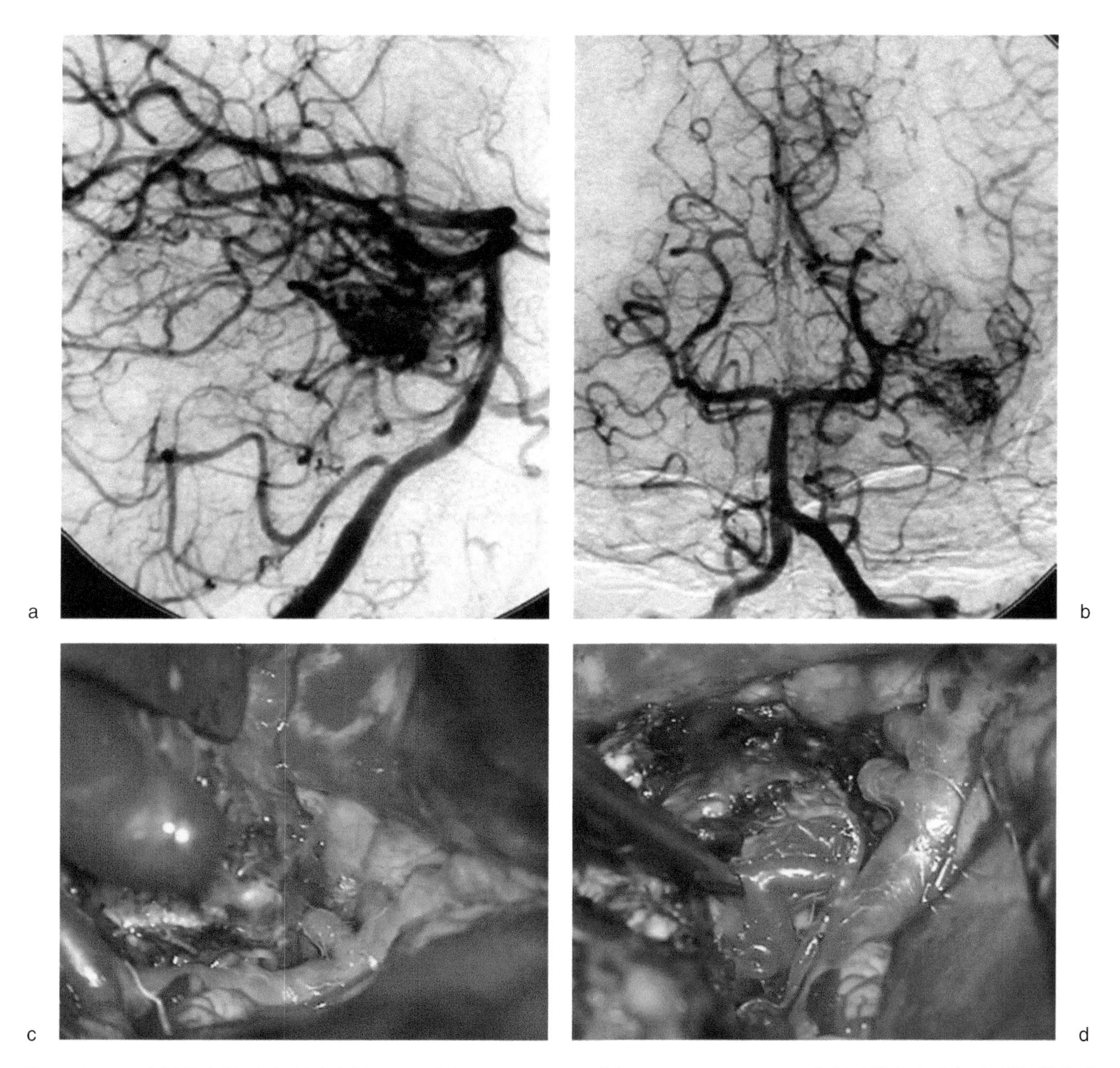

图 12-19　31 岁男性病例,左侧颞叶内侧 AVM(改良 Spetzler-Martin 分级 6:S1V1E1/A2B1C0),起源动脉来自后交通动脉、脉络膜前动脉、颞极动脉和颞后动脉(在动静脉畸形病灶内侧缘,沿小脑幕边缘分布)。术前进行颞后动脉栓塞术。左侧椎动脉造影:(a)外侧位像。(b)前后位像。采用左侧眶颧入路+外侧裂分离开颅术,显露钩回内的动静脉畸形病灶。(c)术中可见膨大的后交通动脉,脉络膜前动脉起自动眼神经上面的颈内动脉前床突上段。(d)膨大的颞极动脉起自近端大脑中动脉 M1 段。(待续)

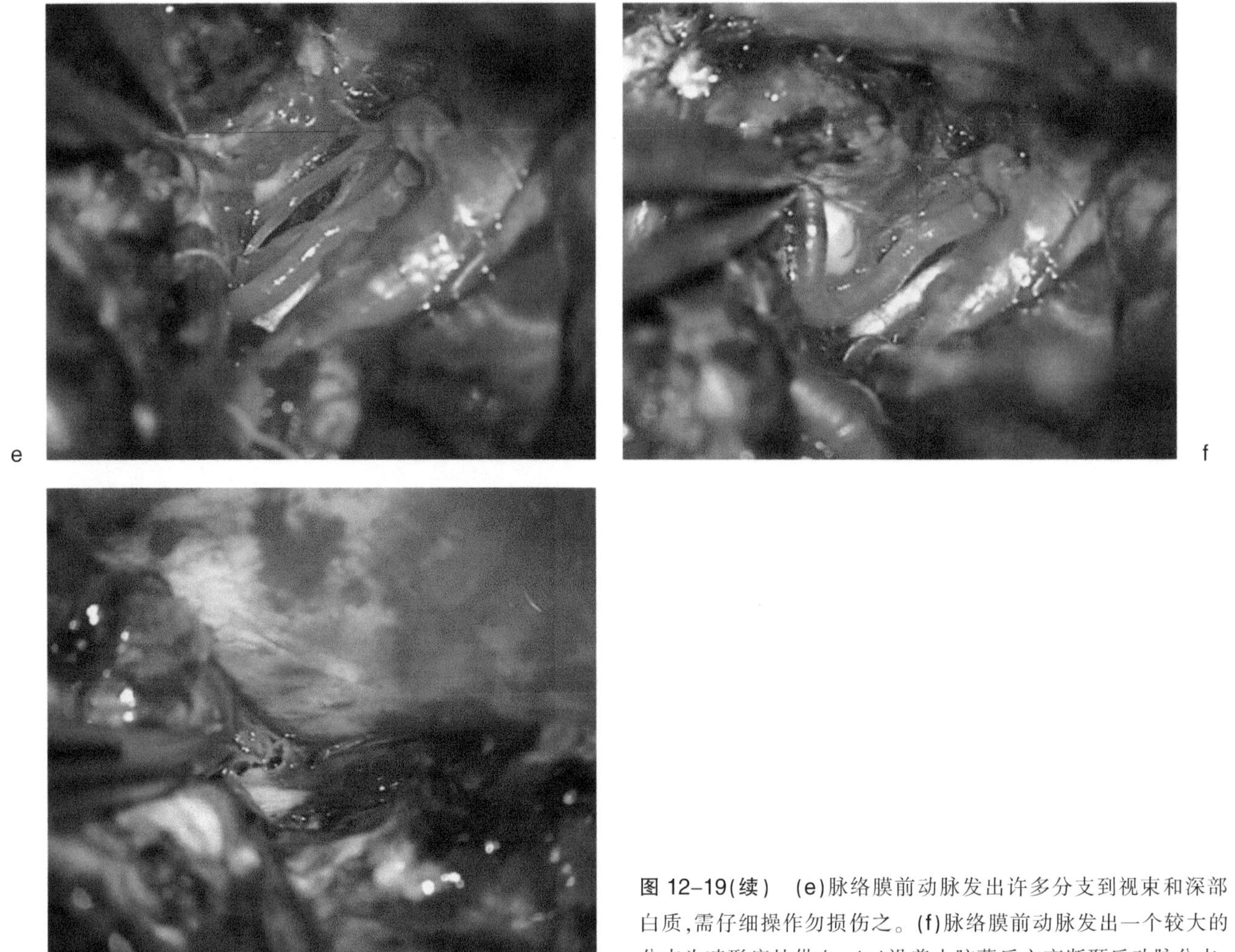

图 12-19(续) (e)脉络膜前动脉发出许多分支到视束和深部白质,需仔细操作勿损伤之。(f)脉络膜前动脉发出一个较大的分支为畸形病灶供血。(g)沿着小脑幕后方离断颞后动脉分支。

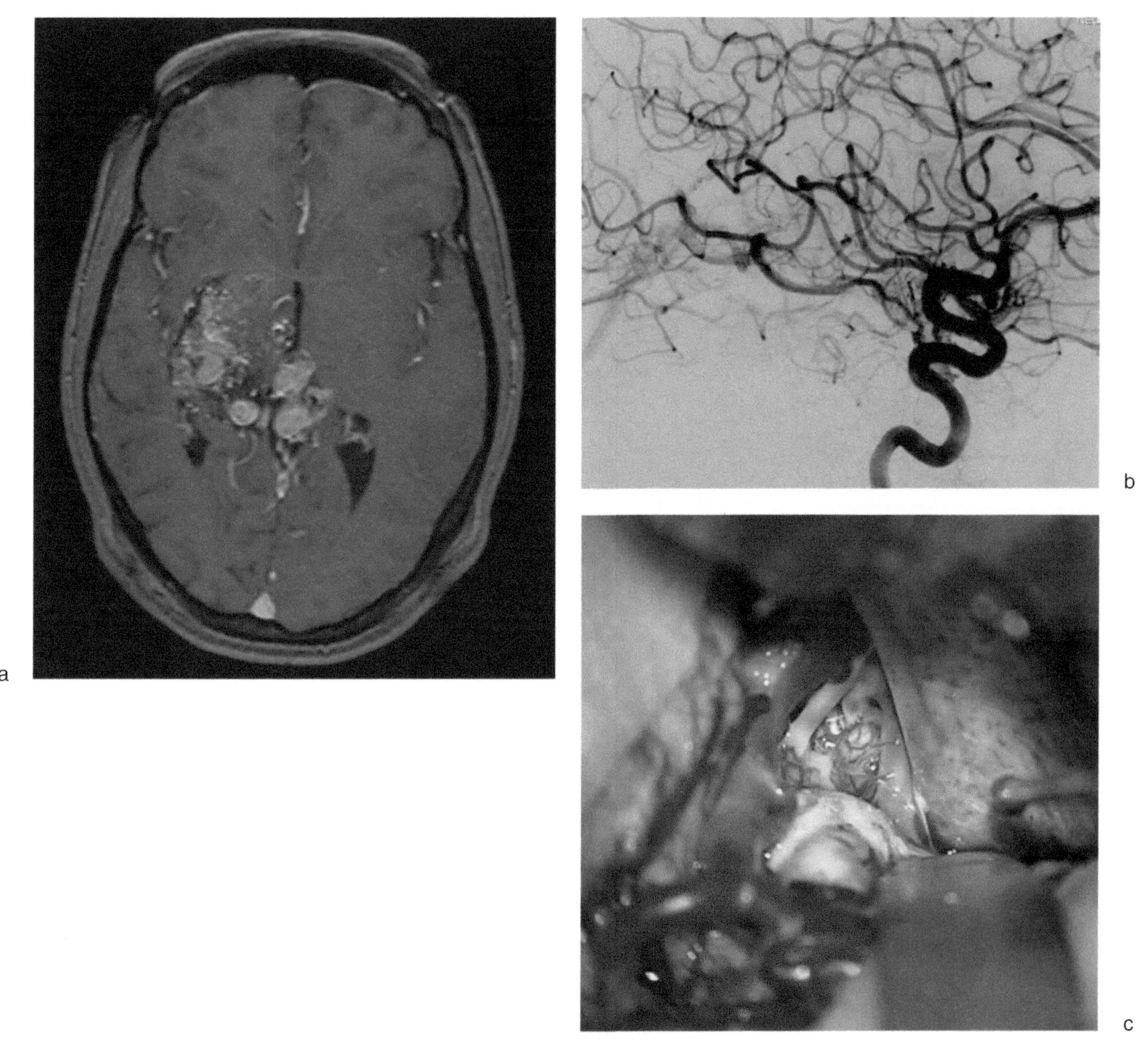

图 12-20 36 岁,女性病例,右侧基底节区/丘脑 AVM 破裂出血(改良 Spetzler-Martin 分级 6:S2V1E1/A2B0C0)。(a)头部 MRI-T1 轴位像,患者曾行头部伽马刀放射治疗。(b)伽马刀放射治疗后 3 年,血管造影显示畸形病灶大部分闭塞,颞叶内侧面仍存在一些残留的畸形病灶,回流静脉与基底静脉相通(右侧颈内动脉造影,外侧位像)。(c)采用右侧眶颧入路+外侧裂分离开颅术,使颞叶回缩,显露颈内动脉床突上段、大脑中动脉 M1 段、大脑后动脉 P2 段以及小脑幕切迹。(待续)

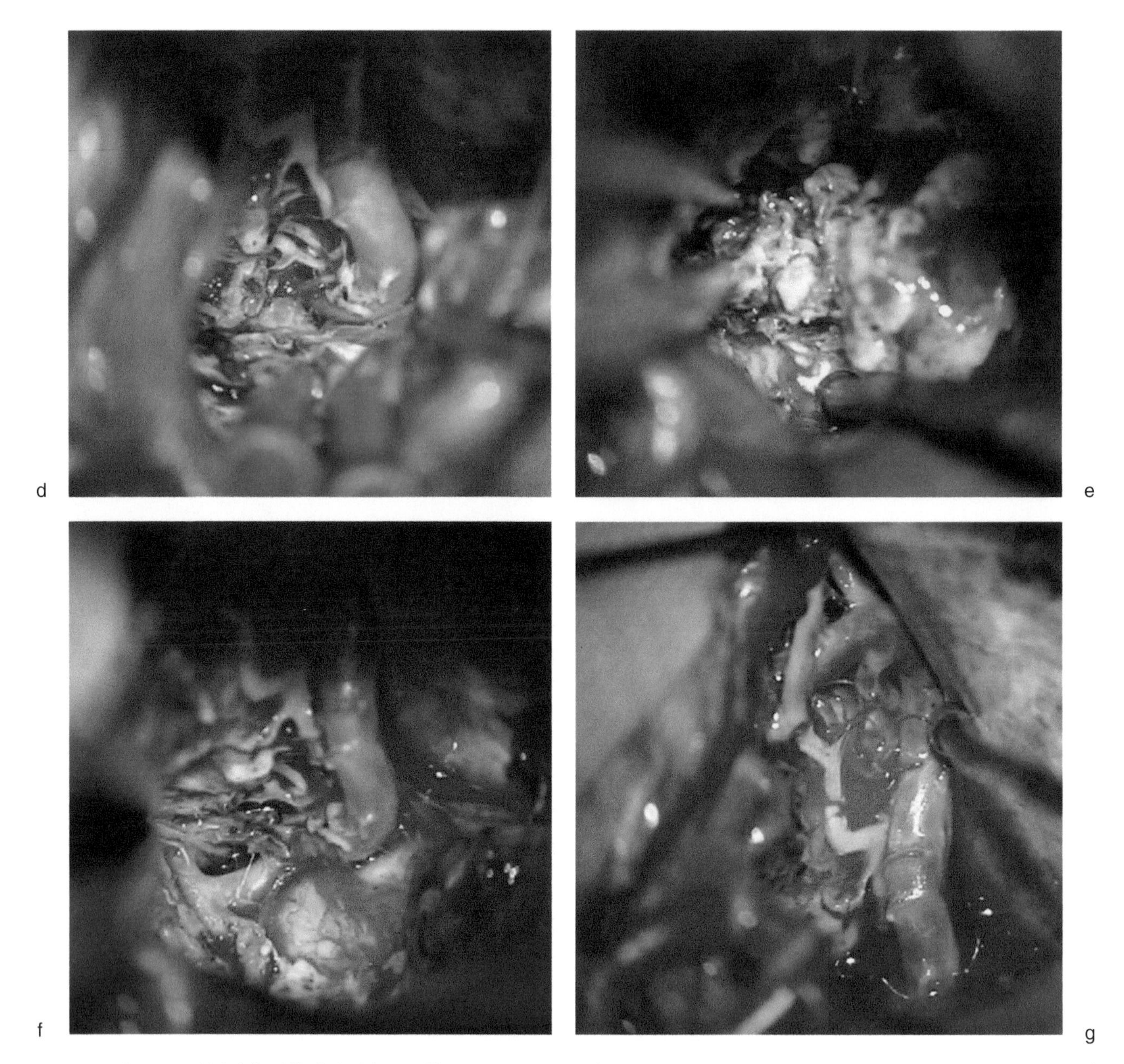

图 12-20(续) (**d**)颞叶内侧动静脉畸形病灶的供血,源于大脑后动脉 P2 段,电凝离断之,达到病灶去动脉化目的。(**e**)切除畸形病灶。(**f**)显露大脑后动脉分出顶枕动脉(ParOccA)和距状动脉(CalcA)的分叉处。(**g**)显露大脑后动脉的大脑脚段,沿着小脑幕可看到已经硬化的供血动脉。

中脑后外侧时,需采用经颞-脑室入路,而不是采用眶颧入路+外侧裂分离开颅术方法(图 12-21)。对于该类畸形病灶,采用经外侧裂的手术方法会使畸形病灶显露不充分;而采用经皮质的手术方法恰恰可以充分显露病灶,并使切入角呈平行状。该手术方式与颞叶基底动静脉畸形手术类似。首先颞侧入路开颅(第 1 步),接着颞下入路进入(第 2 步);但与颞叶基底动静脉畸形手术相比,皮质分离入路更靠内侧,手术通路穿过梭状回和海马旁回,而不是颞下回。采用经皮质手术方法通常手术野较狭小,因此需要将术野扩大到显露整个畸形病灶。打开脑室,进入颞叶内侧动静脉畸形的外侧缘。与经外侧裂手术方法不同点:经皮质手术方法在手术前期即显露回流静脉—基底静脉(第 3 步)。大脑后动脉、脉络膜前动脉这些供血动脉常常位于手术野深面,在手术后期才能显露(第 4 步)。脉络膜前动脉被前方的颞角脉络膜裂所遮挡,大脑后动脉及其分支被环池遮挡(第 5 步)。手术分离皮质时,需穿过海马和海马旁回,因此会增加记忆功能受损的

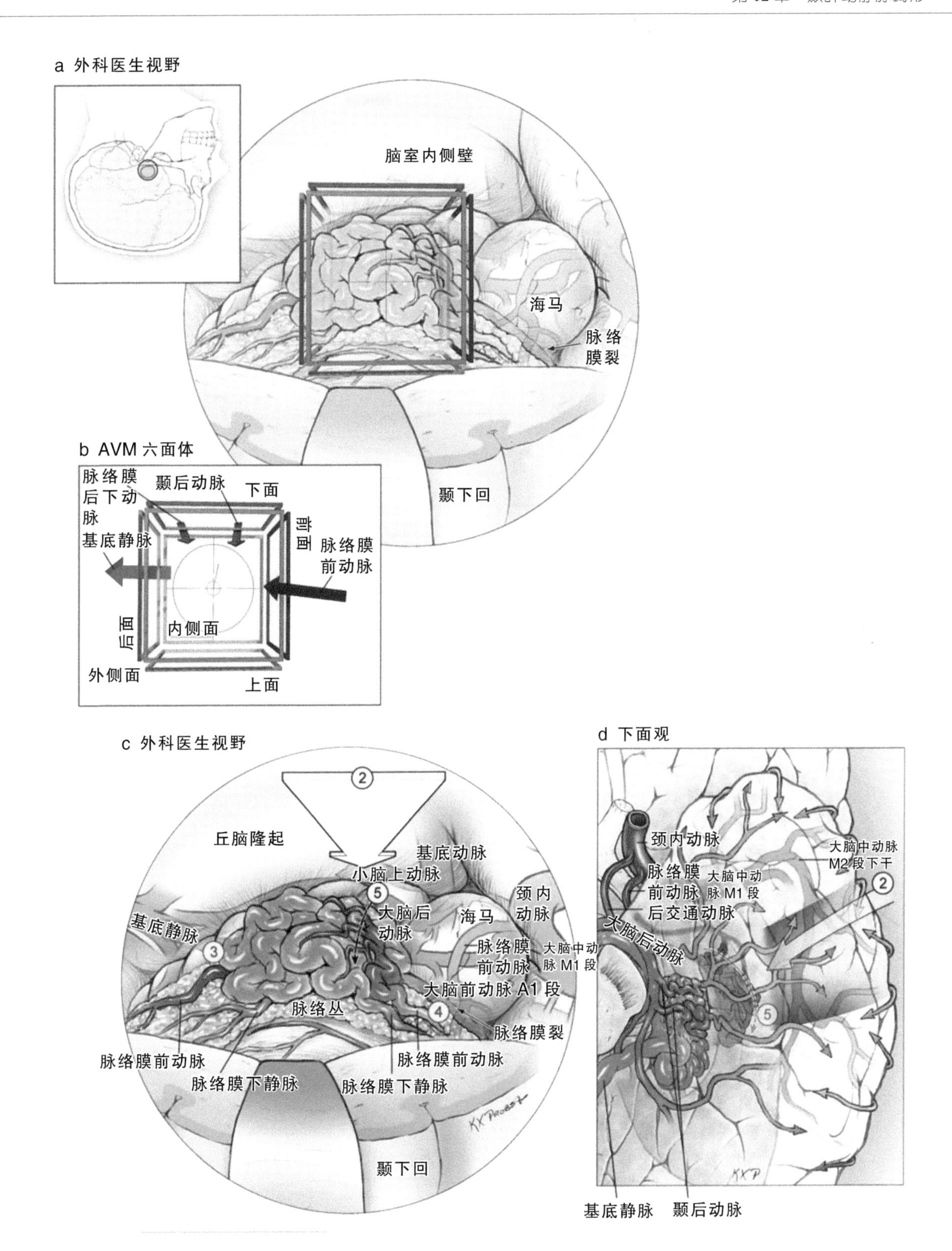

图 12–21 颞叶内侧 AVM 手术方法(大脑脚后部)。(a)第 1 步,颞骨瓣开颅,并经颞–脑室入路(外科医生视野)。(b)AVM 六面体显示畸形病灶内侧供血动脉:脉络膜前动脉、大脑后动脉 P2 段。(c)第 2 步,分离至颞下部的动静脉畸形病灶,采用经皮质入路穿过梭状回和海马旁回,通过颞角到达脑室。第 3 步,确定病灶回流静脉:基底静脉。第 4 步,确定病灶前方供血动脉:脉络膜前动脉(外科医生视野)。(d)第 5 步,在脉络膜裂内离断额叶前外侧的来源动脉(下面观)。(待续)

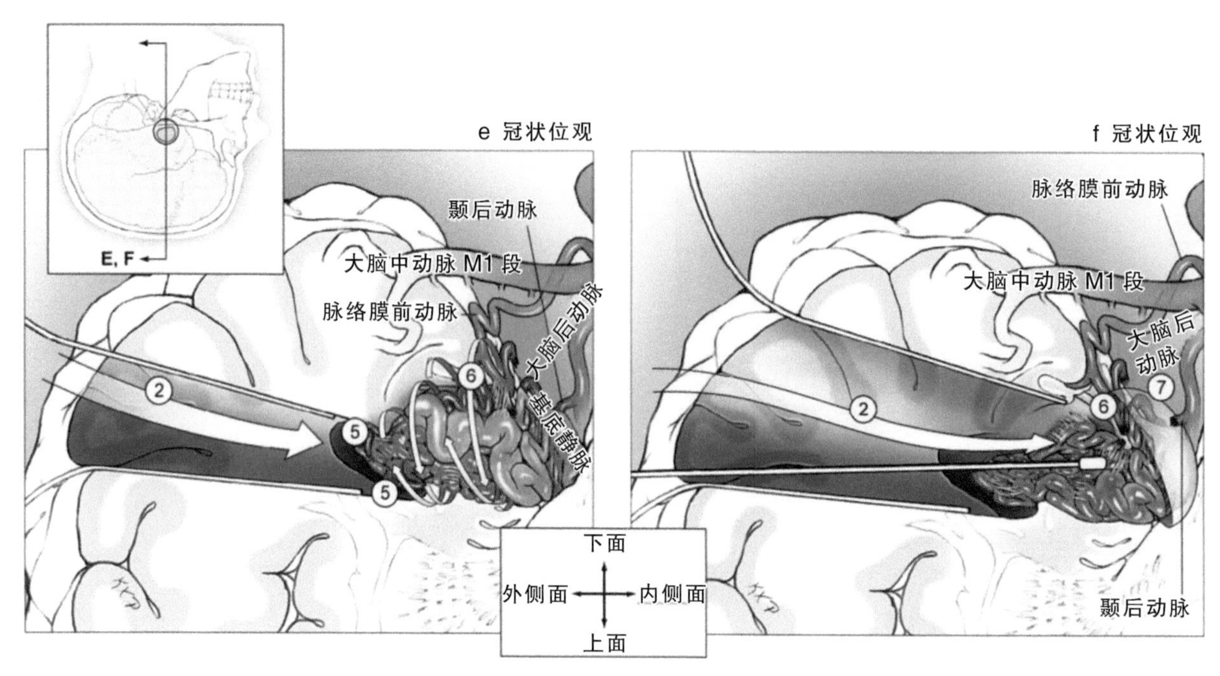

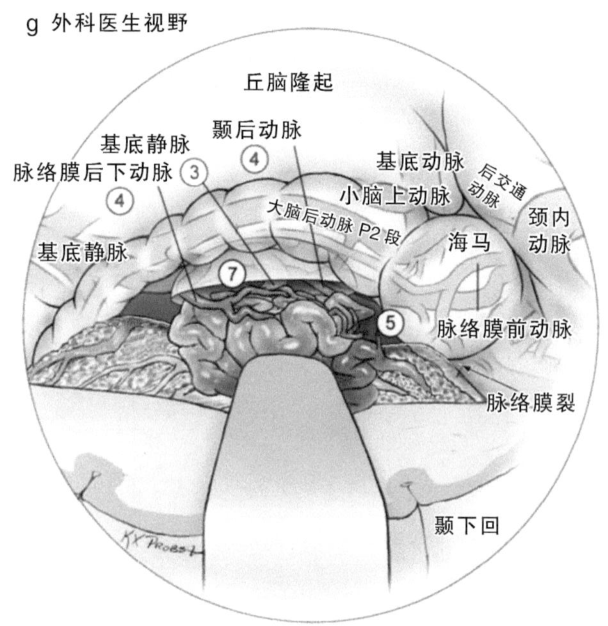

图 12-21(续) (e)第 6 步,在海马和海马旁回内环形切开病灶(冠状位观)。(f)第 7 步,离断病灶内侧面的来源动脉——颞后动脉和脉络膜下后动脉(IPChA)。(g)畸形病灶位于额叶内侧面,当打开环池后,可在大脑后动脉 P2 段安放支架,并保留基底静脉(外科医生视野)。

风险(第 6 步)。目前结果显示,经上述入路进行血肿开放性清除并未增加术后并发症的发生率。采用颅底入路可以避开侧裂浅静脉和侧裂深静脉,而采用外侧裂入路则恰恰相反。然而,采用颅底入路需要将颞叶向上牵拉,可能会损伤或撕脱 Labbé 静脉。采用跨静脉切开,可以妥善地避开与皮质入路交叉的 Labbé 静脉分支。沿基底静脉进入环池,确认整个病灶范围;在病灶后缘离断供血动脉——颞后动脉、脉络膜后动脉(PChA)(第 7 步)。将远端的大脑后动脉保护起来,维系其后的动脉路径(图 12-22)。

■ 结论

颞叶是适宜 AVM 手术的领地：选择不同开颅术可以很好地显露病灶;手术入路熟悉,因动静脉畸形与动脉瘤手术方式类似;采用显微外科手术开放蛛网

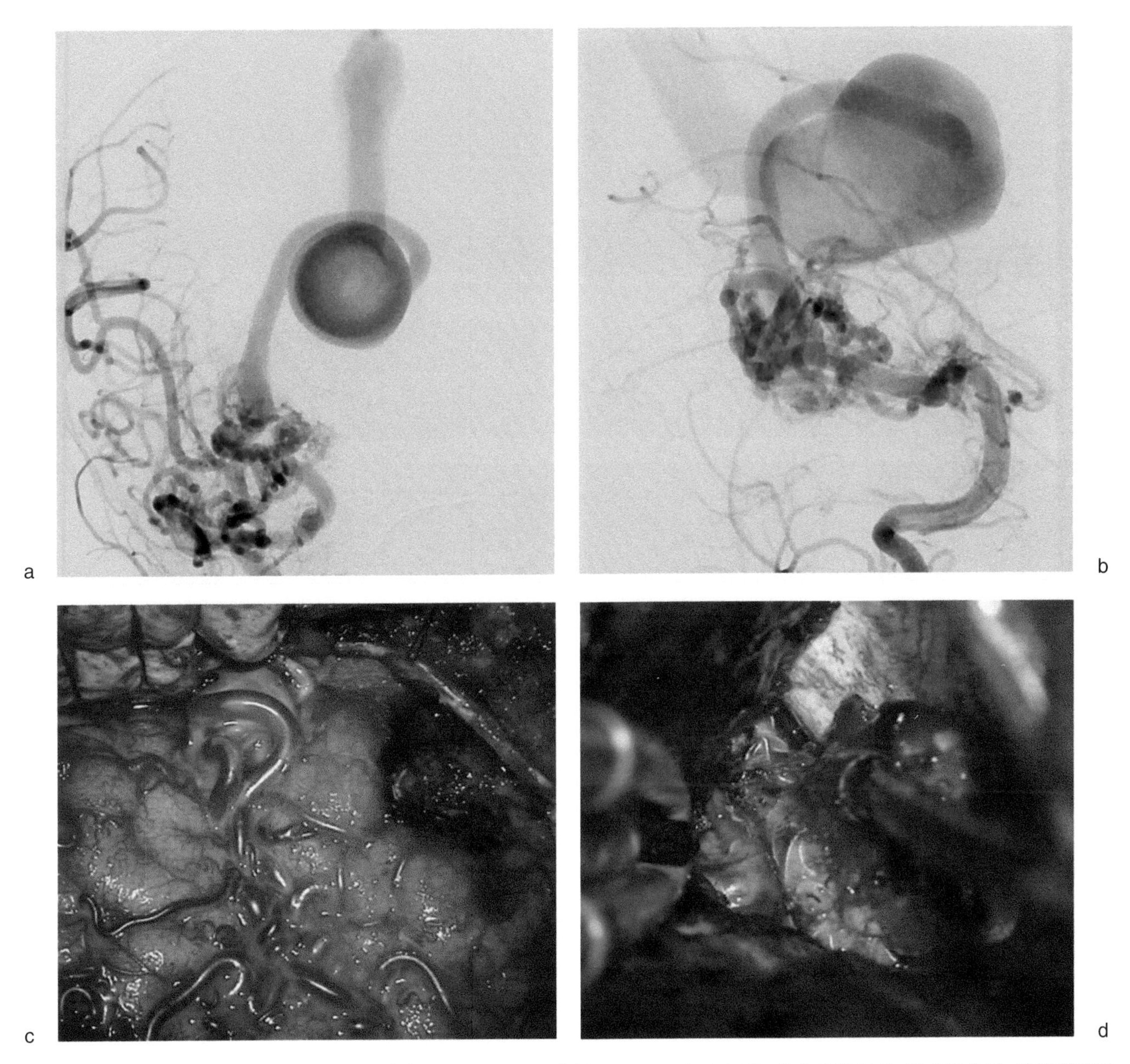

图 12-22 3岁女孩，右侧颞叶内侧 AVM(改良 Spetzler-Martin 分级 4:S2V1E0/A1B0C0)，供血动脉包括：后交通动脉、脉络膜前动脉、颞极动脉和颞前动脉。(a)右侧颈内动脉造影(前后位像)；颞后动脉、海马动脉和脉络膜后动脉。(b)右侧椎动脉造影(前斜位像)。回流静脉为基底静脉、Galen 静脉以及大脑镰窦(前脑静脉)。术前已经采用栓塞方法进行部分治疗，方法：用弹簧圈栓塞颞后动脉，随后栓塞远端的上矢状窦和窦汇。这种方法可能会引起颅内静脉高压、神经功能受损，以及上矢状窦内的血液逆流至皮层静脉和海绵窦。(c)翼点-颞部开颅术显露颞叶外侧面，见外侧裂静脉充盈。(d)抵达 AVM 入路：经皮质穿过颞枕回，经脑室穿过颞角，最后穿过脉络膜裂，找到已经被弹簧圈栓塞的颞后动脉。(待续)

膜下腔和脑裂技术成熟；病变血管易于显露；颞叶大部并非至关重要功能区。在手术全切病灶和癫痫症状控制方面，颞叶 AVM 的手术效果通常优良。因此，整体而言，颞叶动静脉畸形常采用手术治疗，并且手术疗效满意。颞叶 AVM，发病率仅次于额叶动静脉畸形，并且拥有最常见的亚型(颞叶外侧动静脉畸形)。

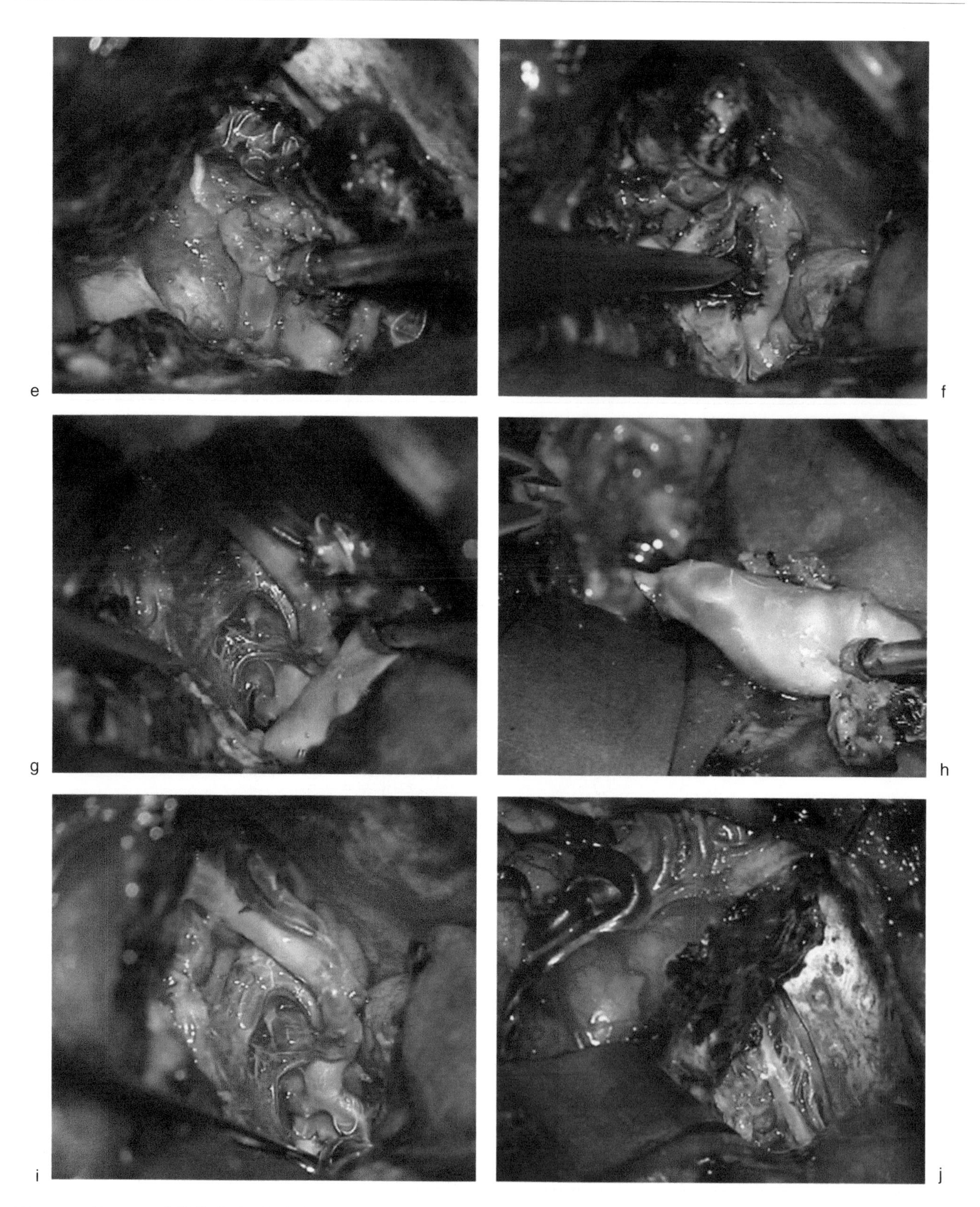

图 12–22(续)　(e)在脉络膜裂上部将脉络膜前、后动脉的分支闭塞。(f)在环池下部将大脑后动脉的分支闭塞，基底静脉颜色因回流减少而变暗(显微手术剪内侧面)。(g)用吸引器将基底静脉向后牵拉，可看到大脑后动脉的穿支动脉向内侧走行，注意将其保护。(h)当基底静脉颜色完全变暗时，将其远端夹闭，随后切除畸形病灶。(i)游离大脑后动脉 P2 段主干，保护其丘脑和中脑穿支走行在脚间池和环池。(j)经皮质脑室入路，穿过颞枕回和颞角显露小脑幕切迹，保护外侧裂静脉(动静脉畸形病灶切除后，该静脉变暗)。

(朱凯　田增民 译)

第13章 顶枕叶动静脉畸形

■ 显微外科解剖

脑

对顶叶和枕叶的划分本身就有些武断，虽然大脑内侧半球是由顶枕沟划分的，但大脑外侧半球并没有这样的脑沟将其明显分开。相反，是大脑侧裂的延长线随意将这两个脑叶划分开了。虽然顶叶和枕叶都被定义了边界，但在解剖学上它们却是连续的一个整体。本书将它们列为一个单元，是因为它们的血管解剖结构是相互关联的，并且在顶叶和枕叶的动静脉畸形(AVM)也是十分相似的。即使有两个脑叶，在顶枕区也仅有三个解剖平面(内侧面、外侧面、基底面)，主要的脑沟和脑回缺少解剖复杂性(图 13-1)。严格意义上说，顶叶是中央沟和缘上回之间的一个大脑侧表面；虽然面积很小，但这里的 AVM 如同额叶侧裂的 AVM 一样需要特殊处理。

顶叶侧面有三部分组成：中央后回，垂直和平行于中央沟和中央后沟；顶上小叶(SPL)，由大脑半球上缘延伸到顶内沟的水平方向；顶下小叶(IPL)，这两个小叶中最大，包括缘上回和角回。枕叶外侧是由枕上回(SOG)和枕下回(IOG)构成，并由枕外侧沟分开。枕叶内侧是由中央旁小叶后部(中央后回的内侧延伸)、扣带回后部、楔前叶构成(SPL 的内侧延伸)。顶枕沟的定义是由顶叶和枕叶的内侧壁划分的。距状裂是在枕极和顶枕沟向前延伸，由扣带回向后延伸，用于区分内侧枕叶到楔叶和小舌。枕叶基底部由小舌的下部构成，是枕颞内侧回(OTG，或梭状回)后侧和枕下回(IOG)内侧的延续，由大脑侧副沟和枕颞沟向后延伸将其分开。

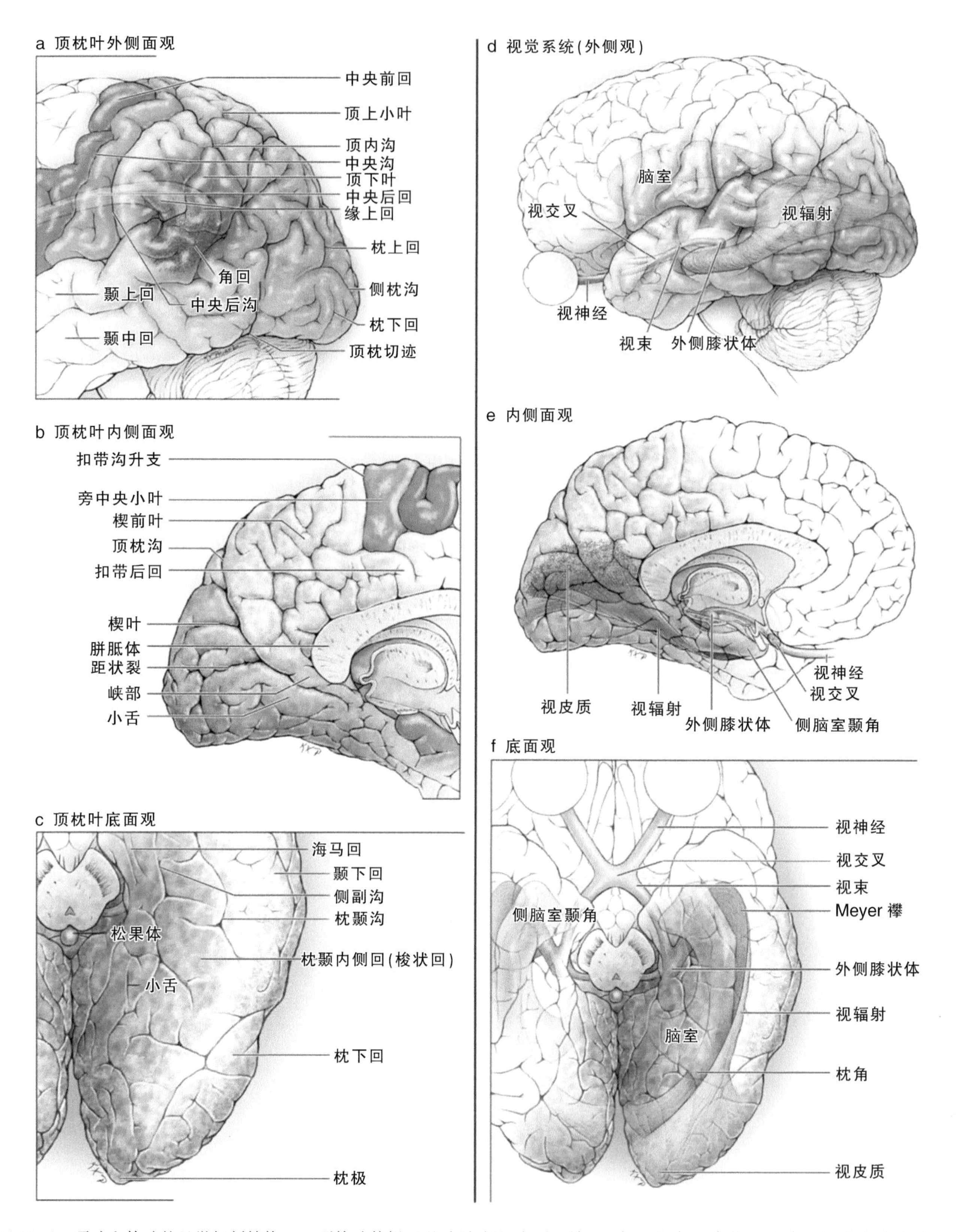

图 13-1 顶叶和枕叶的显微解剖结构。(a)顶枕叶外侧面观,颜色标记主要区域:运动区(红色)、感觉区(蓝色)、视觉皮质(绿色)和语言中枢(角回、缘上回、弓状束下缘,紫色)。(b)顶枕叶内侧面观。(c)顶枕叶底面观。(d)视觉系统由眼、视网膜、视神经、视交叉、视束、外侧膝状体、视辐射和视皮质组成。(e)内侧面观。(f)底面观。注意:视辐射向外沿侧脑室颞角旁穿行,包括颞叶前部的 Meyer 襻,并穿过枕角外侧的白质。

动脉

顶枕叶主要有三支大脑动脉供血，而其他脑叶只有两支(图 13-2)。大脑中动脉(MCA)远端的皮质动脉和起源于大脑中动脉主干前、后侧的分支供应顶枕叶外侧，这支供血动脉是 MCA 三叉分支的中间支，也是优势供血动脉的主干。从大脑侧裂远端发出的这些皮质动脉 M4 段和中央动脉 (CenA)、顶叶前动脉(AntparA)、顶叶后动脉(PosParA)、内眦动脉(AngA)、颞枕动脉(TempOccA)呈扇形分布。大脑前动脉(ACA)末端的皮质动脉 A5 段供应顶叶内侧，并发出顶叶上动脉(SupParA)、顶叶下动脉(InfParA)等分支。顶叶外侧动脉来自 MCA，分为顶叶前、后动脉。顶叶内侧动脉来自 ACA，分为顶叶上、下动脉。SupParA 供应楔前叶，InfParA 供应楔叶和楔前叶(下极部分)。

大脑后动脉(PCA)是顶枕叶的主要供血来源，为内侧和基底部供血。颞叶后动脉(PosTempA)，在先前的颞叶 AVM 中已经讨论过，起源于在环池或四叠体

a 顶枕叶外侧面观

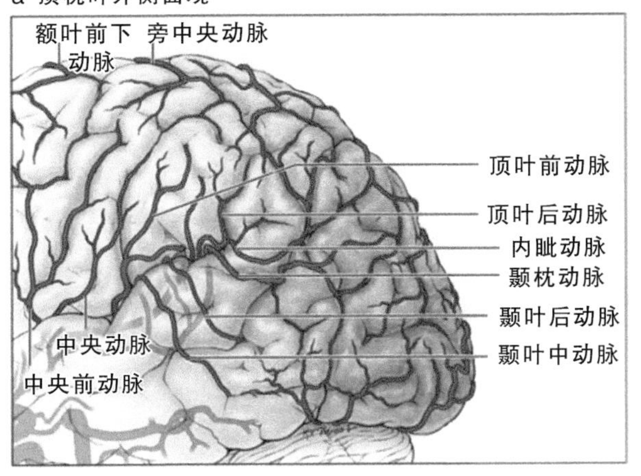

b 顶枕叶内侧面观

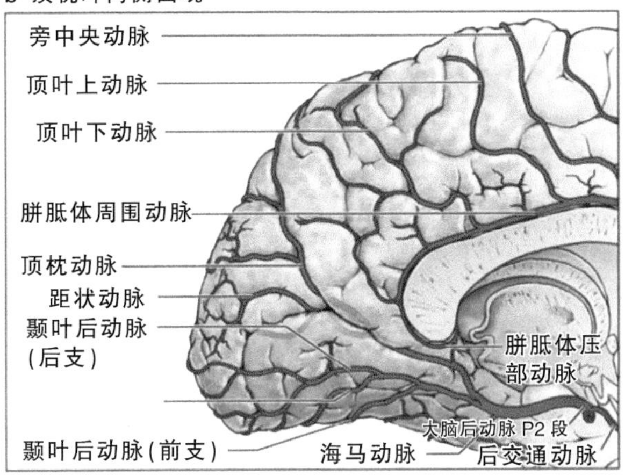

c 顶枕叶底面观

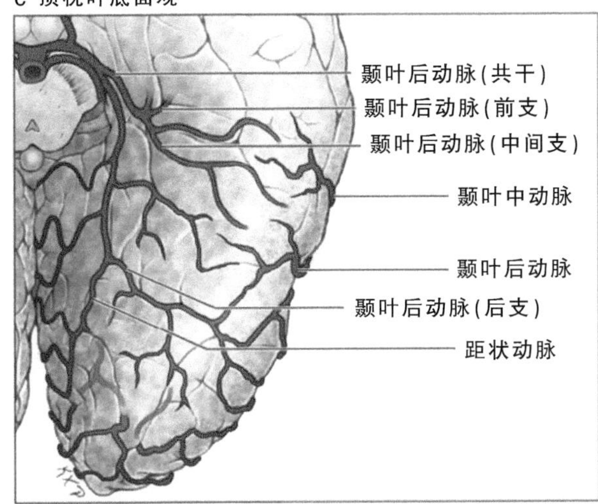

图 13-2　顶枕叶动脉的显微解剖。(a)顶枕叶外侧面观：由 MCA 分叉处上下极主干的皮质末端分支供血；或者由 MCA 叉分支的中间支供血(CenA、AntParA、PosParA、AngA 和 TempOccA)。来自 ACA 的分支也延伸到顶枕叶外侧的中间部分，PCA 的分支也延伸到外侧面的下极部分。(b)顶枕叶内侧面观：由 ACA 的分支(ParaCenA、SupParA 和 InfParA)和 PCA 的分支(CalcA 和 ParOccA)供血。(c)顶枕叶底面由 PosTempA 供血，它起源于 PCA 的 P2 段。

池走行 PCA 的 P2 段，斜向走行在枕叶后外侧，为颞叶和枕叶底部供血。PosTempA 发出一个主干（同名颞动脉）和四个分支（海马动脉、颞前动脉、颞后动脉、颞中动脉）或其他多样组合。PCA 沿 P3 段或四叠体段分为距状动脉（CalcA）和顶枕动脉（ParOccA），起始于中脑侧后缘，走行于小脑幕边缘，经过四叠体池，终止于距状裂前。CalcA 延伸到 P4 段后，穿入距状裂并走行于枕叶皮质层，在小舌和楔叶下极成扇形分布，为距状裂深侧和视觉皮质区供血，并延续到枕叶。ParOccA 走行于顶枕裂，为楔叶和楔前叶供血，并越过内侧面到达大脑凸面，为 SPL 和 SOG 供血。胼胝体压部动脉（SplenA）由近端 ParOccA 发出，并可与胼周动脉吻合，形成"边缘环路"，由后向前为胼胝体 AVM 供血。

静脉

顶枕叶的血液回流基于内侧、外侧、基底部的静脉（图 13-3）。上行静脉主要汇入上矢状窦（SSS），这些上行静脉包括：中央后静脉（PostCenV）、顶叶前静脉（AntParV）、顶叶后静脉（PostParV）和枕静脉（OccV）；特别是 Troland 静脉成为最大的引流静脉。枕叶外侧静脉朝向枕叶内侧走行，经 4~5cm 空白区（无大静脉桥），汇入 SSS 末端；充分利用这种解剖结构，可以开辟大脑半球后部间裂的手术通道。外下方的顶侧裂静脉下行至外侧裂。枕叶静脉向下走行汇入横窦（TrvS）和 Labbé 静脉。顶枕内侧静脉汇集表浅和深部血流，汇入 SSS 的上行静脉，包括：旁中央静脉（ParaCenV）、顶内侧静脉（MedParV）、后距状静脉（PosCalcV）；汇入 Galen 静脉（VoG）的下行静脉，包括：胼胝体后静脉（PcaV）和前距状静脉（AntCalcV，枕内侧静脉）。枕底静脉（OccBasV）走行在枕叶下方汇入天幕窦（TentS），或后方的 TempBasV、前外侧的 TrvS。

a 顶枕叶外侧面观

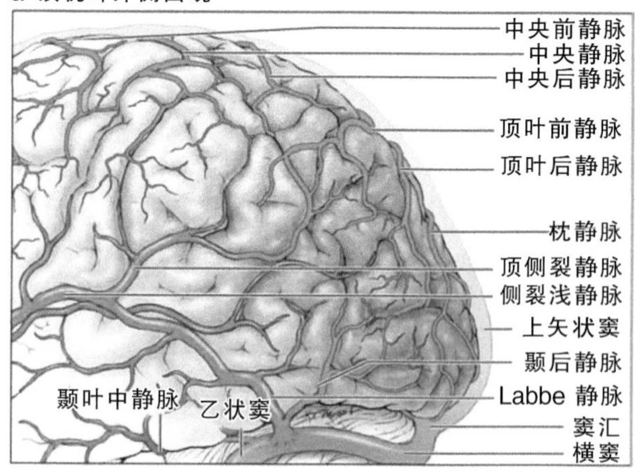

b 顶枕叶内侧面观

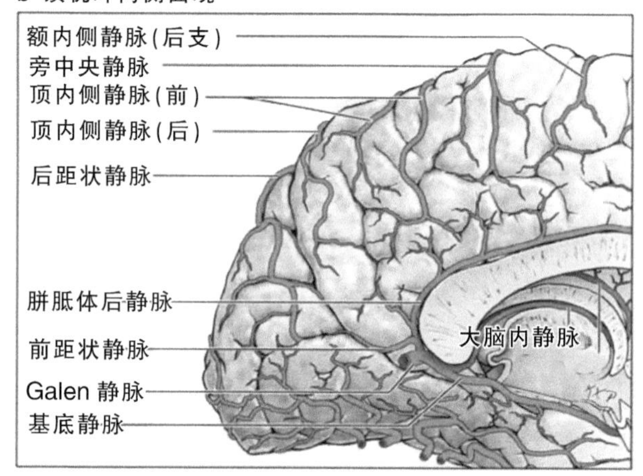

c 顶枕叶基底面观

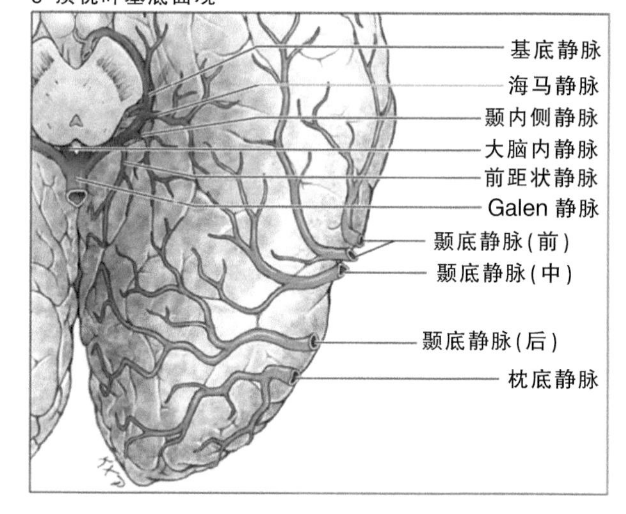

图 13-3 顶枕叶静脉显微解剖。(a)顶枕叶外侧静脉（外侧面）。(b)顶枕叶内侧面的静脉（内侧面）。(c)顶枕叶基底部的静脉（底面）。

■ 顶枕叶 AVM 四种亚型

顶枕叶 AVM 分为外侧、内侧、旁中央和基底部四种亚型。如同额叶 AVM,将每一个侧面设定为一种类型,并将位于外侧面与内侧面中间的旁中央型视为特殊类型,这样就多出了两个平面和三支动脉。

顶枕叶外侧型 AVM

顶枕叶外侧型 AVM 是由大脑皮质向脑室延伸的锥形 AVM(图 13-4),为第二常见亚型;占所有顶枕叶 AVM 数量的一半,为其他亚型的两倍以上。它只涵盖了外侧面(靠近内侧面就划分为旁中央型 AVM)。尽管一些深部 AVM 都界定了相应的尺寸范围,但大多数外侧顶枕叶 AVM 没有明确的尺寸划分。这些 AVM 的血运由 MCA 的皮质动脉供应,包括:CenA, AntParA, PosParA, AngA 和 TempOccA。血液的灌流主要取决于 AVM 凸面的位置,位于上方的 AVM 主要由 AntParA 和 PosParA 供血,下方的 AVM 由 AngA 和 TempOccA 供血。除了 MCA-PCA 段的 AVM,很少由 ACA 和 PCA 供血。外侧型顶枕叶 AVM 回流先至表浅静脉,再汇入 SSS(PosCenV、AntParV、PostParV 和 OccV),或流入大脑侧裂静脉中(ParSyIV 和 SupSyIV)。当顶叶 AVM 位于中央后回和枕叶 AVM 位于视觉中枢时,手术风险较大。邻近侧裂的角回和缘上回的 AVM,可影响由 Wernicke 区和 Broca 区连接的弓状束中的语言传导束。

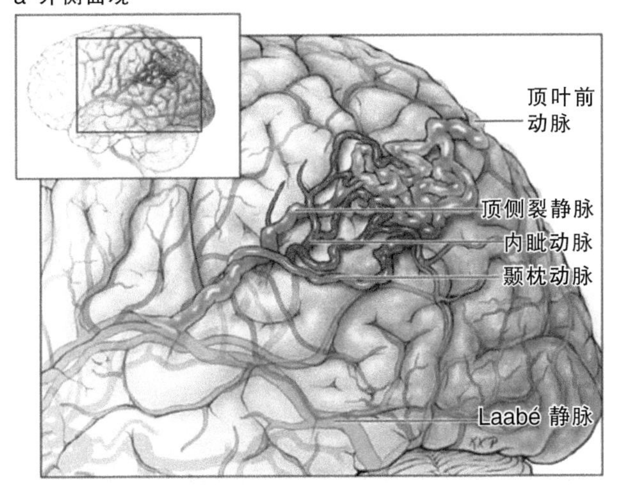

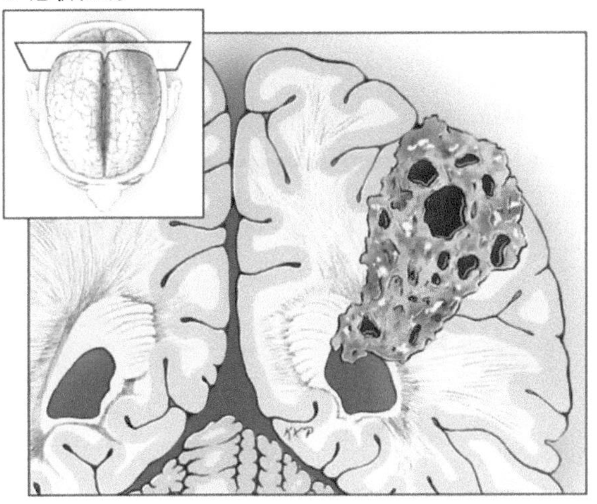

图 13-4 顶枕叶外侧型 AVM。(a)侧面观。(b)冠状位观。AVM 位于顶枕叶外侧面,由来自 MCA 主干上、下极的分支供血,同流上行至 SSS 或下行流入 SupSyIV。

顶枕叶内侧型 AVM

顶枕叶内侧型 AVM 发生在大脑半球的内侧，在大脑纵裂后部，没有向大脑凸面延伸(图 13-5)。它可以出现在越过中央沟的任何地方，也可能在大脑内侧深部或表浅部位，但不出现在胼胝体压部。这些 AVM 由 PCA 的皮质分支供血，少部分由 ACA 供血，但不由 MCA 供血。顶叶 AVM 接收来自 ParaCenA、SupParA、InfParA 和 ParOccA(ACA 和PCA)的血供。枕叶接收来自 ParOccA 和 CalcA(仅 PCA)的血供。顶枕叶内侧型 AVM 无论出现在表浅部位或是深部，都会通过 ParaCenV、MedParV 和 CalcV，汇入到 SSS；或通过胼胝体周围静脉(PcaV)汇入 VoG，或是直接进入 CalcV。顶枕叶内侧型 AVM 出现在旁中央小叶，会使躯体感觉束受累影响肢体感觉；内侧枕叶 AVM 出现在楔叶和小舌或距状裂周围，会使视束受累。

顶枕叶旁中央型 AVM

顶枕叶旁中央型 AVM 是由顶枕叶内侧、外侧 AVM 结合而成，集中在大脑内外侧面重叠相交处(图 13-6)。这样的 AVM 有两个游离面，在外科手术中适当加以暴露，有利于病灶的快速切除。顶枕叶旁中央型 AVM 由 MCA、PCA 和 ACA 供血，它是所有类型中唯一由三支大脑动脉供血的特殊类型，动脉血的供应也是多重和复杂的。顶叶中央型 AVM 由 PCA 和 ACA 的一小支供血，而枕叶 AVM 大部分由 PCA 供血。同时，大部分中央型 AVM 延伸到外侧，并由 MCA 供血。静脉回流通过表浅静脉回流到 SSS。中央型 AVM 累及到中央后回或楔叶会引起躯体感觉或视觉受累的相应症状。

枕叶基底型 AVM

枕叶基底型 AVM 是最少见的一种类型（仅占 10%）。它位于顶叶的最底面，走行于小脑幕，沿着镰幕交界至 TrvS 旁(图 13-7)。从枕叶向小脑幕切迹的深部走行，它的形状也是多样化的。PCA 为枕叶基底型 AVM 提供血供，大部分是由 PosTempA 和 CalcA 的分支供血，ACA 不参与供血，但发自 MCA 的 TempOccA 供应临近 TrvS 的 AVM。静脉回流从表浅静脉到 TempBasV 和 OccBasV 后部，也可回流到 TrvS 或 TentS。这里有视觉通路走行，包括视辐射到枕极的径路和视觉中枢。如果要解决此部位的 AVM，那就需要暴露出足够的视野。

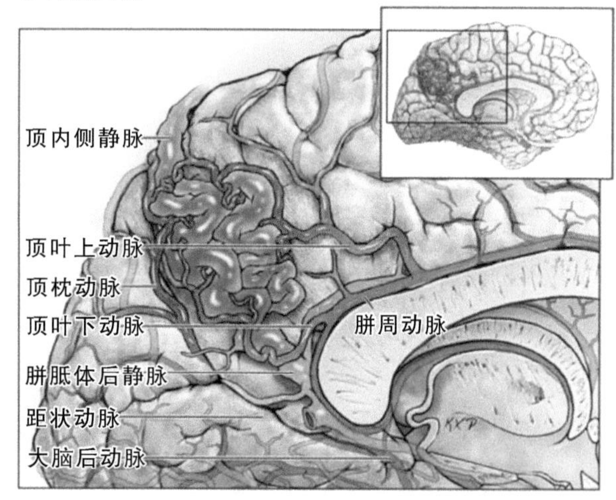

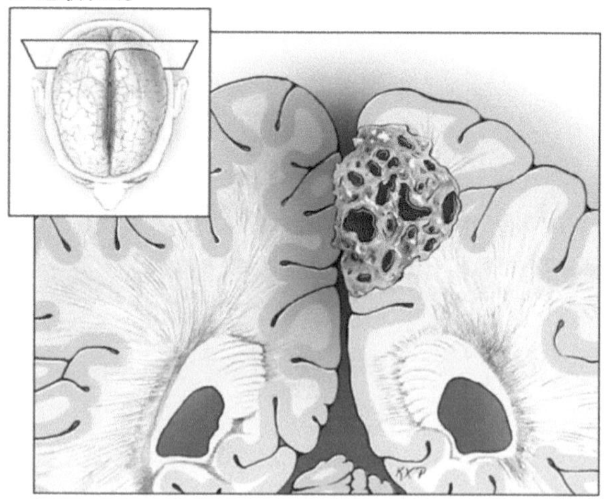

图 13-5 顶枕叶内侧型 AVM。(a)内侧面观。(b)冠状位观。AVM 位于顶枕叶的内侧面，由 PCA 分支的皮质支(ParOccA 和 CalcA)和 ACA 的分支(ParaCenA、SupParA 和 InfParA)供血，最终通过表浅静脉(ParaCenV、MedParV 和 PosCalcV)汇入 SSS，通过深静脉(PosPcaV 和 AntCalcV)汇入 VOG。

a 内侧面观

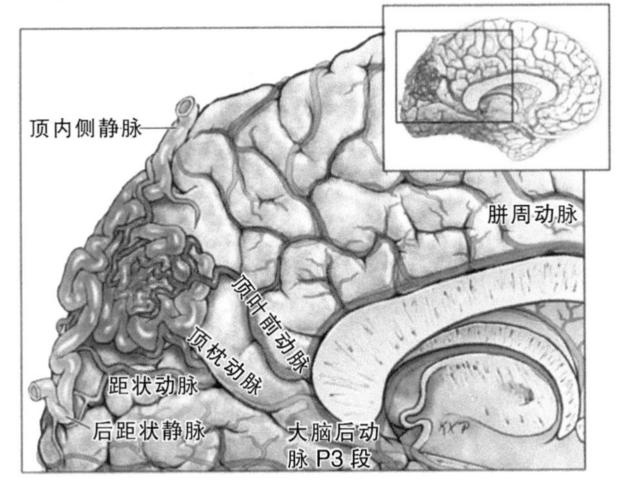

b 冠状位观

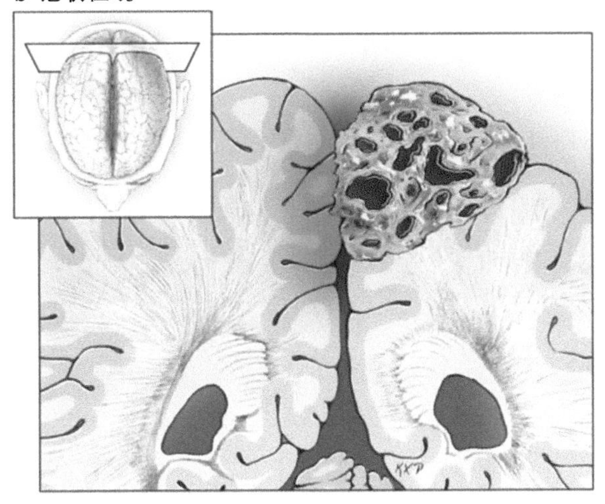

c 后面观

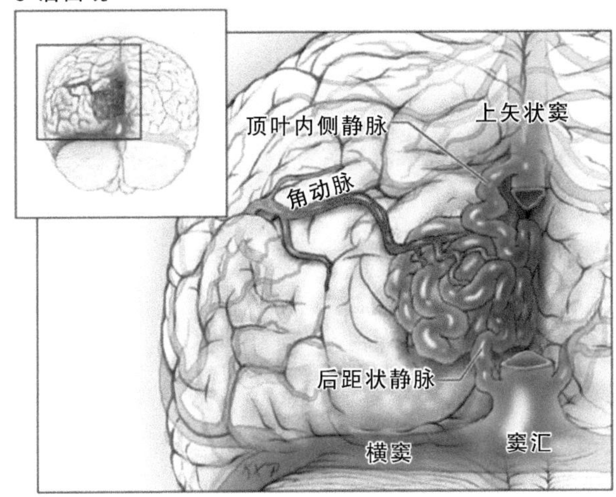

图 13-6　顶枕叶中央型 AVM。(a)内侧面观。(b)冠状位观。(c)后面观(上矢状窦部分移除,显示 AVM 内侧面)。AVM 占据顶枕内、外侧面,由三支大脑动脉供血(MCA、PCA 和 AVA),并通过顶枕叶内外侧表浅静脉汇入 SSS。

a 底面观

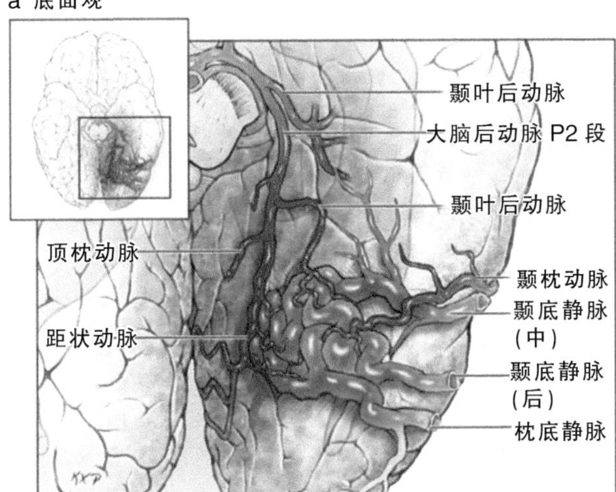

b 冠状位观

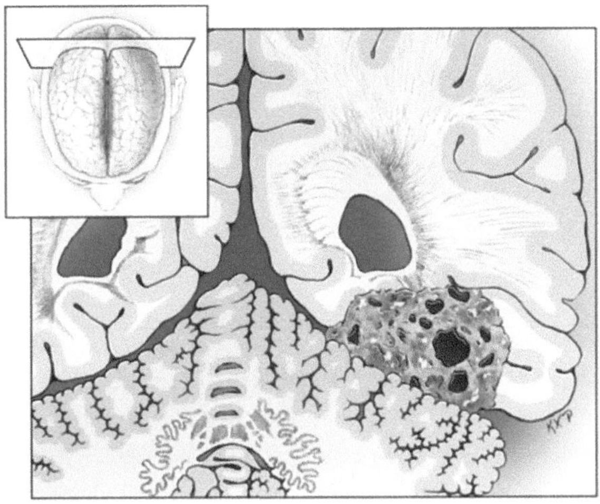

图 13-7　枕叶基底型 AVM。(a)底面观。(b)冠状位观。AVM 位于枕叶的底面,供血主要来自 PCA 的分支 PosTempA,少量供血来自内侧的距状裂动脉(PCA)和外侧的顶枕动脉(MCA)。静脉回流到底部的静脉(TempBasV 和 OccBasV)并回流到直窦或横窦。

■ 顶枕叶 AVM 切除策略

顶枕叶外侧 AVM 切除

暴露顶枕叶外侧型 AVM，只需要打开大脑凸面的颅骨，并不需要暴露内侧大脑半球实质，也不必越过静脉窦(图 13-8，第 1 步)。患者头部旋转到 AVM 方位。顶叶 AVM 位置居中(中线水平)，枕叶 AVM 头部向下俯位，马蹄形切口切开头皮。此型 AVM 位于大脑外侧面，蛛网膜下隙的剖开仅限于打开覆盖其上和周围沟裂的蛛网膜(第 2 步)。这种尺度可自由把握，尽管一些顶枕叶外侧型 AVM 在皮层下，并且局部有动脉化的静脉。静脉回流(PosCenV、AntParV、PostParV，以及 OccV)在 AVM 边缘(第 3 步)。动脉血的供应来自大脑侧裂的后部（CenA、AntParA、PosParA、

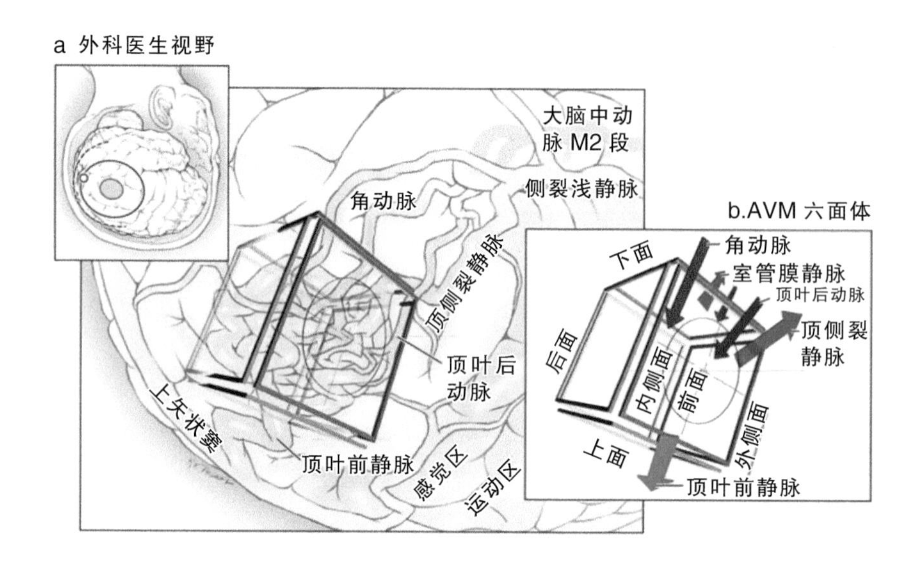

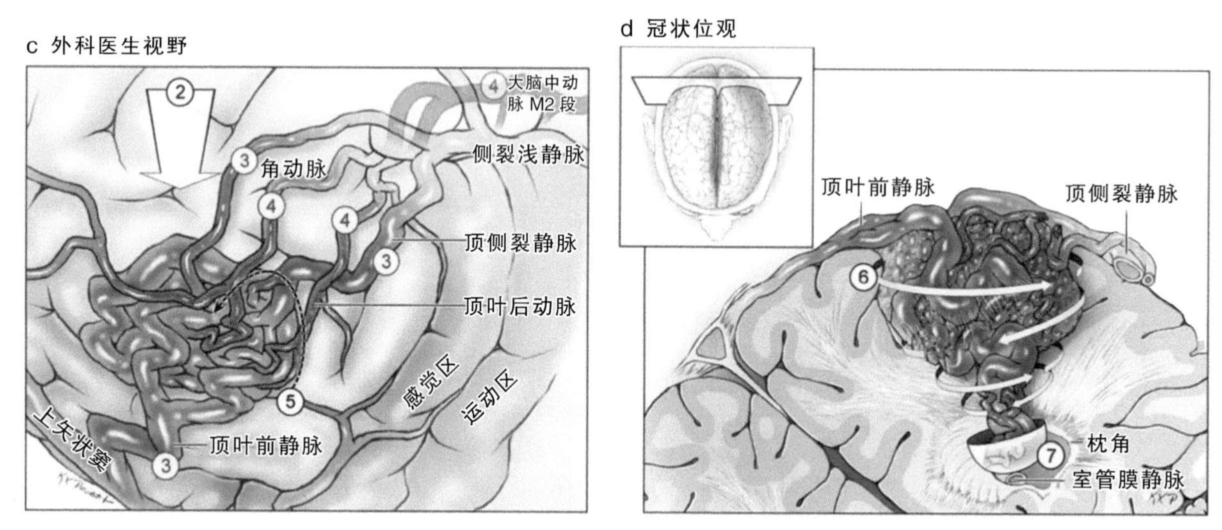

图 13-8 顶枕叶外侧 AVM 手术切除策略。(a)第 1 步，暴露 AVM 只需要单侧顶枕部开颅。外科医生视野，患者侧卧位，转头，鼻子朝下。图示：头皮切口(虚线)，开颅骨瓣(实线)，AVM(紫色)。(b)AVM 六面体，显示供血动脉来自 MCA 分支，静脉回流到 SSS 和侧裂静脉，病灶邻近感觉皮层。AVM 皮层面已用圆圈描绘，其基底面用下划线强调，AVM 轴线以穿过六面体的直线标出。动脉和静脉是叠加在一起的，红色箭头为流入，蓝色箭头为流出。(c)第 2 步，在外侧脑沟分离 AVM 边界(白色箭头)。第 3 步，鉴别上行脑凸面静脉和下行侧裂静脉。第 4 步，找到皮质的供血动脉 MCA。第 5 步，截断靠近缘上回的前下侧动脉(黑色虚线)。(d)第 6 步，将 AVM 在脑实质内环形分离。第 7 步，移动 AVM，显露 AVM 的深支供血动脉，以及室管膜静脉(冠状位观)。

AngA 和 TempOccA)(第 4 步)。在 AVM 周围的缘上回和角回脑沟或软脑膜中，找到这些动脉的供应支(第 5 步)。在躯体感觉区 、视辐射、视觉中枢、语言传导通路这些特定区域的上下极，平行切开脑实质(第 6 步)。室管膜 AVM 需要更深地切开，一直延伸到枕角。供应的动脉是脉络膜动脉(IPChA)或 MCA 的深部分支，血液回流汇入室管膜静脉(第 7 步)(图 13-9 至图 13-11)。

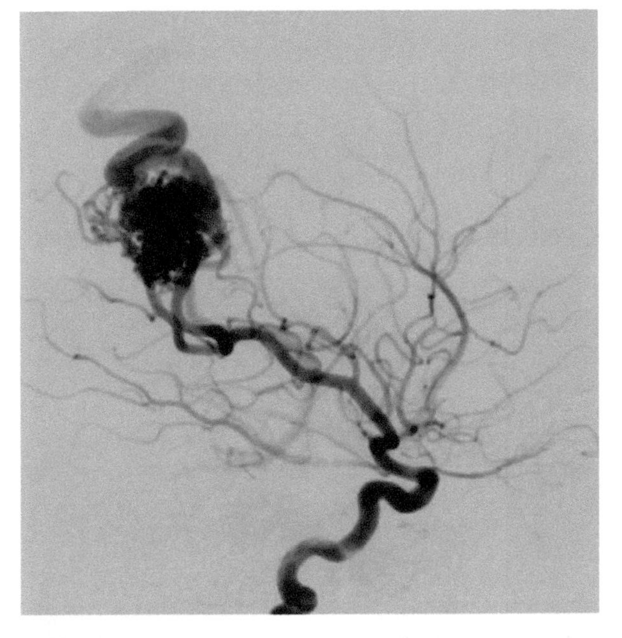

a

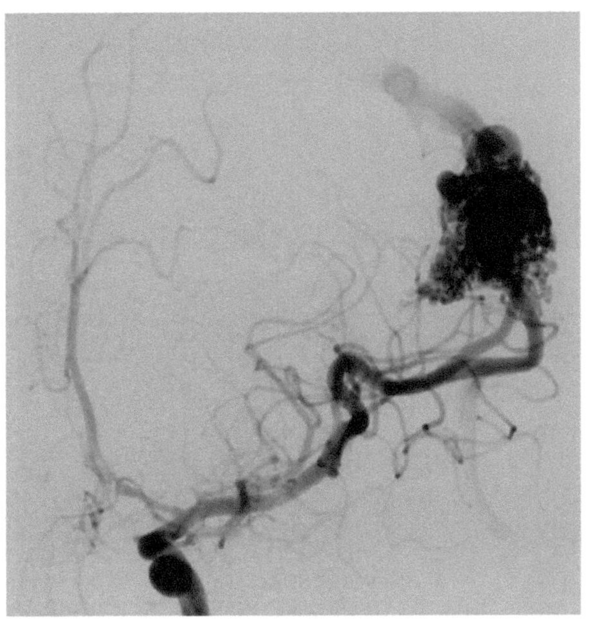

b

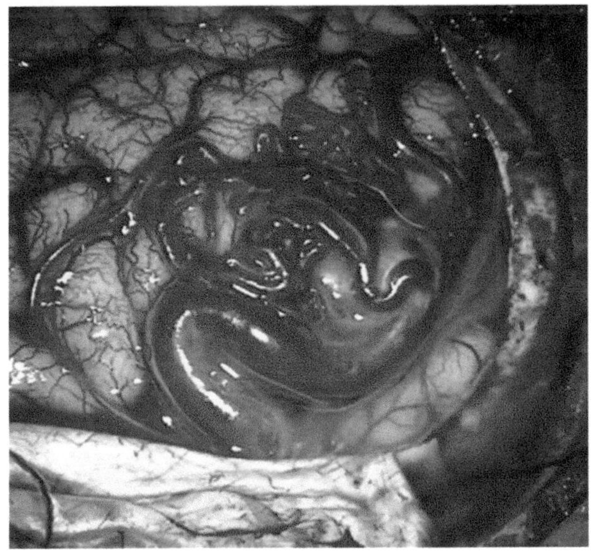

c

图 13-9 20 岁男性患者，左侧顶叶外侧 AVM 并伴有癫痫发作(改良 Spetzler-Martin 分级 4：S1V0E1/A1B1C0)。AVM 由 AntParA 和 PosParA 供血。(a)侧位像。(b)正位像。(c)顶叶部开颅术，AVM 显露于顶叶外侧表面(左侧朝上，中线水平，头转向右侧)。(待续)

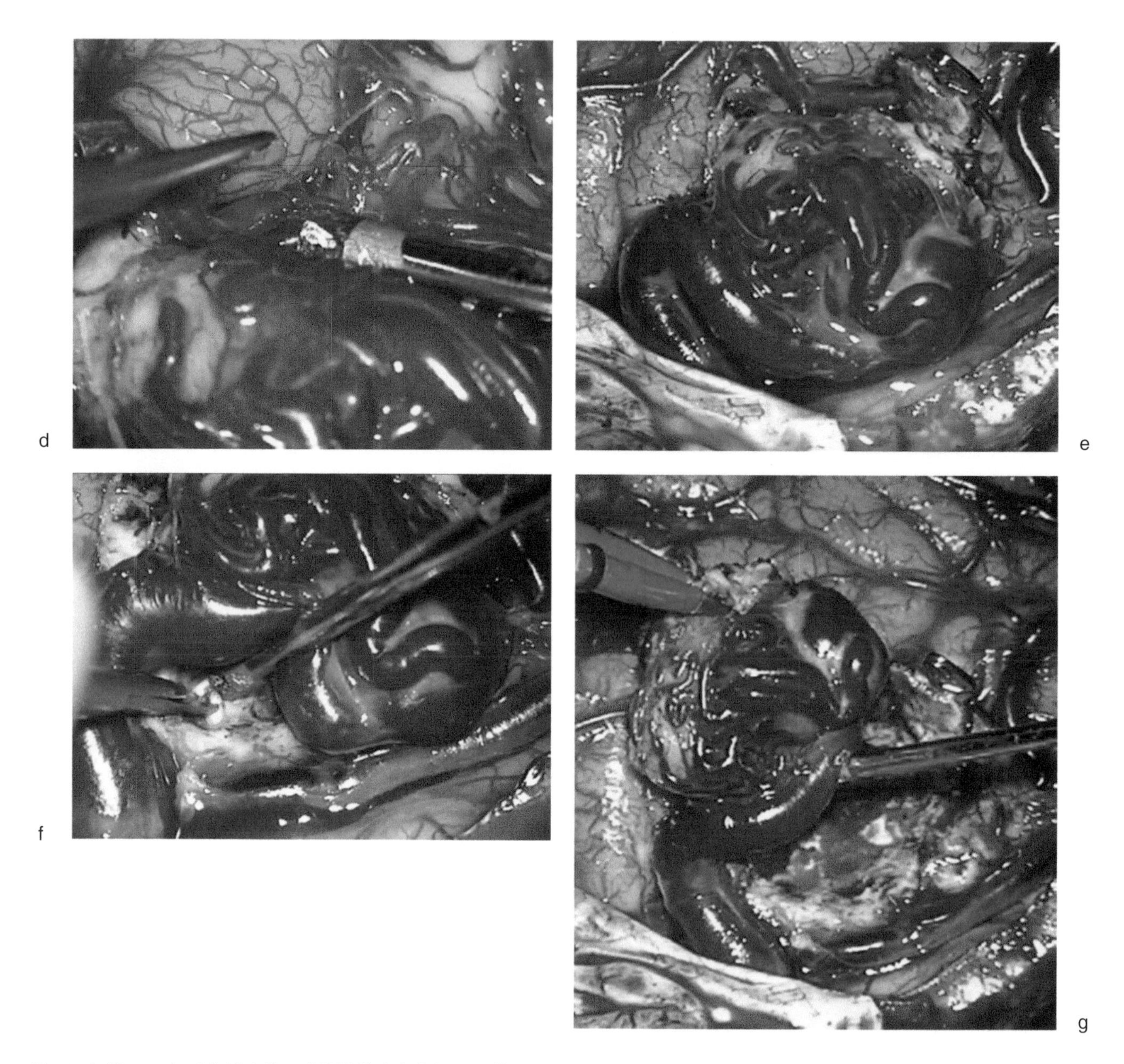

图 13-9(续) (d)两支顶叶供血动脉沿着脑沟走行。(e)供血动脉用动脉夹夹闭(AntParA)或电凝(PosParA)。(f)分离较小的供血动脉需在引流静脉(PostParV)下方沿着病灶后上边缘进行。(g)区分引流静脉,提起变暗的 AVM,将其切除。

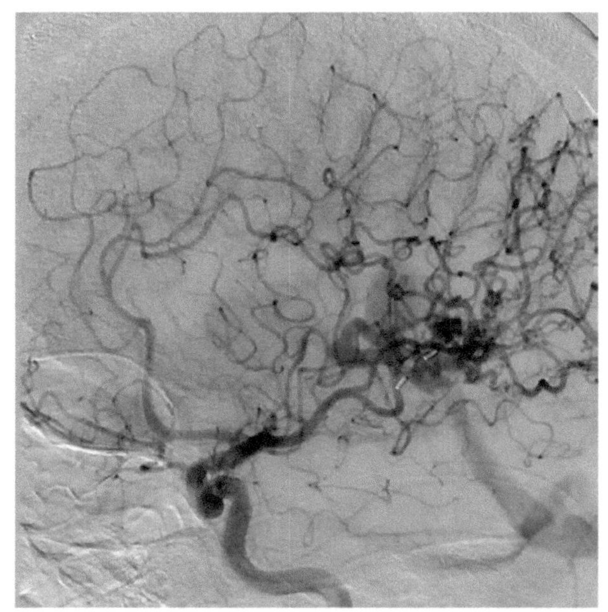
a

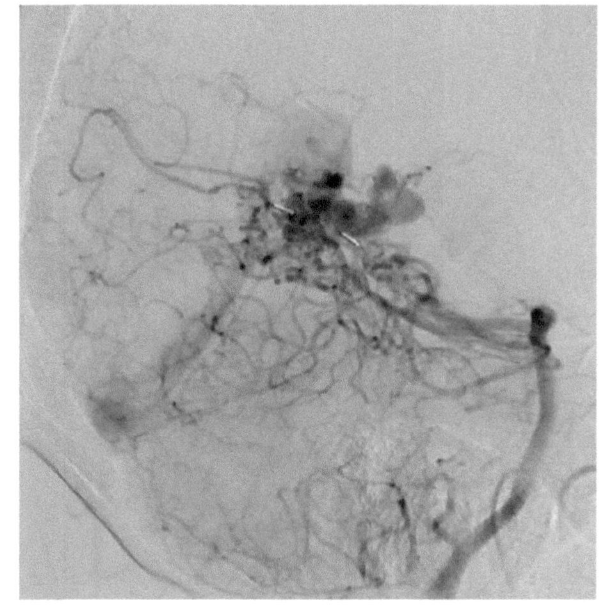
b

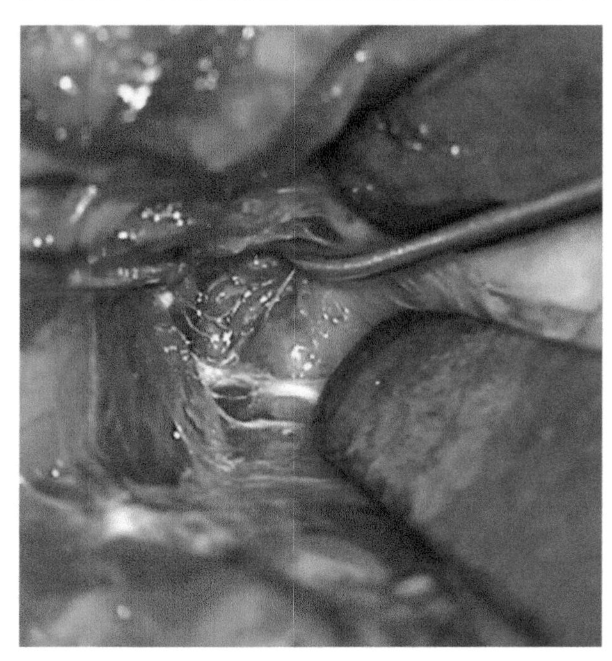
c

图 13–10　42 岁女性,20 年前脑室出血,在墨西哥进行了左侧顶枕叶外侧 AVM 切除手术。血管造影显示为深部 AVM(改良 Spetzler-Martin6 级:S1V1E1/A3B0C0), 由 MCA 分支(PosParA 和 AngA)供血。(a)左侧 ICA 血管造影(左前斜位像),PCA 分支(PaeOccA)供血。(b)左侧椎动脉血管造影(侧位像),静脉回流到深部的 VoG。(c)左上顶叶的脑软化,从手术切开处一直延伸到 AVM(左侧朝上,中线水平位,头转向右侧)。(待续)

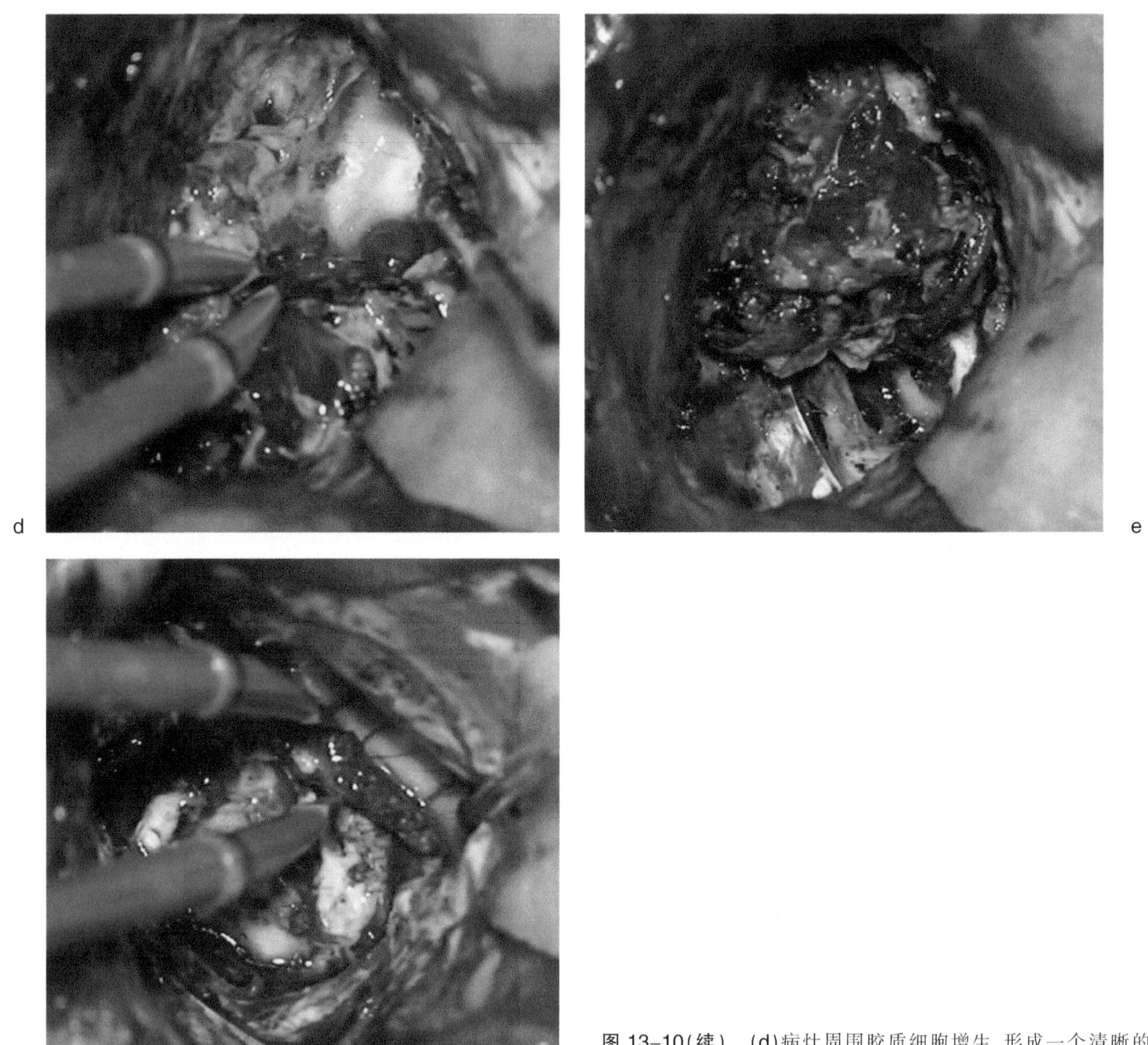

图 13–10(续) (d)病灶周围胶质细胞增生，形成一个清晰的解剖平面。(e)追寻至小脑幕切迹。(f)进入侧脑室枕角。患者术后血管造影，显示 AVM 完全切除。

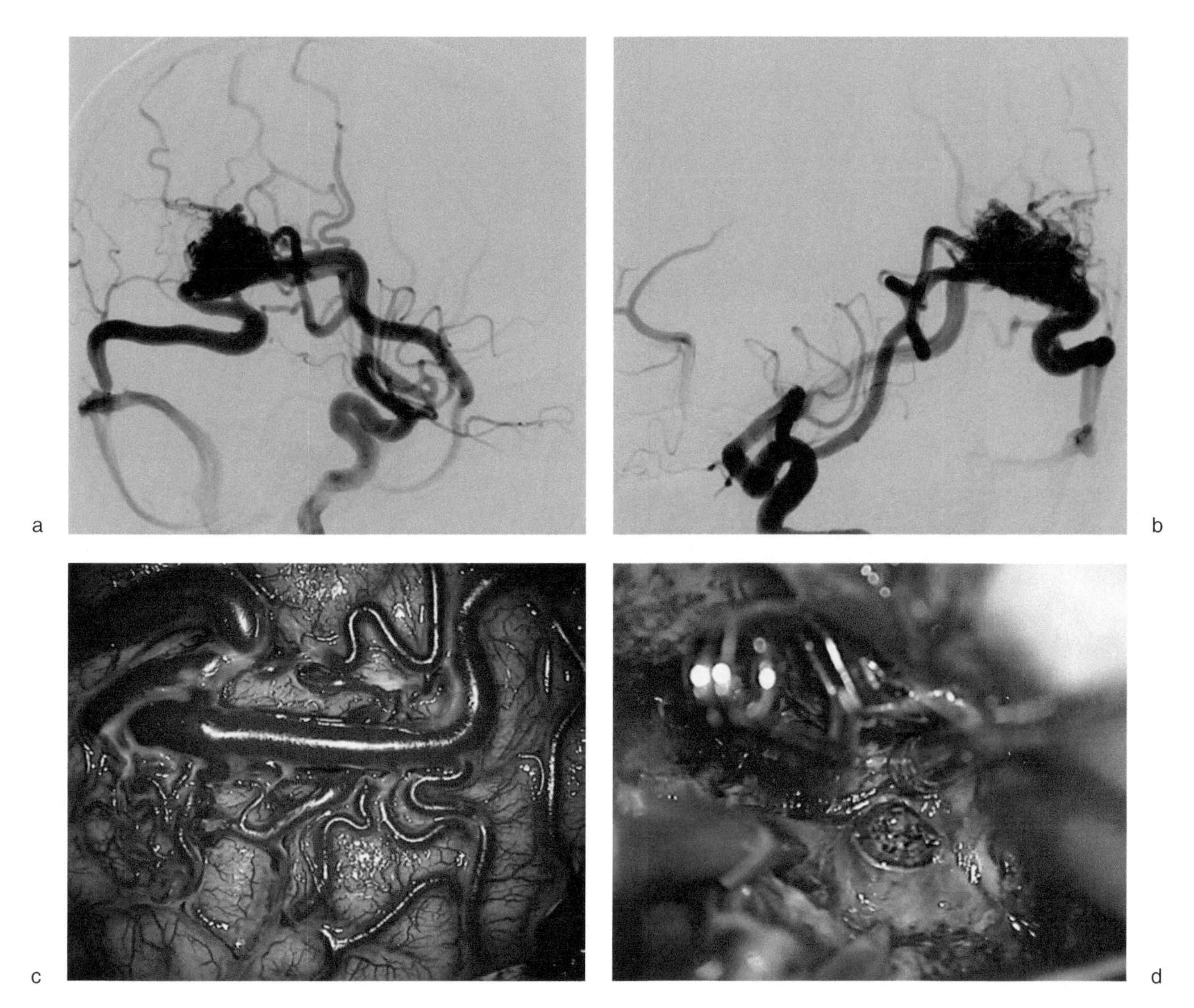

图 13–11　46 岁男性患者，左侧顶枕叶外侧角回 AVM（Spetzle-Martin 分级 7：S2V0E1/A3B1C0）。AVM 由 AngA 供血，回流到 SupSylV、PosTempV 和顶叶小静脉中。左侧 ICA 血管造影。（a）侧位像。（b）前斜位像。注意 AngA 与正常 MCA 额支的血管管径是不同的；血液回流，前部到蝶窦和后部到枕窦。（c）在大脑侧裂的末端，可以看到 AVM 膨胀的引流静脉（术野中间的 SupSylV 和术野左上方的 PosTempV）。患者仰卧位，中线水平位，头转向右侧。（d）粗大的 AngA，术前已用 Onyx 胶栓塞，手术中一并夹闭、切除。（待续）

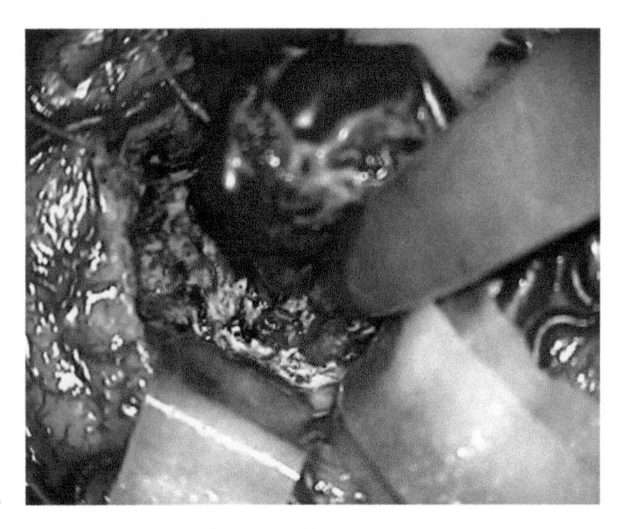

e

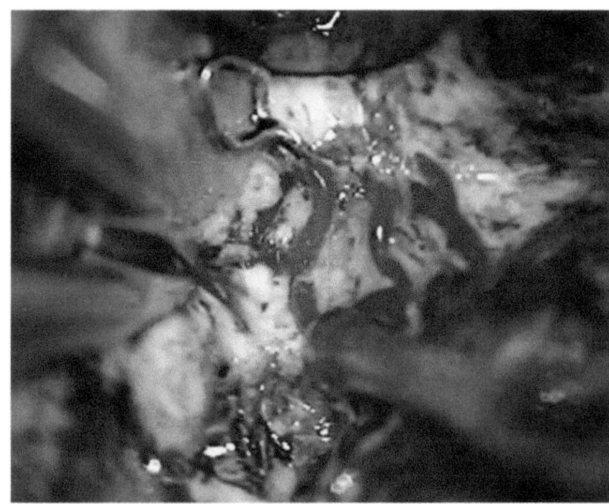

f

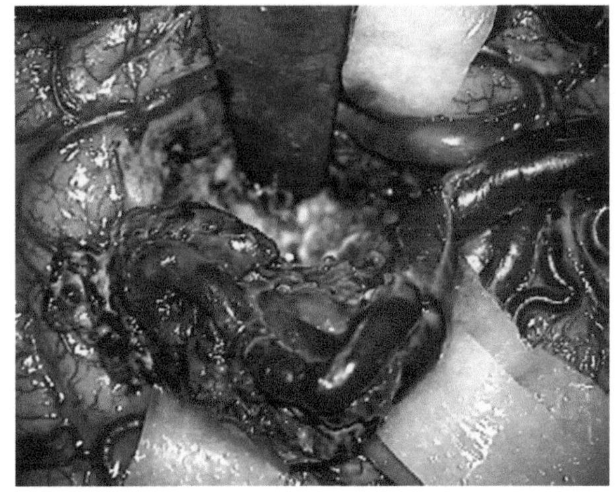

g

图 13-11（续） (e)在病灶的顶端遇到小的穿支动脉（“红魔”），在AVM回缩前要将其暴露。(f)用微型动脉夹夹闭。(g)分离出引流静脉SupSylV之前，将去动脉化的AVM从术腔分离出。

顶枕叶内侧型 AVM 手术切除

顶枕叶内侧型AVM需要广泛暴露SSS、窦汇(Torc)和TrvS，使大脑纵裂静脉回流充分暴露在视野内(图13-12，第1步)。患者取侧卧位使承载AVM的脑叶部分下垂，头转到鼻子与水平线呈60°角的位置，稍弯曲。这个体位的开颅手术，使枕叶从脑镰上分开，同时也使纵裂张开。在SSS正中分离硬脑膜，在TrvS下方分离硬脑膜一直到下移的枕叶(第2步)。桥静脉在前方，纵裂入路在中后方，从蛛网膜下隙向深下方切开镰幕交界，暴露胼胝体和四叠体池，放出脑脊液(CSF)，松弛大脑，进一步下移枕叶，扩宽手术通路。这个纵裂入路后部就已经接近了AVM的中部，早期也显露了回流静脉。流入到VoG的下行静脉（后PcaV和前CalcV)并不碍事，但是流入到SSS上升静脉(ParaCenV、MedParV、后CalcV)可能会阻碍手术路径(第3步)，这种手术入路在早期的分离中同时也显露了AVM表面的供血动脉(ParaCenV、SupParA、InfParA、ParOccA、CalcA)(第4步)。在扣带回前缘的软脑膜上分离出供血动脉ACA，在楔叶、楔前叶、小舌下缘分离出供血动脉PCA(第5步)。ACA是表浅动脉，可以切除；而PCA是供应枕叶的正常交通动脉，需要加以保护。

脑实质的切开，需要从顶枕叶到纵裂靠近病灶垂直向下(第6步)。在AVM下方的内表面需要区分连接皮质的供血动脉和回流静脉，同时，在分离覆盖在脑叶的AVM外侧边界时，也要注意这些血管。越接近病灶的外侧，SSS就越可能遮挡手术通道，也越需要移动血管巢来扩大视野。病灶深部周围是来自PCA的供血动脉、脑室伸和室管膜的回流静脉(第7步)(图13-13至图13-15)。

a 外科医生视野

b AVM 六面体

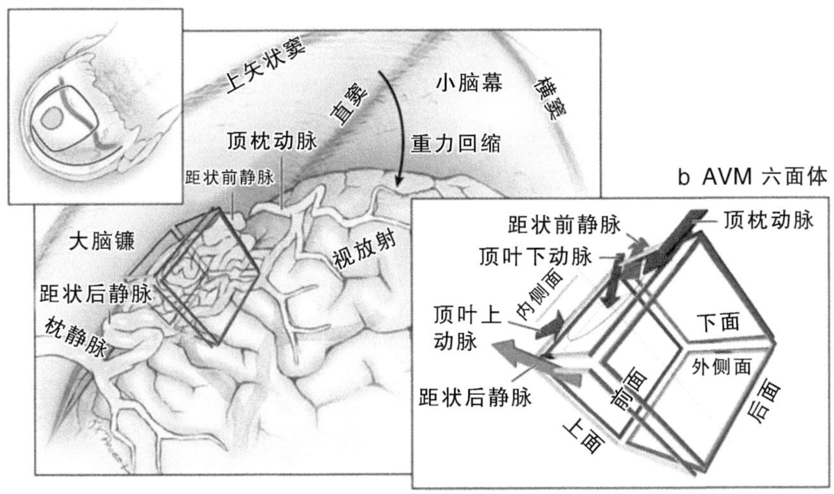

c 外科医生视野

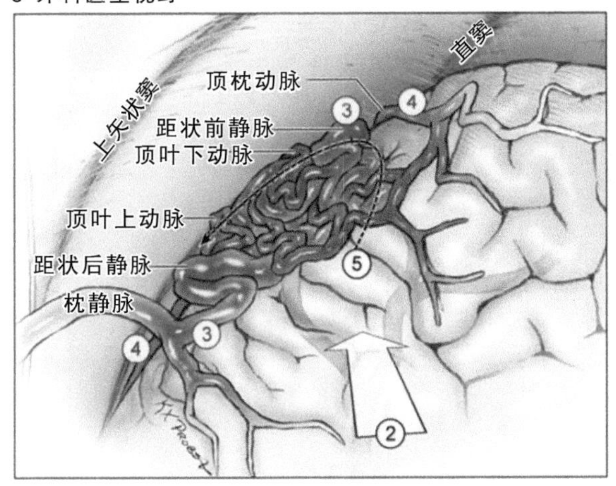

d 冠状位观

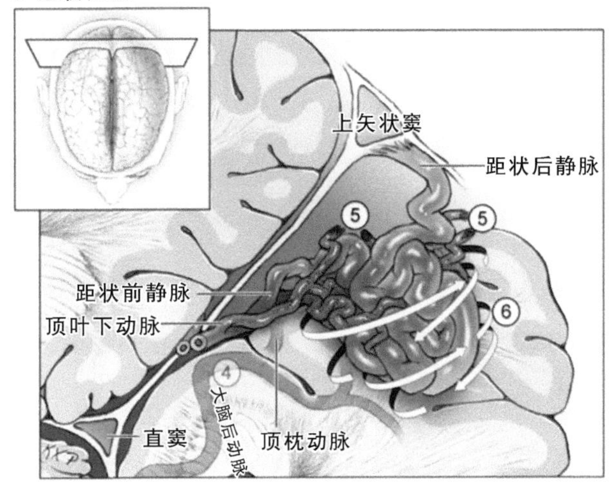

e 外科医生视野

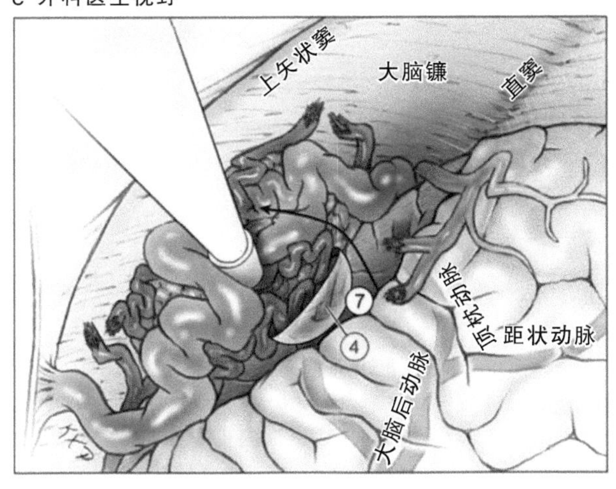

图 13–12　顶枕叶内侧型 AVM 手术切除策略。(a)第 1 步，开颅暴露窦汇，开放纵裂入路(外科医生视野)。患者侧卧位，鼻子朝下，左侧 AVM 朝向上方。头皮切口(虚线)，颅骨切开(实线)，AVM 位置(紫色圆形)。(b)AVM 六面体，显示动脉供血来自 ACA(SupParA 和 InfParA)和 PCA(ParOccA)；表浅静脉回流到 PosCalcV；深静脉回流到 AntCalV，邻近视觉皮质。(c)第 2 步，充分向下切开后纵裂到镰幕交界。第 3 步，在外侧面识别回流静脉。第 4 步，区分供血动脉 ACA 和 PCA。第 5 步，切断邻近扣带回、楔叶/楔前叶前下方的血管(外科医生视野)。(d)第 6 步，将 AVM 从脑组织中环绕分离(冠状位观)。(e)第 7 步，分离 AVM 内侧，进入纵裂，找到外下方来自 PCA 供血动脉和室管膜回流静脉(外科医生视野)。

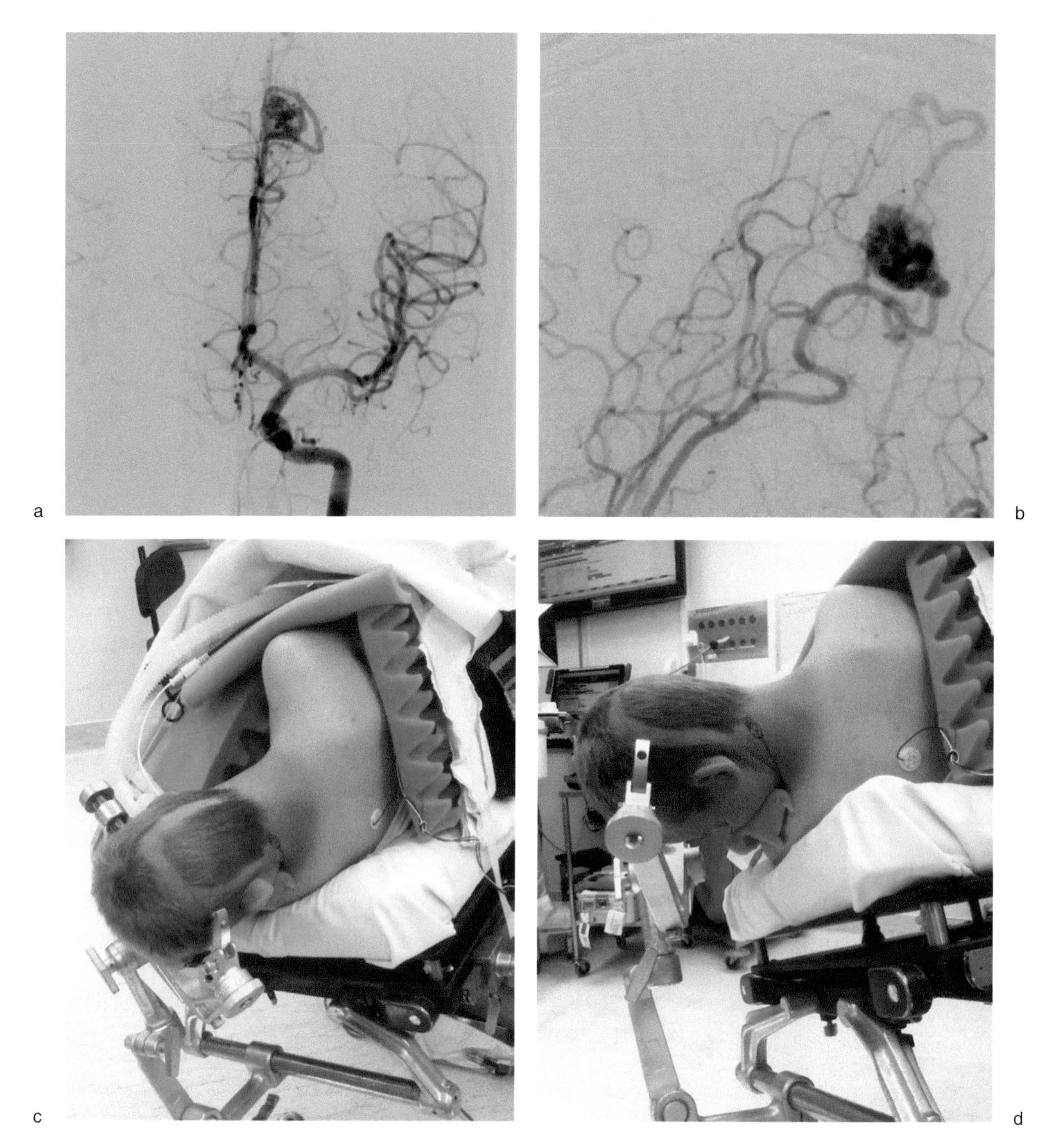

图 13-13 17岁男性，左侧顶枕叶内侧型 AVM（改良 Spetzler-Martin 分级 4；S1V1E0/A1B1C0），主要由 ACA 供血（InfParA，左侧 ICA 造影）。（a）前后位像。（b）前斜位像，供血还有一些小的 PCA 分支（ParOccA，未显示）。AVM 回流向上到 PosParV；向下到 AntCalcV 和 VoG。（c）顶枕叶内侧型 AVM 开颅需要暴露窦汇，患者左侧卧位（中线水平位）。（d）鼻子与地面呈 45°角，向左旋转床位便于枕部朝上进行开颅；然后，手术床右旋，利用重力效应使枕叶回缩。（待续）

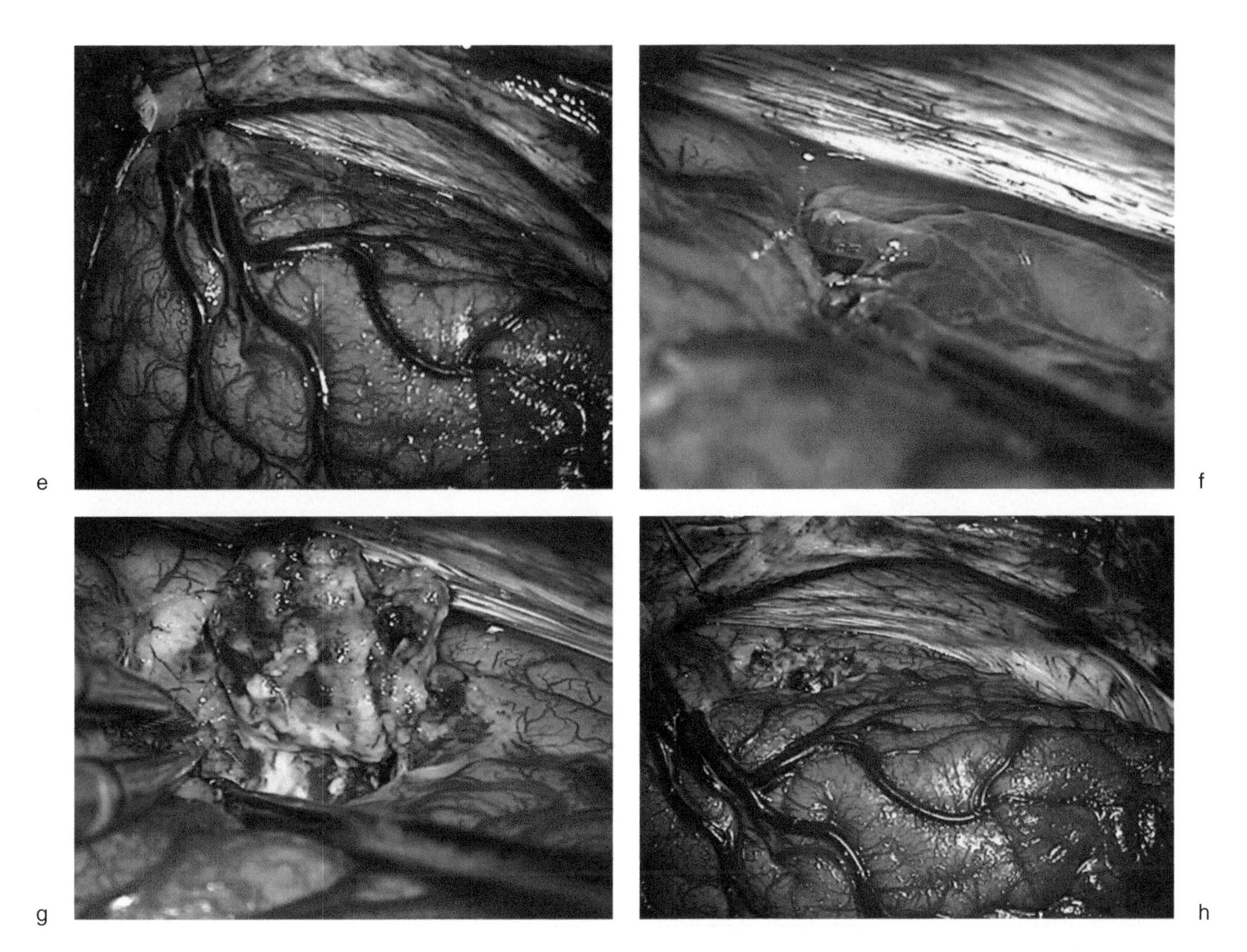

图13-13(续)　(e)颅骨瓣形成和硬膜广泛切开,必须基于SSS和左侧TrvS的暴露。(f)InfParA贯穿AVM,一直延伸到前方。(g)脑实质的切开主要取决于病灶至纵裂的显露,以及发现前内侧的PCA供血动脉。(h)全面观:暴露大脑半球中后部、镰幕交界、StrS;观察有无桥静脉到SSS后部及OccV,这些结构都受重力影响而不必固定牵拉。

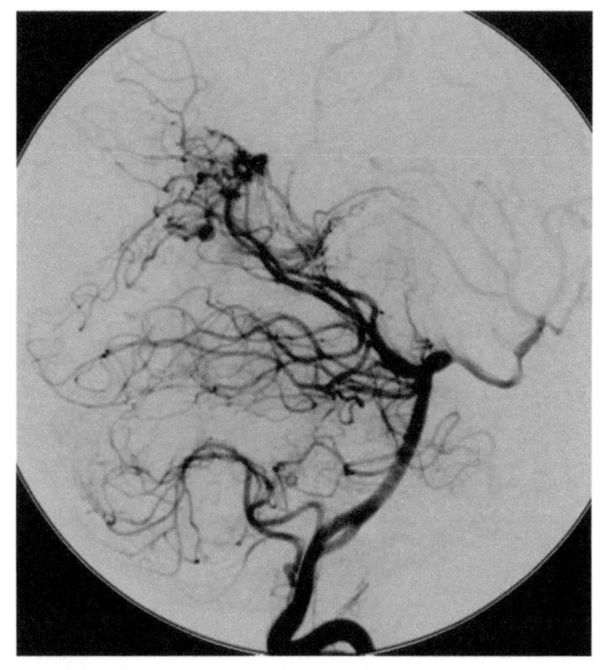

a

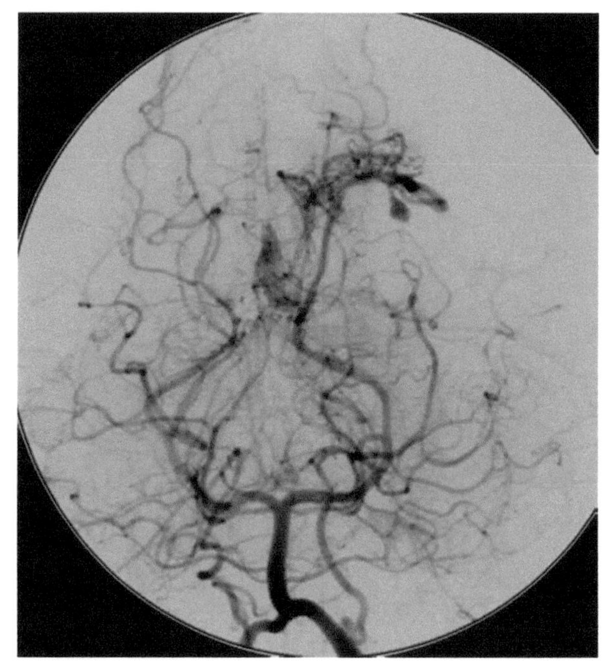

b

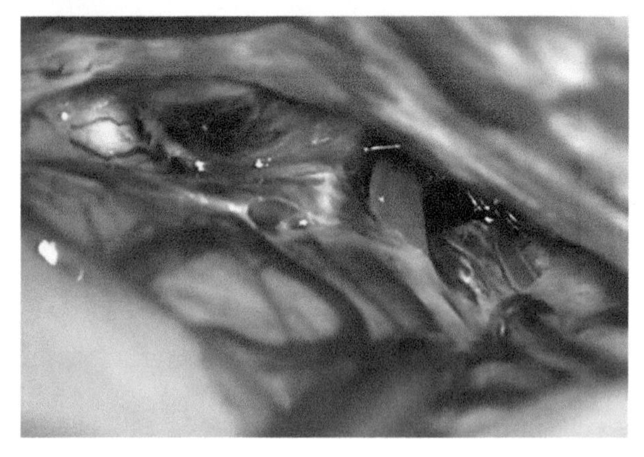

c

图 13-14 10岁男孩，左侧枕叶脑出血，顶枕叶内侧型 AVM（改良 Spetzler-Martin 分 4 级：S1V1E1/A1B0C0）。此种 AVM，在以前病例中都发生在顶叶，而且主要由 ACA 供血；而该 AVM 发生在枕叶，主要由 PCA 供血（ParOccA）。左侧椎动脉血管造影：(a)侧位像。(b)正位像。(c)患者左侧卧位（中线水平，鼻子与地面呈 45°）。开颅暴露后纵裂，逐步分离找到镰幕交界的重要结构，依次为（从左到右）胼胝体压部、VoG、动脉化 AntCalcV（显微剪下方）和 ParOccA（邻近吸引器尖端）。（待续）

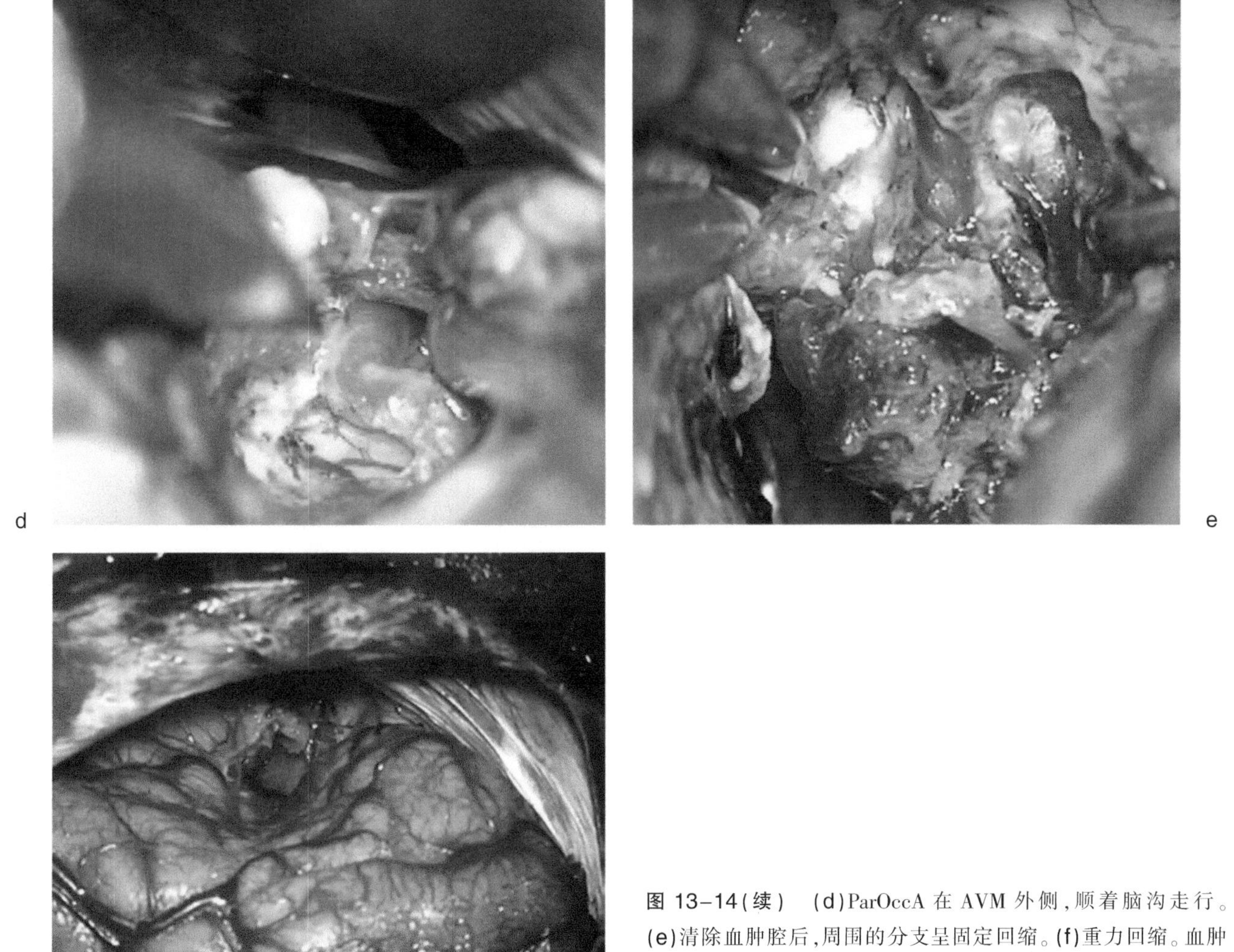

图 13-14(续) (d)ParOccA 在 AVM 外侧,顺着脑沟走行。(e)清除血肿腔后,周围的分支呈固定回缩。(f)重力回缩。血肿清除以及深部释放 CSF,可使左大脑半球松弛,并使半球间和后部组织开放。

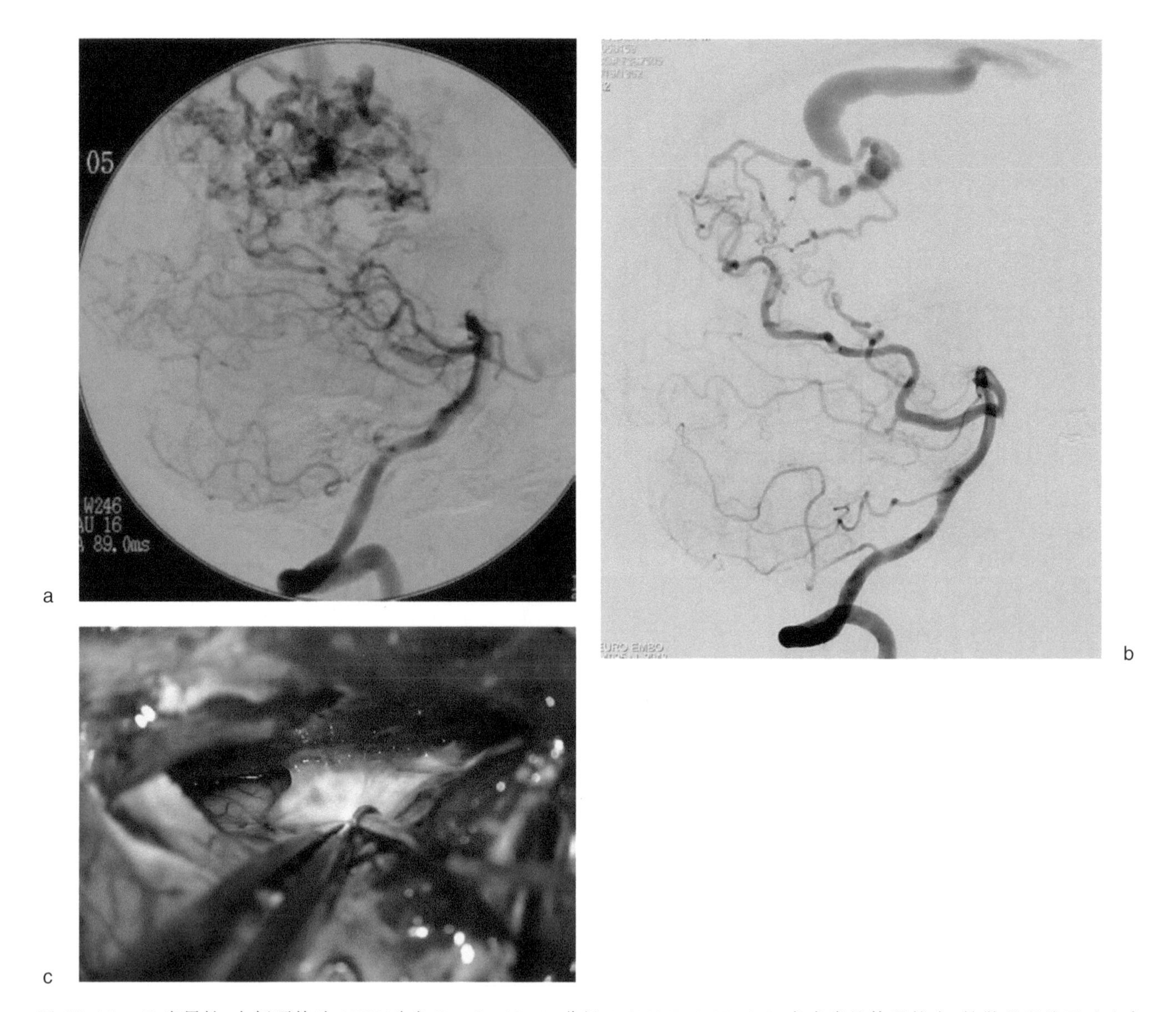

图 13–15 43岁男性，右侧顶枕叶AVM(改良Spetzler-Martin分级9:S2V1E1/A3B1C1)，考虑病灶体积较小、扩散程度并不对生命构成威胁，早期认为不适合开颅手术。AVM的血供来自PCA的ParOccA。(a)右侧脑血管造影，侧位像，顶叶动脉的血供来自ACA(InfParA和SupParA)和MCA(AntParA和PosParA)。患者分3期接受过头部伽马刀放射治疗，病灶体积缩小达5年之久。(b)右侧椎动脉血管造影，侧位像。(c)患者右侧卧位(中线水平位，鼻子朝右侧)，通过开颅术打开后纵裂，在正常桥静脉至SSS之间仔细分离。(待续)

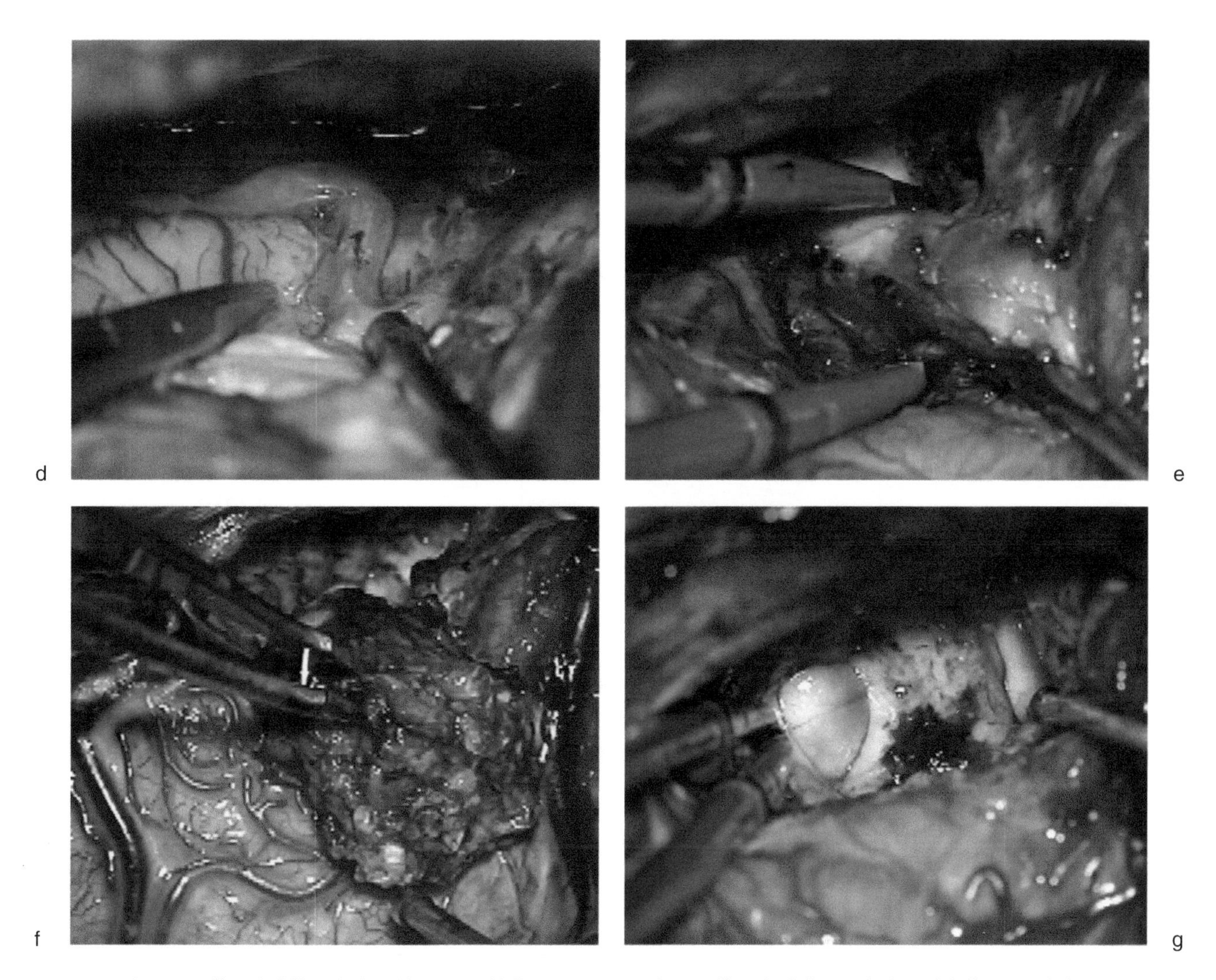

图 13–15(续)　(d)供血动脉粘连在大脑镰上。(e)灼烧 AVM 下极边缘。(f)神经胶质增生和瘢痕的形成使 AVM 移位。(g)由于伽马刀的照射,在邻近脑室处形成一个较大囊肿;手术穿通并引流之。

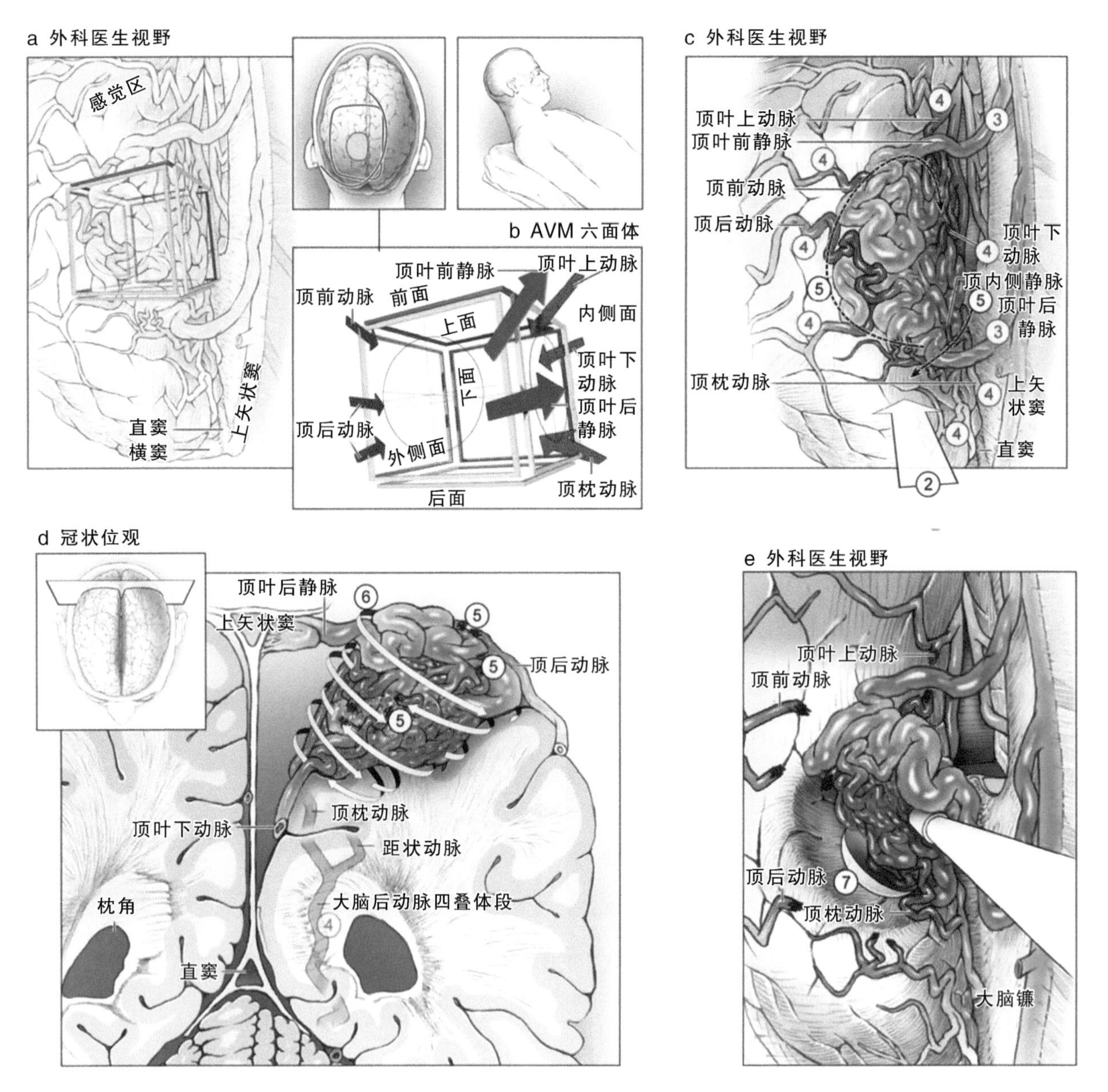

图 13-16 顶枕叶中央型 AVM 手术切除方法。(a)步骤 1,暴露顶叶 AVM(外科医生视野)、头皮半圆形切口(左侧插图,虚线),颅骨切开(左侧插图,实线),中线垂直,大脑半球后部间隙入路(鼻子朝上,右侧插图)。(b)AVM 六面体,显示动脉供血来自 ACA、MCA 和 PCA 分支,靠近躯体感觉皮层。(c)步骤 2,分离 AVM 侧面脑沟,开放大脑纵裂;步骤 3,找到外侧(AntParV 和 PosParV)和内侧(MedParV)的回流静脉;找到外侧(AntParA 和 ParOccA)、前内侧(SupParA 和 InfParA)、后内侧(ParOccA)的供血动脉;步骤 4,截断 SPL 后部的动脉支,前面靠近扣带回,下级接近楔前叶/楔叶(外科医生视野)。(d)步骤 5,环绕顶叶病变,逐步切除(冠状位观)。(e)步骤 6,将 AVM 移向内侧,向外下方分离,抵达深部的 PCA、MCA 和脑室供应动脉(外科医生视野)。

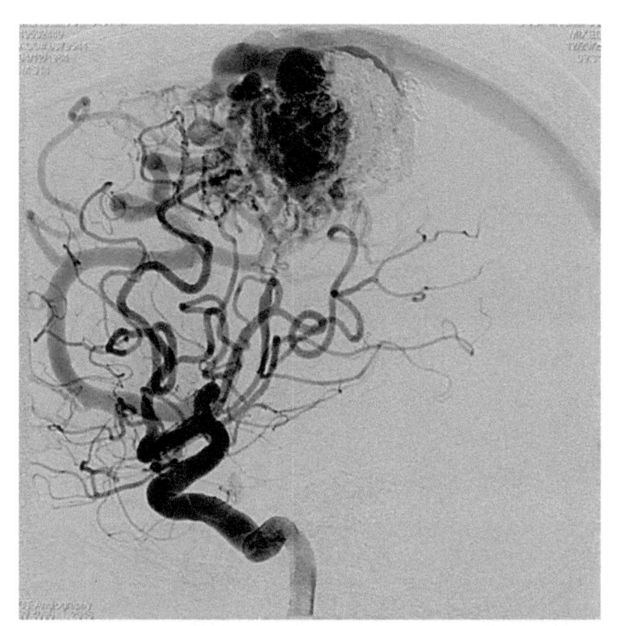
a

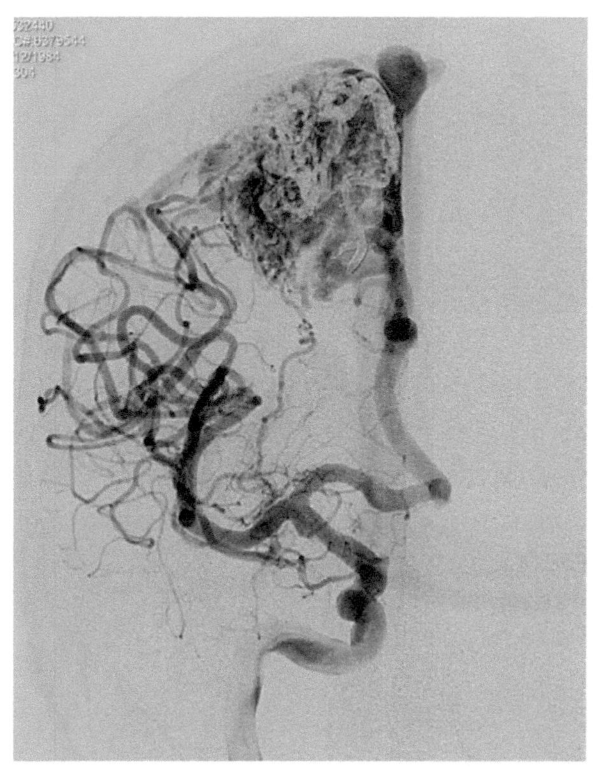
b

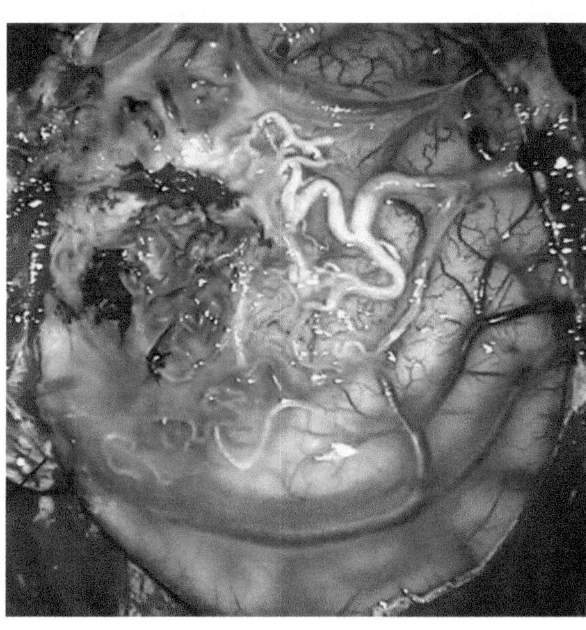
c

图 13–17 27 岁，男性患者，右侧顶叶旁中央 AVM，内侧供血来自 ACA（CenA, ParaCenA, SupParA 和 InfParA），外侧由 MCA 供血（CenA, AntParA 和 PosParA），下侧由 ILSA 供血（右侧 ICA 血管造影）。（a）侧位观。（b）前后位观。改良 Spetzler-Martin 分级 6（S2V3E1/A2B1C0）。患者 AVM 应用 Onyx 栓塞和伽马刀治疗。3 年后，血管完全闭塞。（c）AVM 显露通过顶叶入路，患者仰卧位，中线垂直（左侧）。（待续）

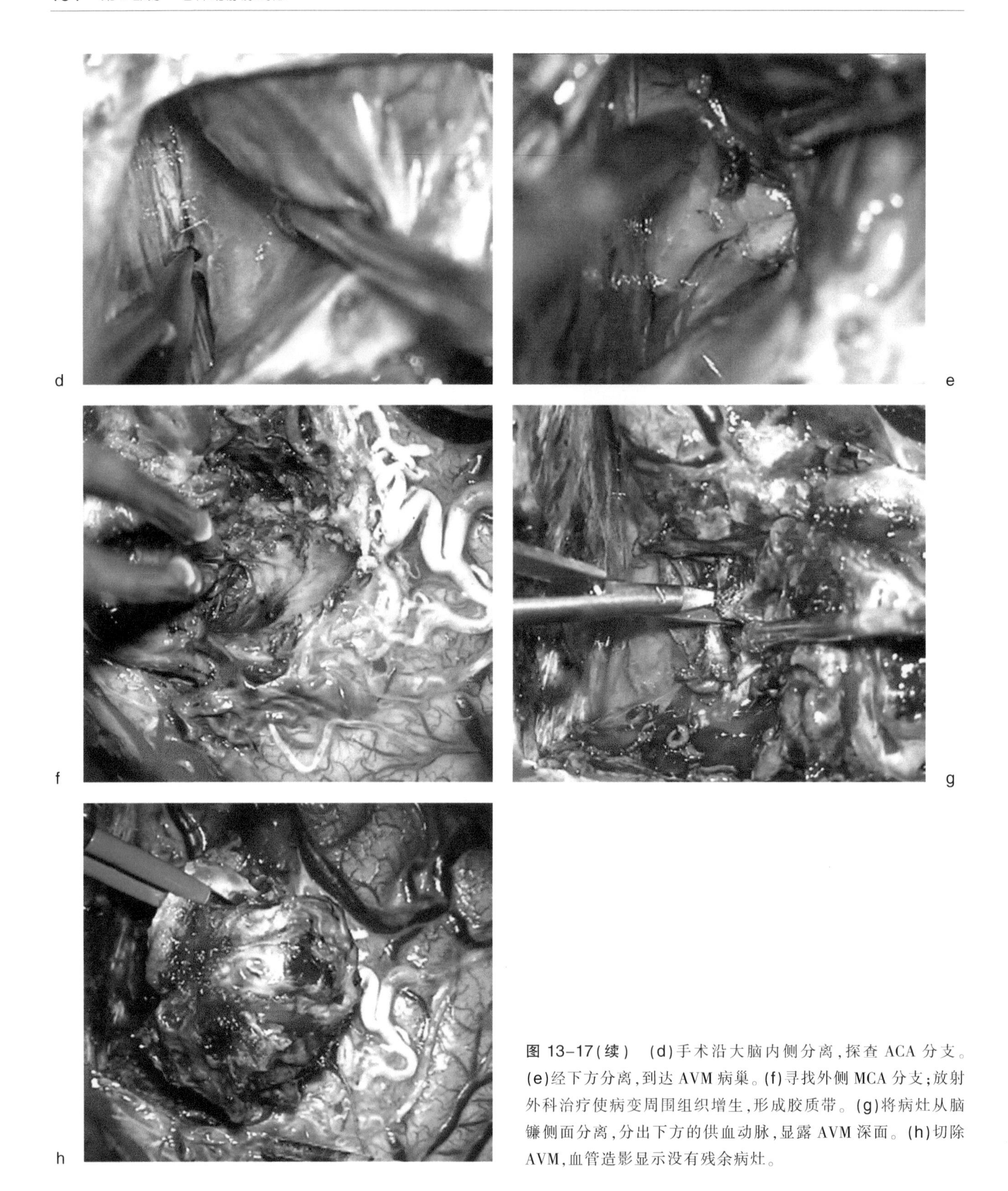

图 13-17(续) (d)手术沿大脑内侧分离,探查 ACA 分支。(e)经下方分离,到达 AVM 病巢。(f)寻找外侧 MCA 分支;放射外科治疗使病变周围组织增生,形成胶质带。(g)将病灶从脑镰侧面分离,分出下方的供血动脉,显露 AVM 深面。(h)切除 AVM,血管造影显示没有残余病灶。

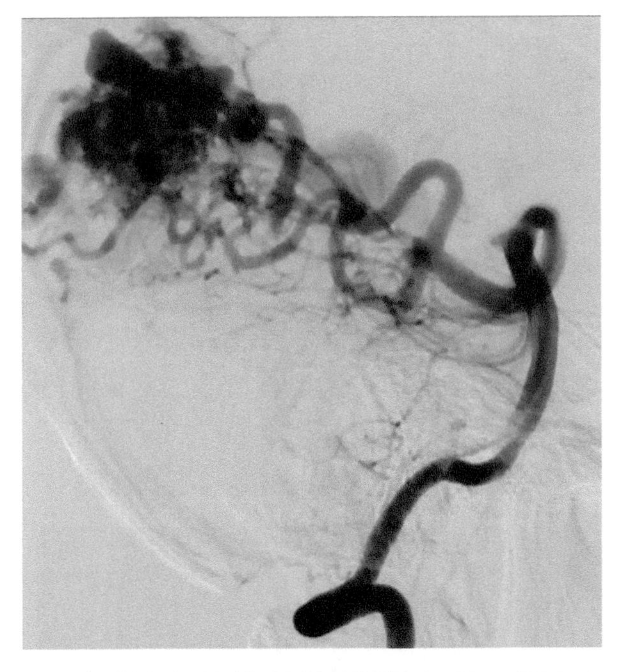

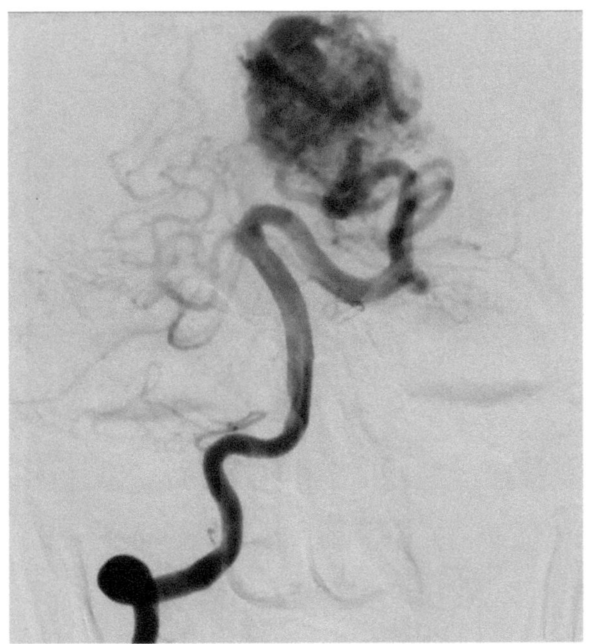

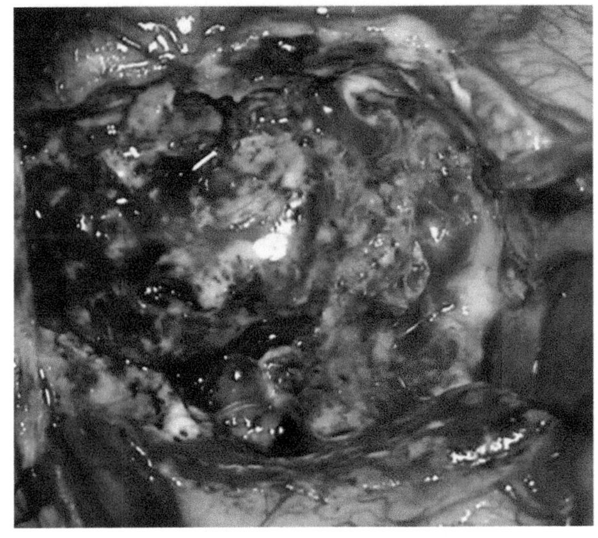

图 13–18　49 岁，女性患者。左侧顶叶中线旁 AVM（改良 Spetzler-Martin 分级 7：S2V1E1/A2B0C0）。AVM 供血来自 PCA（ParOccA 和 CalcA），右侧椎动脉血管造影。（a）侧面观。（b）前后位观。供血动脉：MCA（TempOccA）、天幕动脉、脑膜后动脉、脑膜中动脉。经过两次血管栓塞治疗后，患者接受了开颅切除手术。以往中线旁 AVM 病例，患者都采取仰卧位（鼻子朝上）；此例不同，患者采取了俯卧位（鼻子朝下）。窦汇在上方，头顶在下方，暴露内侧大脑纵裂（左侧）和外侧脑凸面（右侧）。（待续）

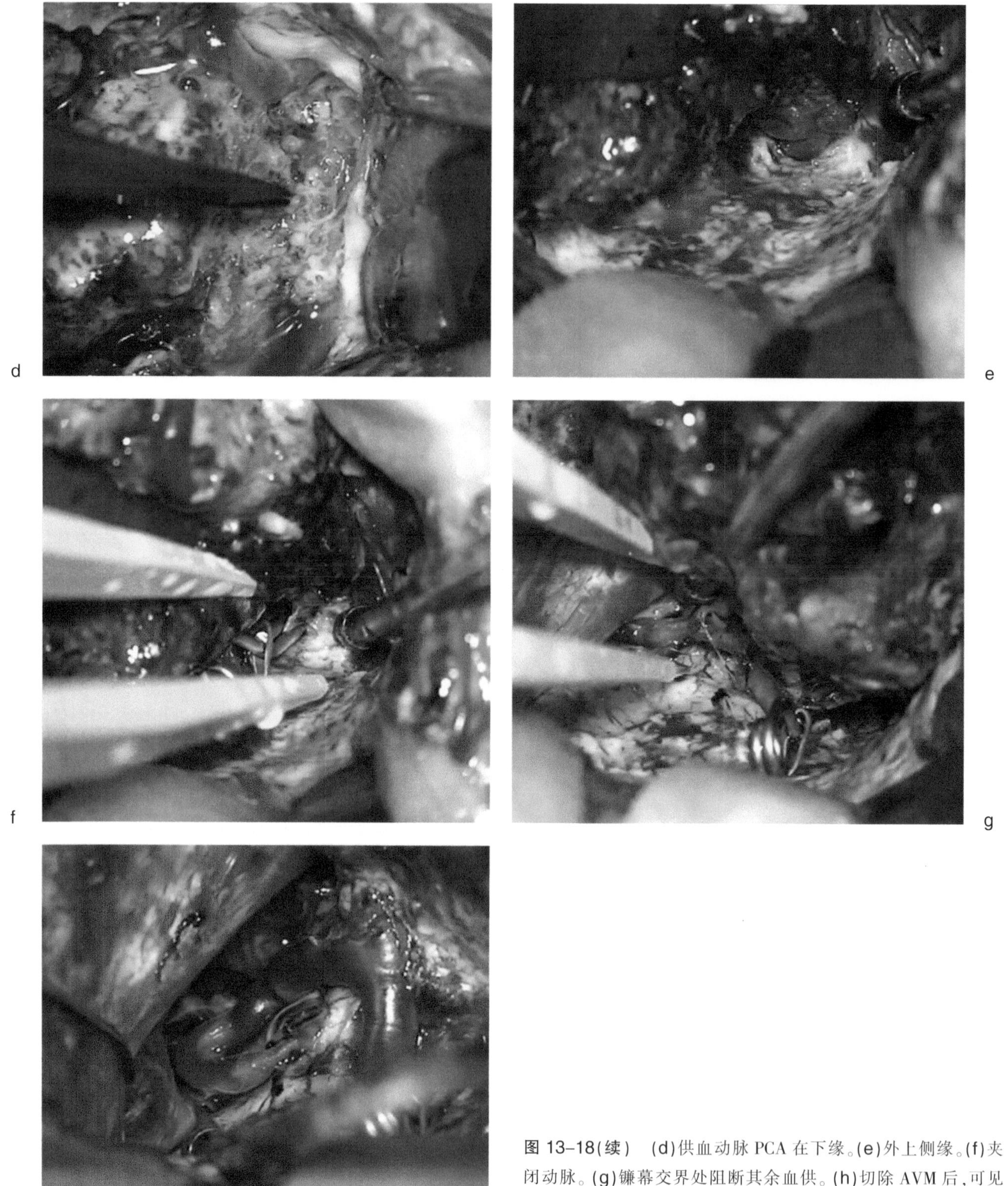

图 13-18(续) (d)供血动脉PCA在下缘。(e)外上侧缘。(f)夹闭动脉。(g)镰幕交界处阻断其余血供。(h)切除AVM后,可见内侧PCA供应动脉的残干,紧靠VOG(剥离子前端)。

枕叶基底型 AVM 手术切除

枕叶基底型 AVM 的暴露需要跨越 TrvS 到幕下-枕上区域，并暴露枕叶底面(图 13-19，第 1 步)。基底型 AVM 在舌回或 OTG 内侧需要暴露窦汇；外侧 AVM 在 IOG，需要枕部及枕下开颅，而不需要暴露窦汇。患者侧卧位或俯卧位，鼻子朝下，AVM 朝上，中线垂直。以小脑幕为中轴线，头向下屈曲，使脑部深侧尽可能突出在视野内。暴露横窦打开硬脑膜，减小对枕叶牵拉。幕上-枕下区的开放使 AVM 暴露在基底面

a 外科医生视野

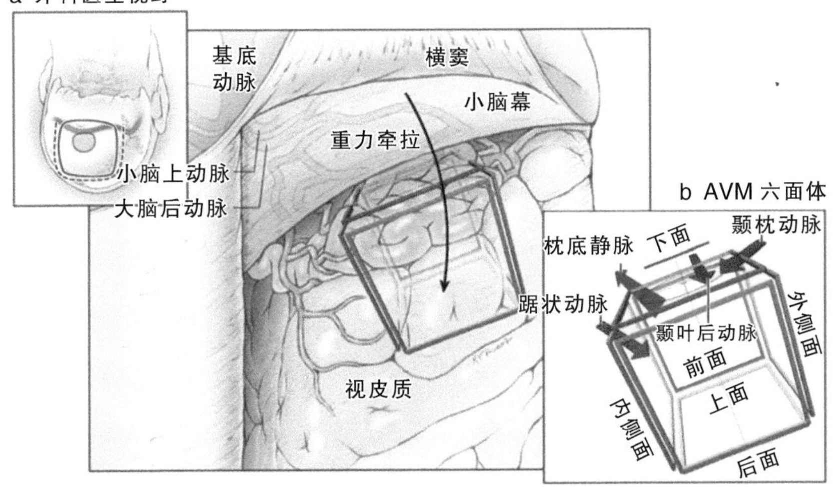

c 外科医生视野

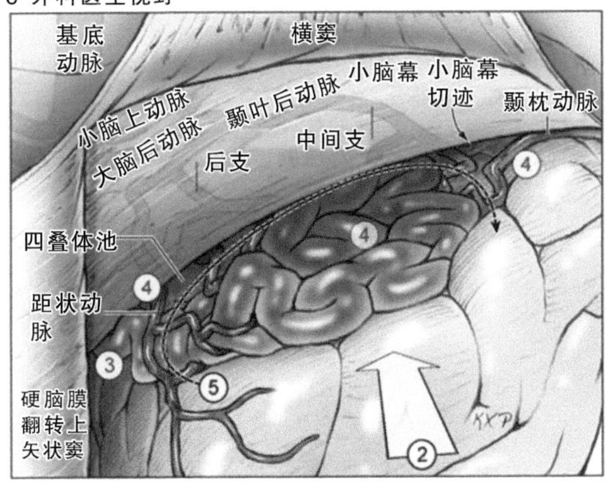

d 旁矢状面观

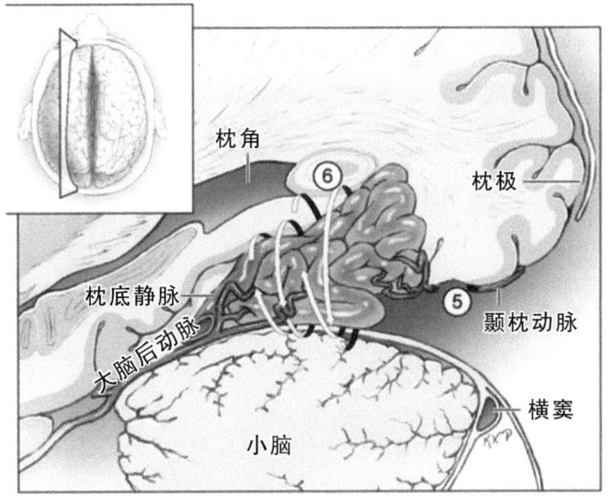

e 外科医生视野

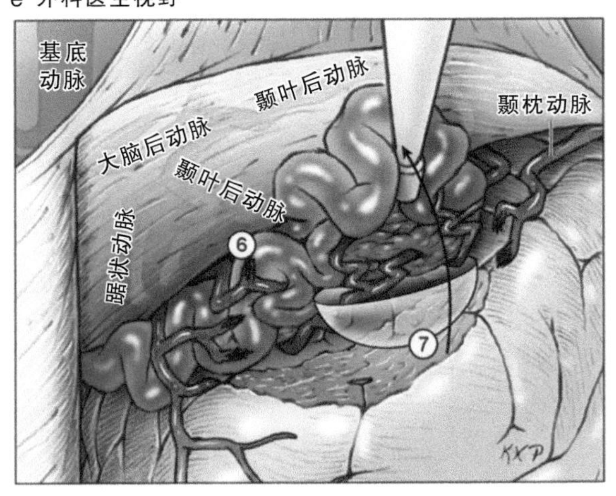

图 13-19 枕叶基底型 AVM 手术切除策略。(a)第 1 步，患者俯卧位(鼻子朝下)，头皮马蹄形切口(虚线)，通过幕下-枕上区域使 AVM 在窦汇旁(实线)暴露(外科医生视野)。斜剪开硬脑膜形成两个三角形的游离硬脑膜，一个拉向 SSS，一个拉向 TrvS。(b)AVM 六面体，显示动脉供血主要由 PosTempA，少量来自 CalcA 及 TempOccA，血液回流到枕叶基底静脉，邻近视皮质。(c)第 2 步，开放幕下-枕上区域，从四叠体池释放 CSF。第 3 步，识别枕叶基底静脉。第 4 步，找到供血动脉 PCA(PosTempA)。第 5 步，切断邻近梭状回和舌回端的动脉(外科医生视野)。(d)第 6 步，在枕叶脑实质中环形分离 AVM(旁矢状面观)。(e)第 7 步，从 AVM 下极切断 PCA，阻断 AVM 的血液供应(外科医生视野)。

(第2步);可在病灶后方看到回流静脉,TempBasV 或 OccBasV(第3步)。切开小脑幕,从四叠体池释放 CSF 使大脑塌陷。PosTempA 和 CalcA 为 AVM 前部供血(第4步),同时也为病灶的深部供血;沿着小脑幕走行的这两支血管,在 OTG 或舌回处,可以将其闭塞(第5步)。将在小脑幕上走行的供血动脉闭塞后,从小脑幕至术腔方向,将病灶从枕叶上分离开(第6步)。切除 AVM,后缩的残面为视皮层保留了空间。PCA 深支和深静脉(AntCalcaV),在室管膜切除后可见到(第7步)(图 13-20 和图 13-21)。

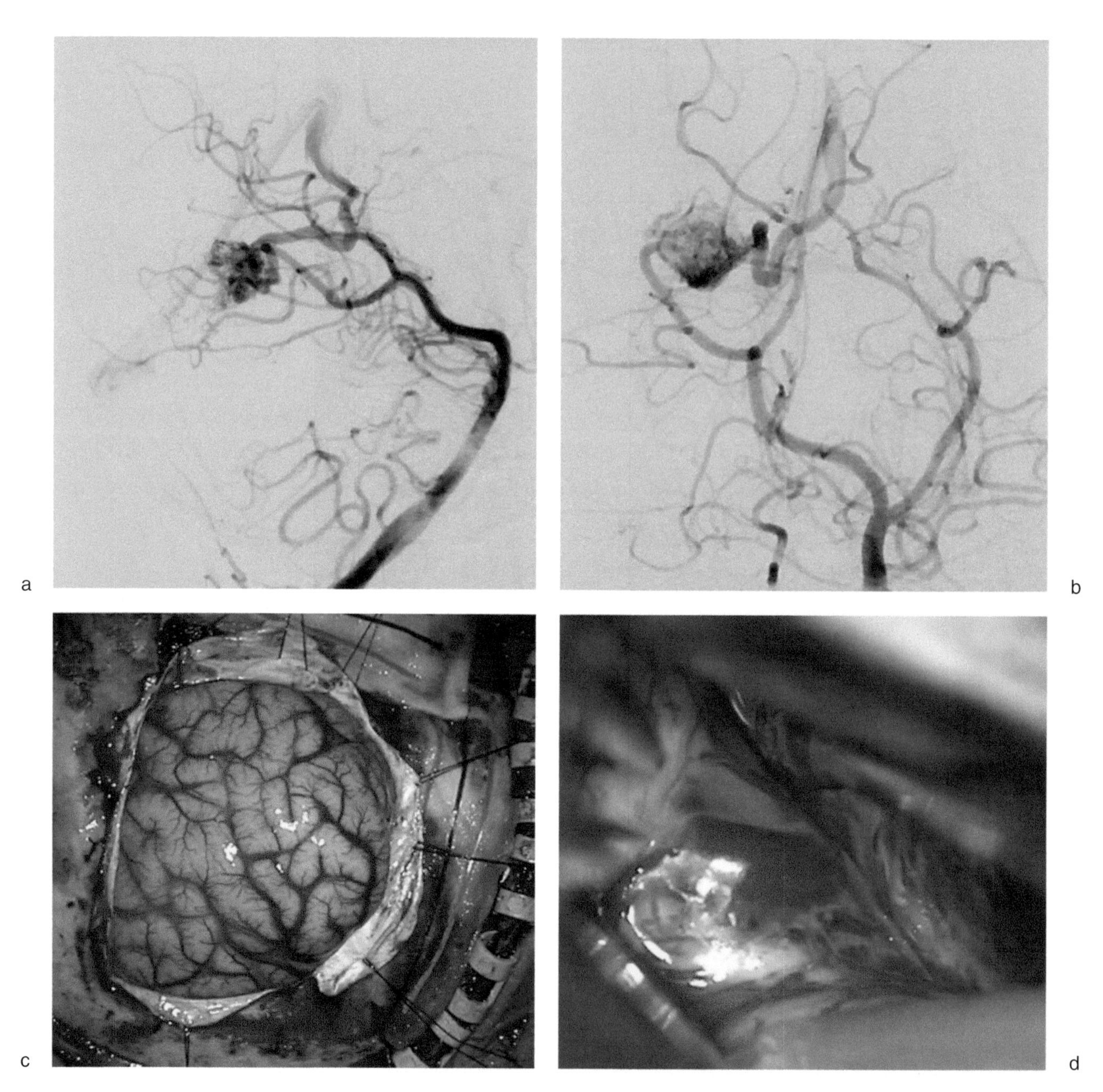

图 13-20 15岁男孩,右侧枕叶基底型 AVM 伴出血(改良 Spetzler-Martin 分级 4:S1V1E1/A1B0C0)。由 PCA 分支(PosTempA)供血,静脉回流到 AntCalcV 和 VoG。右侧椎动脉血管造影:(a)侧位像。(b)正位像。(c)枕叶通过开放右侧窦汇显露,患者左侧卧位,鼻子朝下(SSS 在右侧,TrvS 平行在顶部)。(d)幕上-枕下手术入路,可以在枕叶基底面到达 AVM 回流静脉,且只牵拉枕叶(左侧底部)。(待续)

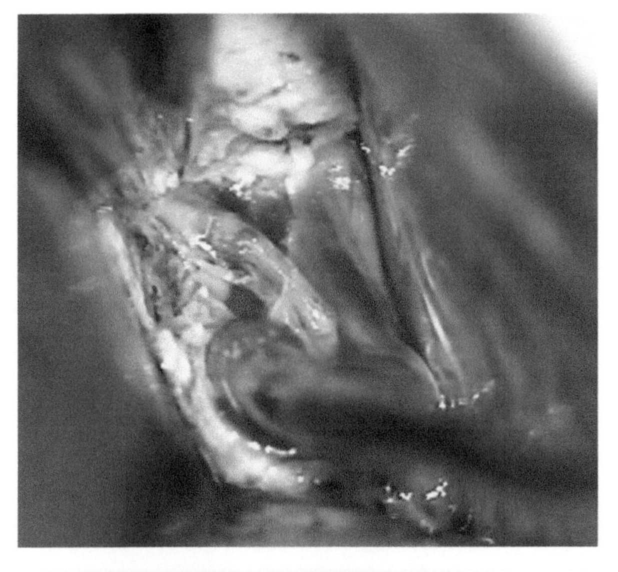
e

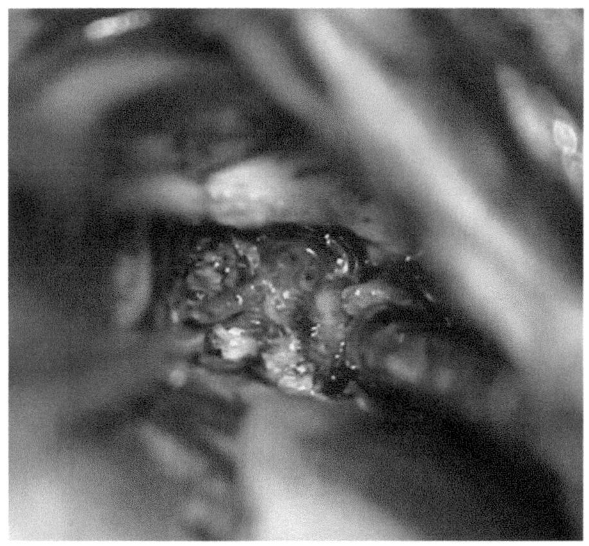
f

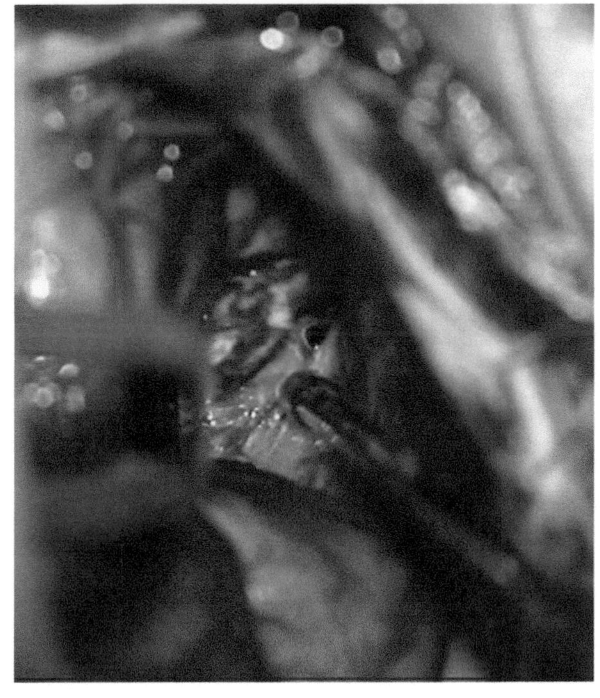
g

图 13–20(续)　(e)闭塞 PCA 供血分支。(f)畸形团从枕叶向小脑幕方向移除。双极作为一个动态牵开器,有助于撤离固定牵开器。(g)幕上-枕下手术入路接近小脑幕切迹(吸引器头端),开放四叠体池,使大脑脑组织减张。

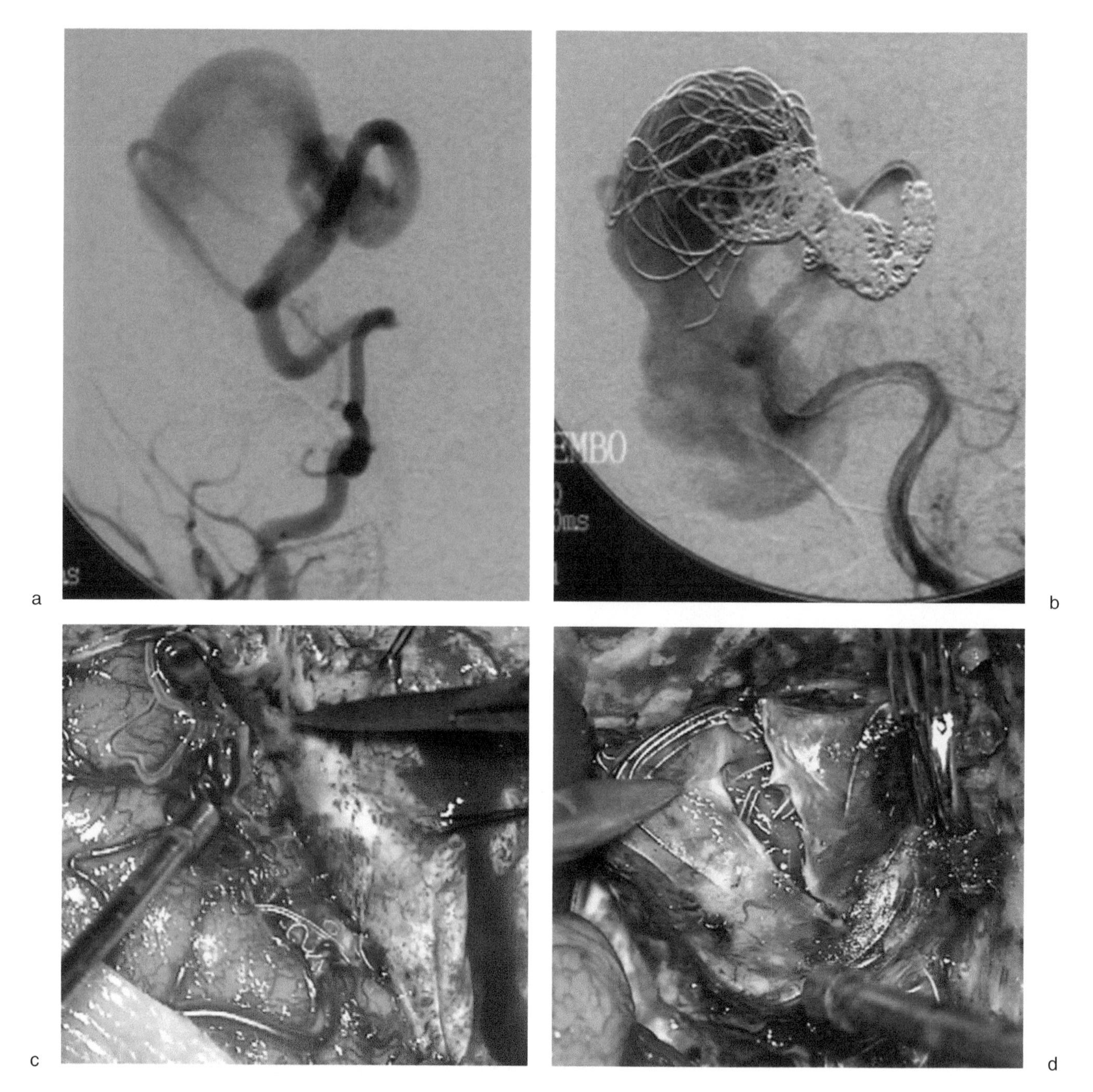

图 13-21 3岁,男性。AVM位于右侧枕叶基底部,合并软脑膜静脉瘘(改良 Spetzler-Martin 分级 2:S1V0E0/A1B0C0),由 PCA 两支主干供血(PosTempA 和 CalcA),回流静脉粗大曲张(右侧椎动脉血管造影)。(a)正位像。(b)AVM经过多次弹簧圈栓塞治疗,显示不完全栓塞(右侧椎动脉血管造影,正位像)。(c)枕叶显露通过右侧跨窦开颅。患者左侧卧位(右侧头部向上,鼻子朝下),沿窦汇三角区外缘扩大硬脑膜边缘(窦汇在右侧,SSS垂直在右侧)。枕下-幕上手术入路使供血动脉暴露在基底侧,内含栓塞弹簧圈(中心区)。(d)沿曲张静脉周围分离,找出供血动脉分支后切断之,并夹闭那些连接横窦的曲张静脉。(待续)

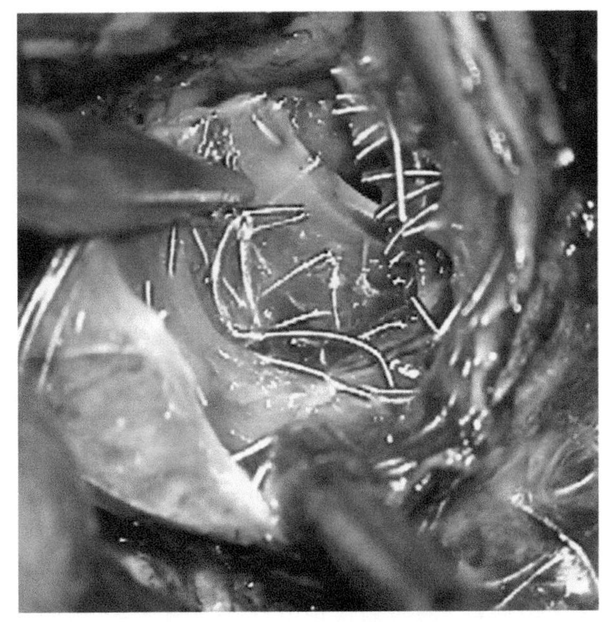
e

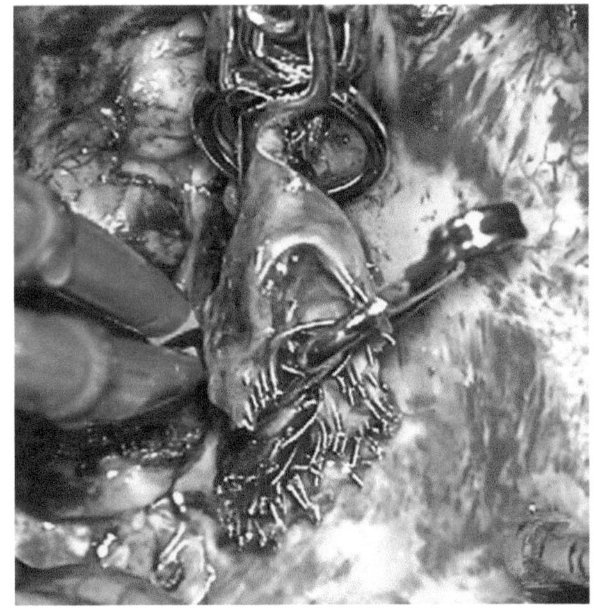
f

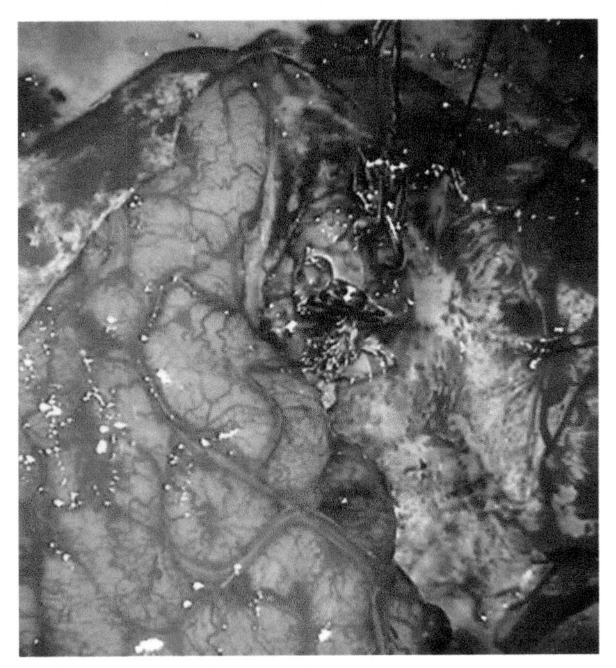
g

图 13-21(续) (e,f)完全切断曲张静脉,确保动静脉瘘闭塞。(g)这种经窦汇的手术入路,可暴露镰幕交界处和枕叶底面。

■结论

顶枕叶 AVM 与额叶、颞叶 AVM 有所不同,因其来自多重方位的丰富血液供应,并且暴露头部后方的病灶较困难。为了选择患者合适体位、充分发挥重力效应,顶枕 AVM 需要将开颅部位和显露方法规范化。大脑凸面 AVM 在顶枕叶比较常见,在额叶和颞叶中出现也比较多。总体而言,大脑凸面 AVM 在所有 AVM 中占比约为 30%,中线旁 AVM(包括外侧面 AVM)占比接近 40%。大脑凸面 AVM 发生的高频率反映了大脑半球的区域广阔。在后面章节中,将探讨大脑半球下方更小、更深区域的 AVM;这些 AVM 数量虽少,但处理时,需要更加复杂的手术显露方法及技术。

(刘钰鹏 译)

第 14 章 脑室及脑室旁动静脉畸形

■ 显微手术解剖

大脑

大脑分为额叶、颞叶和顶枕叶,根据其对应的脑皮层表面,大脑 AVM 也被分为额叶、颞叶和顶枕叶 AVM。脑室和中心区域的深部结构位于大脑中央,无皮层面,却有室管膜面,脑室及脑室旁 AVM 以此为基础进行划分。尽管中心区域由基底节、丘脑、内囊、外囊、最外囊等神经结构组成(以下章节中将述及),但脑室是一个空腔,它只包含脑脊液(CSF)及脉络丛。脑室及脑室旁 AVM 就以脉络丛为基础,部分结构成为脑室壁的一部分。

侧脑室由额角、体部、三角区、枕角和颞角五部分组成(图 14-1)。脉络膜仅存在于体部、三角区和颞角,而额角及枕角没有脉络膜,所以这两部分没有 AVM 存在。侧脑室体部和三脑室顶部的脉络丛邻近并延续,它们通过室间孔(FoM)并转折 180°后如平行条带一样进入第三脑室并向后突入松果体上隐窝。丘脑位于大脑中央,有“C”形侧脑室环绕其间。侧脑室壁,还有另外三个“C”形结构从上方、下方、后方包绕丘脑,分别是脉络丛、穹隆和尾状核。穹隆由海马乳头体束纤维组成,起源于颞角呈海马结构的脑室面海马伞。这些纤维包绕丘脑枕向后方形成穹隆脚,而穹隆脚在侧脑室体部与对侧连合,成为穹隆体。

穹隆在侧脑室体部内侧壁沿丘脑的上内侧前行,在其前方分裂形成穹隆柱,然后分开构成室间孔的前缘,终止于乳头体。尾状核构成侧脑室的外侧壁,其头部与侧脑室额角及体部相邻,其体部构成部分三角区外侧壁,其尾部构成颞角顶壁。

胼胝体构成了侧脑室壁的最大部分,由前部的嘴部和膝部,中间的体部和后方的压部构成。胼胝体嘴部构成额角底,膝和体部构成顶,压部则构成三角区的内侧壁。透明隔从正中分隔两侧脑室,由两块薄层构成,通常两层融合在一起(但也可能被透明隔腔分开)。透明隔附着在额角的胼胝体膝和嘴部,在侧脑室体部附着在胼胝体和穹隆。脉络膜裂是丘脑和穹隆间的狭窄裂隙;在侧脑室体、三角区和颞角,脉络丛附着于脉络膜裂(图 14-1)。脉络膜裂起自室间孔,如 C 形绕过丘脑表面,到达位于海马头部后方的下脉络点。脉络膜裂分为侧脑室体部、三角区部及颞部。脉络组织是一层透明膜,脉络丛起源于此,脉络组织与神经结构附着的脊状结构称为带:丘脑带、穹隆带和伞带。脉络膜裂的颞部位于颞角、穹隆伞和丘脑之间;脉络膜裂的体部通向中间帆和第三脑室顶。第三脑室是位于侧脑室体部下方的一个狭窄、漏斗状的中间腔隙,位于双侧丘脑及下丘脑之间。第三脑室通过室间孔与双侧脑室相通,并通过导水管和第四脑室相通。第三脑室的顶由以下组成:穹隆、脉络组织膜和两层膜间血管,脉络膜中后动脉(mPChA)和大脑内静脉(ICV)。中间帆位于第三脑室顶,系脉络组织两层间的腔隙。脑室体部和额角的静脉于中间帆内,在室间孔稍后方汇集为 ICV。由于动静脉走行聚集于中间帆,使其成为脑室 AVM 重要区域。

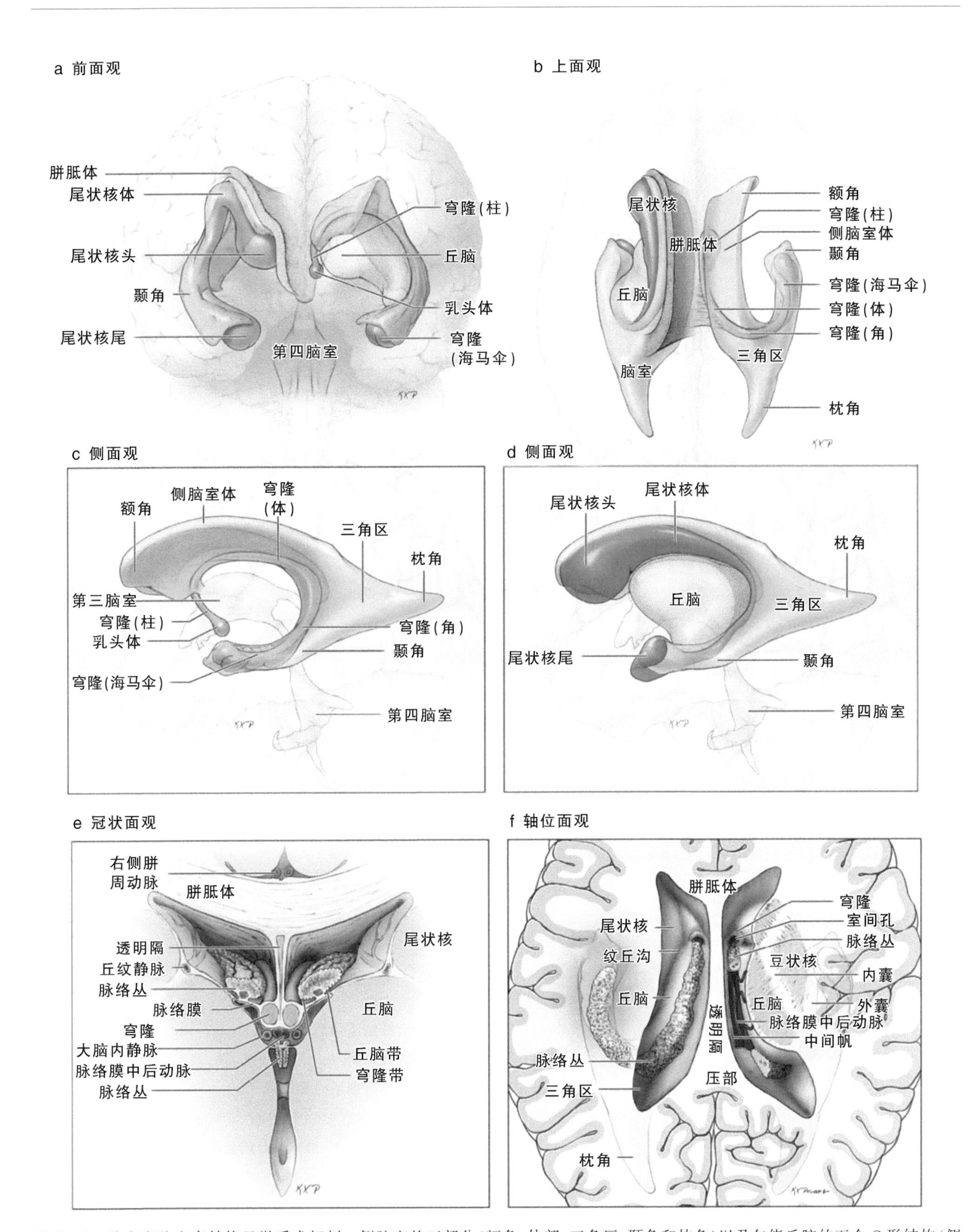

图 14–1　脑室和脑室旁结构显微手术解剖。侧脑室的五部分(额角、体部、三角区、颞角和枕角)以及包绕丘脑的五个 C 形结构(侧脑室、尾状核、穹隆、脉络丛和胼胝体),(a)前面观。(b)上面观。(c,d)侧面观。侧脑室体和脉络裂的显微手术解剖。(e)冠状面观。(f)轴位面观。如图所示在右侧脑室体部,把脉络膜切开,将部分脉络丛移开,显示位于中间帆的 mPchA。

动脉

侧脑室和第三脑室的室管膜及脉络丛由脉络膜前动脉(AChA)和脉络膜后动脉供血(脉络膜中后动脉 mPChA 和脉络膜后外侧动脉 lPChA)(图 14-2)。AChA 自床突上颈内动脉侧方发出,它是颈内动脉末端分叉前的最后一个分支。它起始"池"段,特征性后内方向走行,在血管造影的前后位,可见此段位于 ICA 内侧。它走行于视束的下内侧到达大脑脚的外侧面和脚间池;在此处,它走行于大脑脚和钩回间,其在钩回上攀升到达颞叶脉络裂。脑池段与外侧膝状体交叉。AChA 的脑室内脉络丛段起始于脉络丛点,并从此点穿入脉络裂,进入颞角,供应脉络丛。它继续向后沿脉络丛的内侧缘走行,与 lPChA 分支接近并常常吻合。脑池段发出重要分支供应视束、大脑脚的中 1/3、内囊后肢、外侧膝状体、苍白球和视放射起始部,而脉络丛段分支通常位于非功能区。

脉络膜中后动脉(mPChA)起源于大脑后动脉,从内侧壁沿着 P2 后交通段的近段 (脚间池段,P2A)走行, 也可起源于 P3 四叠体段或起源于顶枕动脉或胼胝体动脉或 CalcA。mPChA 环绕中脑,与 PCA 主干平行,之后在上丘处向前弯曲并上升接近松果体到达三脑室顶;然后进入中间帆,在丘脑间和脉络裂间到达室间孔,呈发卡样转折进入侧脑室,向后走行于侧脑室底。在血管造影上,其特征表现为"3" 征。mPChA 向两个完全相反方向翻转,一个是逐渐绕过松果体区转

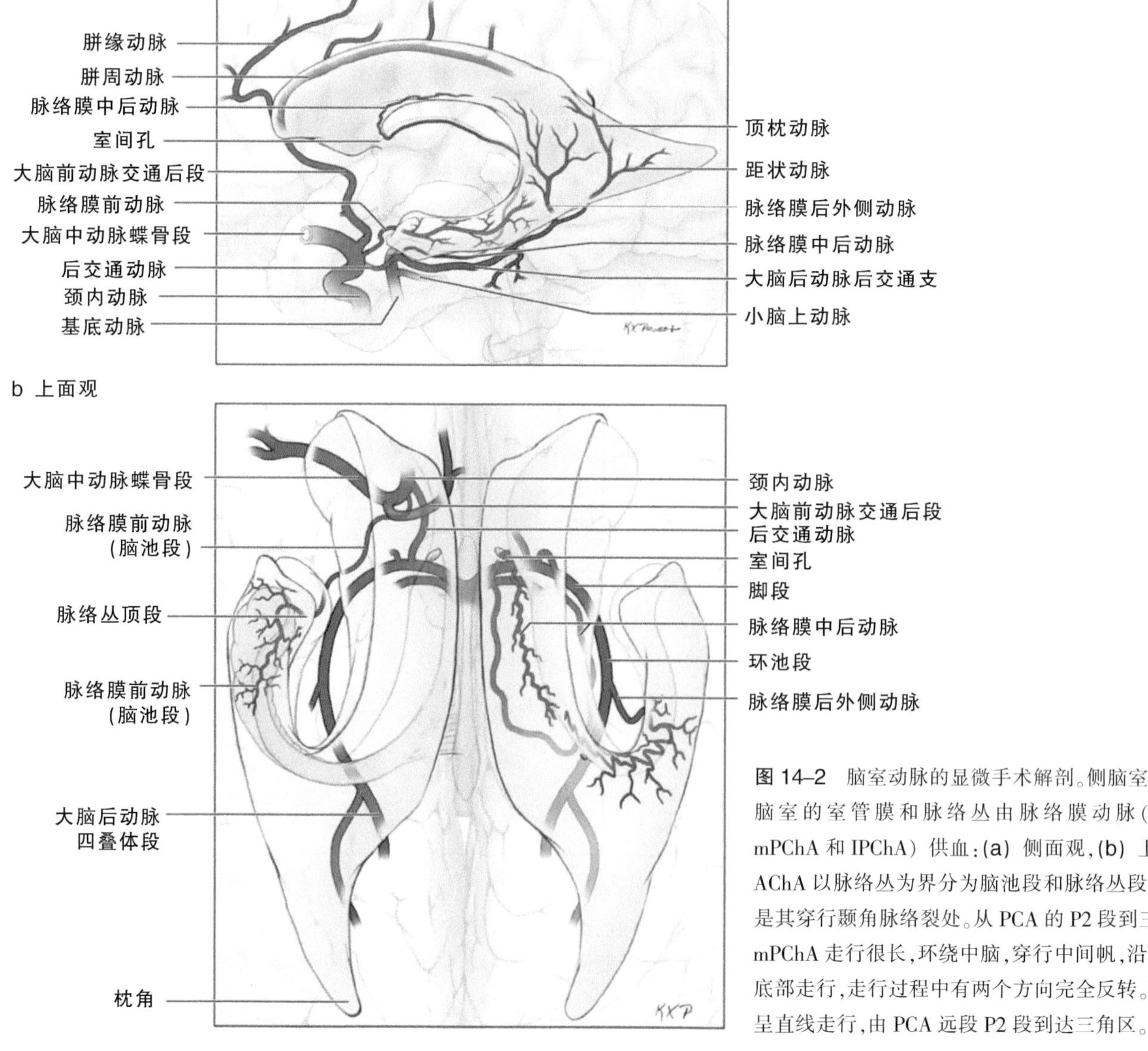

图 14-2 脑室动脉的显微手术解剖。侧脑室和第三脑室的室管膜和脉络丛由脉络膜动脉(AChA, mPChA 和 lPChA)供血:(a)侧面观,(b)上面观。AChA 以脉络丛为界分为脑池段和脉络丛段,此处是其穿行颞角脉络裂处。从 PCA 的 P2 段到三角区,mPChA 走行很长,环绕中脑,穿行中间帆,沿侧脑室底部走行,走行过程中有两个方向完全反转。lPChA 呈直线走行,由 PCA 远段 P2 段到达三角区。

向后方,另一个是通过室间孔急剧转向前方。mPChA 可分为 2 支或少见的 3 支，走行过程中发出分支至大脑脚、被盖、膝状体、上下丘、丘脑枕、松果体和内侧丘脑。

IPChA 起源于 P2 段(环池段,P2P),从外侧经过环池，并在侧脑室颞角后部和三角区到达脉络膜裂。脉络膜后外动脉 IPChA 有多支(平均 4 支),当它朝后向三角区方向走行时,与 mPChA 相吻合;当它在颞角朝后方走行时，与 AChA 相吻合;IPChA 发出分支到大脑脚、后联合、穹隆(脚和体)、外侧膝状体、丘脑背内侧核和尾状核体部。胼胝体由大脑前动脉(ACA)和胼周动脉(PcaA)供血。来自胼周动脉 PcaA 的胼胝体短动脉穿过胼胝体膝部和体部,同时向这些结构及透明隔、穹隆柱和前联合供血。胼胝体长动脉与胼周动脉并行,同时向胼胝体供血。胼胝体压部由压部动脉供血，压部动脉可起源于 ParOccA、CalcA、PosTemp, mPChA、或 IPChA。压部动脉和 PcaA 吻合形成“边缘襻”，它是一个环绕胼胝体的连接 ACA 及 PCA 的侧副循环。

静脉

在脑室内手术时,侧脑室壁的静脉提供了定位标志。与更小、更少深埋于脉络丛下的动脉相比,静脉定位价值更大。静脉在室管膜上易于辨认(图 14-3),有 AVM 时,静脉经常扩张并呈屈曲状态,前、后透明隔静脉(SepV)引流额角内侧血液,并走行至室间孔最后

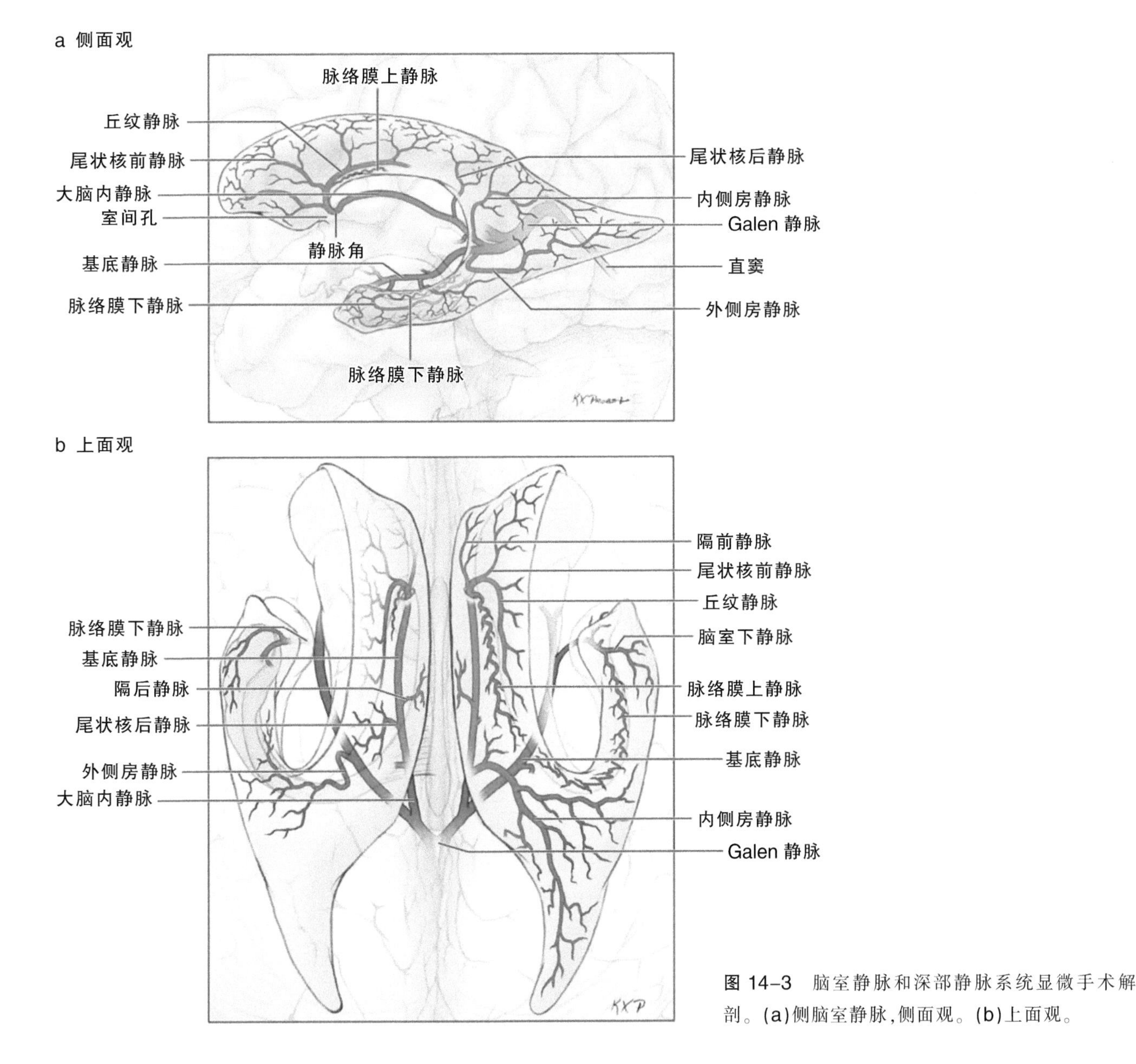

图 14-3 脑室静脉和深部静脉系统显微手术解剖。(a)侧脑室静脉,侧面观。(b)上面观。

终止于大脑内静脉(ICV)。前、后尾状核静脉引流额角外侧血流,于室间孔附近终于丘纹静脉(ThaStrV)。丘纹静脉走行于尾状核和丘脑间的丘纹沟,在室间孔后缘形成一个发卡样转折进入中间帆并加入ICV,这个转折在脑血管造影静脉期的侧位像被称为“静脉角”。大脑内静脉是成对的,从室间孔至Galen静脉(VoG)在中间帆走行。双侧ICV、双侧Rosenthal基底静脉(BVR)、小脑中央前静脉汇集至Galen静脉。

三角区内侧静脉(AtrV)引流三角区内侧壁,通过穹隆或脉络裂达中间帆内的ICV;三角区外侧静脉(AtrV)引流三角区外侧壁,通过脉络裂进入环池或四叠体池至BVR。

三角区内、外侧静脉可于脉络裂附近形成共干,即三角区总静脉。脉络膜上静脉是最大的脉络膜静脉,在侧脑室体部的脉络丛中走行于室间孔,并终止于丘纹静脉。脉络膜下静脉走行于颞角,终止于脑室下静脉或杏仁体静脉,然后,出脉络裂进入基底静脉。脉络膜上、下静脉在三角区的脉络球内相吻合。

■ 脑室和脑室旁AVM四种亚型

脑室和脑室旁AVM四种亚型包括:胼胝体、侧脑室体部、三角区和颞角AVM。

胼胝体AVM

胼胝体AVM位于侧脑室顶(图1 4-4),这种亚型最常见,占脑室和脑室旁AVM半数以上。典型的胼胝体AVM完全位于胼胝体内,但它可以向上侵及部分扣带回或向下侵及透明隔或侧脑室。胼胝体AVM所在范围从嘴部至压部,重要解剖和手术特点各不相同,但它们的共同特点是相对少见(约占脑AVM的4%),并且都由大脑前动脉ACA和胼周动脉PcaA供血;双侧的ACA和PcaA在下面和内侧面发出短支和长支胼胝体动脉,供应至胼胝体和AVM。胼胝没有体AVM时,这些供血动脉均很细小;当存在AVM时,它们会扩张。供应扣带回和内侧额叶的正常分支可以与AVM的供血动脉相区分,因为它们细小且发自胼周动脉外侧PcaA。PcaA是典型的过路血管,它供应位于AVM远端的运动和感觉皮层;因此,其结构必须得到保护。虽然胼胝体前部、膝部和体部的AVM由PcaA供血,但是胼胝体后部的AVM也由发自PCA的胼胝体压部动脉(SplenA)供血。胼胝体AVM向外延伸进入额叶白质,可能会有来自内侧豆纹动脉(mLSA)和外侧豆纹动脉(lLSA)供血;虽然胼胝体AVM包含在脑室AVM内,但它不侵及脉络丛,同时也不由脉络丛动脉供血。胼胝体AVM向深部脑室静脉引流(SepV、CauV、ThaStrV和ICV);压部AVM通过位于脑室外的夹静脉或于室间孔远端下行汇入大脑内静脉(ICV)的顶内侧静脉,向深部引流至Galen静脉。胼胝体AVM并非位于严格的功能区,压部与计算和视觉空间处理密切相关。

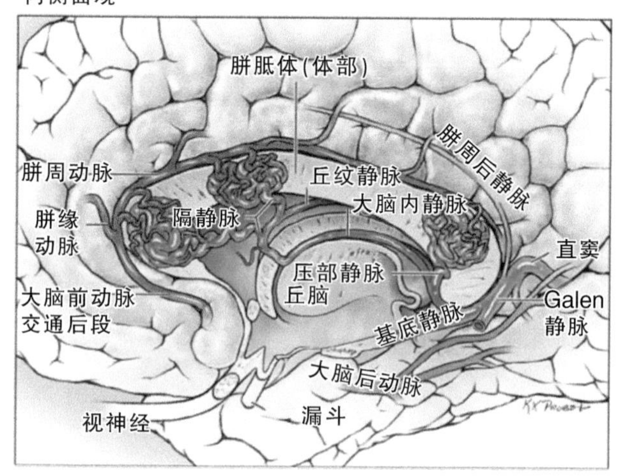

图14-4 胼胝体AVM,内侧面观。胼胝体AVM位于胼胝体内,范围从嘴部至压部。图中分别显示位于膝、体部和压部的三个不同的AVM。它们供血动脉来自ACA和胼周动脉的胼胝体长短动脉,向深处引流到脑室静脉(SepV、Ca uV和ThaStrV)。

侧脑室体部 AVM

侧脑室体部 AVM 是中线 AVM，位于侧脑室系统中央，为丘脑、尾状核、穹隆、透明隔、中间帆、脉络丛、脉络裂复杂交汇之处(图 14-5)。侧脑室体部 AVM 所在位置包括：透明隔、穹隆体、中间帆、脑室体部或第三脑室脉络丛。侧脑室体部 AVM 不包括位于侧壁、外侧底部、顶部的 AVM。尾状核构成侧壁，位于此处的 AVM 属于深部 AVM 基底节亚型；丘脑构成外侧底，位于此处的 AVM 属于深部 AVM 丘脑亚型；胼胝体构成脑室体顶部，位于此处的 AVM 属于胼胝体亚型。侧脑室体部 AVM 不常见，只占脑室和脑室旁 AVM 12%。处理此类 AVM 具有挑战性，因为它们较胼胝体 AVM 更为深在，只能通过胼胝体的小切口和脉络裂才能到达。mPChA 经过此区域的中央，是这些 AVM 的主要供血动脉。lPChA 很少成为供血动脉。PcaA 向透明隔 AVM 供血。mLSA 和前交通动脉(ACoA)穿通支可向室间孔前的透明隔 AVM 供血。ICV 经过此区域的中央，并引流这些 AVM。穹隆和这些 AVM 密切相关，其构成脉络裂的内侧界并在室间孔前面下降。虽然侧脑室体部 AVM 被 CSF 而不是室管膜包围，但手术中对穹隆的损伤可导致记忆减退和认知损害，这使它成为需要小心处理的功能区 AVM。

内侧面观

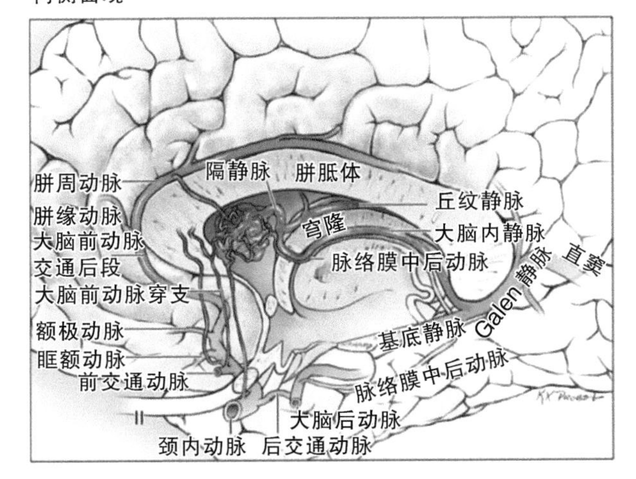

图 14-5　侧脑室体部 AVM，内侧面观。侧脑室体部 AVM 发生于透明隔、穹隆体、中间帆、脑室体部脉络丛和三脑室顶。mPChA 一般为这些 AVM 的供血，依部位另外有 PcaA、ACoA 穿通支、m LSA 和 l PChA 供血。静脉引流至大脑内静脉。

侧脑室三角区 AVM

侧脑室三角区 AVM 位于三角区的侧脑室体部侧后方(图 14-6)。胼胝体和脑室体部 AVM 位于中线，而三角区和颞角 AVM 偏外侧。包绕丘脑的 C 形结构(如尾状核、穹隆脚和脉络丛)绕过丘脑的后面走向颞角时，转向外侧；而侧脑室三角区 AVM 则位于侧脑室体部和颞角的中间区域。

侧脑室三角区 AVM 是脑室和脑室旁 AVM 第二种常见亚型，约占 20%。侧脑室三角区 AVM 由 lPChA 供血，而 lPChA 由脉络裂三角区进入脑室。脉络丛间的连接可使 AChA 通过颞角丛自下方向这些 AVM 供血，mPChA 自前方通过脑室体丛向这些 AVM 供血。侧脑室三角区 AVM 通过内、外侧 AtrV，经脉络裂的三角区分别汇入 ICV 和 BVR。侧脑室三角区 AVM 位于丘脑枕表面，丘脑枕为无功能区，但穹隆脚位于脉络丛内侧。侧脑室三角区 AVM 与可突入三角区的丘脑 AVM 不同，但可能会深嵌于丘脑，延伸接近于内囊后肢，由丘脑穿通动脉供血而不是脉络膜动脉供血。侧脑室三角区 AVM 位于重要脑区，但并非严格意义上的功能区。

轴位切面观

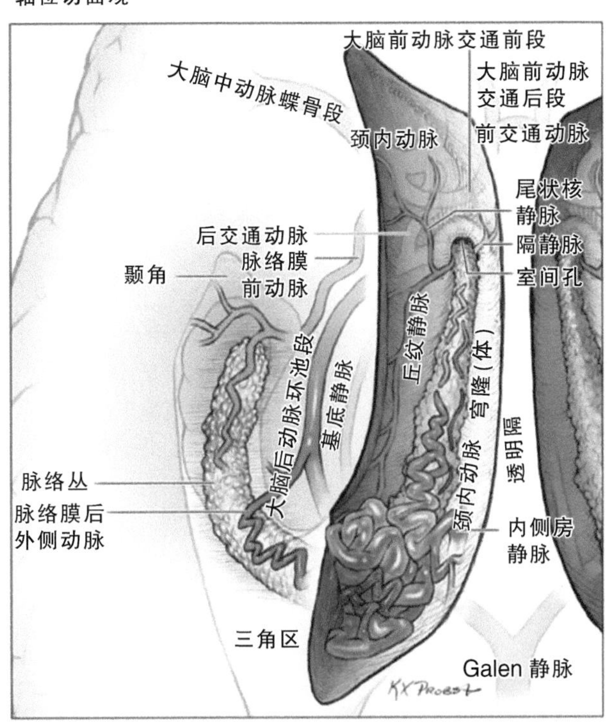

图 14-6　侧脑室三角区 AVM，轴位切面观。AVM 位于侧脑室三角区，由 lPChA 供血，由三角区静脉 ICV 引流(内侧达 ICV，外侧达 BVR)。

颞角 AVM

颞角 AVM 位于颞角脉络丛（图 14-7），这种 AVM 与颞叶内侧的 AVM 不同；颞叶内侧的 AVM 位于颞角内侧的沟回、海马和海马旁回，而颞角 AVM 几乎完全被室管膜包围。当其表现为出血时，是脑室内出血而不是实质内出血。它们主要的供血动脉是 AChA 扩张的脉络丛段。IPChA 也可通过脉络裂和三角区的侧副连接供应这些 AVM。颞叶内侧的脉络裂构成了向内侧病灶供血的动脉干。静脉引流是通过脉络膜下静脉在环池汇入 BVR。典型的颞角 AVM 位于室管膜结构内，并与功能性海马结构无关。

■ 脑室及脑室旁 AVM 切除策略

胼胝体 AVM 切除

胼胝体 AVM 采用双额开颅显露，依靠重力牵拉显露前纵裂(图 14-8，第 1 步)。此类 AVM 位于中线，可采用右侧纵裂下方入路，以避免开颅骨瓣位于优势半球的桥静脉之上。患者仰卧位左肩垫高，头向右旋转 90°，中线成水平位，颈部向上屈曲使头顶抬高 45°。C 形头皮切口，起自额中央顶部，沿中线稍左侧向后行，然后弯向前外侧。骨瓣 2/3 位于冠状缝前，1/3

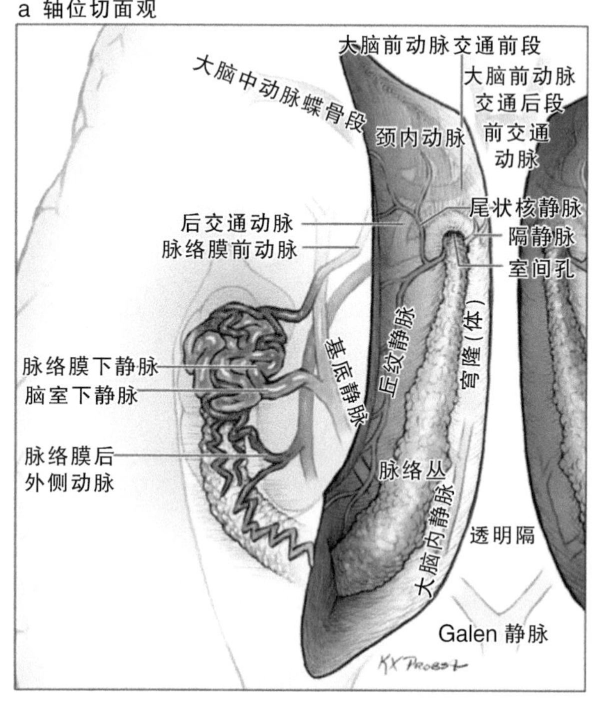

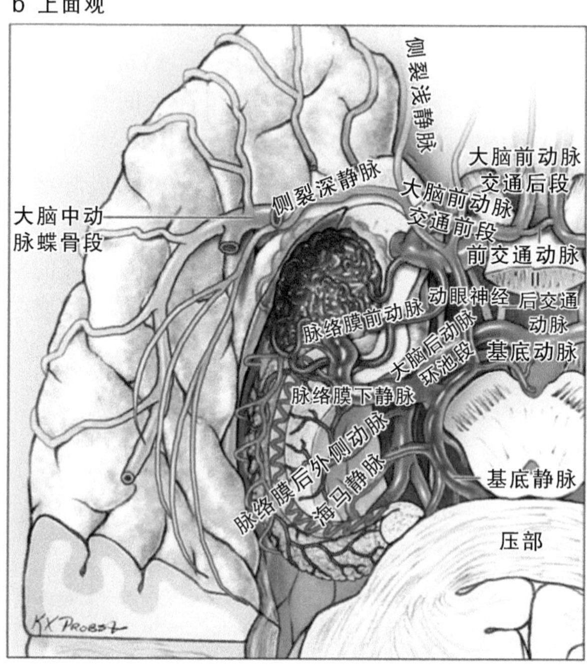

图 14-7 颞角 AVM：(a)轴位切面观。(b)上面观，颞角顶部被去除。此 AVM 位于颞角脉络丛和脉络裂，主要由 AChA 供血，少部分由 IPChA 供血。血流回流经脉络膜下静脉和脑室下静脉。

a 外科医生视野

运动区

b AVM 六面体

左侧尾状核静脉
内侧面
左侧胼周动脉
后面
下面
左侧隔静脉
前面
右侧胼周动脉
右侧尾状核静脉
右侧隔静脉
外侧面
上面

c 外科医生视野

上矢状窦
胼胝体短动脉
胼胝体长动脉
大脑镰
下矢状窦
左侧大脑后动脉
胼胝体（体）
胼胝体（膝）
旁中央动脉
胼胝体短动脉

d 冠状面观

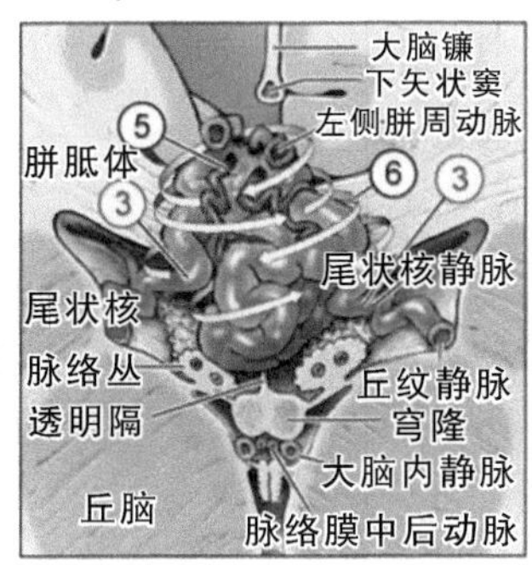

e 外科医生视野

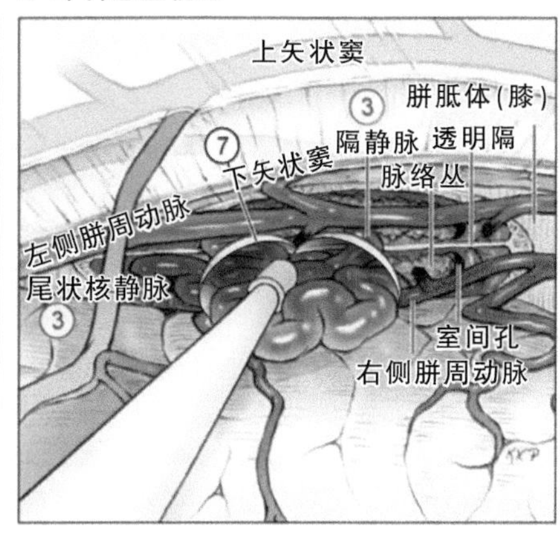

图 14-8　胼胝体 AVM 切除策略。(a)第 1 步，半圆形头皮切口暴露 AVM(插图，虚线)，双额开颅(插图，实线)。前纵裂入路，中线成水平位，重力牵拉右侧半球(外科医生视野)。(b)AVM 六面体显示供血动脉来自胼周动脉的胼胝体短、长支，回流向下至脑室静脉(SepV 和 CauV)，邻近运动皮层(红色)。注意 AVM 表层，用位于基底侧之上的圆圈表示，有下划线为其标签。AVM 轴向，用通过六面体的直线表示。动静脉解剖分别以向内的红箭头和向外的蓝箭头表示，叠加于六面体之上。(c)第 2 步，打开半球间纵裂向下达胼胝体(宽的白色箭头，外科医生视野)。在此插图中，硬膜已经切除，用以显示静脉与上矢状窦的连接；硬膜瓣向内侧翻开，需要松解蛛网膜粘连并保留桥静脉。第 3 步，分开胼胝体，观察引流静脉。第 4 步，分清来自双侧 PcaA 的胼胝体供血动脉。第 5 步，切断胼胝体长动脉的前端，采用自远端向近端的方式，分清胼胝体短动脉的上端(黑色虚线)。(d)第 6 步，分离胼胝体，进入侧脑室(环绕箭头，冠状面观)。(e)第 7 步，辨认引流静脉，在脑室内跨透明隔，分离室管膜面(以弧形表示，外科医生视野)。

位于冠状缝后，跨过上矢状窦(SSS)以便将位于纵裂上方的颅骨移除。铣刀经过 SSS 要小心，跨过静脉窦前将光线投射在切开颅骨的缝隙，冲洗干净，在硬膜外通过肉眼观察确认硬膜上的 SSS 位置。如果发现硬膜撕破，骨瓣采用两部分铣下。在没有硬膜粘连的年轻患者，以及很多环绕上矢状窦的骨沟较浅的女性患者，骨瓣可以整体铣下；但是年老和硬膜粘连的患者，骨瓣需分为两部分铣下。第一部分不超过上矢状窦的单额骨瓣，将此骨瓣取下后，在直视下将含 SSS 的硬膜在颅骨内板上剥离下来。第二部分的开颅过程要两次小心跨过 SSS。在额桥静脉之前，以 SSS 为基底半月形打开硬膜。到达 SSS 之前，与硬膜融合的静脉可以通过在静脉两边切开，将硬膜分为两个瓣，在静脉上形成硬膜袖并予以保留。松解蛛网膜粘连和邻近 SSS 的蛛网膜颗粒后，不需要使用牵拉器，而是利用重力牵拉使大脑半球离开大脑镰显露纵裂(第 2 步)。沿大脑镰分离到其游离缘，打开胼胝体池并沿胼缘动脉(CmaA)的一个上升支分离；据此上升支，可分清双侧额叶内侧之间的蛛网膜下隙界面。向深方分离到胼周动脉 PcaA，并沿 PcaA 前后扩大至 AVM 附近。胼胝体 AVM 向下引流至脑室静脉(SepV、CauV、ThaStrV 和 CV);这些引流静脉,只有在切开胼胝体进入脑室后,才能看见(第 3 步)。同样,向后引流至 SplenV 的引流静脉,只有切到病灶的后缘才能看到。双侧的 PcaA 在病灶上走行,向 AVM 上缘供血(第 4 步)。

供应胼胝体动脉的总体掌控有助于血管主干的保留。由远端向近端(由后向前)地进行血管分支去除与主干的保留,有助于保留供应下肢感觉运动皮层的 PcaA 远端血管。来自胼胝体短动脉的供应血管沿其上端走行,在其 PcaA 的下面起源处电凝;来自胼胝体长动脉的供应血管在其前端进入病灶处电凝(第 5 步)。继续经胼胝体分离,沿胼胝体两侧的外侧面及后面向深方分离(第 6 步)。经胼胝体分离是平行角度,但是对于纵裂外侧较大的 AVM,可经扣带回分离,并将病灶向中线推移。

胼胝体 AVM 的室管膜分离,在所有 AVM 之中是最简单的,因为病灶深部被 CSF 包绕,只需进入脑室即可(第 7 步)。此面与透明隔动脉和脑室静脉粘连,这些血管在脑室打开前是看不到的。由于有脑室内出血的危险,必须小心分离。关颅前,将可能阻塞室间孔的脑室内血块清除干净。大多数胼胝体 AVM 位于胼胝体体部(图 14-9 和图 14-10),但位于胼胝体嘴、膝、压部的 AVM 要以同样的方法切除;除非胼胝体嘴和膝部的 AVM 较靠前或压部的 AVM 较靠后。胼胝体压部的 AVM 很少由 ACA 供血,而多由 SplenA 供血。手术时,最好采用后正中入路经窦汇开颅,并利用重力作用牵拉脑叶(图 14-11 和图 14-12)。

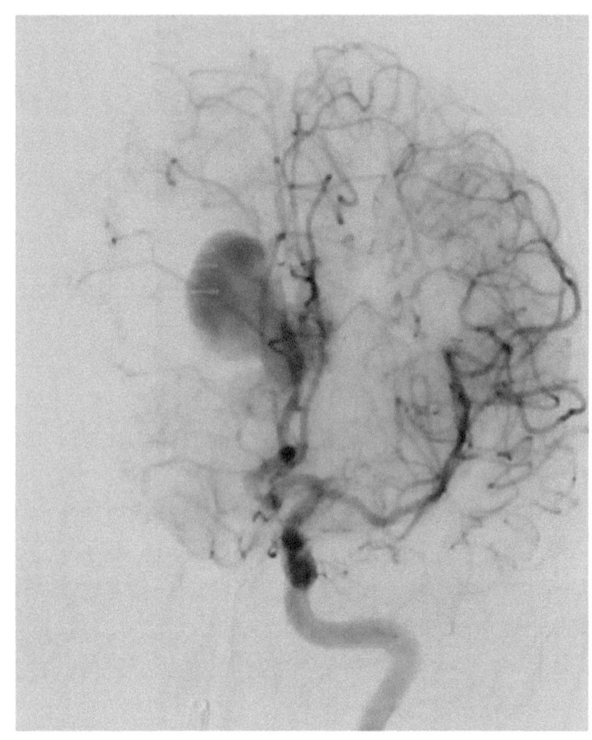

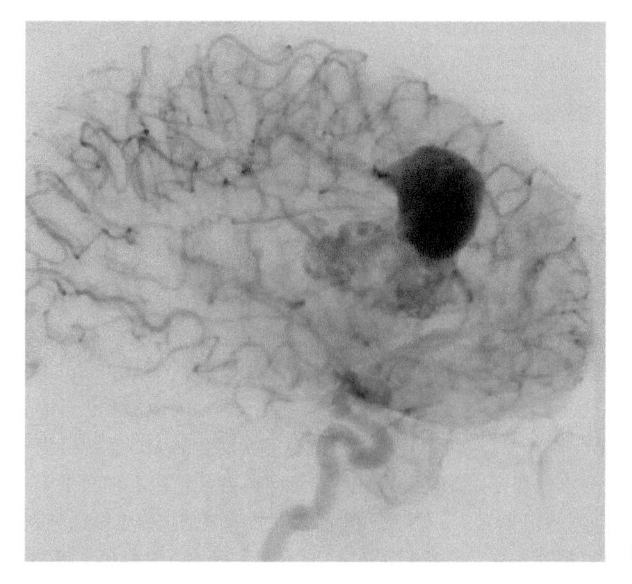

图 14-9　47 岁男性,胼周动脉瘤破裂后昏迷,伴有胼胝体 AVM(改良 Spetzler-Martin 6 级;S2V1 E0/A3 B0C0)。急诊行半球开颅,继之血管造影显示右侧动脉瘤及双侧 PcaA 供血的 AVM,血液回流至前方 MedFrV 和 SplenV。左侧 ICA 造影;(a)前后位像。(b)侧位像。(c)首先通过双额开颅夹闭动脉瘤(鼻子向右,中线水平位,重力牵拉右侧额叶),然后离断使其缩小。(待续)

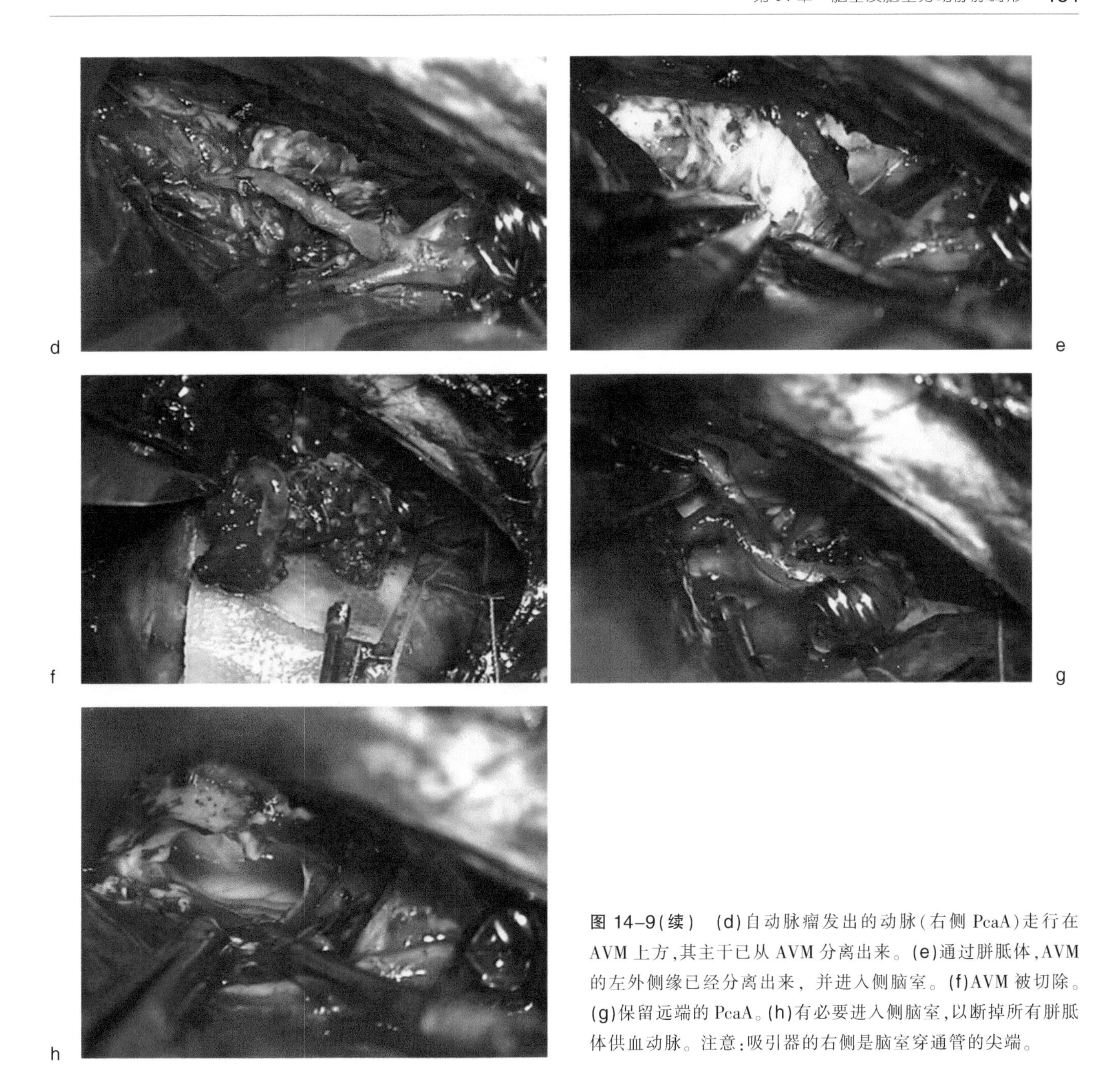

图 14–9(续)　(d)自动脉瘤发出的动脉(右侧 PcaA)走行在 AVM 上方,其主干已从 AVM 分离出来。(e)通过胼胝体,AVM 的左外侧缘已经分离出来，并进入侧脑室。(f)AVM 被切除。(g)保留远端的 PcaA。(h)有必要进入侧脑室,以断掉所有胼胝体供血动脉。注意:吸引器的右侧是脑室穿通管的尖端。

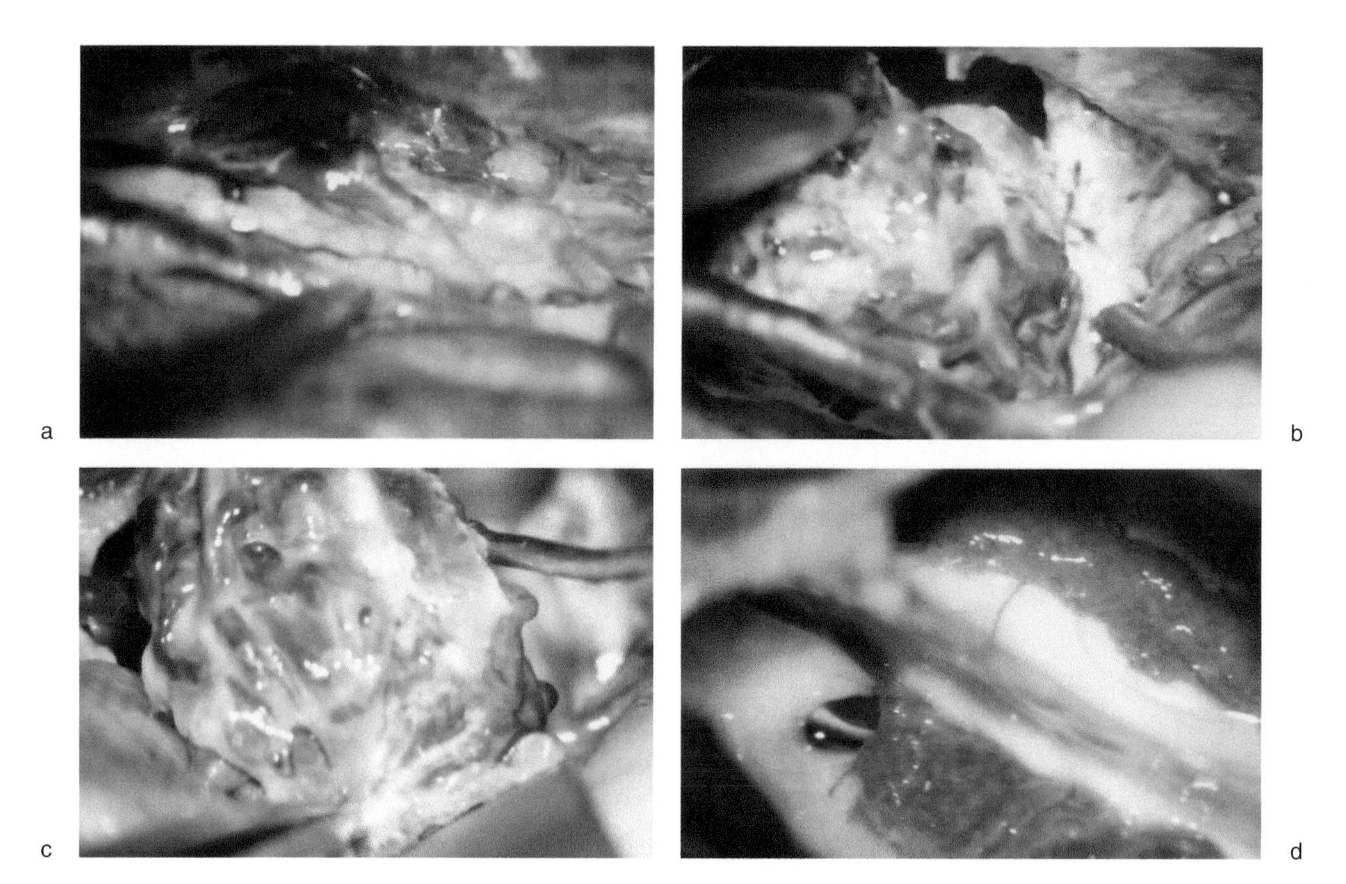

图 14-10 58岁男性，胼胝体AVM(改良 Spetzler-Martin 6级:S1V1E0/A3B1C0)，左侧PcaA供血。(a)双额开颅术(偏于左侧)显露纵裂(鼻子向左，中线水平位，重力牵拉左侧额叶)。(b)左侧PcaA走行在AVM上方，其主干已从AVM分离出来。沿AVM周边从胼胝体分离。(c)切除AVM。(d)侧脑室顶去除，显露脉络丛、mPChA、室间孔和透明隔。

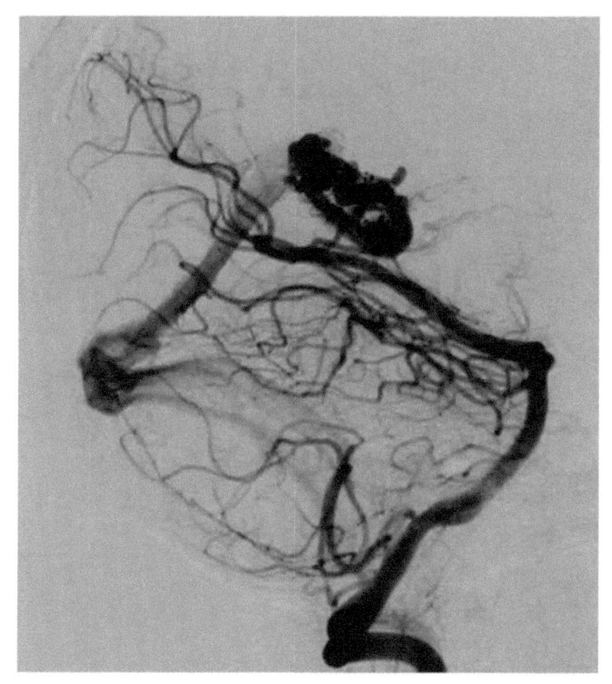
a

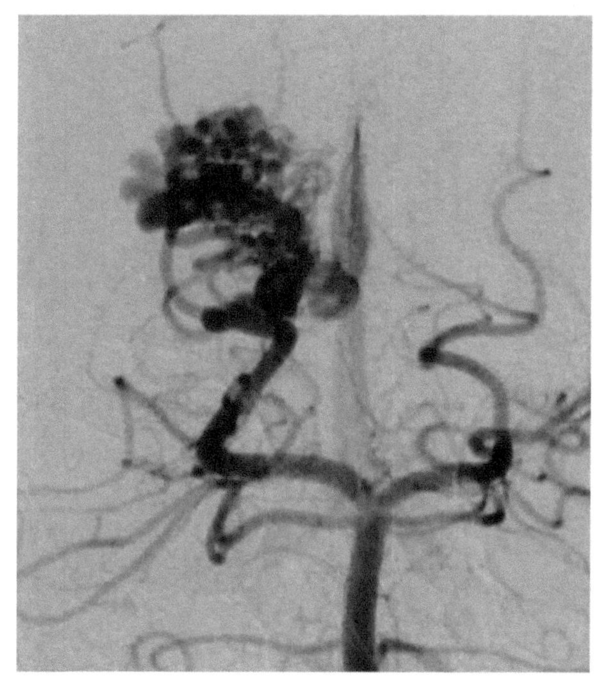
b

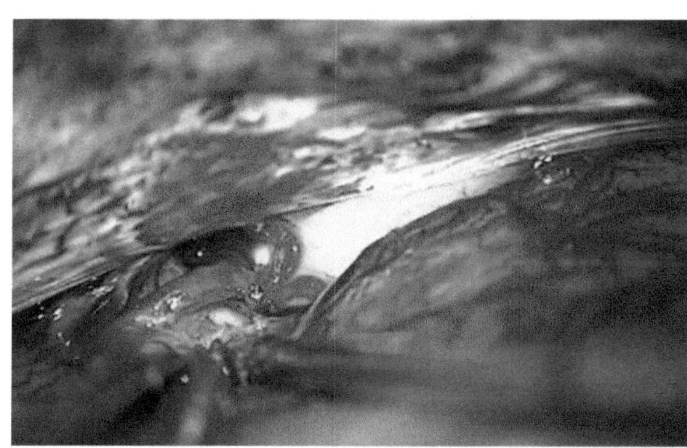
c

图 14–11 17 岁男孩。右侧胼胝体压部 AVM，表现为脑室内出血（改良 Spetzler-Martin 分级 6：S1V1E1/A1B0C0），由压部动脉供血，再由压部静脉和内侧三角区静脉引流。右侧椎动脉血管造影：(a)侧位像。(b)前后位像。(c)患者右侧卧位，鼻子朝下，中线呈水平位以使重力牵拉右侧枕叶。窦汇开颅术，显示 SSS、TrvS、枕极、后纵裂和镰幕交界处。胼胝体压部动脉绕压部上升至 AVM。（待续）

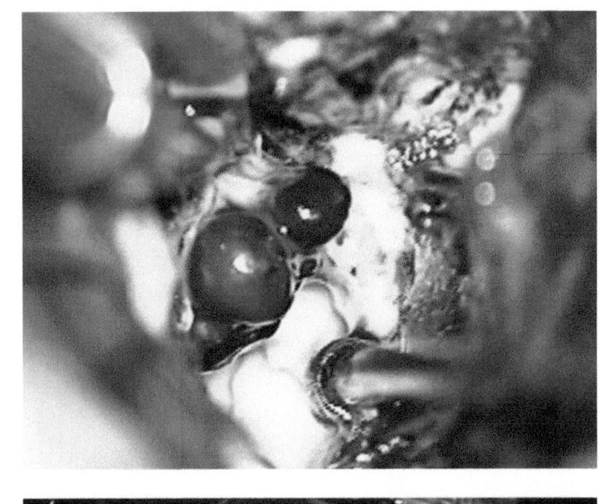

d

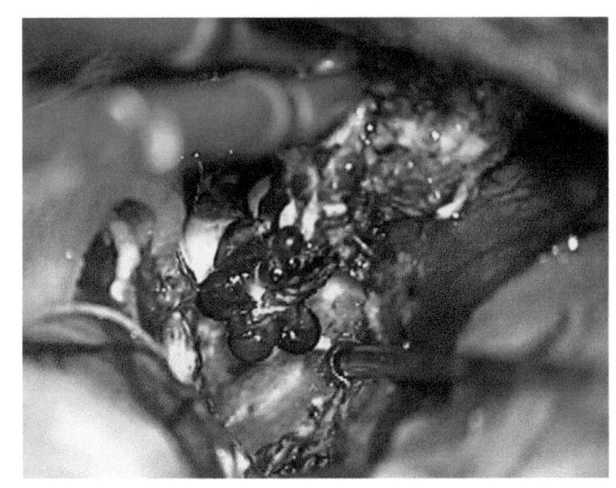

e

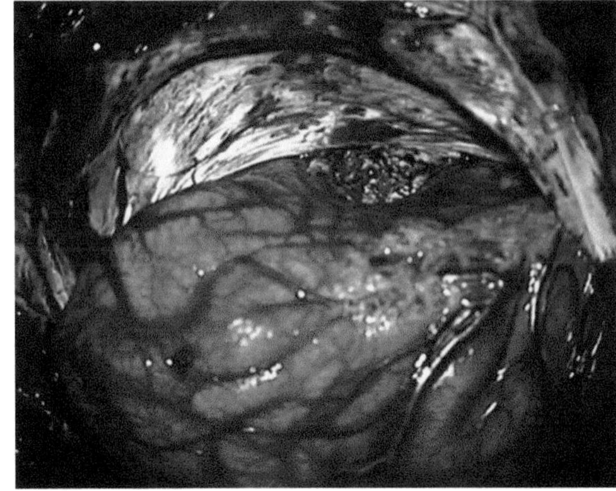

f

图 14-11(续) (d)AVM向内侧移动到手术通道,环形分离。(e)移除AVM。(f)患者体位、窦汇开颅和上矢状窦后1/3缺乏桥静脉,使得枕叶下垂并打开大脑后部纵裂。

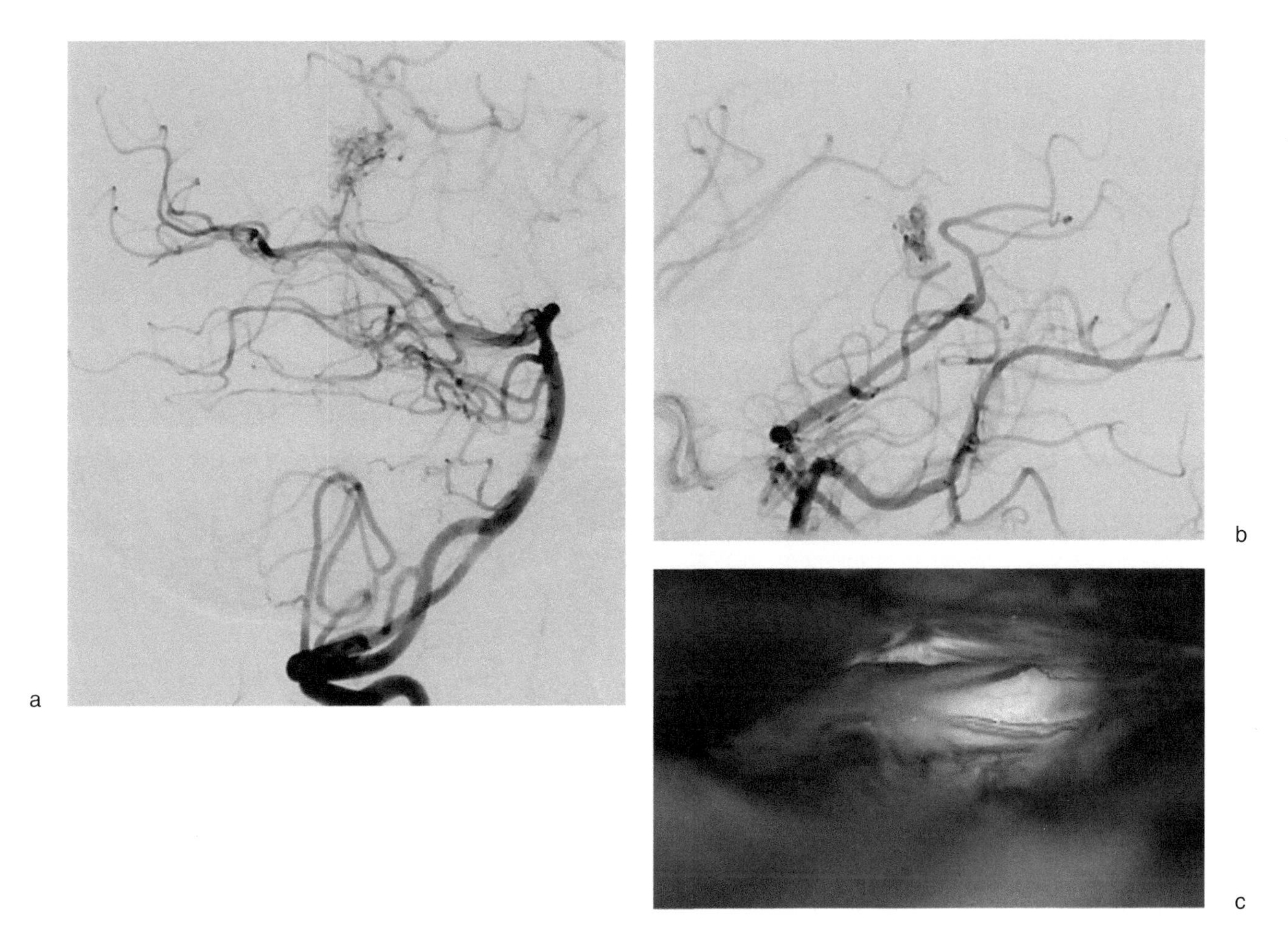

图 14-12　25 岁男性，右胼胝体压部 AVM（改良 Spetzler-Martin 分级 6：S1V1E1/A2B1C0），由右侧胼胝体压部动脉供血。右侧椎动脉血管造影：(a)侧位像。(b)前斜位像。(c)窦汇开颅术（右侧向下，鼻子向下和中线水平位），后纵裂入路在后方暴露胼胝体池。大脑镰游离缘下方可见胼胝体压部。（待续）

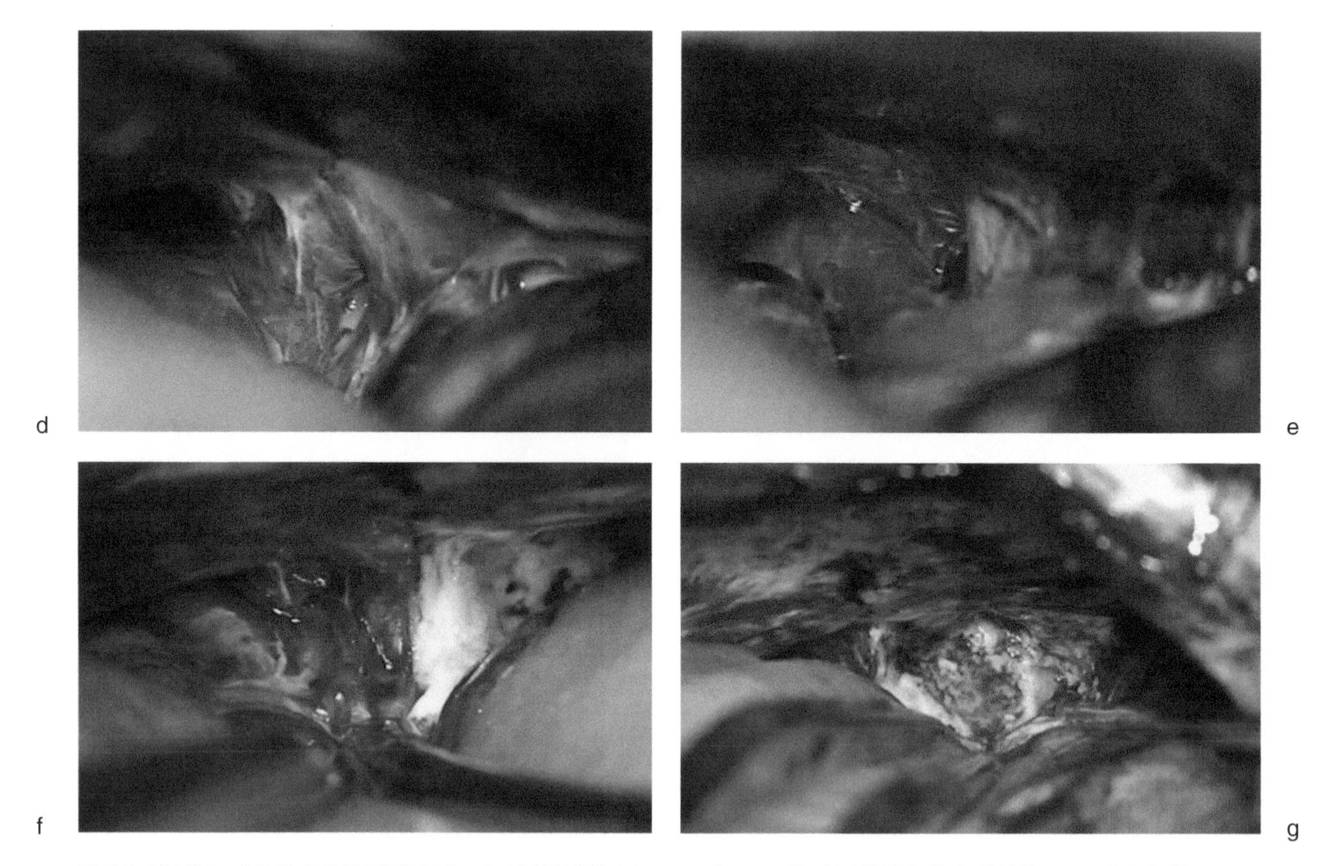

图 14-12(续) (d)进入脑池可见 VoG。(e)同样可见 SplenA。(f)AVM 位于压部并向脑室顶延伸。(g)完全切除 AVM。

侧脑室体部 AVM 切除

侧脑室体部 AVM 由双额开颅暴露(图 14-13,第 1 步)和前纵裂经胼胝体入路(第 2 步),与胼胝体 AVM 相似。入路在大脑镰的右侧以保护优势半球的静脉,即使 AVM 位于左侧脑室(对侧经胼胝体入路)。蛛网膜下隙的分离步骤与前面相同,但是直到分开胼胝体进入侧脑室才能看见 AVM。侧室体部 AVM 引流至 ICV(第 3 步),可以自后方扩大室间孔并进入中间帆,通过经脉络裂来暴露之。此暴露也可达 mPChA,系这些 AVM 的主要供血动脉(第 4 步)。经脉络裂分离是将脑室体部脉络丛向外侧分开,在外侧脉络丛和内侧穹隆间切开脉络组织(穹隆带)。经室间孔追踪 ThaStrV 到达 ICV 交汇处。顺着 ThaStrV-ICV 交汇处的前内侧面,可能需要切断前 SepV 或 CauV。当 ThaStrV 和 ICV 保留的情况下,牺牲这些小分支是容许的。在双侧 ICV 间向后方分离延伸至第三脑室顶开口,向后至后联合,此处胼胝体脚外侧段跨绕丘脑。在中间帆,AVM 的后缘,于近端切断来自 mPChA 的动脉血供(第 5 步)。另一面的供血动脉来自 mLSA(A1 ACA)、ACoA 和 A2 ACA,可能在透明隔前端,穹隆柱和胼胝体嘴之间找到。脑实质的分离止于位于透明隔的病灶,保留穿经室间孔的穹隆柱(第 6 步)。入路是平行的,但因狭长的手术通道、脉络裂的紧密结合使穹隆暴露受限。深面有来自 ACoA 的穿通动脉和 mLSA 的上升供血动脉及向后流至 ICV 的血管,这些都是看不到的。另外,位于中间帆前外侧的丘脑会有丘脑的穿支血供(图 14-14 和图 14-15)。

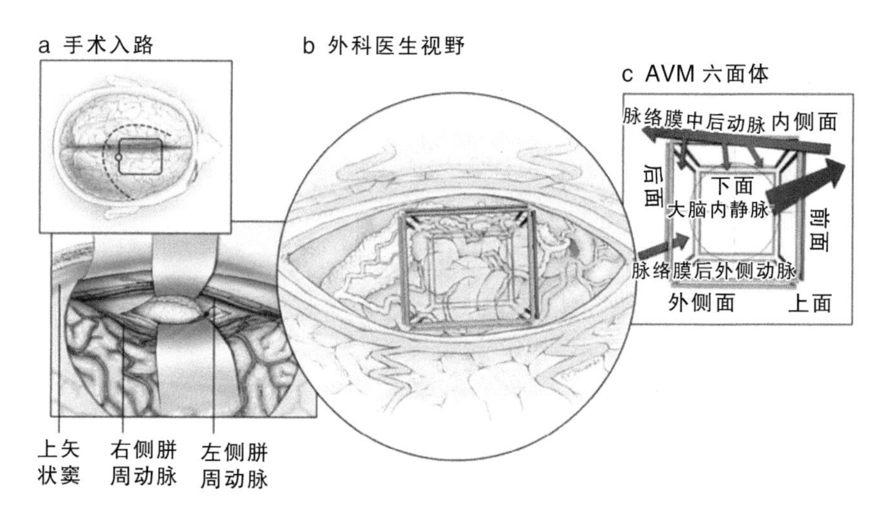

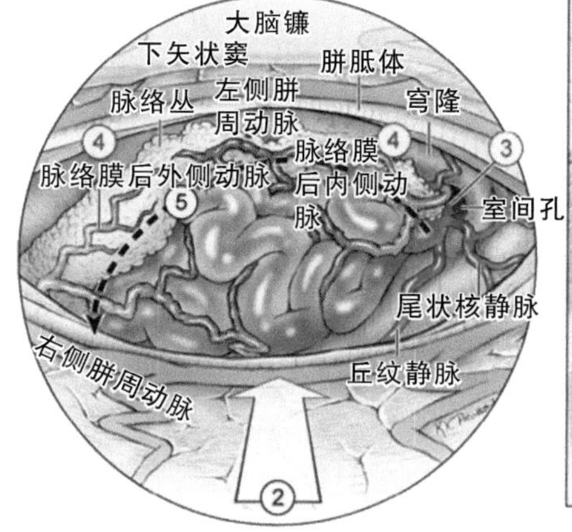

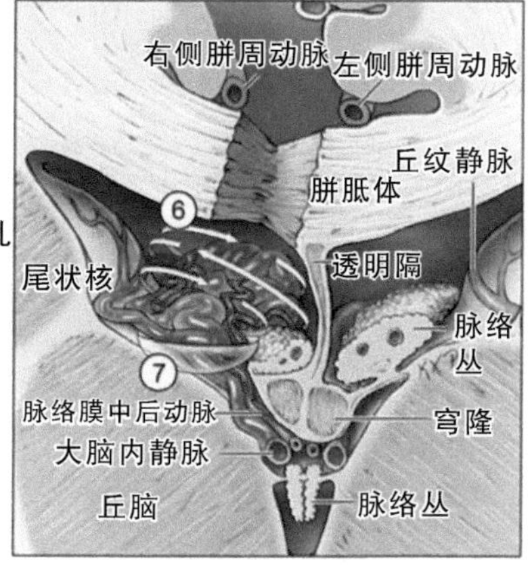

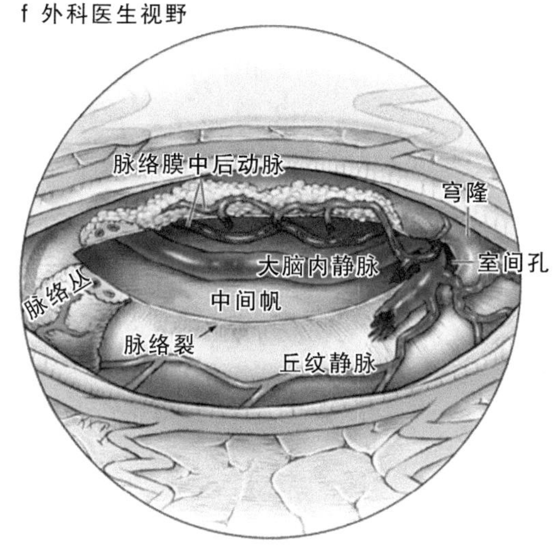

图 14-13 侧室体部 AVM 切除策略。(a)第 1 步,弧形头皮切口,显露 AVM(插图,虚线),双额开颅(插图,实线)经胼胝体入路,中线成水平位,重力牵拉右侧半球(外科医生视野)。(b)分开胼胝体进入侧脑室体部,显露位于侧脑室底的 AVM。(c)AVM 六面体,显示主要供血动脉来自 m PChA,少量来自 lPChA,引流至大脑内静脉。(d)第 2 步,分离纵裂经胼胝体至侧脑室,抵达 AVM。第 3 步,在室间孔辨别至 ICV 的引流静脉。第 4 步,辨别来自 mPChA 和 lPChA 的供血动脉。第 5 步,阻断脉络膜动脉前、后端。(e)第 6 步,AVM 位于脑室内,可减少周围分离范围,但要小心保护穹隆。第 7 步,将 AVM 从脉络裂移出,切断位于中间帆来自 mPChA 和位于室间孔前方来自 ACoA、mLSA 的深层穿支。(f)经脉络裂分离,打开中间帆,抵达 mPChA 的深层供血动脉,发现与引流静脉(ICV)连接的血管。

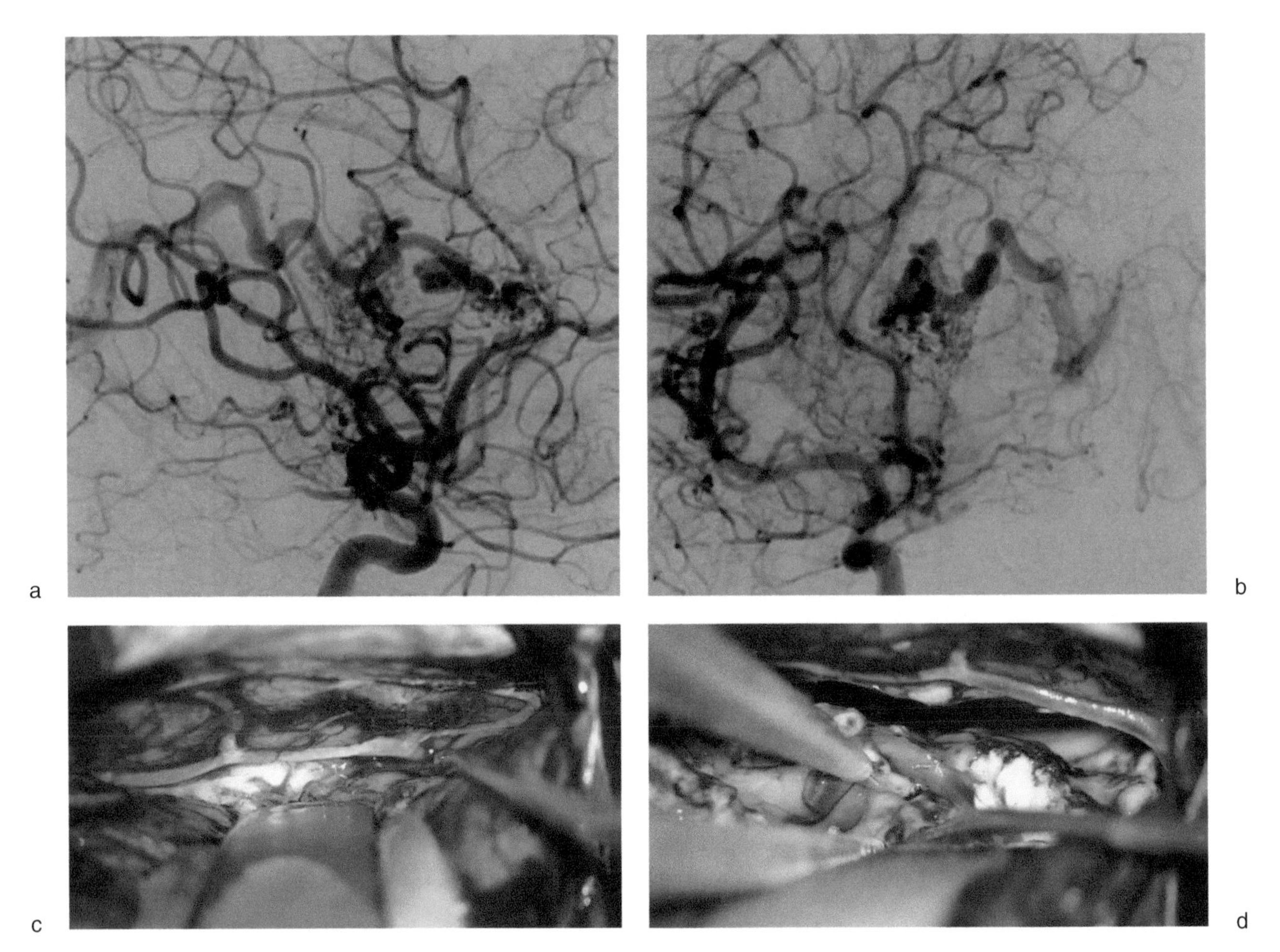

图 14–14 23岁女性,侧脑室体部(透明隔)AVM,表现为脑室内出血。右侧胼胝体压部AVM,改良Spetzler-Martin分级5:S2V1E0/A2B0C0。先前曾接受伽马刀放射外科治疗,但4年后再次出血。此AVM由ACA/PcaA分支、ACoA穿支和m PChA供血。右侧颈内动血管脉造影:(a)侧位像,(b)前斜位像。(c)双额开颅,打开纵裂(鼻子向右,中线水平位,重力牵拉右侧半球),暴露胼胝体、CmaA和PcaA。(d)切开胼胝体2.5cm,显露位于透明隔的AVM;左侧ACA主干已分离。(待续)

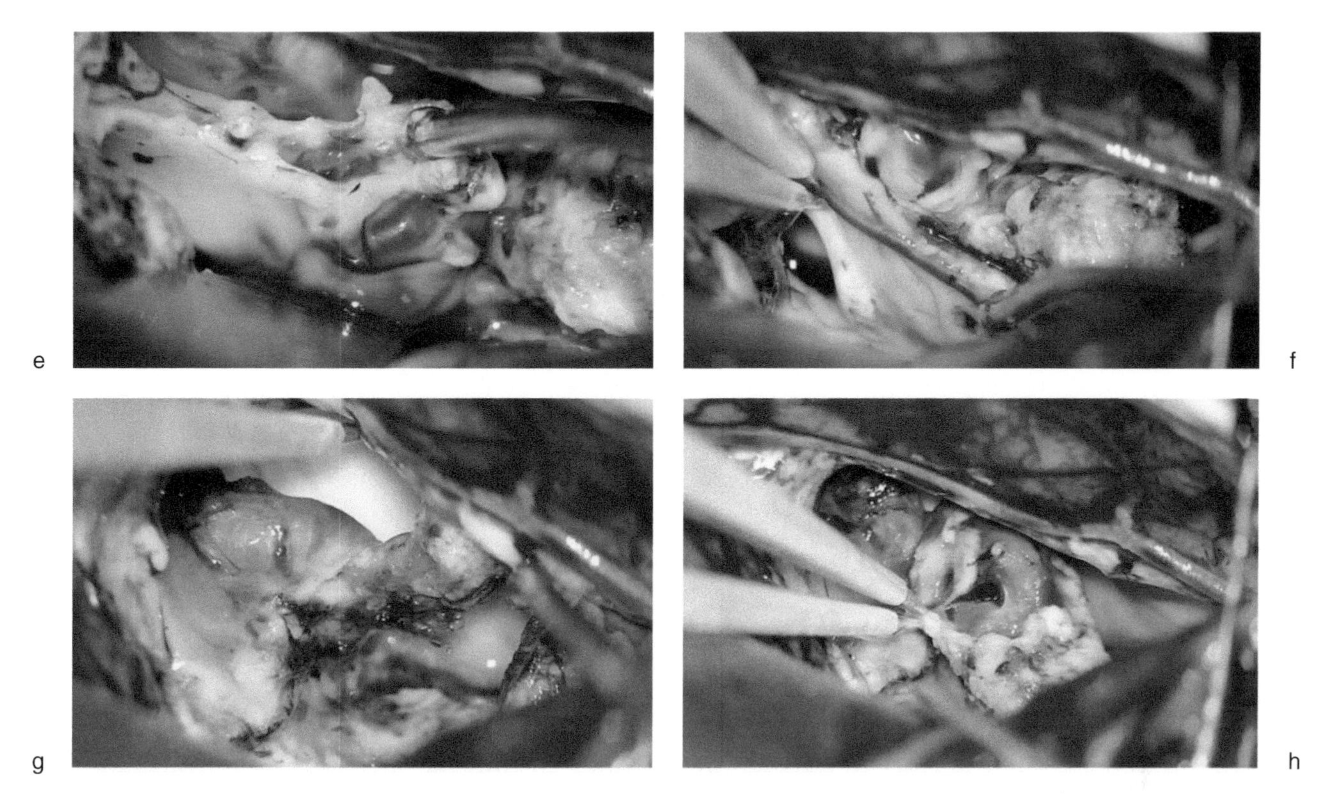

图 14–14(续)　(e)AVM 的后缘已自穹隆向前移开。(f)室间孔、穹隆和右侧 SepV 在透明隔基底部予以保留。(g)引流静脉颜色变暗,汇入 ICV 处电凝。(h)完全切除 AVM。

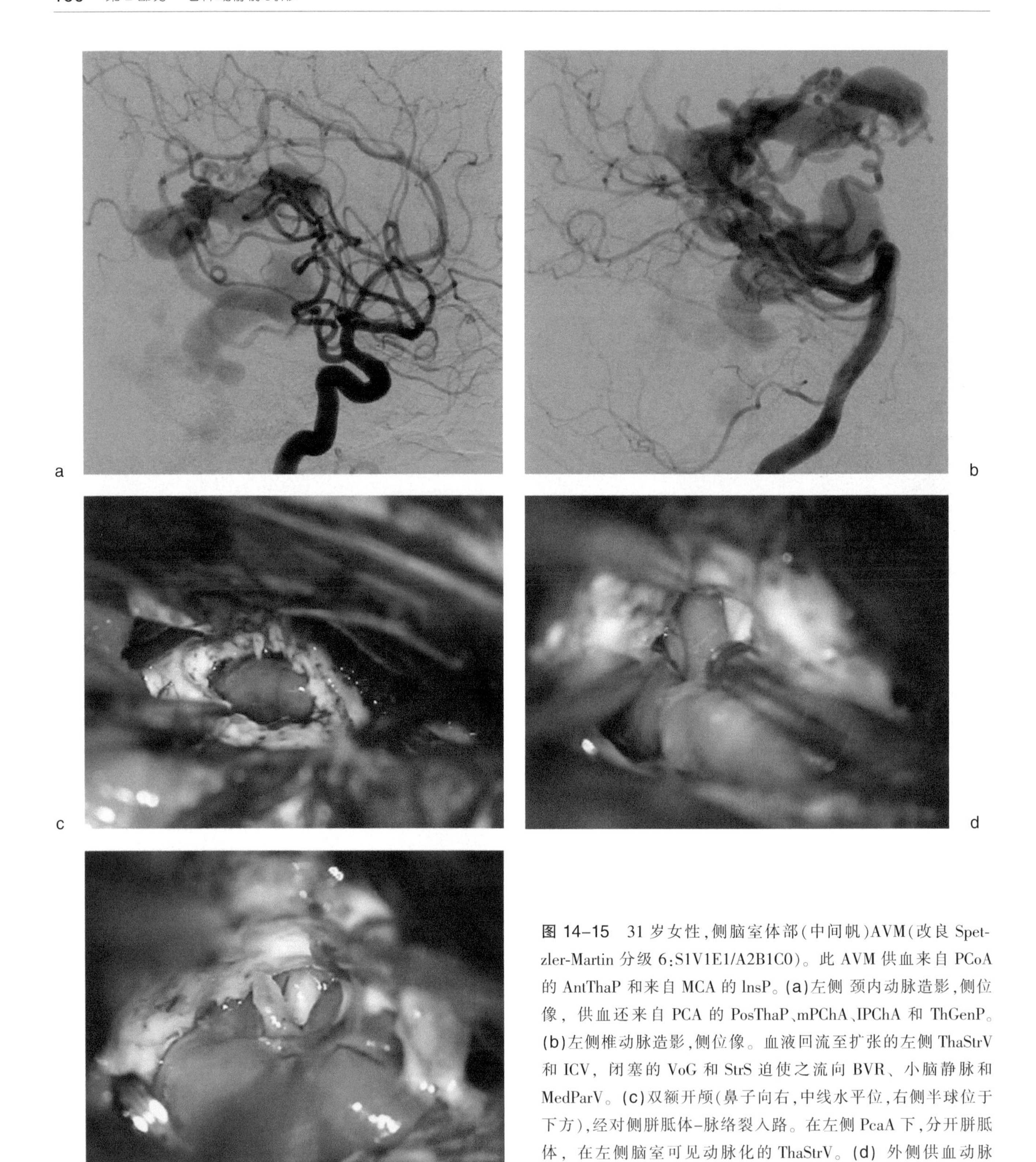

图 14–15 31 岁女性,侧脑室体部(中间帆)AVM(改良 Spetzler-Martin 分级 6:S1V1E1/A2B1C0)。此 AVM 供血来自 PCoA 的 AntThaP 和来自 MCA 的 InsP。(a)左侧 颈内动脉造影,侧位像,供血还来自 PCA 的 PosThaP、mPChA、lPChA 和 ThGenP。(b)左侧椎动脉造影,侧位像。血液回流至扩张的左侧 ThaStrV 和 ICV,闭塞的 VoG 和 StrS 迫使之流向 BVR、小脑静脉和 MedParV。(c)双额开颅(鼻子向右,中线水平位,右侧半球位于下方),经对侧胼胝体–脉络裂入路。在左侧 PcaA 下,分开胼胝体,在左侧脑室可见动脉化的 ThaStrV。(d) 外侧供血动脉(lPChA、PosThaP 和 ThGenP)与 ThaStrV 交叉。(e)将交叉血管分离开。(待续)

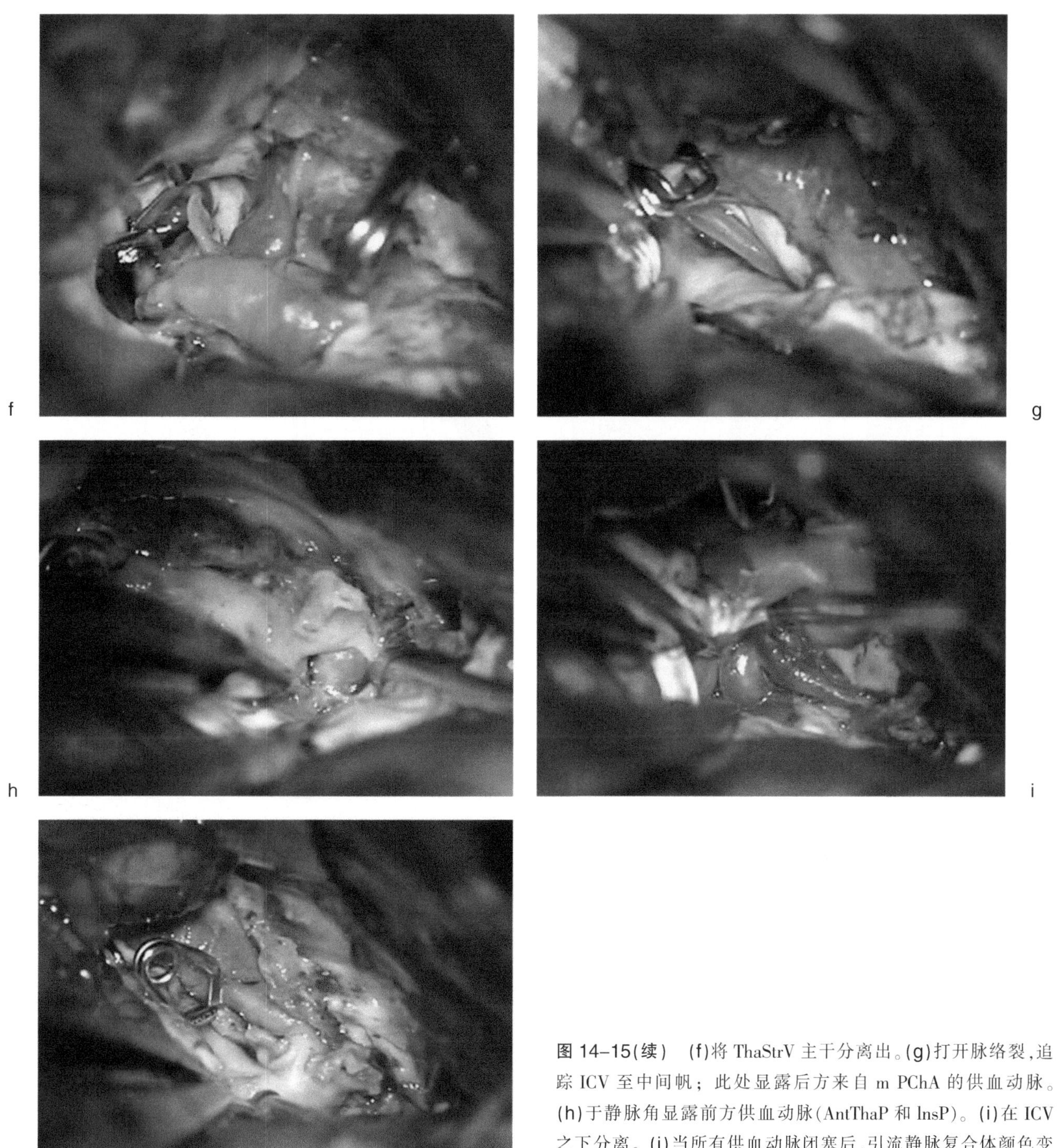

图 14–15(续)　(f)将 ThaStrV 主干分离出。(g)打开脉络裂，追踪 ICV 至中间帆；此处显露后方来自 m PChA 的供血动脉。(h)于静脉角显露前方供血动脉(AntThaP 和 lnsP)。(i)在 ICV 之下分离。(j)当所有供血动脉闭塞后，引流静脉复合体颜色变暗。

侧脑室三角区 AVM 切除

三角区 AVM 通过顶叶开颅和顶上入路切除（图 14-16）。患者侧卧位，头向下倾斜使枕叶凸面位于术野最高点。通过使用无框架立体导航选择经上顶叶(SPL)至三角区的路径。入颅点选择在枕外隆突上 6~9cm 和中线外 3~5cm。以入颅点为中心，C 形皮瓣切口，顶骨骨瓣(第 1 步)。通过 SPL 至三角区，打开经皮

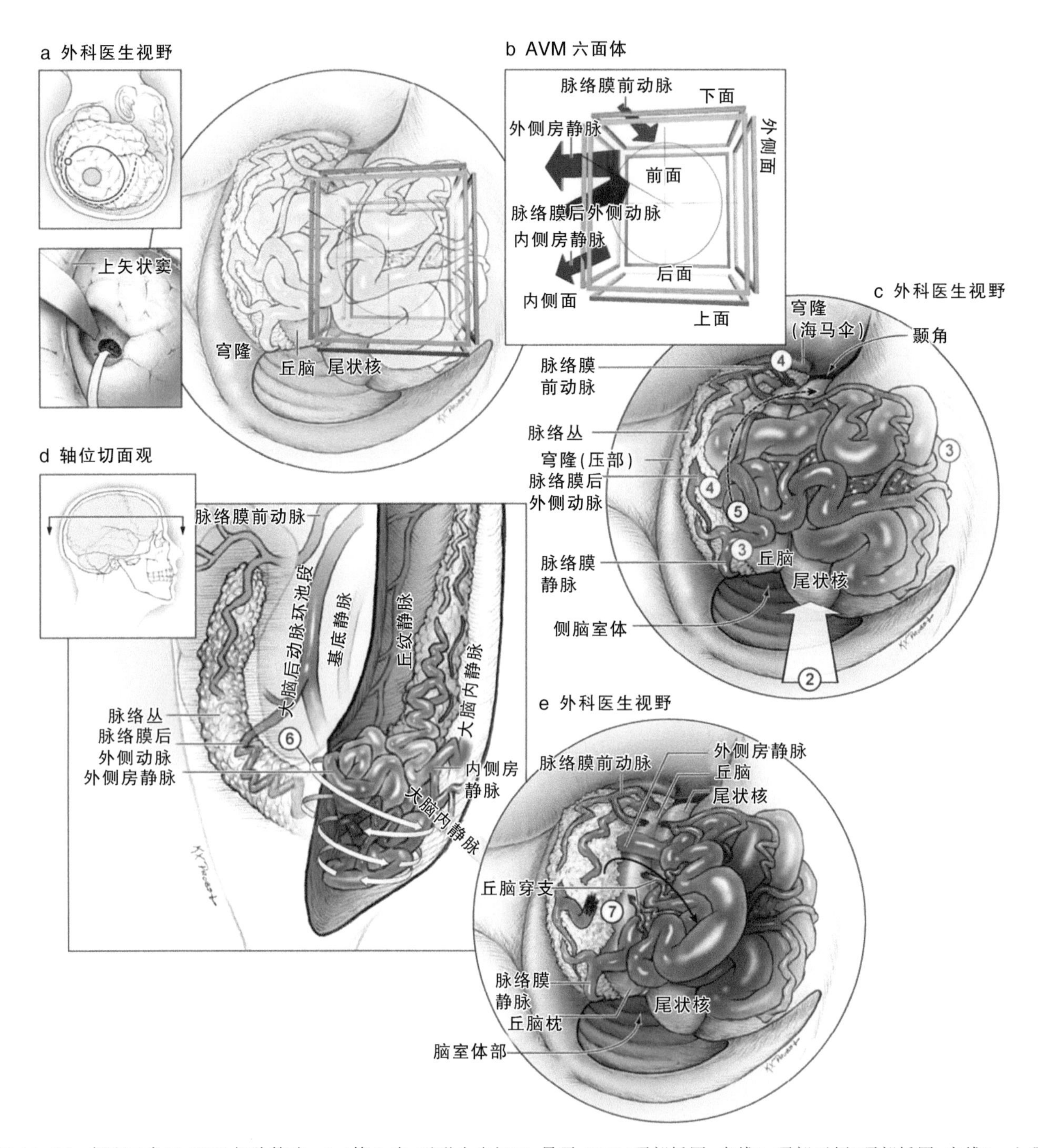

图 14-16 侧室三角区 AVM 切除策略。(a)第 1 步，弧形头皮切口，暴露 AVM(顶部插图，虚线)；顶部开颅(顶部插图，实线)。上顶叶入路(底部插图)。经顶部皮质进入脑室(外科医生视野)。(b)AVM 六面体，显示供血动脉来自脉络膜后外侧动脉，引流至三角区内外侧静脉，与丘脑、尾状核、穹隆邻近。(c)第 2 步，在 SPL 经皮层入路进入三角区。第 3 步，辨别汇集在脉络裂的引流静脉。第 4 步，辨别来自 IPChA 和 AChA 的供血动脉。第 5 步，阻断下端的供血动脉(外科医生视野)。(d)第 6 步，在脑室内进行病灶周边分离，不进入脑实质层面(轴位切面观)。(e)第 7 步，将 AVM 移向外侧，断开丘脑枕表面的丘脑穿支和尾状核表面的豆纹动脉等深层血供分支；同时，在脉络裂处找到动脉化的静脉(以弧形表示，外科医生视野)。

层手术通道(第 2 步)。脉络裂的三角区位于后方穹隆脚、前方丘脑枕和尾状核体之间。引流静脉包括 AtrV(内侧和外侧)、ChorV(上和下)和尾状核后静脉,这些静脉都在脉络裂汇集,加入 ICV 和 BVR,汇入 VoG(第 3 步)。通过打开脉络裂,可到达这些静脉以及来自 lPChA 的供血动脉(第 4 步)。与经脉络裂进入中间帆一样,脉络组织在脉络丛的穹隆侧(穹隆带)分开,避免损伤丘脑。在出脉络裂处辨别动脉化的静脉,于 AVM 下缘电凝来自 lPChA 的供血动脉(第 5 步)。周边分离不进入脑实质,虽然深,但与手术通道平行(第 6 步)。扩大脉络裂进一步暴露动脉化的静脉,由颞角进入 AChA 和 PCA 的环池部。在丘脑枕表面可能会有丘脑穿支供血,在尾状核体可能会有 lLSA 供血,在室管膜层面断掉这些血管(第 7 步)。三角区 AVM 虽然并非位于严格的功能区,但其毗邻后丘脑、尾状核体和穹隆脚(图 14–17)。

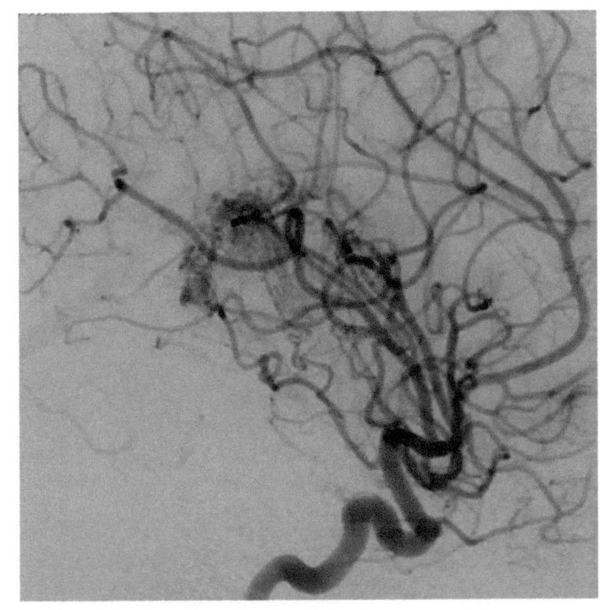
a

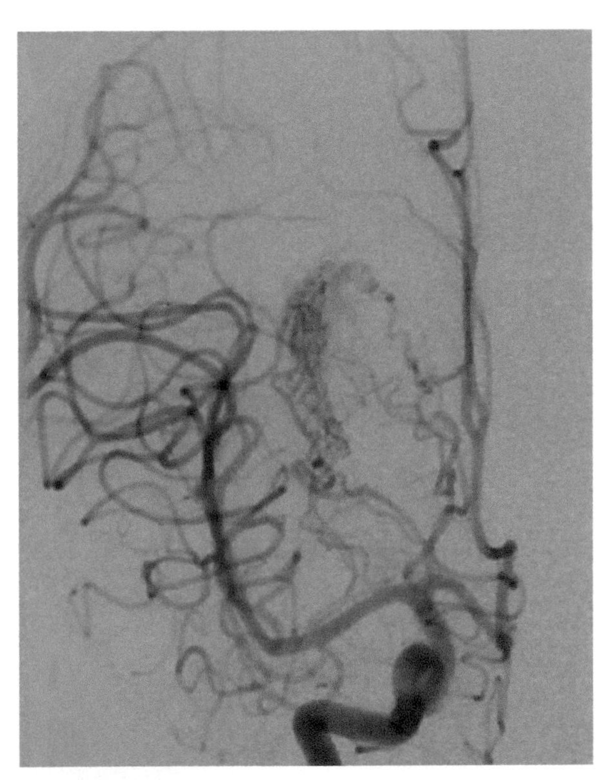
b

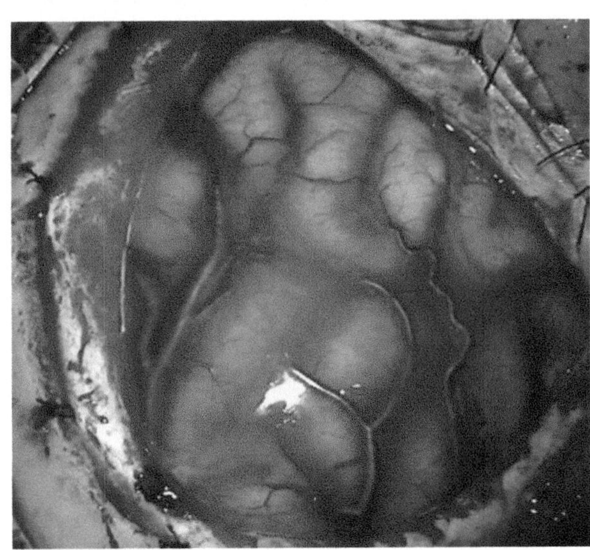
c

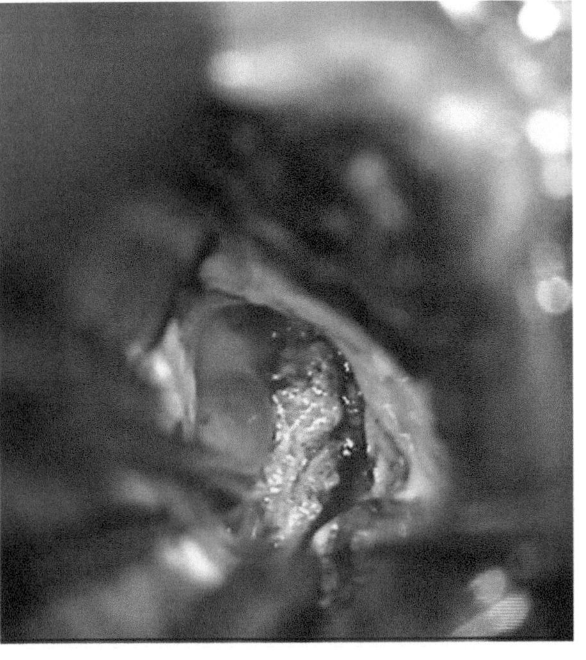
d

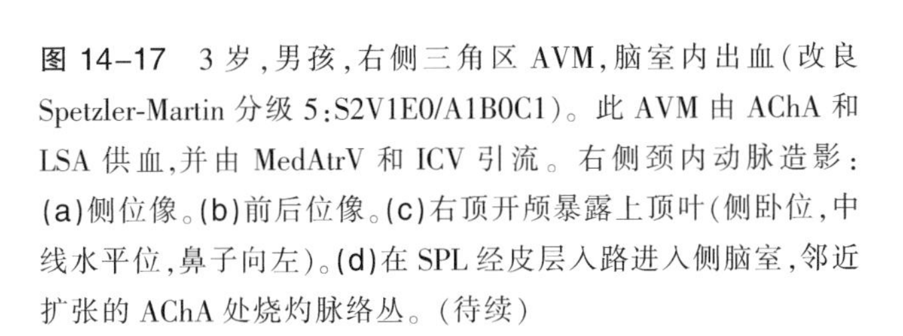
图 14–17　3 岁,男孩,右侧三角区 AVM,脑室内出血(改良 Spetzler-Martin 分级 5:S2V1E0/A1B0C1)。此 AVM 由 AChA 和 LSA 供血,并由 MedAtrV 和 ICV 引流。右侧颈内动脉造影:(a)侧位像。(b)前后位像。(c)右顶开颅暴露上顶叶(侧卧位,中线水平位,鼻子向左)。(d)在 SPL 经皮层入路进入侧脑室,邻近扩张的 AChA 处烧灼脉络丛。(待续)

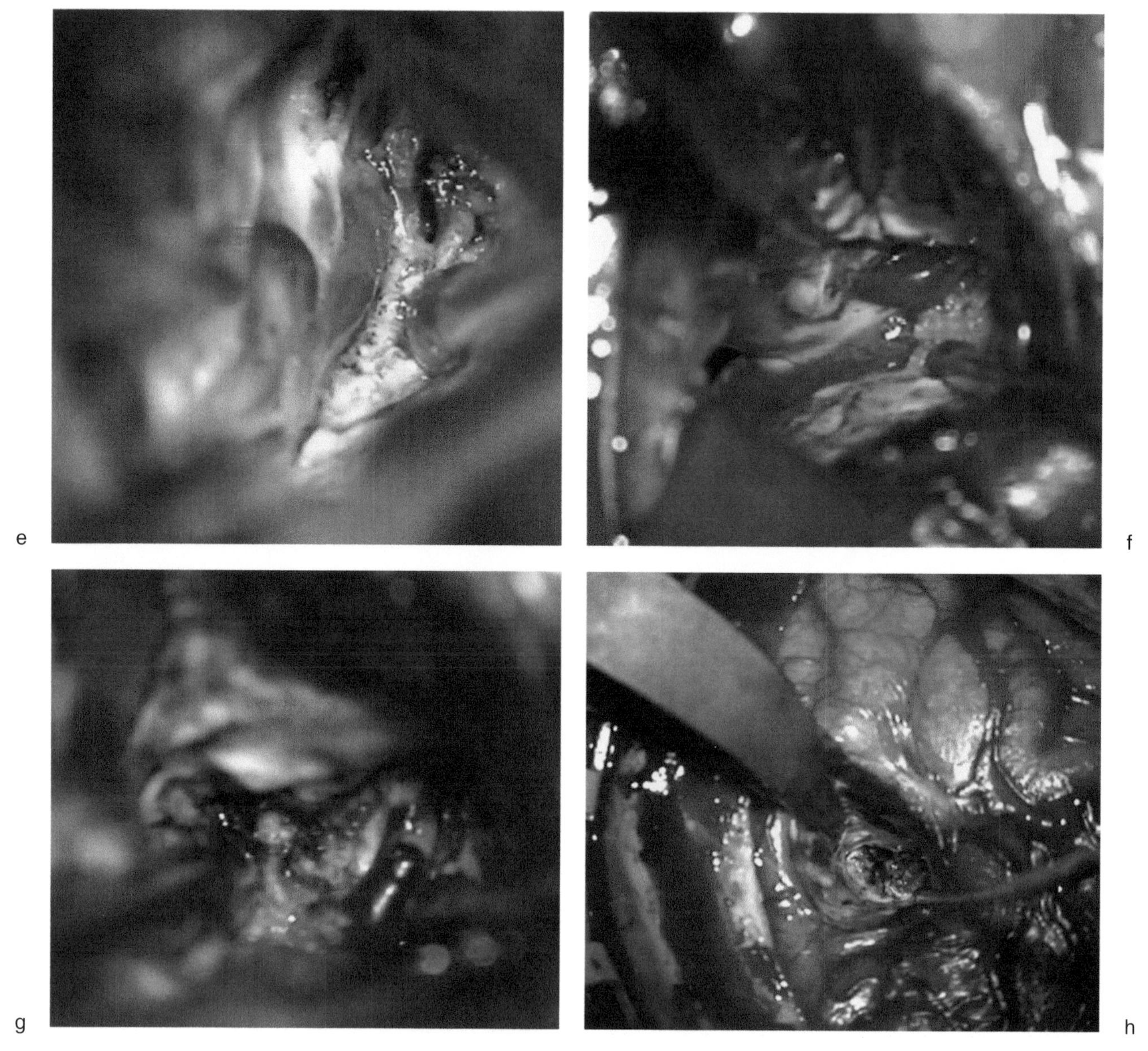

图 14-17(续) (e)自颞角起,追踪 AChA 至丘脑下面到达 AVM 处,并在此处阻断 AChA。(f)在上三角区丘脑后部,可见引流静脉。(g)在丘脑表面热凝细小的丘脑供血动脉之后,引流静脉变暗,AVM 切除。(h)经皮层手术通道狭长,但临床耐受性很好。

颞角 AVM 切除

颞角 AVM 切除如颞叶基底 AVM 一样, 通过颞部开颅(图 14-18,第 1 步),经颞下回(ITG)行皮质入路。患者仰卧位,头向侧方旋转 90°,头顶降低以获得朝上的角度易于到达颞角。以耳上为基底,行颞部马蹄形切口开颅。在 ITG 下方进入,角度向上进入脑室,保持在视放射的 Meyer 襻下,Meyer 襻走行于颞角上方(第 2 步)。导航有助于此经皮质路径。直到分离到最后,才能看到脉络膜下静脉和 BVR(第 3 步)。在脉络裂前方的脉络丛点辨别 AChA 近端, 越过病灶,在脉络裂辨别来自 lPChA 远端的血供(第 4 步)。首先切断来自 AChA 的血供(第 5 步),但是在内侧依然存在另外来自脉络膜的血供。在脉络裂下方由近端向远端分离切断这些脉络膜的血供,需要向前分离脑组织且有些 AVM 需向外侧移动(第 6 步)。优先在下方打开脉络裂,穿过脉络丛和穹隆伞间的脉络组织(伞带),避开上方的尾状核尾部和丘脑下部。分离的最后阶段是达到与 BVR 连接的静脉和剩余的来自 lPChA 的血供(第 7 步)。虽然并非严格的功能区,但是同其它脑室 AVM 一样,颞角 AVM 邻近丘脑、尾状核(尾)、穹隆(伞)和海马(图 14-19)。

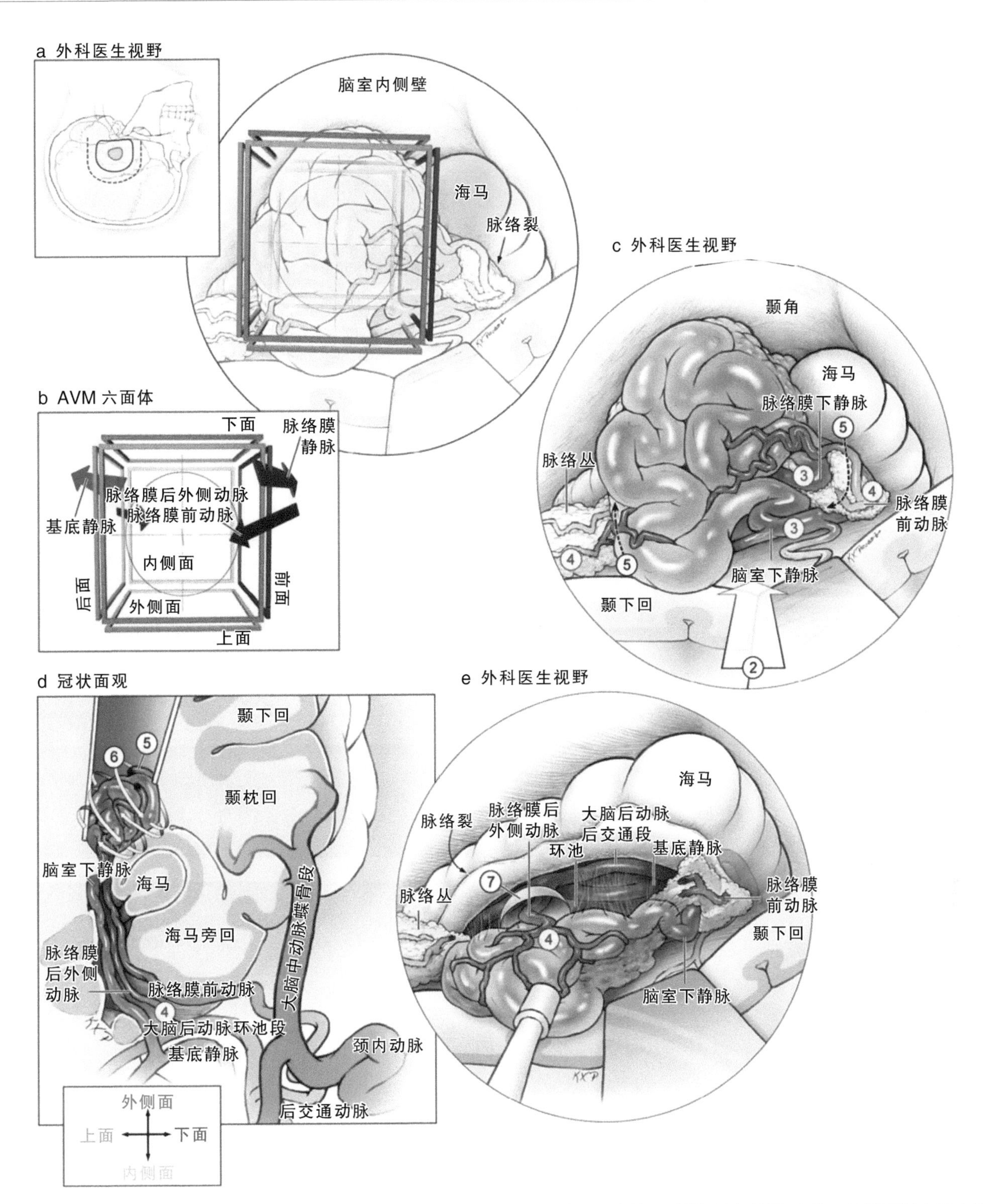

图 14-18　颞角 AVM 切除策略。(a)第 1 步，马蹄形头皮切口，暴露 AVM(插图，虚线)。颞部开颅(插图，实线)，经颞下回皮层入路。(b)AVM 六面体，显示供血动脉来自 AChA 和 IPChA，静脉引流向内至 BVR 及邻近的优势半球海马。(c)第 2 步，经 ITG 的皮层入路进入颞角。第 3 步，辨别引流的脉络膜静脉和脑室静脉(此时看不到 BVR)。第 4 步，在脉络裂前方辨别 AChA。第 5 步，在脉络裂的近端断掉 AChA 前内侧分支。(d)第 6 步，沿脉络裂由近端向远断分离(冠状面观)。(e)第 7 步，将 AVM 移出脉络裂，切断来自 IPChA 血供，辨别环池中 BVR。

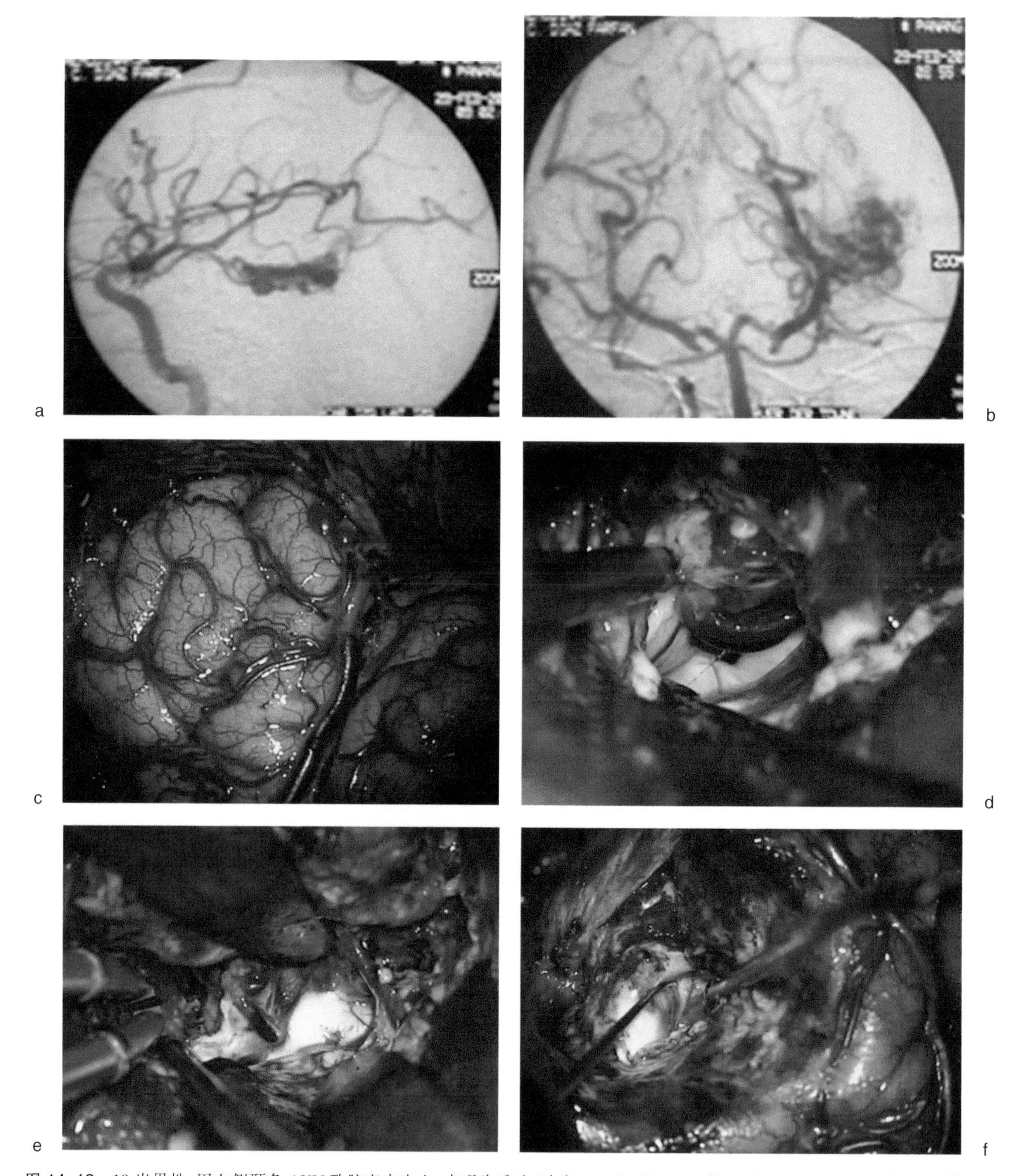

图 14-19 19岁男性,因左侧颞角AVM致脑室内出血,表现为昏迷(改良Spetzler-Martin 4级:S1V1E1/A1B0C0)。此AVM供血来自AChA,(a)左侧颈内动脉造影,侧位像;和IPChA,(b)左侧椎动脉造影,前后位像。AVM首次手术未完全切除,3个月后再次手术,全切AVM。(c)原左翼点开颅暴露颞前叶。(d)沿上次经颞下回皮层入路进入颞角。(e)AChA经脉络裂进入颞角,在前方向AVM供血,IPChA在后方向AVM供血。(f)经ITG皮层入路很好地暴露颞角,使得AVM全切。

■ 结论

脑室及脑室旁 AVM 为特殊类型。它们位于脑室内,“漂浮”在 CSF 中，病灶周围的分离较其他 AVM 容易；这些特征使其与脑实质内 AVM 和邻近中央区的深在 AVM(下个章节涉及)完全不同。同时,因脑室及脑室旁 AVM 位于深部，增加了 Spetzler-Martin 分级指数，病变深在也限制了手术通道。如果穹隆和丘脑能得到小心处理,它们一般适合手术并可达到很好的结果。不幸的是,这种 AVM 很少见(总体占 7%)，仅略多于脑干 AVM。

(吴明星　卢旺盛 译)

第 15 章 脑深部动静脉畸形

■ 显微外科解剖

大脑

深部动静脉畸形(AVM)位于岛叶和大脑半球的中央核团。尽管这些区域分布于额叶、颞叶和顶枕叶，但是由于其位置比较深在并且解剖结构特殊，外科手术与其他部位完全不同，所以本书把它从各个分叶动静脉畸形当中独立出来进行讨论。由于深部动静脉畸形位于脑实质内而不是脑室内，所以也有别于脑室内的动静脉畸形。

岛叶是一个三角形岛状的结构，覆盖在中央核团的外侧面，三角形的基底部位于岛盖前部的下方，三角形的尖指向前下的岛阈[图 15-1(a)]。岛叶凸面的中央沟将岛叶分为前、后两个部分。前岛叶由 3~5 个短脑回组成，后岛叶由 2 个长脑回组成。这些脑回自岛阈向后上方呈放射状分布。岛阈是钩束及前穿质外侧界上面轻度隆起的部分，是侧裂蝶骨部与岛盖部连接的标志，也是大脑中动脉转向上行(即 M1 段与 M2 段)的分界点。岛叶通过界沟(环状沟)与侧裂表面的额叶、顶叶及颞叶分开。

中央核团位于岛叶和中线之间，包括基底节(壳核、苍白球、尾状核)、丘脑、穹隆、内囊、外囊和最外囊、屏状核[图 15-1(b)]。中央核团附着于大脑半球中央前沟和中央后沟之间有限的部分。大脑皮质与脑干和脊髓之间所有的信息由穿过中央核团的神经纤维转发或传递。

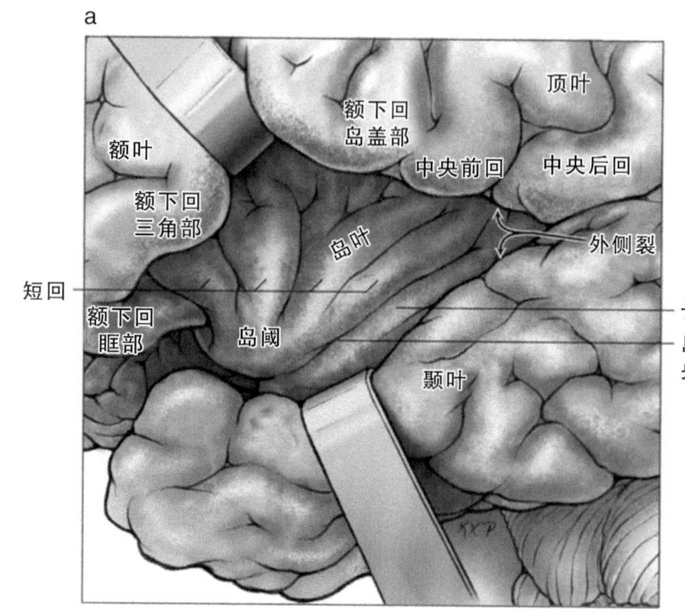

图 15-1 (a)自左侧岛盖向外看到的岛叶显微外科解剖。(待续)

b

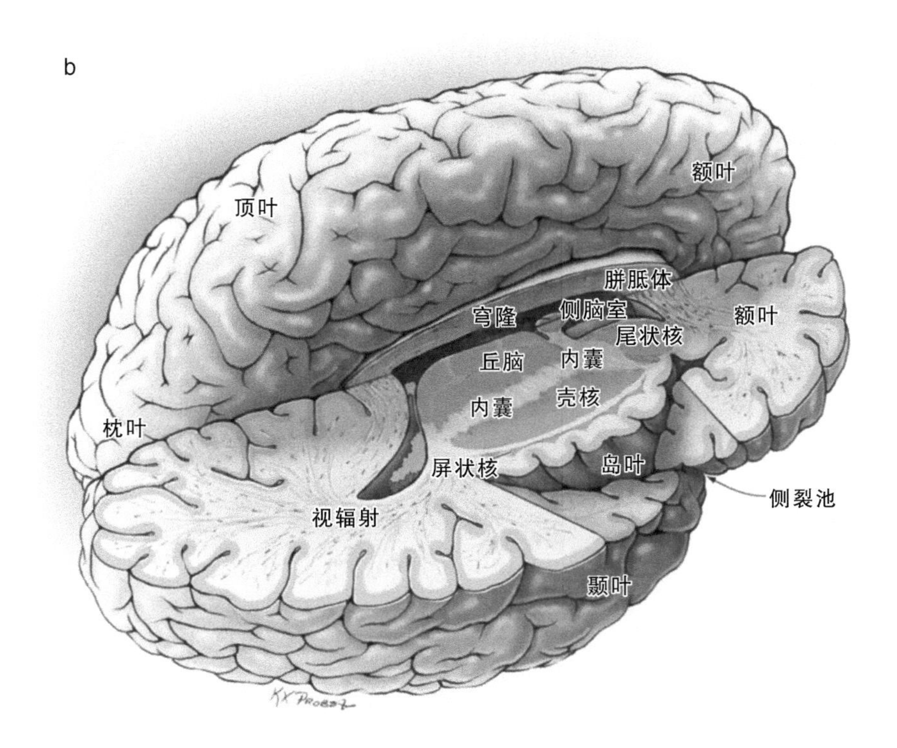

图 15–1(续) (b)中央核团的十字切开解剖(通过右侧大脑半球的水平切面)。

动脉

中央核团及岛叶由穿支动脉供血,即细小终末动脉,终点在特别深的部位(图 15–2)。虽然由扩张的皮层血管供血的 AVM 似乎最具危险性, 但是它们也更表浅,容易鉴别、烧灼和控制出血。形成鲜明对比的是血管造影上经常忽视的穿支动脉,它们深在且难以烧灼。它们经过非常重要的白质纤维束,皮层供血被阻断后,仍持续不断地向病灶供血,并且只有到达 AVM 的边缘,才能接近到这些供血动脉。因此,它们需要更多的关注。

外侧豆纹动脉是大脑中动脉的穿支动脉。平均有 10 条穿支动脉自 M1 段发出,沿着大脑中动脉向上后的分叉处走行; 尽管过早的分叉会造成 lLSA 起源于分叉后。lLSA 自前穿质进入脑内,穿过壳核,供应内囊上部、苍白球、尾状核(头和体部)。

内侧豆纹动脉(mlSA)是大脑前动脉的穿支动脉。平均有 8 条穿支动脉起自 A1 段,并在近端(外侧)聚集而不是远端(内侧)。mLSA 进入前穿质供应下丘脑和第三脑室的视交叉上部,同时也供应视交叉、视神经以及视束的背侧面。Heubner 回返动脉(RAH)属于 mLSA 最中间的一支,起源于大脑前动脉 A1、A2 交界处,正对前交通动脉的背侧,轻度的偏向 A2 侧。RAH 分为 2 支,平行于 A1 段,穿过颈内动脉终末端和大脑中动脉 M1 段直达侧裂。RAH 与其他 lLSA 一起进入前穿质,供应尾状核头和邻近的内囊,可能也供应壳核前部及苍白球。

岛叶穿支动脉(InsP)在一般的解剖标本上较少描述。这些动脉通常在非动静脉畸形时没有意义,在动静脉畸形时才会有意义。InsP 供应侧裂、岛叶以及基底节外侧的 AVM。InsP 起自 M2 段远端至岛阈之间,不同的是 lLSA 起自 M1。InsP 在进入岛叶皮质和中央核团外侧之前,随 M2 主干上升;而 lLSA 则是进入中央核团的下部。

前丘脑穿支动脉(AntThaP)起自后交通动脉的上外侧面。平均有 8 支前丘脑穿支动脉,最大的一条为乳头体前动脉,其自乳头体的前部或旁边穿入第三脑室。前丘脑穿支动脉供应下丘脑后部、丘脑腹侧、视束(前 1/3)、内囊后肢、后穿质以及底丘脑核。

后丘脑穿支动脉 (PosThaP) 起自大脑后动脉的 P1 段,经常是中间 1/3 的上表面及后表面。丘脑穿支动脉的数量从 1 支至 12 支不等,平均是 4 支。后丘脑穿支动脉上升至后穿质及脚尖窝的上部进入脑内,供应丘脑、下丘脑后部、底丘脑及中脑的中部。

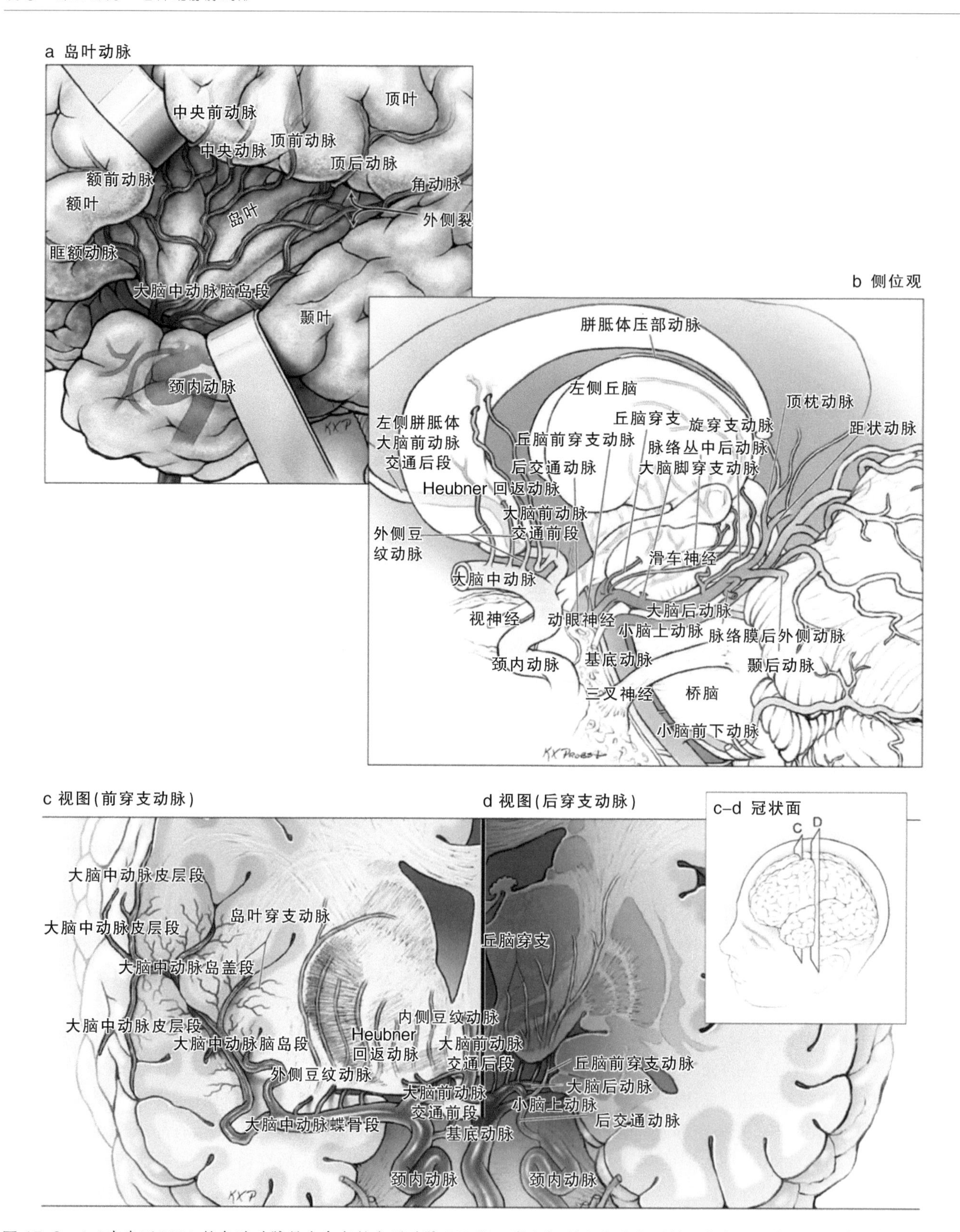

图 15–2 (a)来自于MCA的岛叶动脉是未命名的主干动脉(M2段),当它们到达皮质表面得以命名(M4段)。(b)中央核团由穿支动脉供血,主要包括豆纹动脉、岛叶穿支动脉、丘脑穿支动脉、丘脑膝状动脉、大脑脚穿支动脉以及旋穿支动脉。(c)前循环穿支动脉。(d)后循环穿支动脉(分别见于基底节和丘脑的冠状面观)。

大脑脚穿支动脉（PedP）起自 P2 段，直接进入大脑脚，供应皮质脊髓束和皮质延髓束、黑质、红核以及大脑脚盖。旋穿支动脉（CirP）进入脑内之前环绕脑干不等距离（长短均有）。它们起自 PCA 的 P1 和 P2 段，环绕中脑中部回到 PCA 起始部位。短的旋穿支在膝状体或膝状体之前进入脑内，长旋穿支转回四叠体池主要供应上丘。大脑脚前部通常由 PedP 供血，而大脑脚外侧由旋穿支供血。

丘脑膝状动脉（ThGenP）起自丘脑外侧下部的大脑后动脉 P2 段，并上升到环池（AmbC）顶部的膝状体。平均有 2 支或 3 支丘脑膝状动脉起自 P2A 与 P2P 连接处，供应丘脑外侧的后半部、内囊后肢和视束。

静脉

深静脉系统收集基底池和脑室内的静脉血，已在 14 章详细讨论。重要的静脉包括引流中央核团脑室面的外侧静脉（图 15–3）：前、后尾静脉引流尾状核并终止于 ThaStrV。ThaStrV 经过尾状核与丘脑之间的纹状丘脑核；成对的大脑内静脉走行于菱脑中间帆，起自室间孔止于 Galen 静脉；Galen 静脉收集大脑内静脉、2 支 Rosenthal 基底静脉以及小脑中央前静脉；脑室外侧静脉引流侧脑室壁、丘脑后部和尾状核体，穿过脉络膜裂到达环池或四叠体池的基底静脉。岛叶的血流由岛静脉收集，深部侧裂静脉及基底静脉引流。

a 岛叶静脉

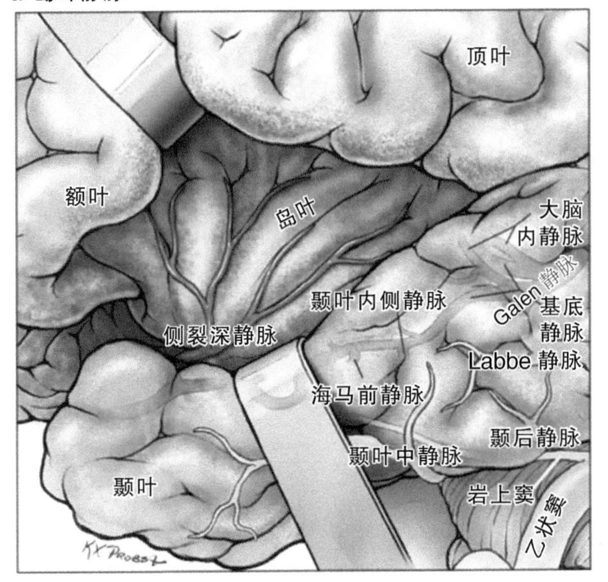

b 外侧面观

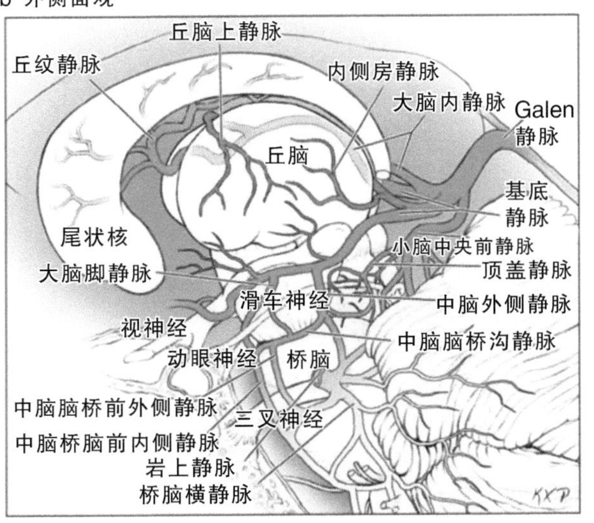

c 内侧面观

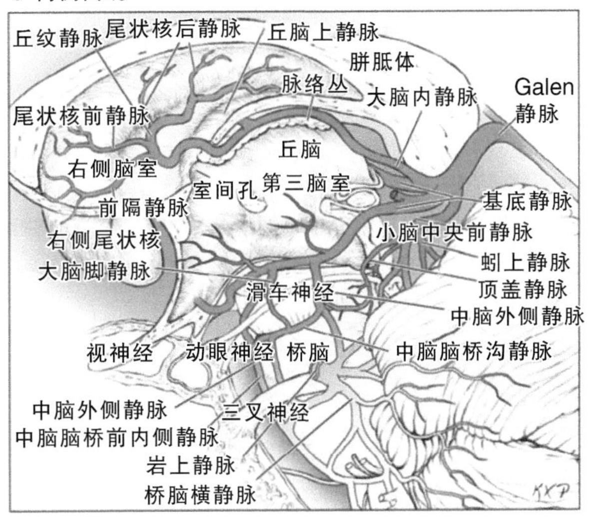

图 15–3　(a) 岛叶静脉收集深部侧裂静脉以及 Rosenthal 基底静脉的血流（经过岛盖的侧面观）。(b) 引流左侧中央核团的静脉（外侧面观）。(c) 引流右侧中央核团及右侧脑室系统的静脉（移除左侧中央核团的内侧面观）。

■ 深部AVM四种亚型

单纯侧裂AVM

深部AVM亚型包括单纯侧裂、岛叶、基底节以及丘脑AVM(图15-4)。由Sugita在侧裂AVM的分类当中介绍的单纯侧裂AVM位于侧裂，但是AVM的实质不包括在额叶、颞叶及岛叶的皮质(图15-5)。大多数的AVM位于脑组织当中，但单纯侧裂AVM却完全在蛛网膜下隙。AVM在侧裂内铺展，向颞侧推挤颞上回，向额叶推挤中央前回、岛盖部和三角部。有一些其他的AVM薄层组织被蛛网膜所取代，如VoG AVM、脑干软脑膜AVM、一些脑室内AVM。单纯侧裂AVM非常干净，因为其解剖上位于蛛网膜下隙，不含有软脑膜以及脑实质；而且单纯侧裂AVM的位置表浅，十分易于暴露。单纯侧裂AVM由沿途起自的大脑中动脉M2段、M3段上支及下支供血。岛盖外侧的病灶由伸入病灶的大脑中动脉分支供血。这类供血动脉是十分典型粗大的高血流量的终末支血管，经常使得引流静脉屈曲扩张。侧裂浅静脉和侧裂深静脉是主要引流静脉，表浅静脉比深部静脉引流更占优势。不属于额叶、颞叶及岛叶等岛盖表面的侧裂AVM，分别归类于侧裂额部、侧裂颞部及岛叶AVM。单纯侧裂AVM占最少见的脑深部AVM14%，多见其罕见性的报道，而非其手术可行性的报道。

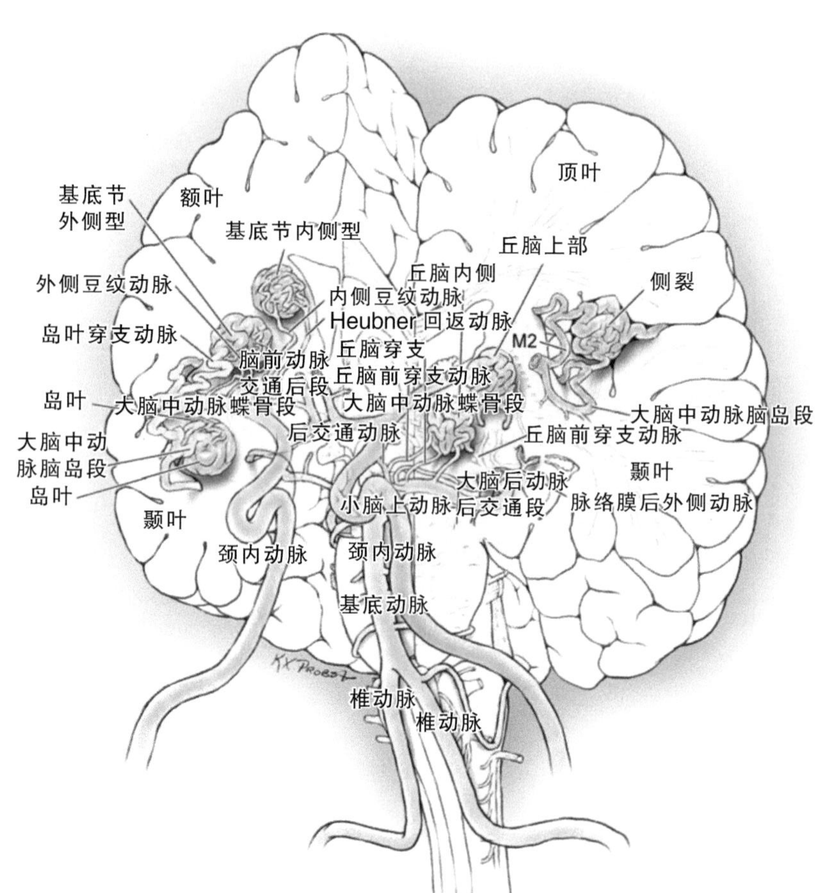

图15-4 冠状切面前斜位，深部AVM四种亚型的总体观，包括单纯侧裂AVM、岛叶AVM、基底节AVM(内侧、外侧型)和丘脑AVM(上、内侧型)。

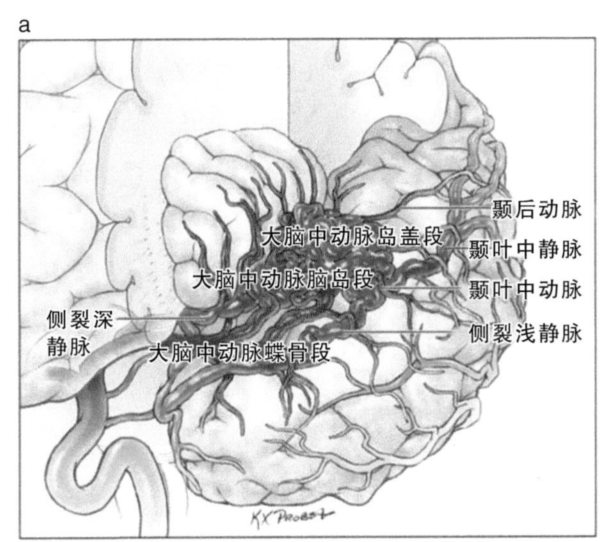

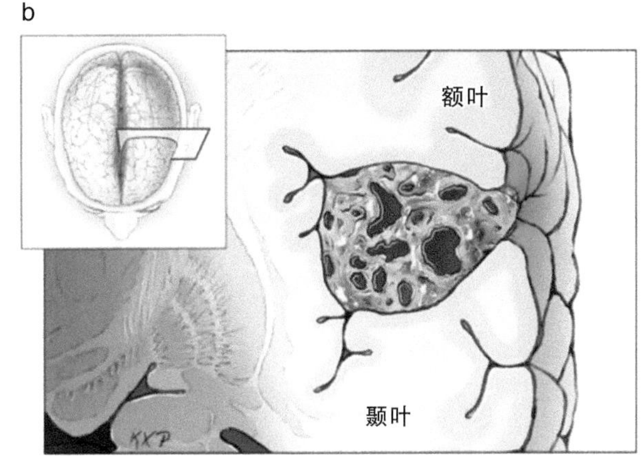

图 15–5　前面观，单纯侧裂 AVM。(a)去除部分额叶及顶叶。(b)冠状面观。这种 AVM 位于侧裂池的蛛网膜下隙，没有额叶、颞叶及岛叶皮质的实性基底。主要由 MCA 主干动脉(M2、M3 段)供血及侧裂静脉(侧裂浅静脉、侧裂深静脉)引流。

岛叶 AVM

岛叶 AVM 位于岛叶表面的岛阈、岛短回和岛长回，但是在基底节结构以及屏状核的外侧。(图 15–6)。岛叶 AVM 包括于 Sugita 分类中的侧裂 AVM，属于侧裂深部 AVM。岛叶 AVM 是实践中最常见的深部 AVM，手术治疗的深部 AVM 大约 45%是岛叶AVM。M2 是岛叶 AVM 的主要供血动脉，主要覆盖病灶的上部和外侧部，需要在动脉之间切除病灶。供血动脉粗大，由岛叶穿支静脉以及侧裂静脉引流，并且侧裂深静脉比侧裂浅静脉更重要。尽管岛叶皮质主要负责语言的处理以及连接 Wernicke 区和 Broca 区，但是它们通常被认为没有功能。然而，优势半球岛叶 AVM 需要切除额叶和颞叶相邻处，可能累及语言区。

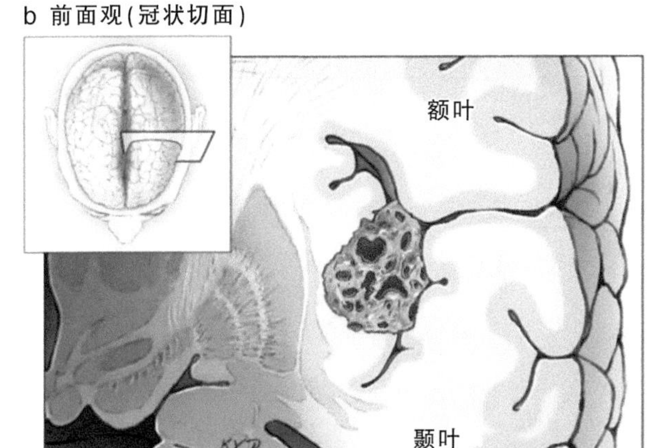

图 15–6　岛叶 AVM 亚型。(a)上面观。(b)前面观(冠状切面)。AVM 位于岛叶皮质，由 MCA 主干(M2)及岛叶穿支动脉供血，侧裂深静脉引流。

基底节 AVM

基底节 AVM 位于岛叶皮质深面的壳核(图 15-7)、苍白球、内囊前肢以及尾状核(图 15-8)。基底节 AVM 位于内囊后肢的外侧;反之,丘脑 AVM 位于内囊后肢的内侧。基底节 AVM 不可能显露于皮层表面,

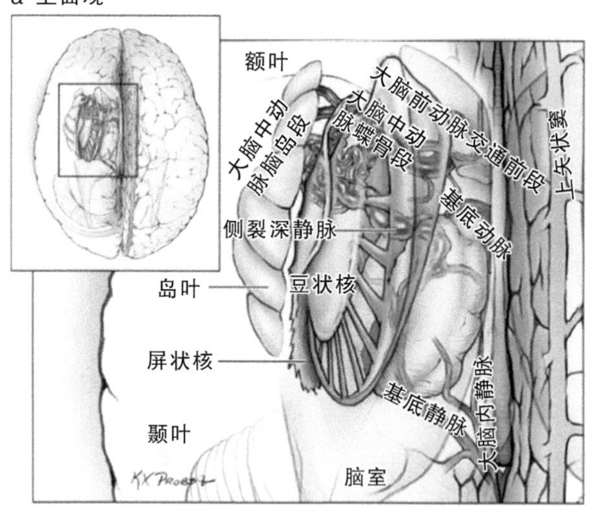

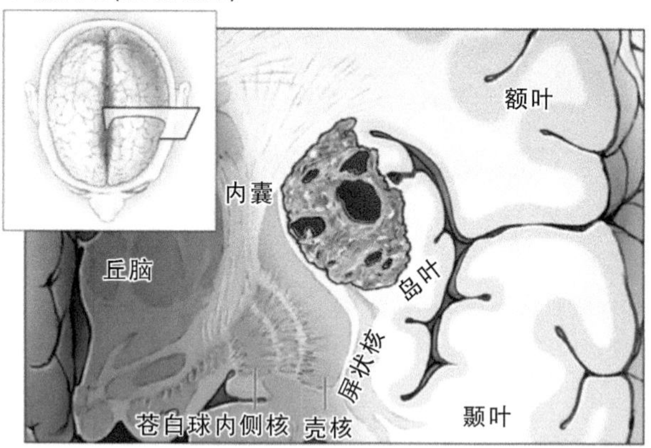

图 15-7 壳核的基底节 AVM 亚型。(a)上面观。(b)前面观(冠状切面)。外侧畸形团位于岛叶皮质下的壳核及苍白球,由 lLSA 及岛叶穿支动脉供血,侧裂深静脉引流。

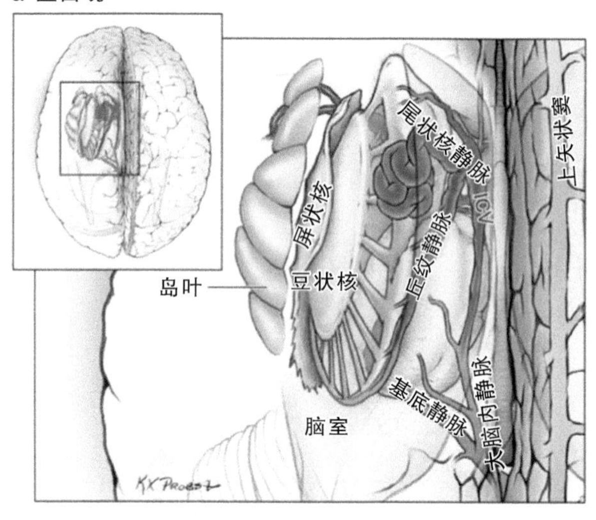

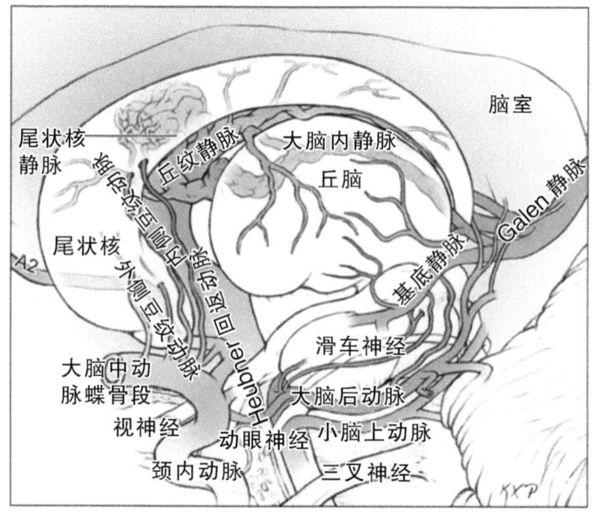

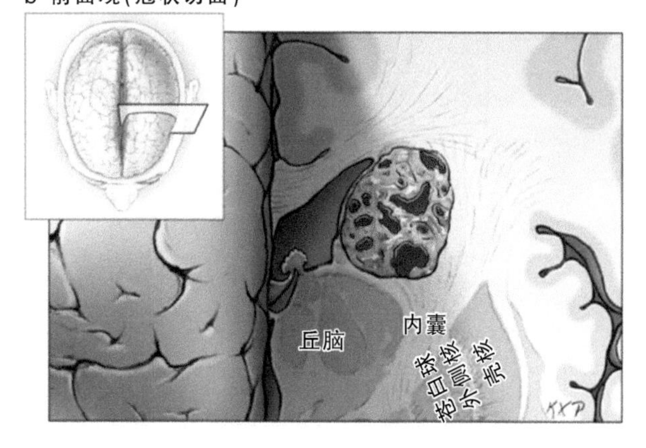

图 15-8 尾状核的基底节 AVM 亚型。(a)上面观。(b)前面观(冠状切面)。(c) 侧面观。畸形团内侧位于侧脑室外侧壁的尾状核,由 mLSA 及 RAH 供血,CauV 引流。

因此,只能通过手术或者出血创造一个非解剖、经皮质的途径到达病灶。因此,位于壳核外侧的基底节 AVM 最方便通过手术切除畸形团;一些位于尾状核头的 AVM 能通过经侧脑室的胼胝体入路到达。其他位置的基底节 AVM 不太适合手术治疗。基底节外侧 AVM 比岛叶 AVM 更深,由岛叶穿支动脉以及 lLSA 供血,而不是 MCA 主干动脉。基底节内侧 AVM 由 mLSA 及 RAH 供血;由深部静脉系统,如侧裂深静脉(外侧畸形团)、CauV、ThaStrV(内侧畸形团)担负静脉引流。AVM 由基底节包绕,并且邻近内囊,使得这种类型的 AVM 手术很危险。

丘脑 AVM

与下丘脑及脑干一样,丘脑也是重要的脑内结构,主要负责激活意识。必须要有如下指征才能进行手术:出血、神经功能障碍、立体定向放射外科治疗后失败以及年轻患者。丘脑不能耐受过多的侵袭性操作,可以接受手术的 AVM 必须体积较小,并且位置较浅,位于手术可以接近的层面。有两个这样的层面:①丘脑上表面,形成脑室体部的底,位于 FoM 之后,穹隆体与尾状核体之间,深达脉络丛(上部畸形团,图 15-9);②丘脑内侧面,三脑室的外侧壁深达 FoM(内侧畸形团,图 15-10)。这二个层面可以分别通过胼胝体入路和胼胝体-脉络膜裂入路到达。通过这些区域进入 AVM,可以避免损伤内囊内侧膝部。丘脑 AVM 由下方的丘脑前动脉(起自 PCoA)和丘脑后动脉(起自 PCA P1 段)以及上方的 lPChA 和 mPChA 供血。丘脑上部 AVM 引流静脉血到大脑内静脉,而内侧丘脑内侧 AVM 引流血液到基底静脉。

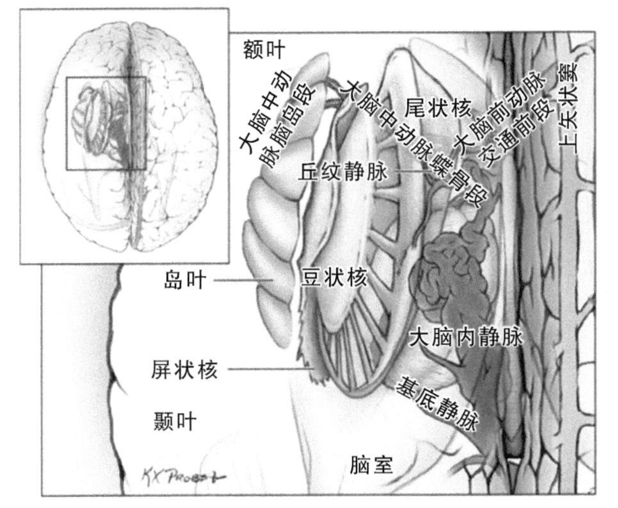

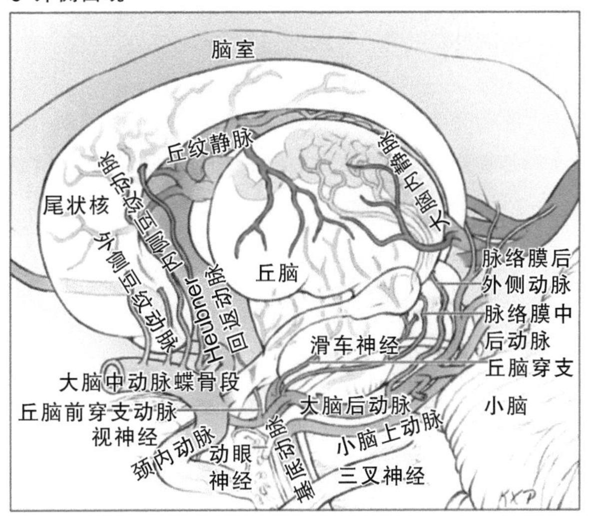

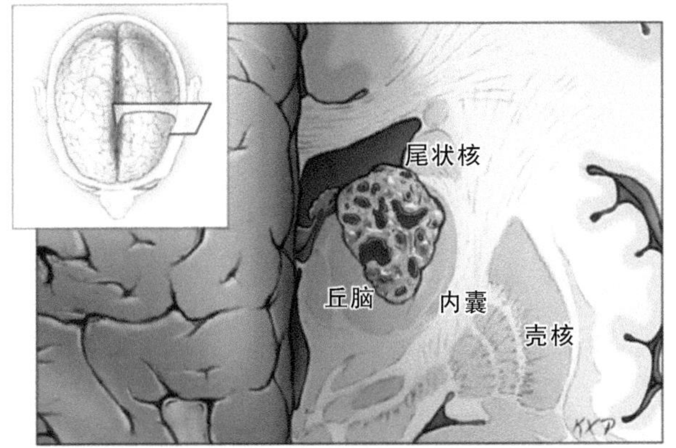

图 15-9　丘脑上部 AVM 亚型。(a)上面观。(b)前面观(冠状切面)。(c)外侧面观。丘脑上部畸形团,由丘脑后动脉和脉络膜后动脉(mPChA 和 lPChA)供血,大脑内静脉引流。

a 上面观

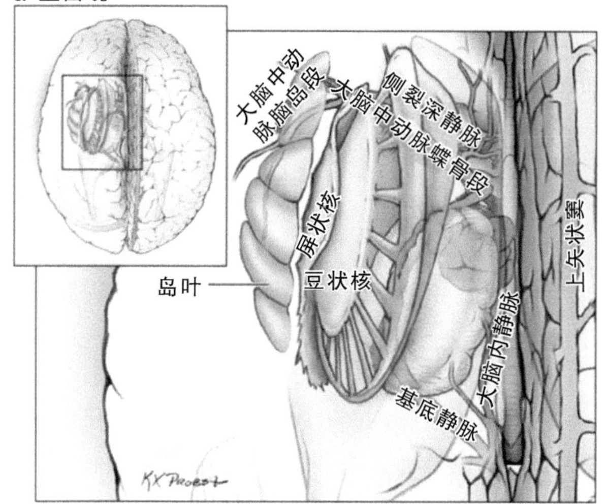

c 外侧面观

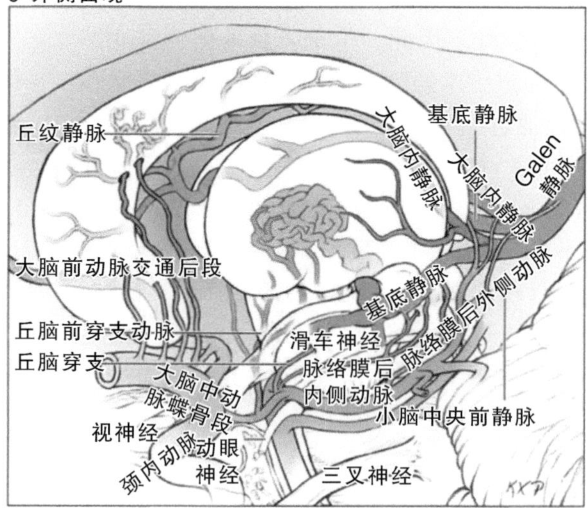

b 前面观(冠状切面)

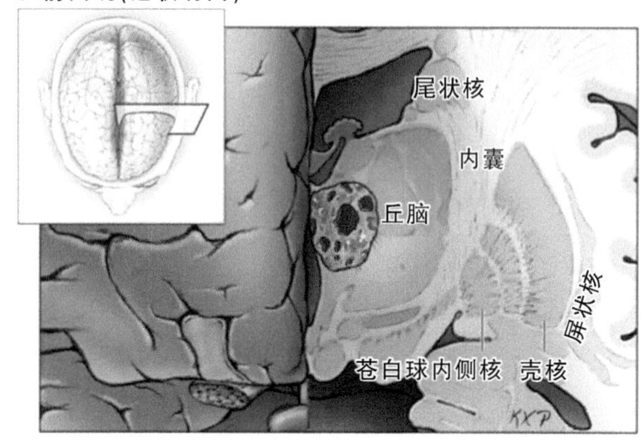

图 15-10 丘脑内侧 AVM 亚型。(a)上面观。(b)前面观(冠状切面)。(c)外侧面观。内侧畸形团位于丘脑内侧,由丘脑穿支动脉(丘脑前动脉和丘脑后动脉)供血,基底静脉引流。

■ 深部 AVM 切除策略

单纯侧裂 AVM 切除

通过翼点开颅和经侧裂入路显露单纯侧裂 AVM（图 15-11）。患者仰卧位，头部向对侧旋转 20°~30°，伸展 20°；如同大脑中动脉动脉瘤的姿势，让额叶和颞叶像一本打开的书平放在书脊上那样，位于侧裂的两侧。头皮切口和骨瓣需要沿着 AVM 边界扩展，前部的 AVM 可能需要发际的切口和标准翼点开颅，后部的 AVM 需要一个问号切口，从额部向顶部及颞叶后部延伸开颅（第一步）。单纯侧裂 AVM 暴露后，沿着周边在蛛网膜下隙切除，不涉及软脑膜、脑实质以及室管膜切除。

侧裂远端的三角部最宽，在三角部的下面切开侧裂蛛网膜（第 1 步），将侧裂上静脉游离至侧裂的颞侧，由远至近分开侧裂（第 2 步）。整个切除过程

a 外科医生视野

颞叶
颈内动脉
基底动脉
后交通动脉
大脑后动脉
额叶
侧裂浅静脉
大脑中动脉岛盖段
Broca 区
大脑中动脉脑岛段
颞后静脉
Wernicke 区
大脑中动脉皮层段

b AVM 六面体

下面
侧裂浅静脉
大脑中动脉脑岛段
内侧面
侧裂深静脉
后面
大脑中动脉岛盖段
前面
外侧面
颞后静脉
上面

c 外科医生视野

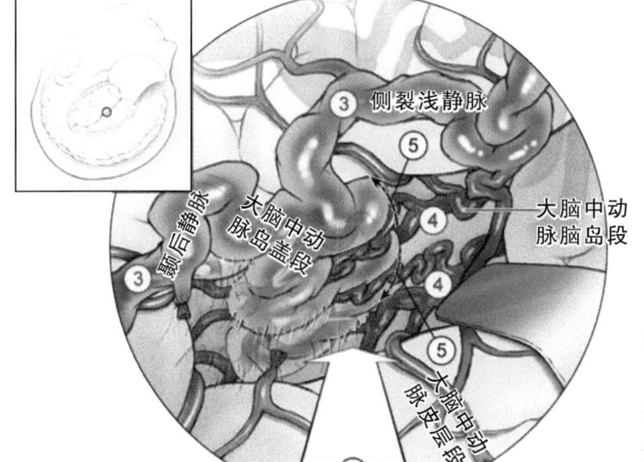

图 15-11 单纯侧裂 AVM 切除策略。(a)第 1 步，翼点开颅暴露 AVM（外科医生视野）。(b)AVM 六面体，显示 AVM 由前面和内侧供血，邻近重要功能区，前面的（Braca 区）和后面的（Wernicke 区）。(c)第 2 步，分开侧裂。第 3 步，游离颞侧表面的引流静脉。第 4 步，沿着 M2 主干动脉到达 AVM。第 5 步，分离前内侧界。（待续）

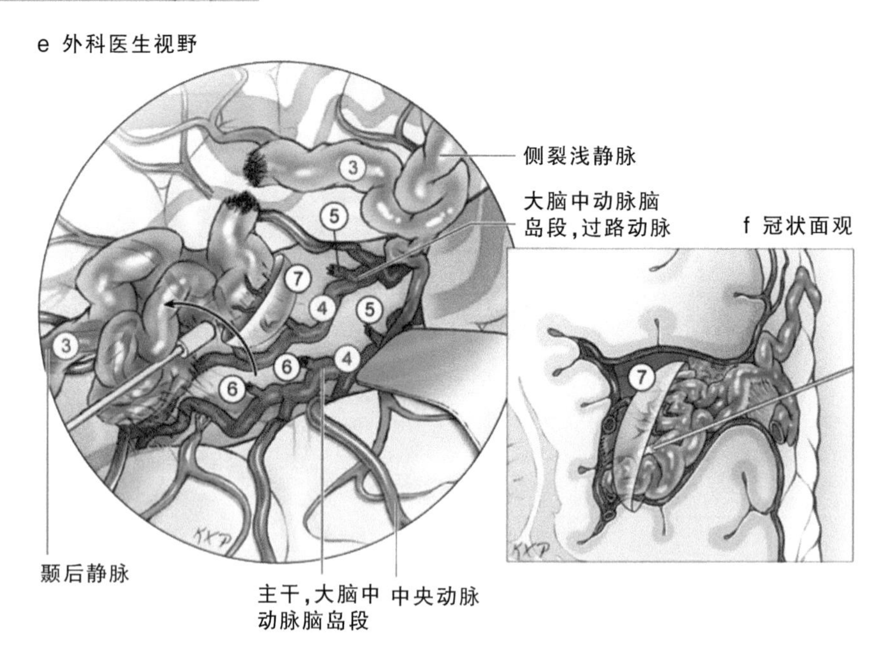

图 15-11(续) (d)第6步,在侧裂的蛛网膜下隙内环形切除病灶(冠状面观)。(e)第7步,分开M2/M3终末支的供血动脉,去除细小分支保留动脉主干(由远到近),从侧裂游离出AVM(外科医生视野)。(f)沿着岛叶皮质显露深部供血动脉(冠状面观)。

中，聚焦病灶的残余扩张或曲张的侧裂上静脉引流(第3步)。供血动脉起自大脑中动脉主干的岛叶M2段和岛盖M3段,以及上下动脉干(第4步)。这些供血动脉位于额部和颞部的病灶下方，形成一个前内侧缘(第5步)。侧裂动脉包含终末供血动脉、交通动脉以及旁观动脉。位于AVM前内侧基底部的裂隙内,具有高流量、大口径的终末供血动脉,常需动脉瘤夹夹闭,烧灼难以奏效。交通动脉需要由远到近的阻断它们的细小入巢支，并且保护继续开通皮质动脉。将未受累的旁观动脉从松动的颞叶或者额叶以及血管巢中分离出来。环形切除AVM前,打开侧裂池的蛛网膜，同时保持软膜的完整并且不侵袭脑组织（第6步)。深部切开暴露M2全部和M3主干动脉、侧裂深部以及岛叶皮质引流静脉(第7部)。单纯侧裂AVM位于实质外,因此处理容易,但是它们靠近额叶和颞叶语言区时,手术需加小心(图15-12和图15-13)。

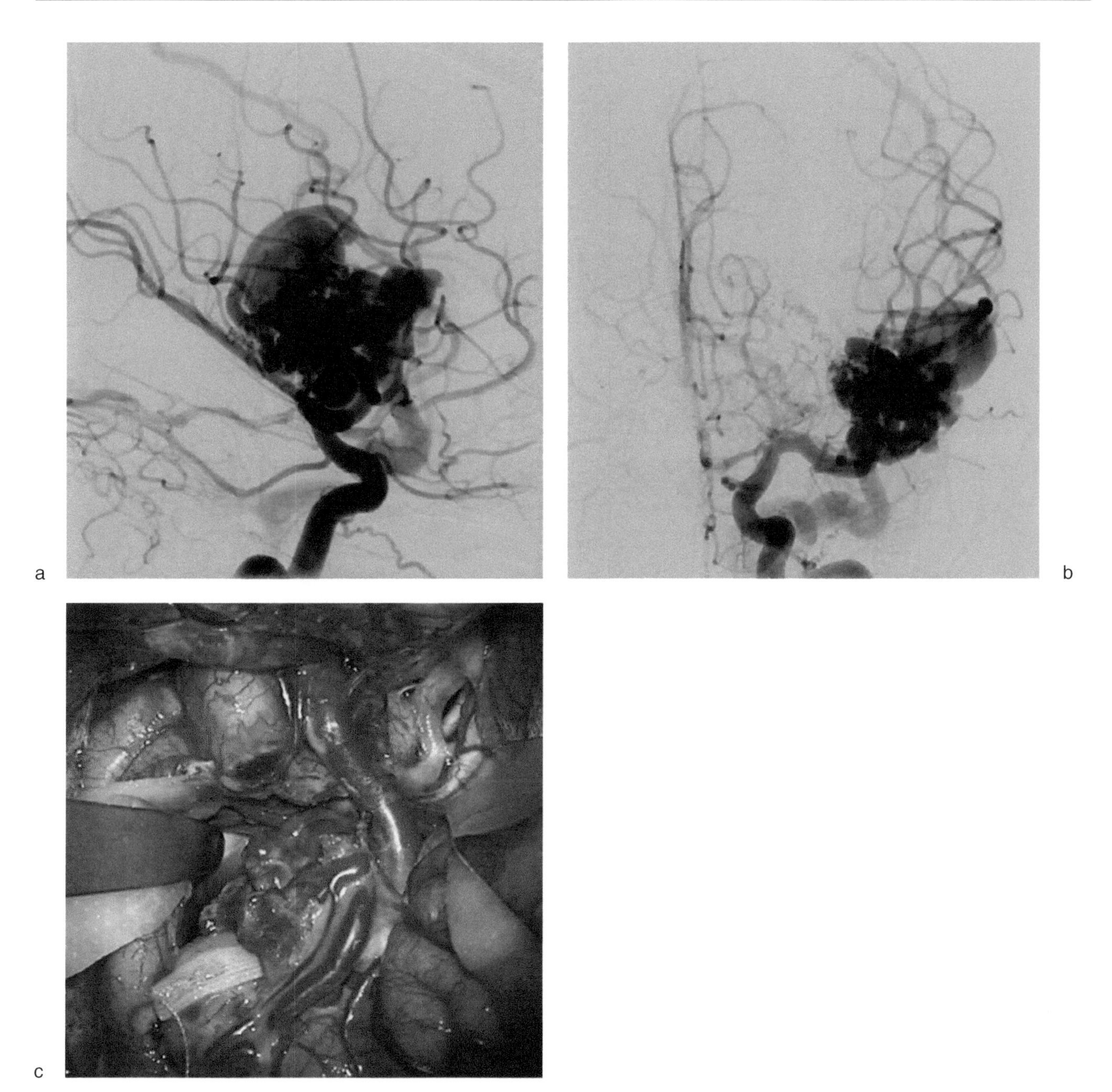

图 15-12　20 岁女性，左侧单纯侧裂 AVM，导致弥散出血和癫痫（改良 Spetzler-Martin 分级 4：S1V1E1/A1B0C0），由 MCA 的 M2 主干供血以及侧裂深静脉和侧裂浅静脉引流。左侧 ICA 血管造影：(a)侧位像。(b)前后位像。(c)AVM 逐层分离，直至完全显露于侧裂内。（待续）

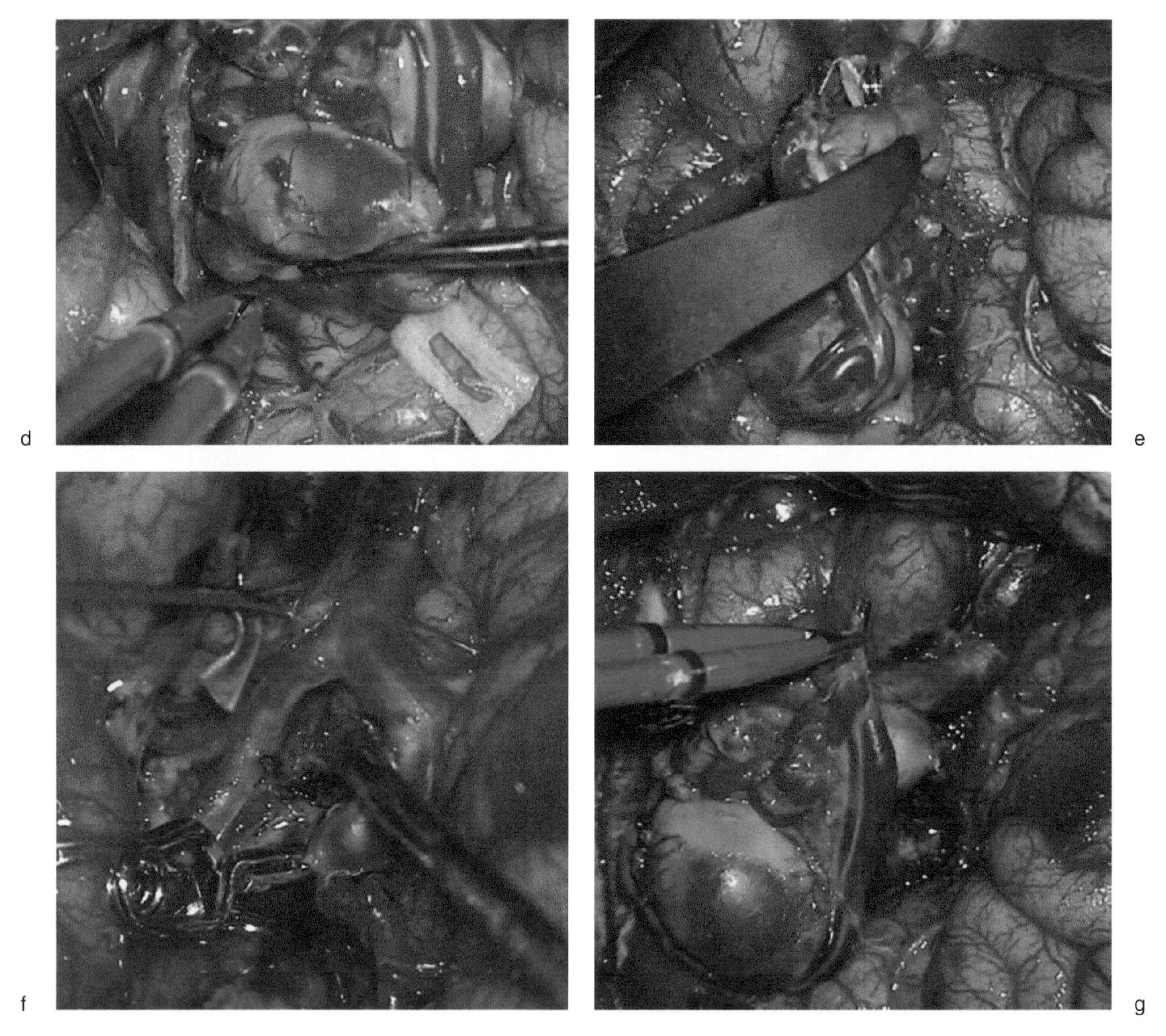

图 15-12(续) 蛛网膜从下方切开：(d)AVM 后方。(e)AVM 上方。颞叶和额叶的岛盖与角回表面软脑膜保持完整。(f)一支来自额叶主干的粗大供血动脉被夹闭。(g)夹闭之后，AVM 色泽变暗，然后切除。

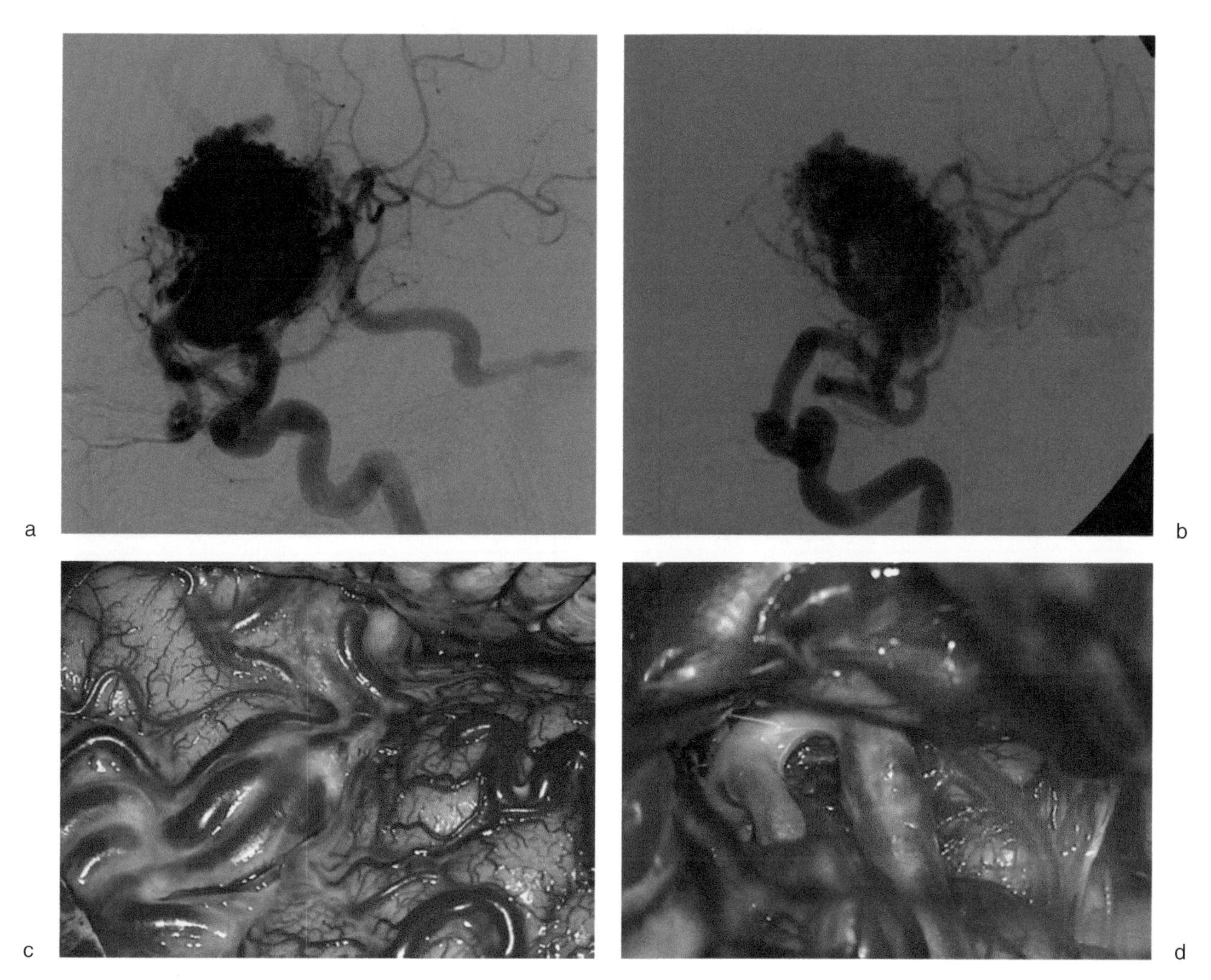

图 15-13　53 岁，男性。左侧单纯侧裂 AVM（改良 Spetzler-Martin 分级 8：S2V1E1/A3B1C0）。AVM 由 MCA 的 M2 分支供血。左侧 ICA 造影：(a)侧位像。(b)前面后位像。尽管此 AVM 的 SM 级别高，但是患者坚持切除。(c)侧裂被复杂动脉化的侧裂浅静脉所覆盖。(d)近端的侧裂分开后，暴露供血动脉。（待续）

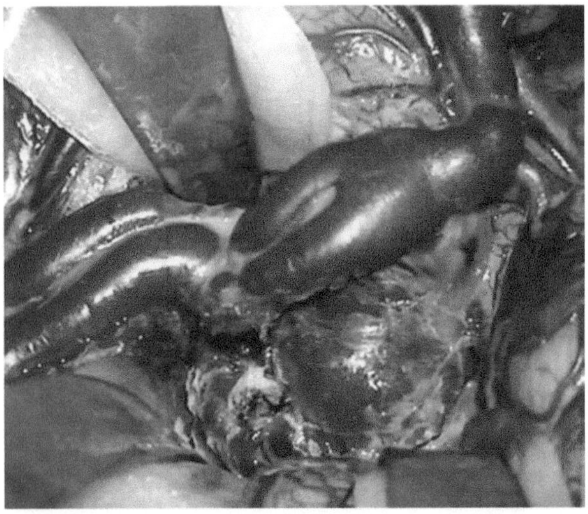

e

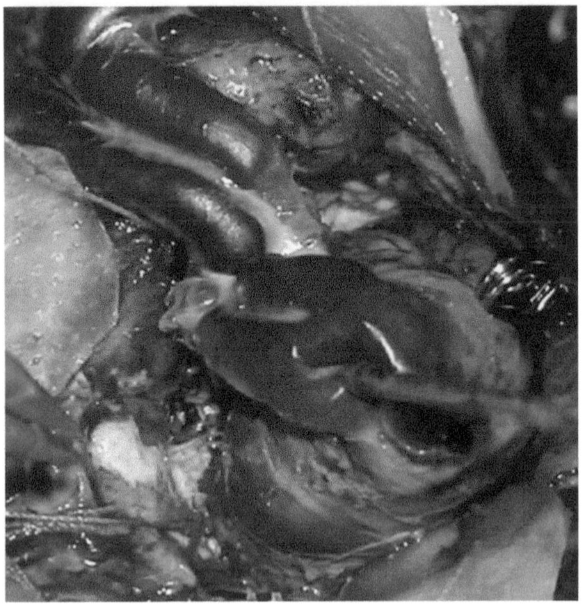

f

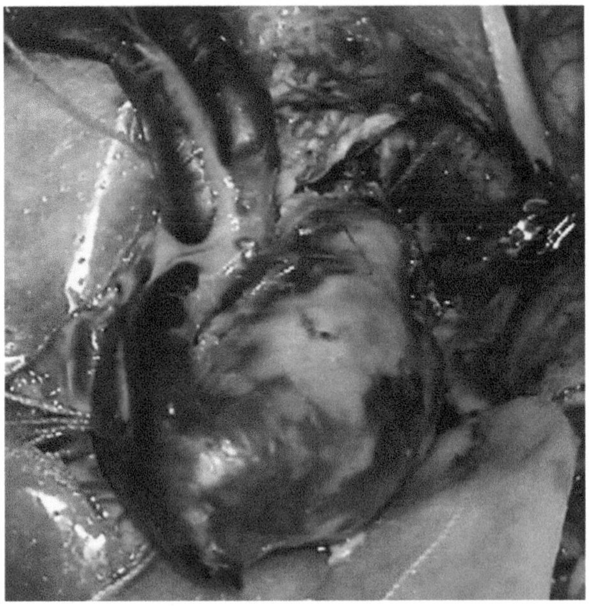

g

图 15-13(续) (e)此 AVM 合并一个巨大的静脉曲张在侧裂池内。(f)随着 MCA 的 M3 段至 M2 段之间的主干分离，血管颜色由远到近而变暗。(g)从血管团中，先将 MCA 主干分离出来，再将 AVM 从侧裂中游离出来。

岛叶 AVM 切除

岛叶 AVM 也可经翼点开颅-侧裂入路切除(图 15-14),患者的体位、头皮切口设计、颅骨切开范围同单纯的侧裂 AVM 切除术一样(第 1 步)。要切除岛叶 AVM,需要分开更多的侧裂及深部探查以暴露病灶(第 2 步)。在打开皮质表面的蛛网膜并且暂时推开浅表引流静脉(SupSyiV)后,可见一条皮质动脉分隔开额叶和颞叶。岛盖动脉向下至岛叶动脉和大脑中动脉分叉,自内而外分隔开额叶和颞叶,小动脉推向额叶及颞叶。岛阈和短回可经 M2 暴露出来,长回内 AVM 需要经后侧-侧裂-岛叶入路。这种后侧入路和前侧入路相比,开始解剖的部位相同,方向相反。

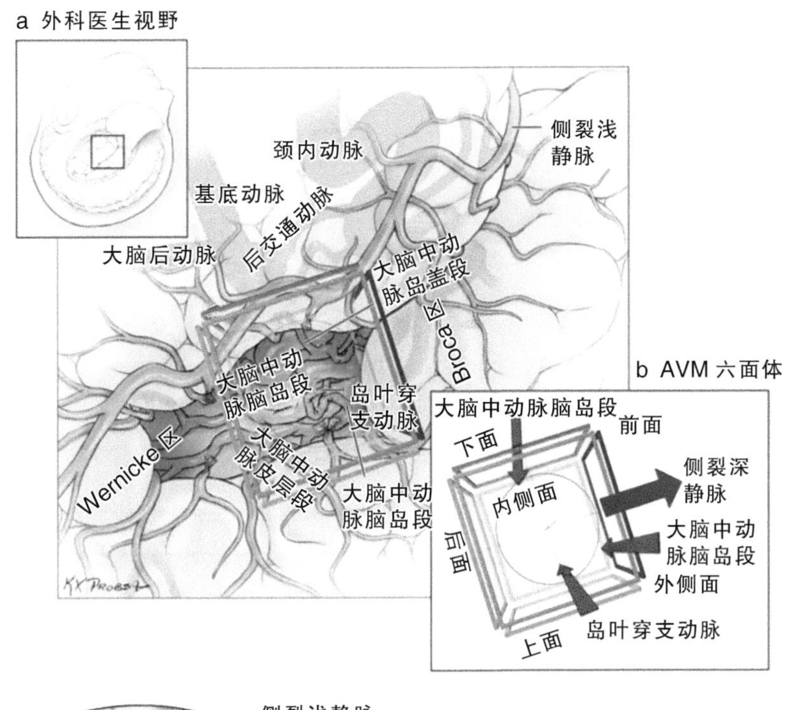

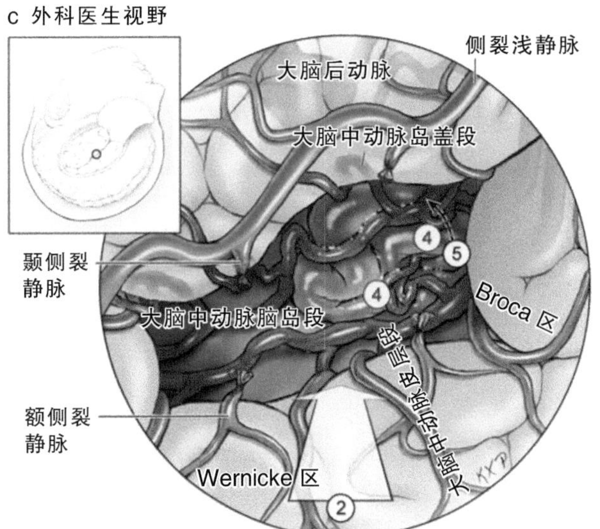

图 15-14　岛叶 AVM 切除策略,(a)第 1 步,经翼点开颅-侧裂入路暴露 AVM(外科医生视野)。(b)AVM 六面体,显示供血动脉来自侧下方,其前后分别是语言区(Broca 区、Wernicke 区)。(c)第 2 步,分开侧裂。第 3 步,引流静脉(深部)未显示。第 4 步,分离 M2 根部。第 5 步,分离外下方的供血动脉(M2 和 lnsP)。(待续)

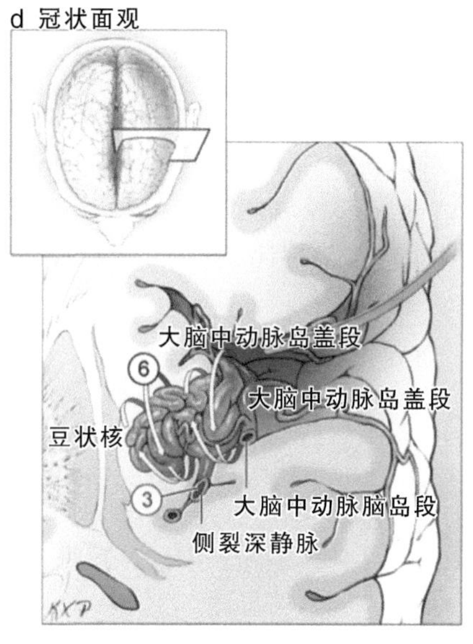

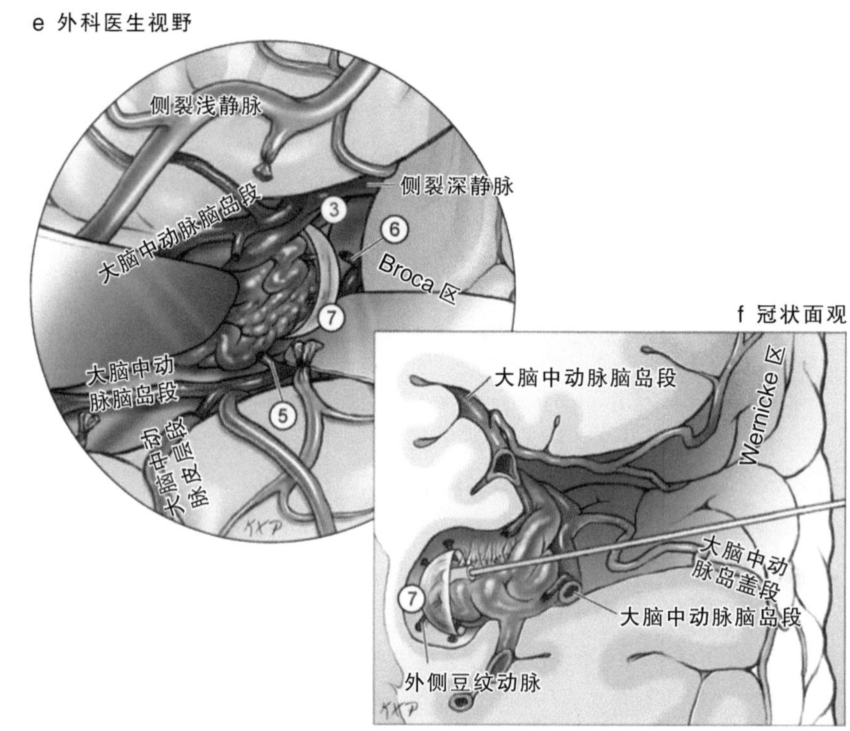

图 15-14(续)　(d)第 6 步,在 M2 周边及深部环形分离,并鉴别引流静脉(冠状面观)。(e)第 7 步,清理 M2 的分支,将 AVM 牵向侧裂(外科医生视野)。(f)离断自 ILSA 的深部血供(冠状面观)。

皮层蛛网膜沿着三角区和岛盖、中央前回、脑回桥等结构的下方以及中央前后回之间底部的裂隙向后嵌入。解剖探查自近而远，牵拉静脉，沿着皮质动脉深入裂隙。额叶和颞叶的远端较近端更难分离，因为侧裂池终点和岛盖表面是粘着的。这一过程也可能因首先分开上述裂隙的近端，然后，向后扩展至远端而更加容易，但是如果保留其上覆盖的静脉可能会妨碍手术，分离过程中可能损伤它们。岛盖动脉向下沿岛盖深部至长回。不同于近端侧裂，远端侧裂窄小，一般需牵开器。

岛叶 AVM 引流经岛静脉及深部引流静脉（第 3 步），静脉血液的动脉化是这些 AVM 位于岛叶皮质下的标志。主干动脉及 InsP 供应 AVM 病灶。供血动脉在 AVM 下侧部相交，被沿表浅岛叶 AVM 软膜的边缘将裂孔闭塞（第 5 步）。深部 AVM 需要经岛叶的切口，切除表面皮质，沿着动脉化的静脉深入岛叶。环状切除需要沿着 M2 段表面垂直进入，夹闭动脉侧方和下方的输入端（第 6 步）。将 AVM 拉向外科路径以暴露其上面和内面。内面边缘紧贴基底核（尾状核和壳核），可能由 ILSA 供血并有一个深部引流静脉（CauV），这些血管可能经基底核团至侧脑室。经岛叶解剖将深至位于额叶及颞叶的语言功能区，需要仔细地分离侧裂，并用牵开器牵开（图 15-15、图 15-16）。

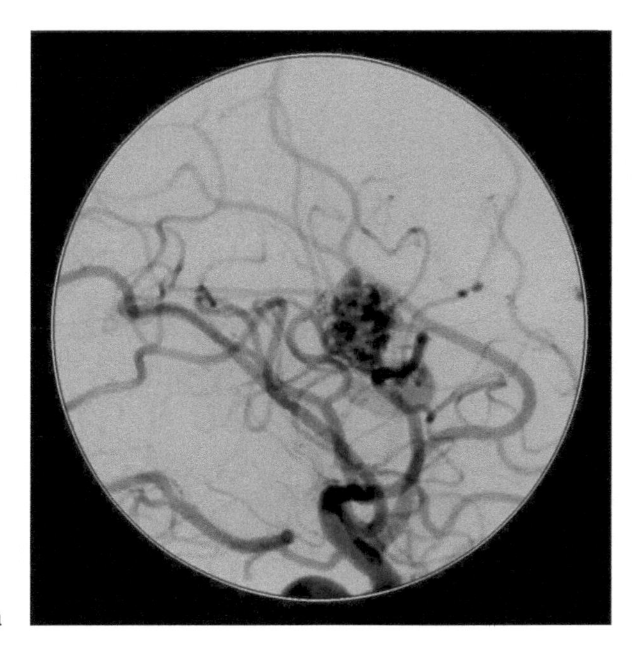
a

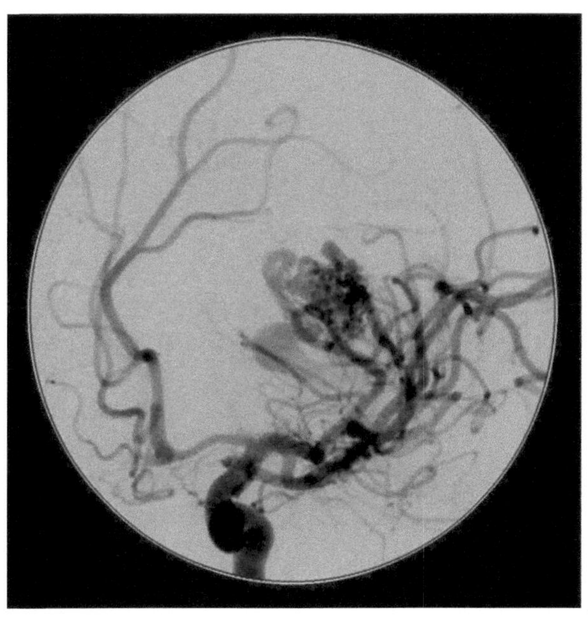
b

图 15-15　40 岁男性，左岛叶 AVM（改良 Spetzler-Martin 分级 5：S1 VOE1 /A2BI CO）。AVM 由 M2 上干的两个分支供血，回流至深部引流静脉。左 ICA 造影：(a) 侧位像。(b) 冠状位像。（待续）

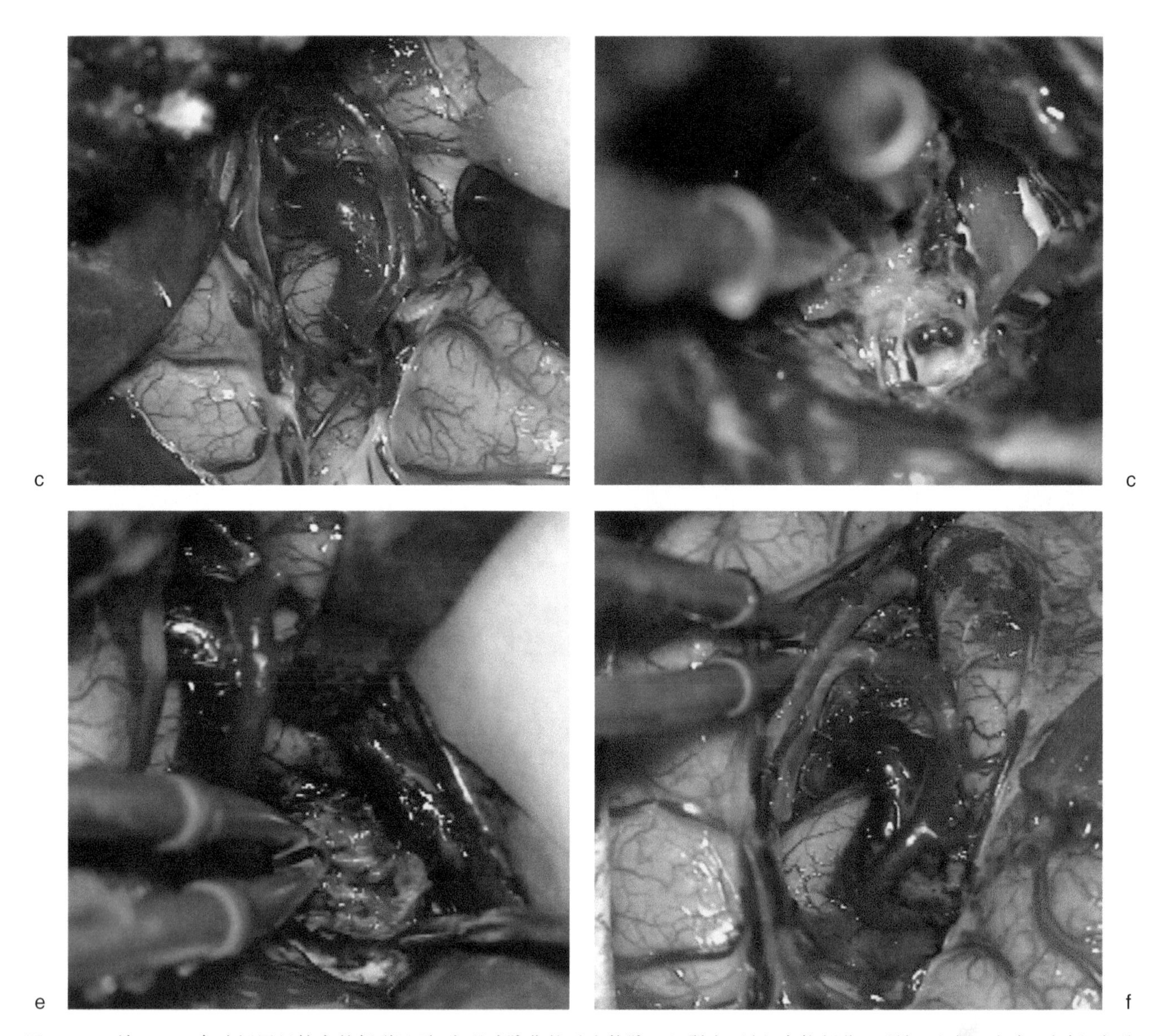

图 15-15(续) (c)岛叶短回经扩宽的侧裂显露,发现动脉化的引流静脉。经翼点开颅,牵拉板位于颞部(左侧)、额部(右侧)岛盖。引流静脉紧贴 M2 主干,指向 AVM。(d)将 AVM 向下牵拉至侧裂池。(e)切除 AVM。(f)保留正常的 MCA 分支,以及颜色变暗的深部引流静脉。

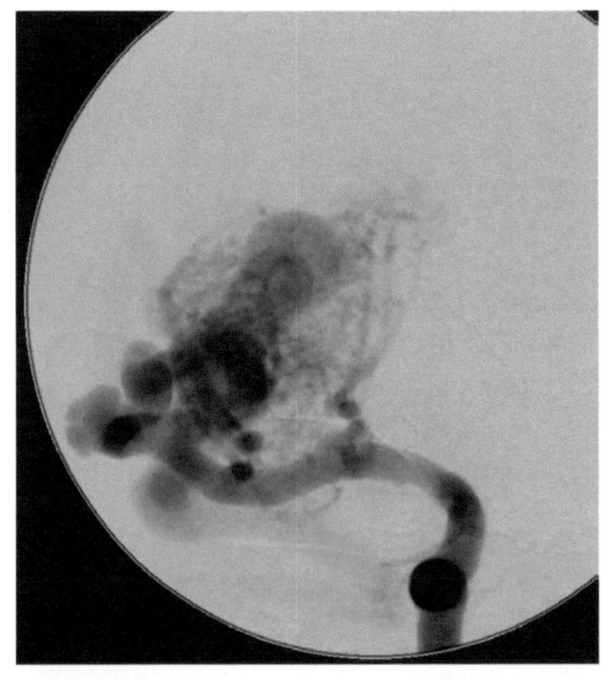

a

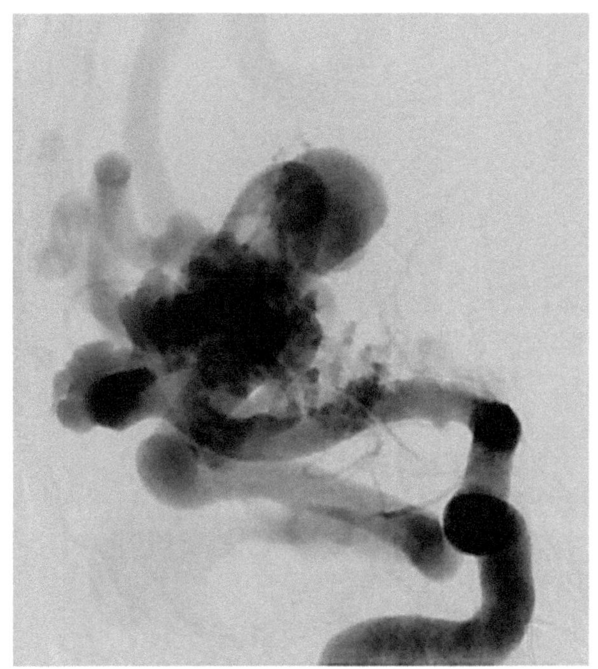

b

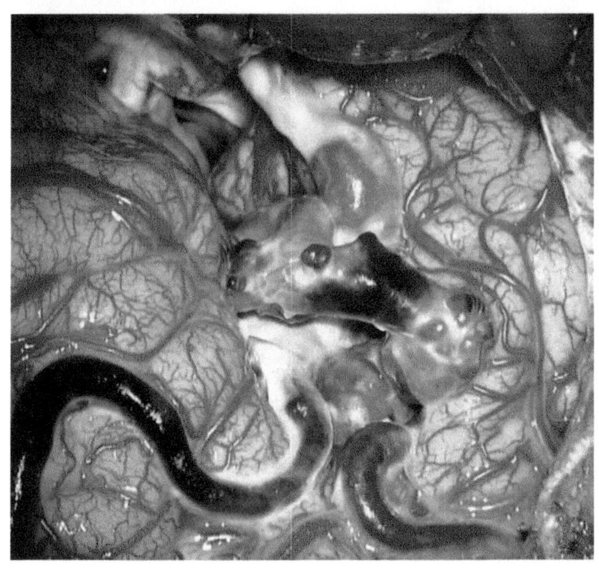

c

图 15-16 15岁男性，右侧岛叶AVM合并侧裂动静脉瘘的复杂动静脉畸形(改良Spetzler-Martin分级6:S2V1 E1 /A1B1CO)，由InsP及ILSA供血。(a)右颈内动脉造影，前后位像。经伽马刀治疗，减少了岛叶AVM体积。(b)右颈内动脉造影，前后位像。动静脉瘘经弹簧圈填塞，但仍有血流。(c)经翼点开颅暴露侧裂。(待续)

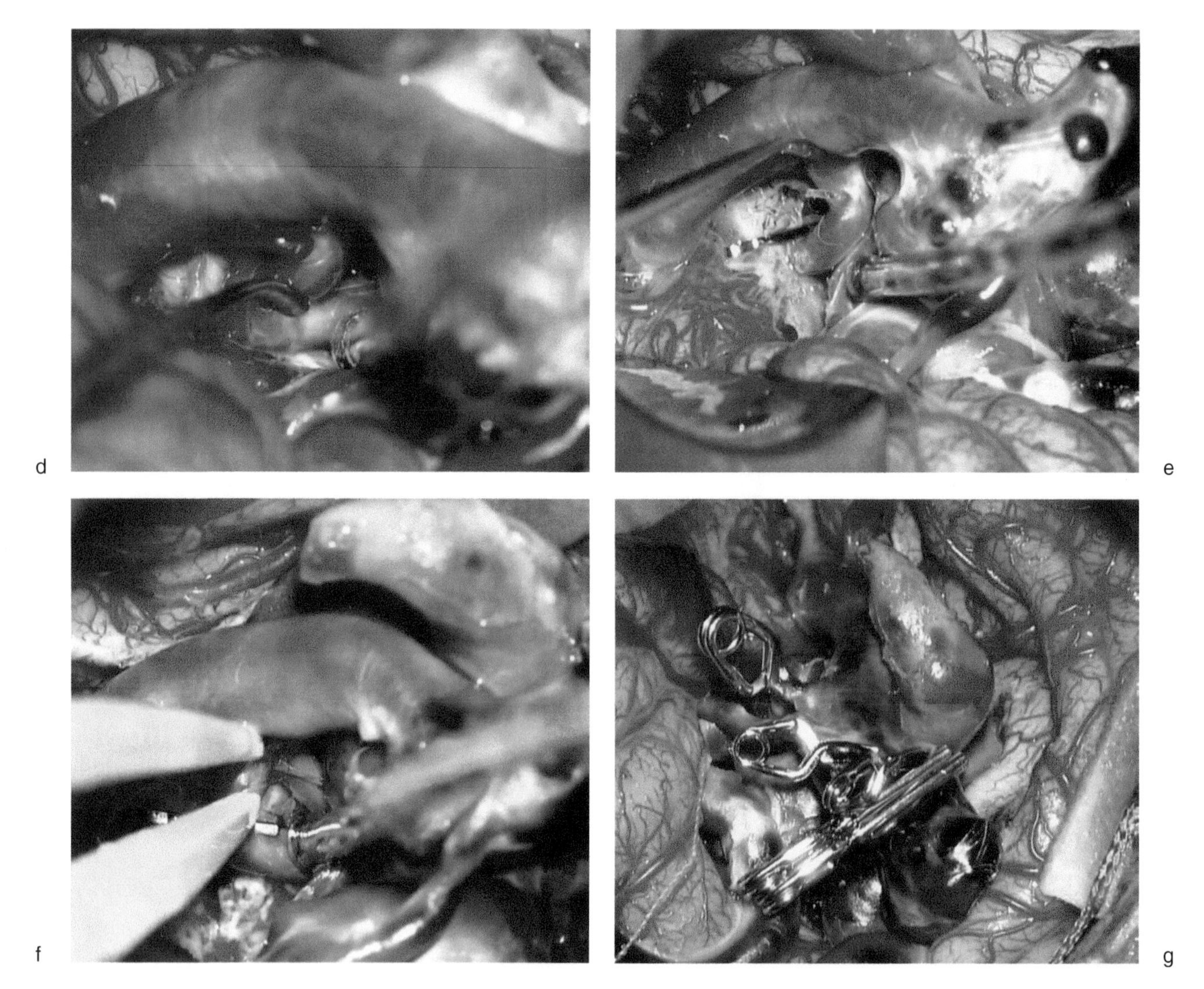

图15–16(续) (d)InsPs自M2近端发出,向AVM供血。(e,f)分离主干血管。(g)应用数个动脉瘤夹关闭动静脉瘘,靠近弹簧圈填塞处夹闭近端,远端在正常额支,同时夹闭一个伴发的动脉瘤。

基底节 AVM 切除

基底节 AVM 不管是外侧的壳核还是内侧的尾状核均适合手术治疗。基底节外侧部 AVM 切除类似于扩大的岛叶 AVM 切除，基底节中央 AVM 切除类似于扩大的脑室 AVM 切除。基底节外侧部 AVM 可通过经翼点开颅-经侧裂-岛叶入路(图 15-17,第 1 步)。侧裂的解剖可自前方分开、自后方分开或两者皆有，根据 AVM 体积以及其在核团的纵向位置决定(第 2 步)。分离直到最后,才能显露引流至侧脑室的静脉(CauV 和 ThaStrV)或 BVR(第 3 步)。这些 AVM 通常由穿支(lnsP 和 ILSA)供血(第 4 步)。lnsP 可沿 M2 主干寻找并确定,经过岛叶时,可阻断之(侧前方,第 5 步)。切除 AVM 表面的岛叶以到达病变或相关的血肿。没有静脉或解剖标志物引导经岛叶入路,导航或含铁血黄素染色具有一定的帮助。

脑实质组织的分离位置深、方向垂直而且局限,这使得脑出血和脑软化更有利于手术。AVM 下侧接受来自 ILSA 的动脉血供,外侧接受来自 InsP 的动脉血供(第 6 步)。病灶深部内侧紧邻内囊,穿支动脉需要烧灼和微型动脉瘤夹精心控制,以避免出血进入白质(第 7 步)。辨别引流静脉,确认其不存在动脉化(图 15-18 至图 15-20)。

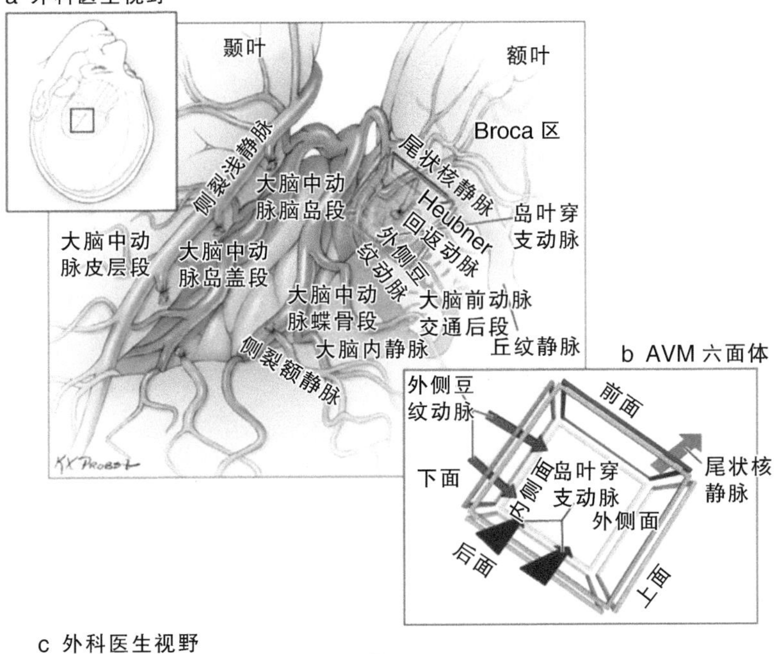

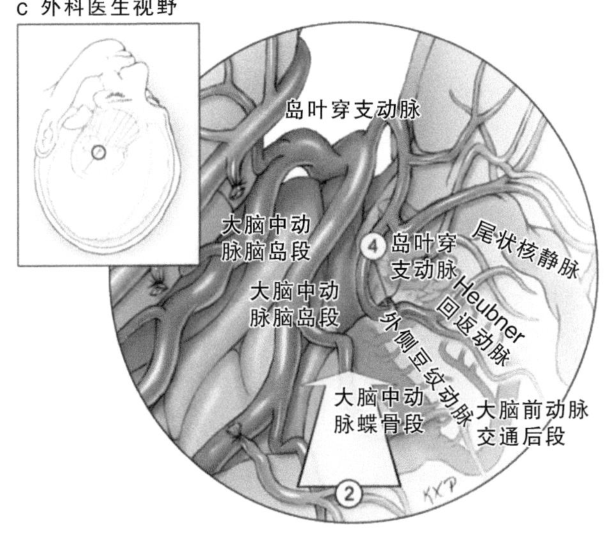

图 15-17 基底节外侧部 AVM 切除策略。(a)第 1 步,经翼点开颅暴露 AVM(外科医生视野)。(b)AVM 六面体,显示 lnsP 自外侧方供血,ILSA 自下方供血，前外侧为语言区 (Broca 区,黄色)。(c)第 2 步,分开侧裂。第 3 步,尚看不见引流静脉(CauV)。第 4 步,辨别来自 M2 主干动脉的供血支(InsP)。(待续)

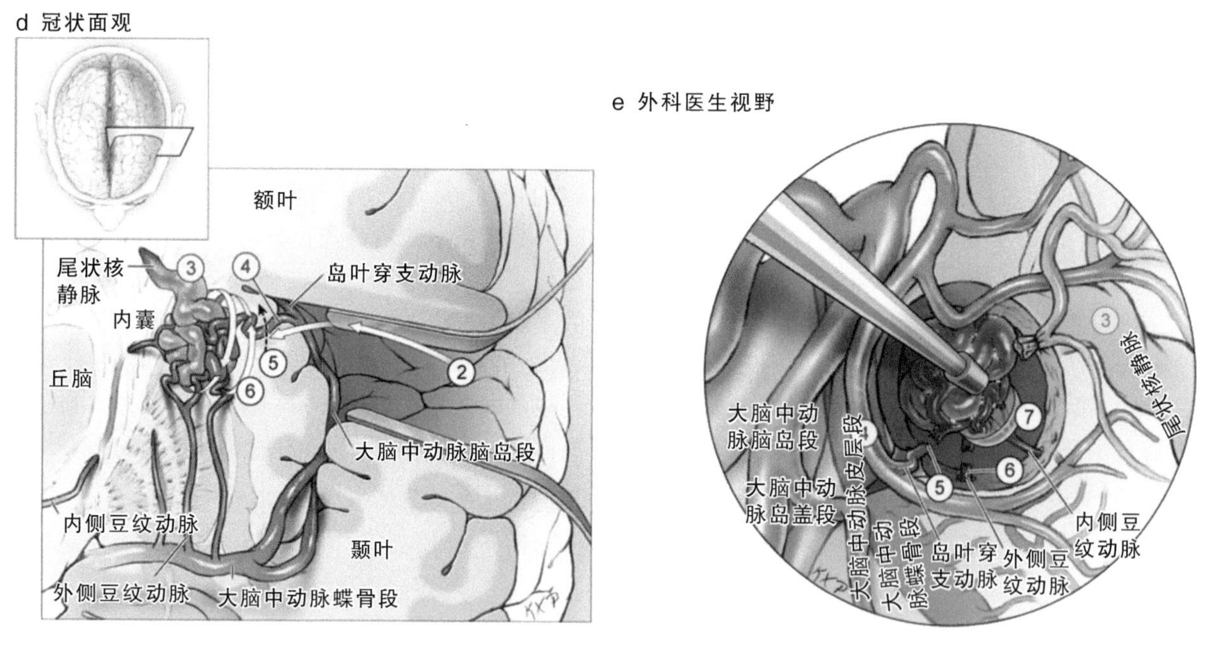

图 15-17(续) (d)第5步,分离 InsP 的前外侧深达 M2 动脉。第6步,环形切除 AVM 以及切断岛叶与皮质之间的交通支(冠状面观)。(e)第7步,向外侧移动 AVM,阻断深部的豆纹动脉(lLSA 和 mLSA),并且暴露脑室静脉(CauV)。

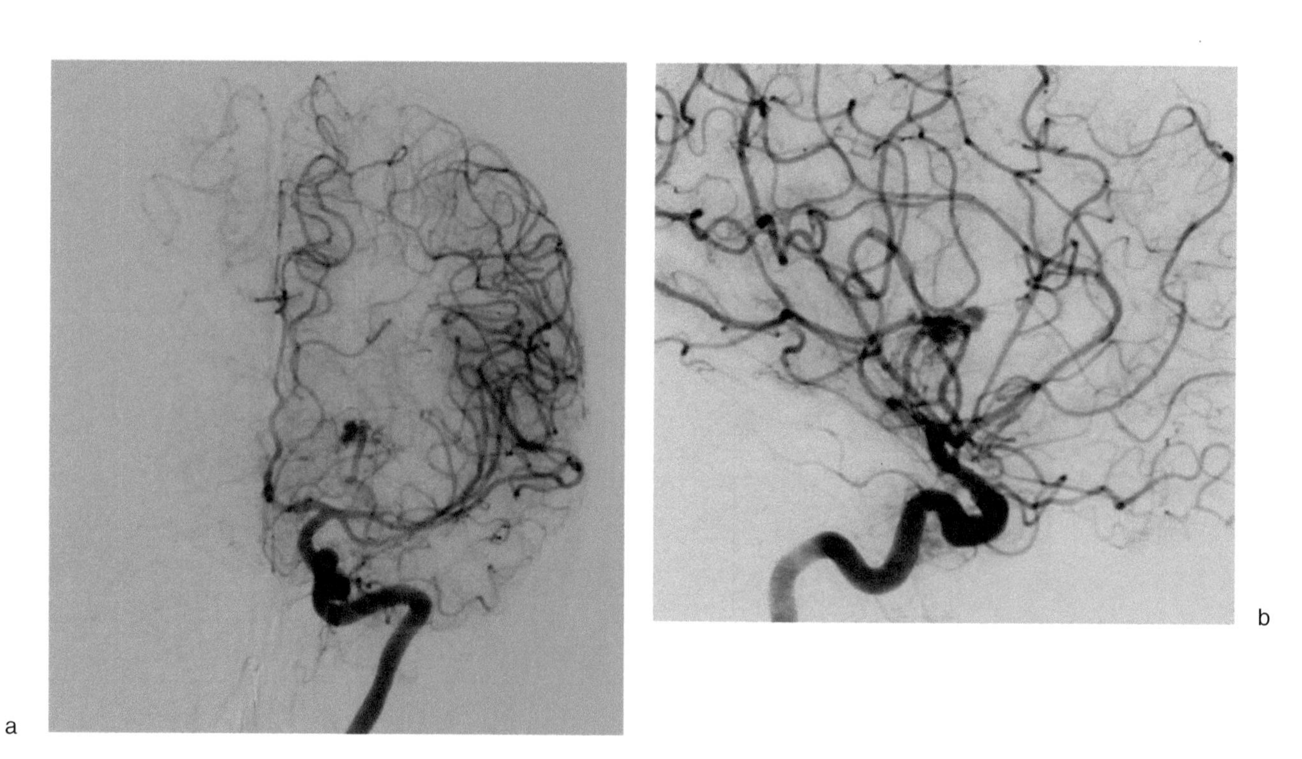

图 15-18 68岁,女性。左侧基底节 AVM 伴有出血(改良 Spetzler-Martin 分级 5:S1V0E1 /A3B0C0),由 lLSA 供血。左侧颈内动脉造影:(a)前后位像。(b)侧位像。(待续)

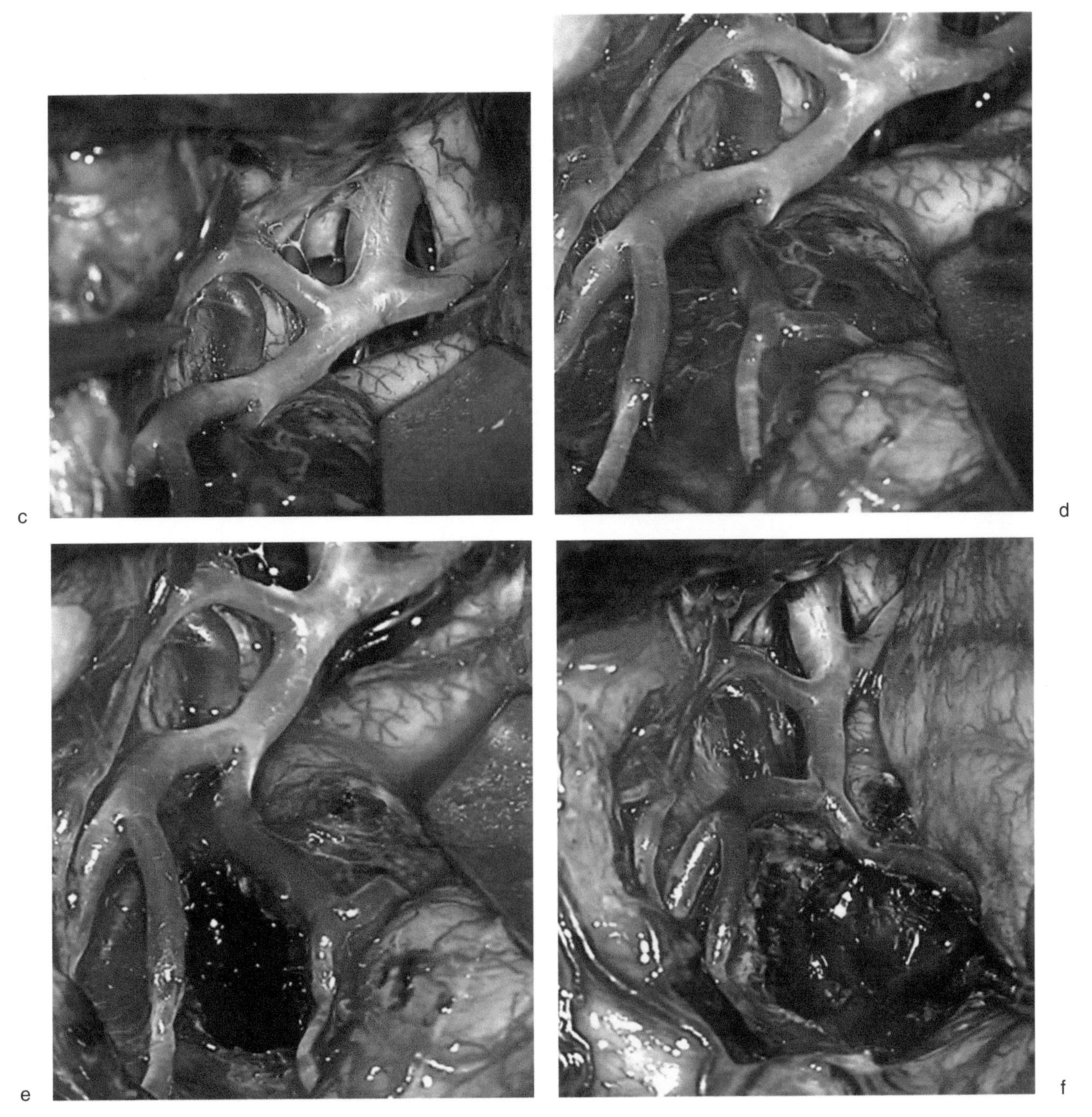

图 15-18(续)　(c)经侧裂暴露;扩展的 MCA 分支和 M1 段下的侧裂深静脉引流。(d)AVM 深达岛叶表面。(e)出血恰位于表面下方,提供了从血肿腔到血管巢的路径。(f)AVM 发现于腔的内侧壁,予以切除。

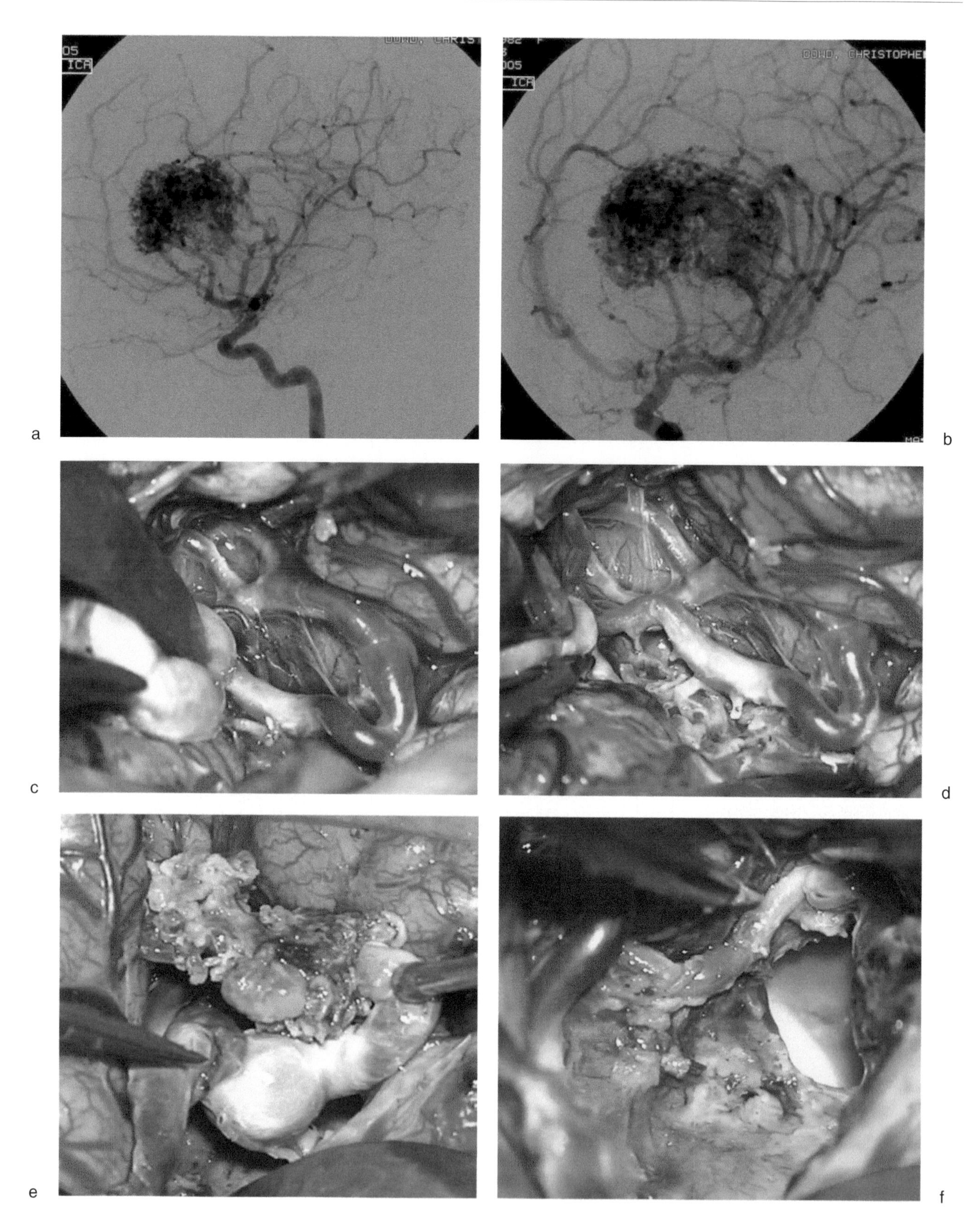

图 15-19 22岁女性。表现为左侧基底节（尾状核头）AVM破裂出血后昏迷（改良 Spetzler-Martin 分级 5:S2V0E1/A2B0C0），由 MCA 主干动脉 M2 段、lLSA 和 InsP 供血。左侧颈内动脉造影：(a)侧位像。(b)前斜位。患者接受了大骨瓣减压术和后续伽马刀放射治疗，减小了 AVM 体积。(c)经过侧裂前部入路显露 MCA 分叉，供血动脉源于上干。(d)去除细小分支，保留血管主干；没有供血动脉来自下干。(e)血管巢沿周边分离后，从切除腔内移出。(f)此腔向内侧延伸至侧脑室的额角。（待续）

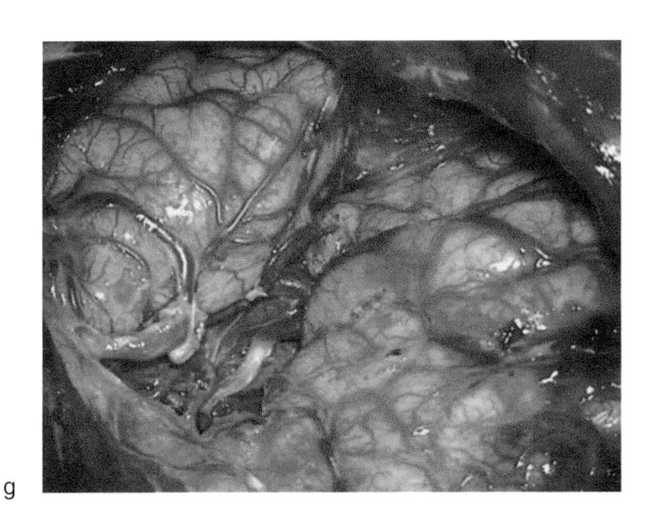

图 15-19(续)　(g)经侧裂切除 AVM,并保存额叶及颞叶的语言区。

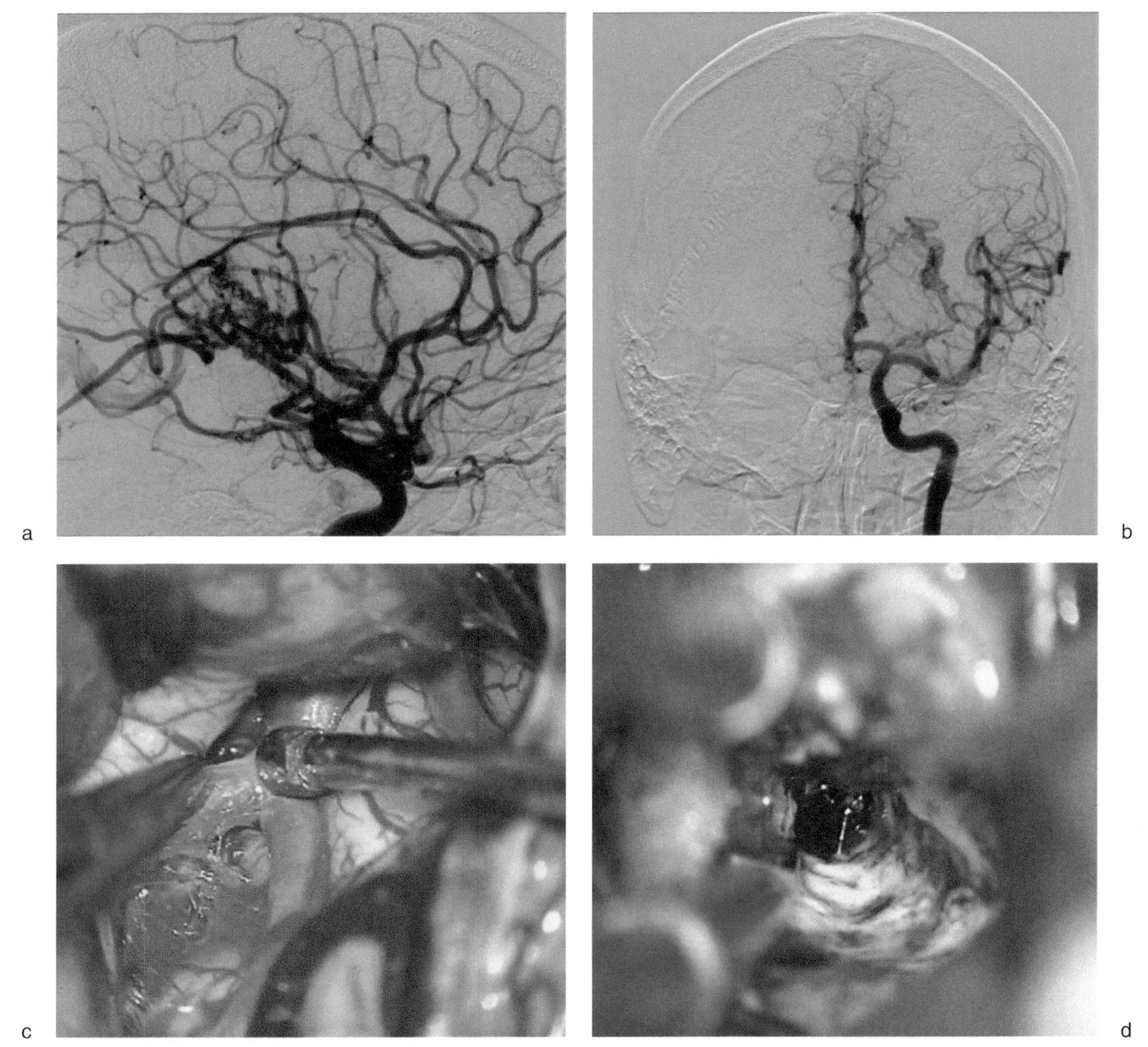

图 15-20　26 岁男性,左侧基底节 AVM 的壳核出血(改良 Spetzler-Martin 分级 5:S1V1E1/A2B0C0),由 lLSA 和 InsP 供血,ThaStrV 引流。左侧颈内动脉造影:(a)侧位像。(b)前后位像。(c)经侧裂后部入路,显露岛叶长回和 M2 远端。(d)应用术中导航定位血肿,打开一条经岛叶的通道,直达血肿腔。(待续)

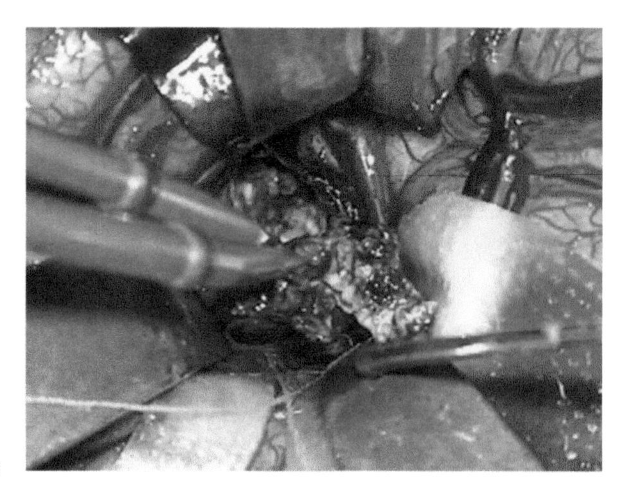

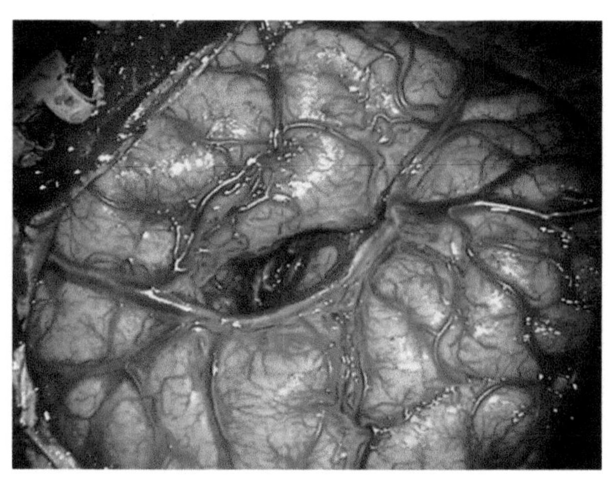

图 15–20(续)　(e)这个小型 AVM 经环形分离并去除。(f)临近侧裂远端的语言区保留,患者术后无语言障碍。

基底节内侧 AVM 通过双额开颅和对侧胼胝体由于重力牵拉而下垂暴露的空间切除(图 15–21,第 1 步)。患者头的位置呈中线水平,使 AVM 位于上方,通过重力使对侧半球回缩。手术入路从半球间裂到达对侧的 AVM,止于 AVM 同侧的脑室。这种穿透式的手术入路使脑室到尾状核向外侧的暴露最大化。因此,这种蛛网膜下隙路径包括分开大脑半球间裂,分开胼周动脉下的胼胝体进入同侧脑室,经脑室壁切除到达尾状核(第 2 步)。与基底节外侧 AVM 相似,基底节内侧 AVM 引流到 CauV 和 ThaStrV, 但是不同于外侧

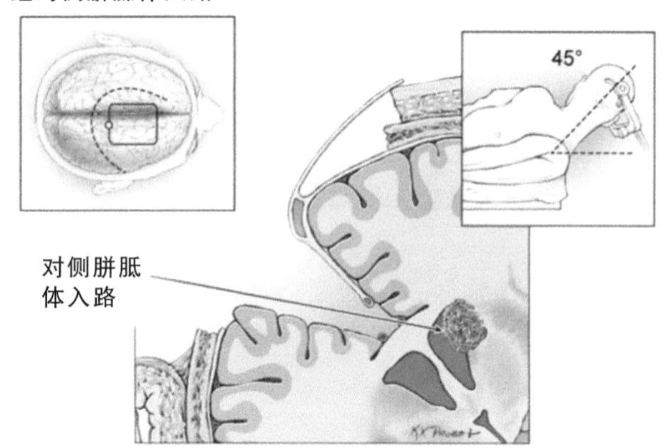

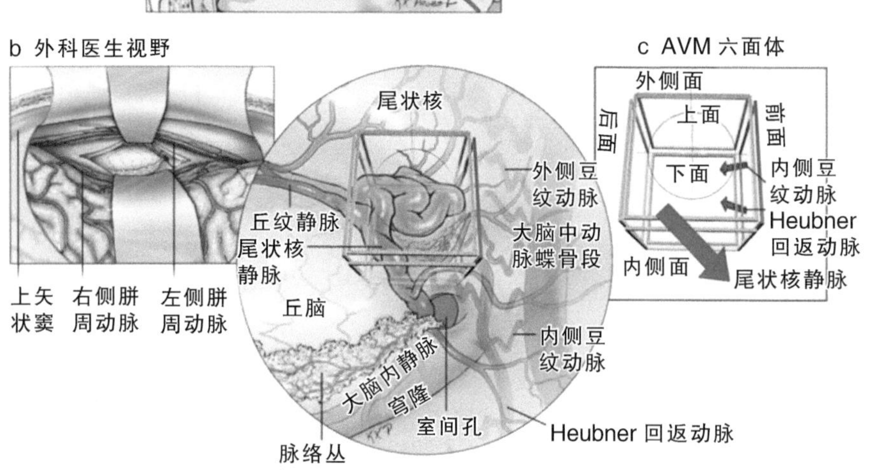

图 15–21　基底节内侧 AVM 切除策略。(a)第 1 步,采用一个半圆形的头皮切口暴露 AVM(阴影线),双额开颅偏向右侧(实线)。经对侧胼胝体入路,将左侧 AVM 置于上方。通过重力使右侧额叶下垂(中线水平和头偏向上方 45°),经过半球间裂的穿透式入路到达左侧脑室。(b)硬脑膜瓣翻向 SSS,左侧胼周动脉下切开胼胝体,进入左侧脑室。这些 AVM 位于室间孔和 ThaStrV 外侧的尾状核。(c)AVM 六面体,显示 AVM 下方由豆纹动脉供血(mLSA 和 RAH),内侧引流到 CauV。(待续)

AVM,这些静脉在手术视野中比较表浅,可以较早辨别(第 3 步)。供血动脉包括 mLSA 和 RAH(第 4 步)。切除侧脑室外侧壁的 AVM 周边室管膜,到达穿支的前内下方(第 5 步)。环形切除后,血管巢移动到脑室内,阻断下方的供血动脉(第 6 步)。大脑镰和胼胝体向上牵拉,有助于深部显露 mLSA 供血的外侧面(第 7 步)。切除过程中,临近尾状核头的内囊前肢和膝部应得到保护。

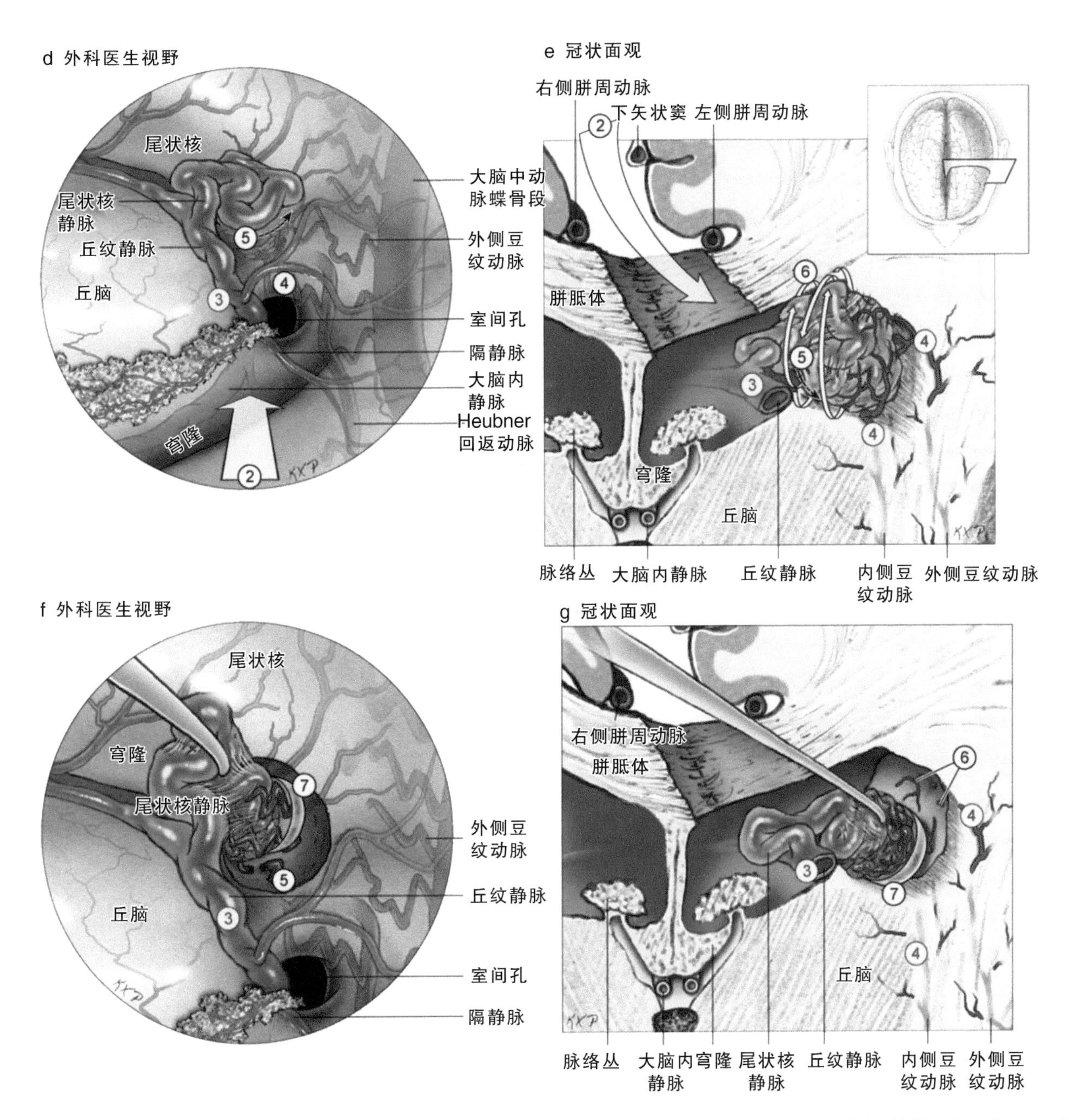

图 15-21(续) (d)第 2 步,暴露脑室外侧壁。第 3 步,辨别静脉角的引流。第 4 步,辨别室管膜的动脉供应(外科医生视野)。(e)第 5 步,在尾状核头下方,向内侧分开豆纹动脉下部。第 6 步,环形切除 AVM 至尾状核内(冠状面观)。(f)第 7 步,移动 AVM 至脑室内,阻断下外侧供血动脉(lLSA)(外科医生视野)。(g)冠状面观。

丘脑 AVM 切除

丘脑周围有侧脑室包绕，且左右丘脑以第三脑室为分隔。因此，大多数丘脑动静脉畸形可经脑室系统的手术入路进行切除。目前，切除丘脑 AVM 有 7 种常用的手术入路(图 15-22)：

①切除丘脑上部 AVM 的经同侧胼胝体前部入路；②经对侧胼胝体前部入路；③切除丘脑后部 AVM 的经同侧胼胝体后部入路；④切除丘脑内部 AVM 的经胼胝体-脉络膜裂入路；⑤经额叶皮质入路；⑥经颞叶皮质入路；⑦经顶叶皮质入路。经胼胝体前部入路(同侧或对侧)可以直视观察到侧脑室底部及丘脑上部；但经对侧胼胝体入路，观察侧脑室壁的视角偏斜较大，在切除左侧丘脑 AVM 时，此方法可以避免优势半球的损伤。

经胼胝体-脉络膜裂入路通过打开脉络丛的脉络组织，沿丘纹静脉和大脑内静脉显露中间帆，去除第三脑室顶壁并扩大室间孔进入第三脑室，从而扩大手

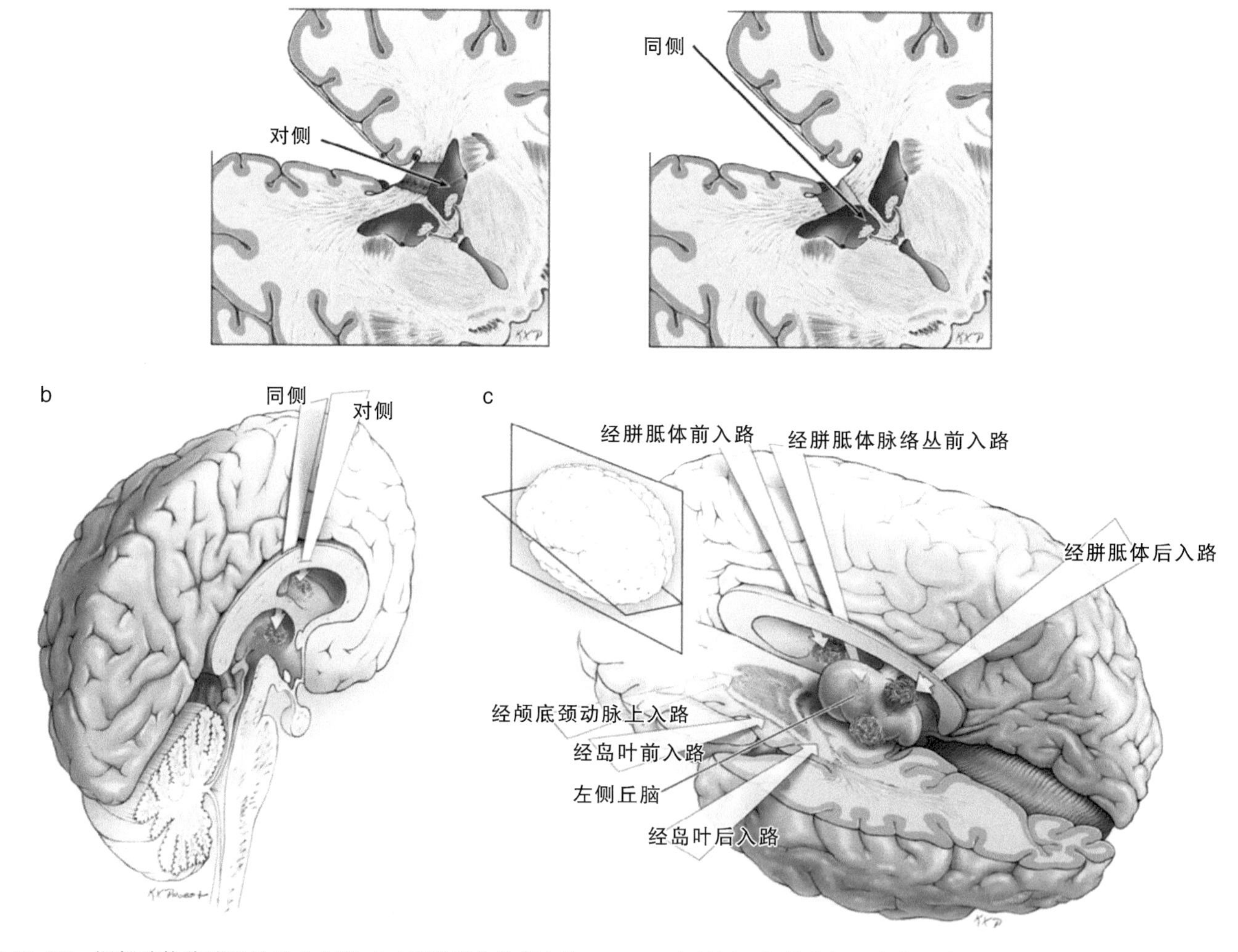

图 15-22 深部动静脉畸形的手术入路。(a)经胼胝体前部入路(ATCA)：包括用于切除内侧基底节区病变的对侧入路(开颅侧为动静脉畸形对侧)和用于丘脑上部病变的同侧入路(AVM 同侧开颅)(冠状面)。(b)经胼胝体的手术入路，能够显示侧脑室的侧壁(左半球内侧后斜视位)。(c)经胼胝体前部入路，可以通过打开脉络膜裂及中间帆进入第三脑室，切除丘脑内侧部位的 AVM(ATcTchA、经胼胝体-脉络膜裂入路)。经胼胝体后部入路(PTcA)，经后纵裂切除丘脑后部的动静脉畸形。经侧裂入路(TSyl)包括经岛叶前方入路(ATiA)，经岛叶后方入路(PTiA)及经额底颈动脉上入路(SCIF)。经侧裂入路主要用于仅累及侧裂、丘脑及基底节侧方的 AVM，而经额底颈动脉上入路可用于基底节下方 AVM 切除。(待续)

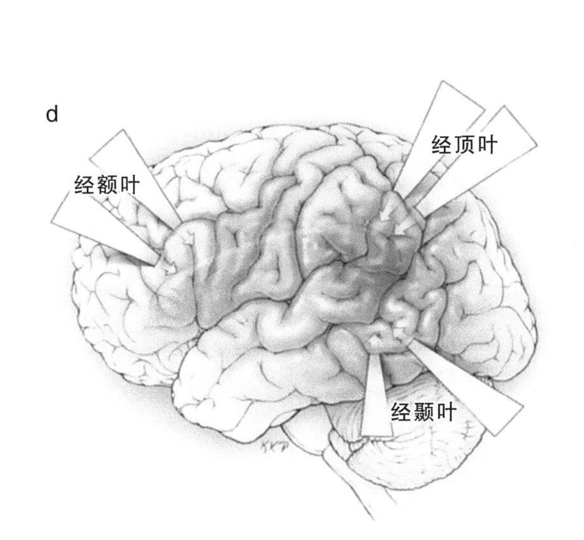

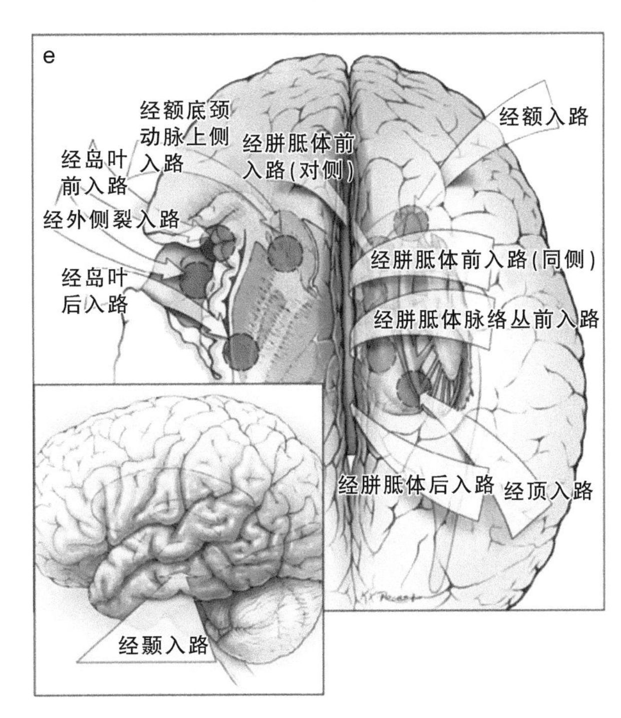

图 15-22(续) (d)如果有血肿或软化灶导致直接的异常解剖通道,可采用经皮层入路,而非蛛网膜下隙或经脑室入路,而到达深部 AVM。经额叶(TF)、经顶叶(TP)及经颞叶(TT)入路均为经过皮质或经脑沟的手术入路方式。(e)用于深部动静脉畸形切除的各种手术入路总结,包括前面及侧面观(插图)。

术的显露范围(与脑室内 AVM 手术入路相似);这种入路适用于丘脑内侧动静脉畸形的切除。经过胼胝体压部的胼胝体后部入路,可以对丘脑顶后部有更好的显露,有利于 AVM 后部供血动脉和引流静脉的观察。这些形式的经胼胝体入路均需要开颅时骨瓣跨越中线,用以暴露上矢状窦(SSS);其中胼胝体前入路通常采用双额开颅,胼胝体后入路通常采用后正中开颅。这几种经胼胝体的手术方式均需要利用脑自身的重力作用,使大脑半球下降并分开纵裂。经胼胝体前入路采用仰卧位,头偏向侧方并使中线呈水平位。经胼胝体后入路则采用侧卧位,同样使头部中线呈水平位。

经皮质入路通常用于先前的脑内出血或软化灶形成沟通脑表面与 AVM 病变的异常解剖通路。这种入路在对皮质最小的额外损伤条件下到达丘脑的畸形血管团。如果临床医生认为经皮质入路造成的额外损伤在可接受的范围之内,则这种入路也可以用于无血肿或软化灶存在的病例。SPL 入路通过进入侧脑室腔内显露后部丘脑,手术路径较长且狭小,手术过程中缺乏明显的解剖标志,对脑组织的牵拉比较明显因而往往需要导航系统协助。总之,如果通过出血或软化灶可以直接到达丘脑动静脉畸形病变处,则应优先选取此处作为造瘘位点,否则应选取可以最大程度减少脑牵拉的蛛网膜下隙或脑室间隙作为手术入路。

对于丘脑上部及内侧 AVM,最常用的手术入路分别为经胼胝体前部入路及经胼胝体-脉络膜裂入路。对于丘脑上部的 AVM,首先行双额开颅(图 15-23,第 1 步),切开两侧半球间胼胝体进入侧脑室,显露丘脑上部(第 2 步),可以看到汇入丘纹静脉的引流静脉,进一步打开脉络膜组织后,可以看到直接汇入大脑内静脉的引流静脉(第 3 步)。进一步探查,可见丘脑上部的动静脉畸形由脉络膜后动脉(mPChA、lPChA)及丘脑穿动脉供血,而丘脑内部的动静脉畸形则仅由丘脑穿动脉供血((AntThaP 及 PosThaP)(第 4 步)。

将 mPChA 及 lPChA 在丘脑 AVM 病变的内侧上缘电灼阻断,在病变上外侧缘阻断 PosThaP(第 5 步)。由于病变的引流静脉向中线走形并最终进入侧脑室,因而在病变的前部、侧面及后部,分别阻断额外的穿支动脉(第 6 步)。最后阻断病变下方的穿支供血动脉及引流入 BVR 的引流静脉(第 7 步)(图 15-24 至图 15-26)。

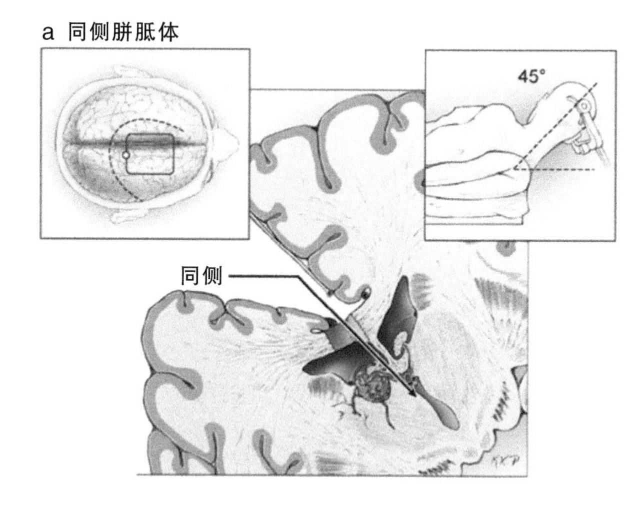

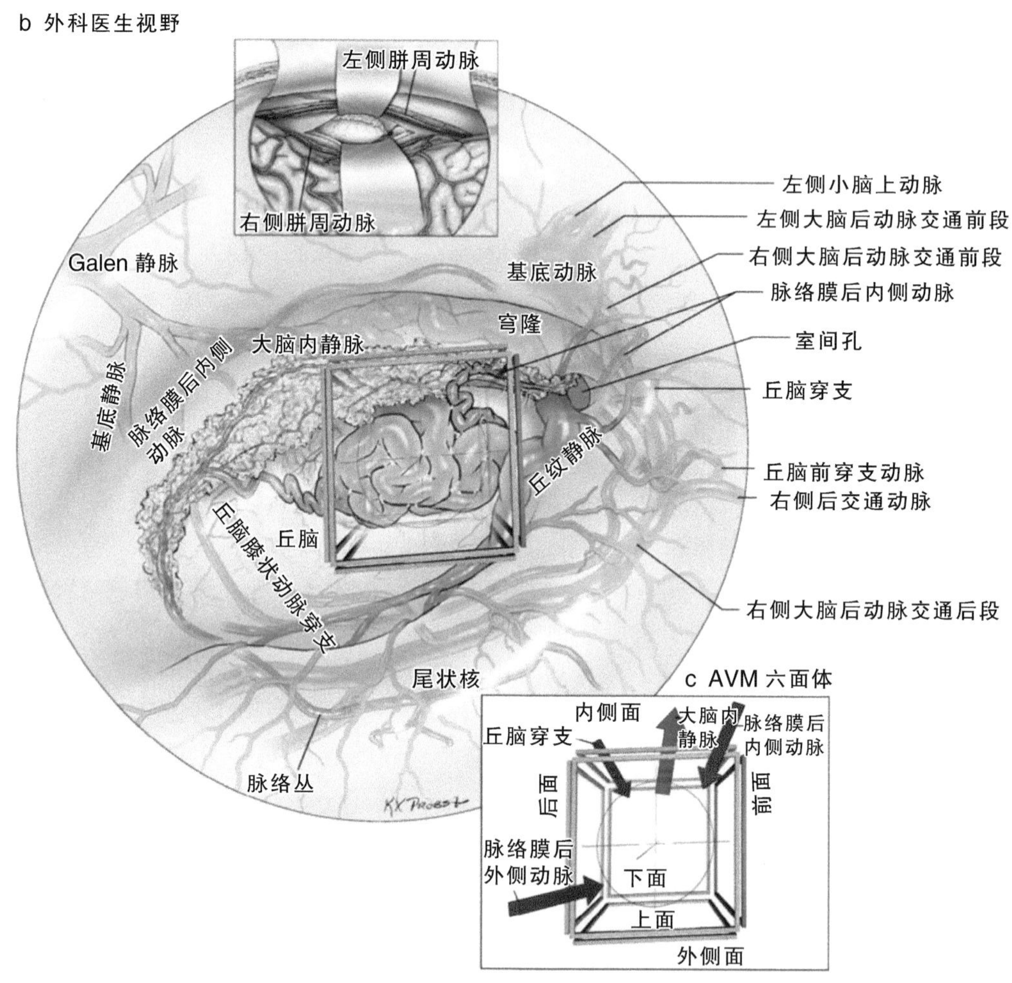

图 15–23　丘脑上部动静脉畸形的切除策略。(a)第 1 步，采用半圆形切口(虚线)，双侧额叶偏右去骨瓣(实线)，经同侧胼胝体入路暴露下方的动静脉畸形。利用重力作用使右额叶下垂(中线成水平位，且头抬高 45°)，胼胝体造瘘进入右侧脑室。(b)牵拉硬脑膜瓣抬高上矢状窦，右侧胼周动脉下方切开胼胝体进入右侧脑室(插图)。动静脉畸形位于丘脑上表面、室间孔及丘纹静脉后方。(c)AVM 六面体示意图，显示病变上方的供血动脉为脉络膜动脉(mPChA 及 lPChA)，下方的供血动脉为丘脑穿动脉(PosThaP)。(待续)

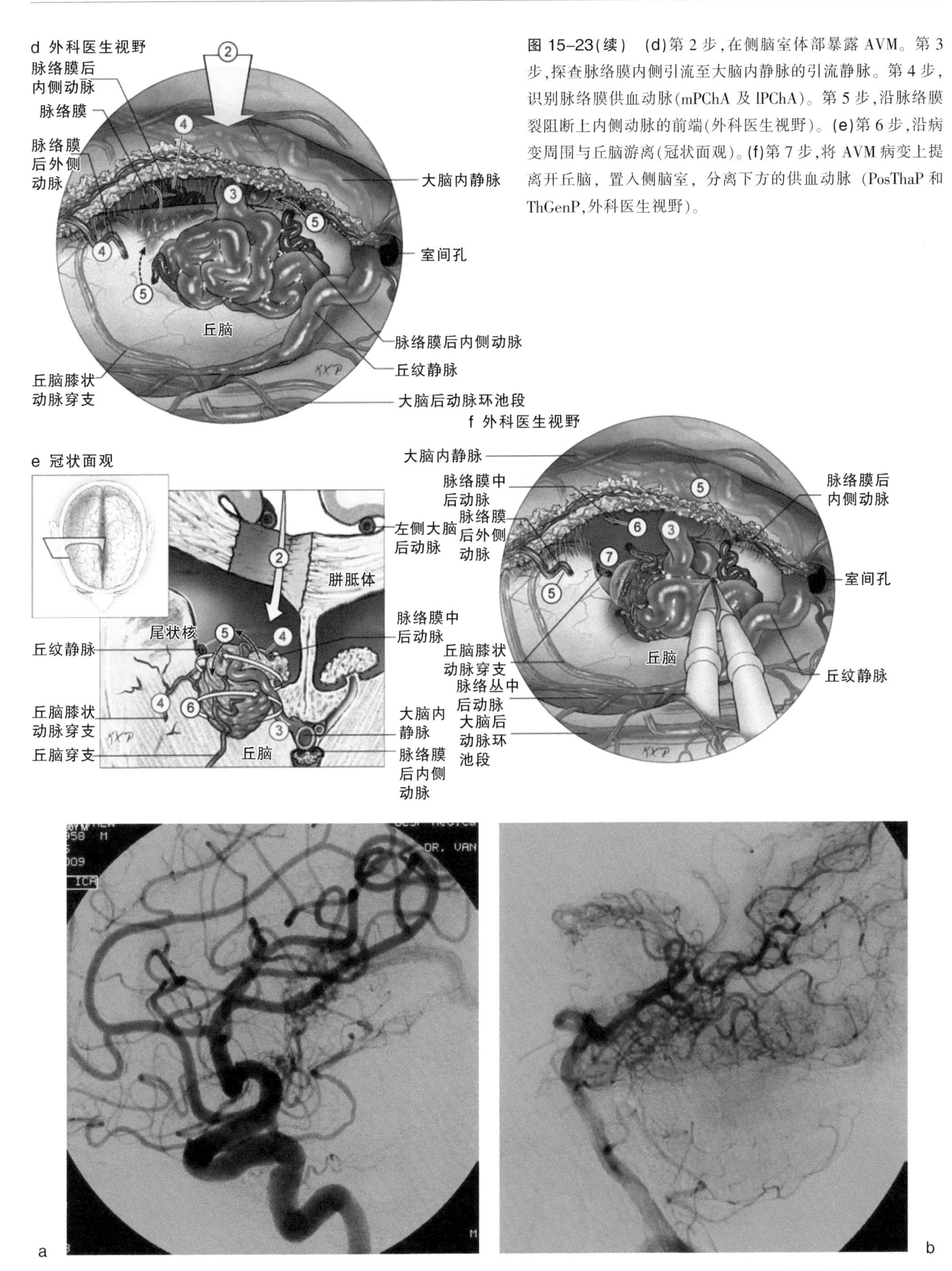

图 15-23(续)　(d)第 2 步，在侧脑室体部暴露 AVM。第 3 步，探查脉络膜内侧引流至大脑内静脉的引流静脉。第 4 步，识别脉络膜供血动脉(mPChA 及 lPChA)。第 5 步，沿脉络膜裂阻断上内侧动脉的前端(外科医生视野)。(e)第 6 步，沿病变周围与丘脑游离(冠状面观)。(f)第 7 步，将 AVM 病变上提离开丘脑，置入侧脑室，分离下方的供血动脉（PosThaP 和 ThGenP，外科医生视野)。

图 15-24　51 岁男性，左侧上丘脑 AVM 导致丘脑和脑室内出血(改良 Spetzler-Martin 分级 6;S1V1E1/ A3B0C0)，供血动脉包括 AntThaP、PosThaP 和 mPChA。(a)左颈内动脉血管造影，侧位像。(b)左侧椎动脉造影，侧位像。引流静脉包括丘纹静脉和大脑内静脉。(待续)

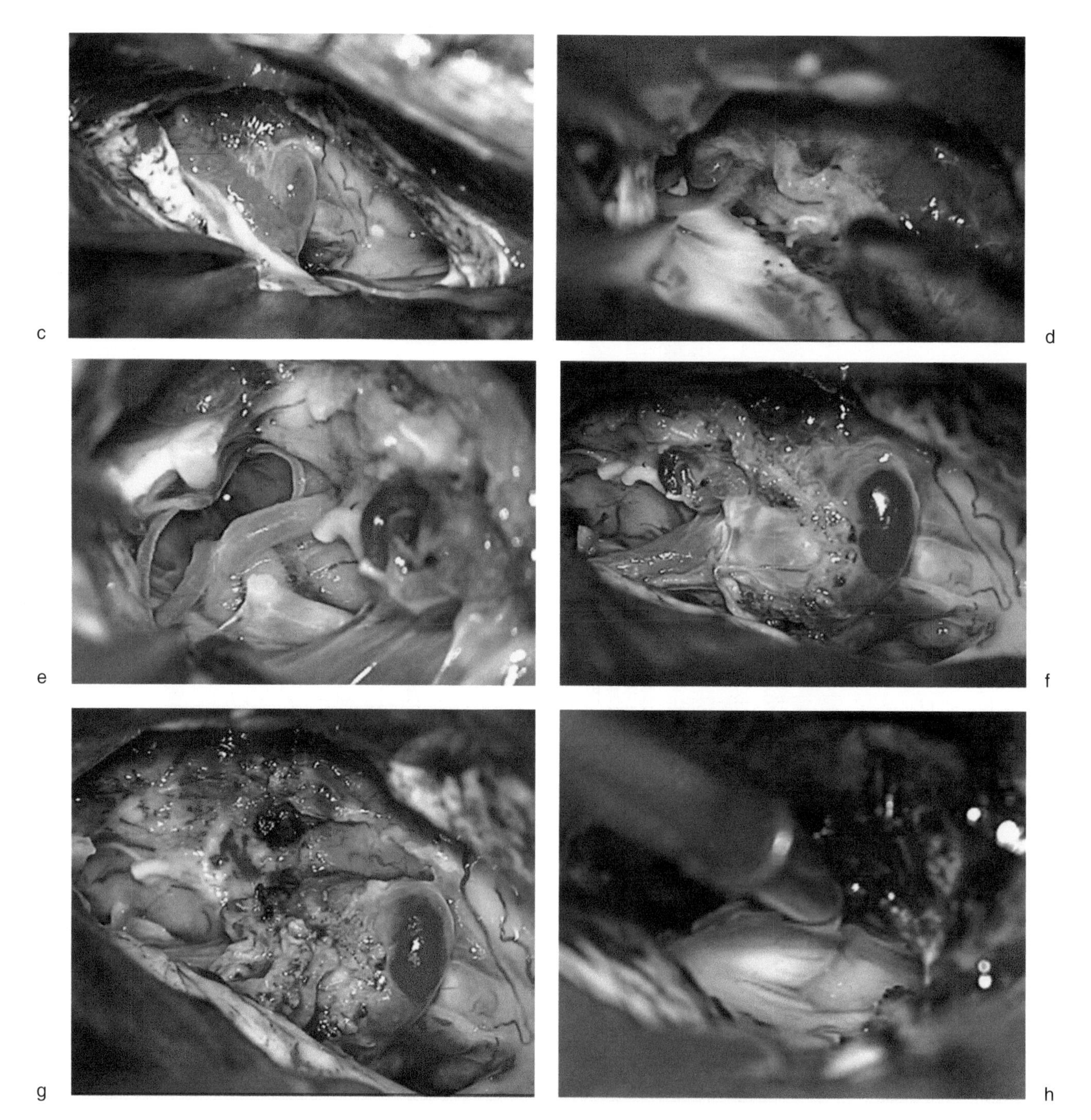

图 15-24(续) (c)采用双额开颅(头右偏,中线水平位,右半球靠下),经对侧胼胝体-脉络膜裂入路进入左侧脑室。经对侧胼胝体入路能够避免优势半球桥静脉损伤的风险。将透明隔向下牵拉(双极镊子尖端),显露扩大的室间孔(吸引器尖端),以及动脉化的丘纹静脉于静脉角。(d)将脉络膜丛向侧方牵拉并沿穹隆侧边切开穹隆带,打开脉络膜裂进入中间帆。(e)中间帆后部大脑内静脉外侧显露供血动脉 mPChA。(f)沿大脑内静脉中线扩大脉络膜裂,显露动静脉畸形在丘脑上方内侧的基底。注意已电凝的 ChPI 走行;跨过动静脉畸形、丘纹静脉及大脑内静脉。(g)在畸形血管的侧方阻断 AntThaP 及 PosThaP,电凝引流静脉并将畸形血管从丘脑游离。(h)切除 AVM 后,可从上方看到乳头体、第三脑室底部及内侧丘脑。

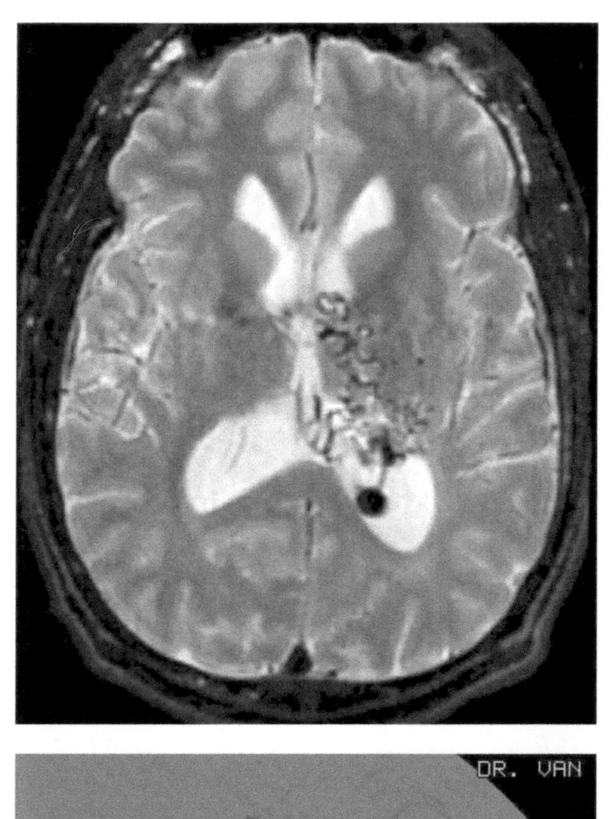
a

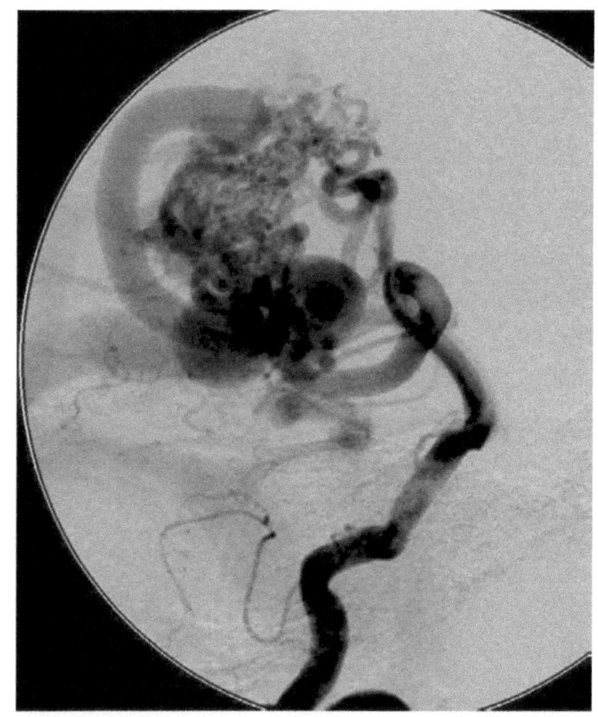
b

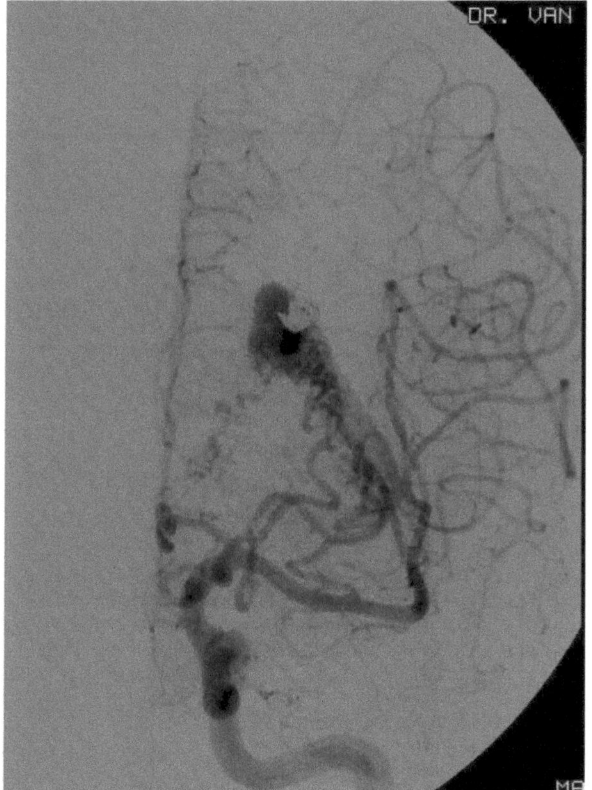

c

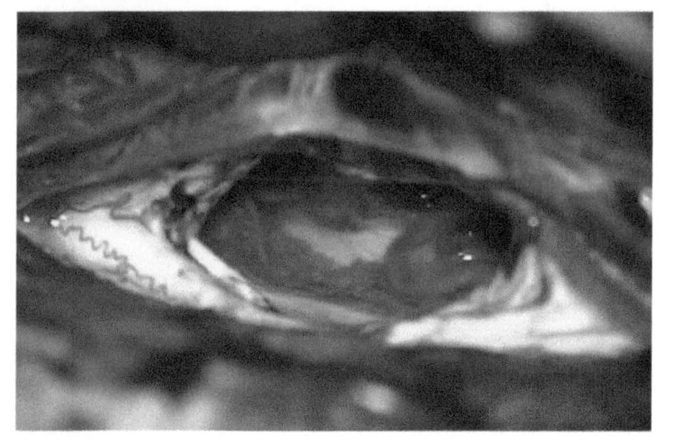
d

图 15–25　30 岁男性，左侧丘脑上方动静脉畸形导致少量脑室内出血（改良 Spetzler-Martin 分级 6；S2V1E1/A2B0C1）。病变位于丘脑后上方，供血动脉为丘脑穿支动脉；(a)MRI T2 加权轴位像。(b)动静脉畸形供血动脉包括 PosThaP、mPChA 和 IPCHhA，引流静脉为 MedAtrv、大脑内静脉及 LatAtrV 和小脑静脉（左椎动脉血管造影，侧位像）。患者首先接受了两个疗程的伽马刀治疗，动静脉畸形的体积明显缩小。行血管栓塞后，造影显示其供血动动包括 AntThaP、AChA 和 ILSA。(c)左颈内动脉血管造影，正位像。(d)采用双额开颅（头右偏，中线水平位，右半球朝下），经对侧胼胝体入路显露畸形血管，跨过中线进入脑室。仅在下矢状窦处应用脑压板，利用重力作用使纵裂分开。（待续）

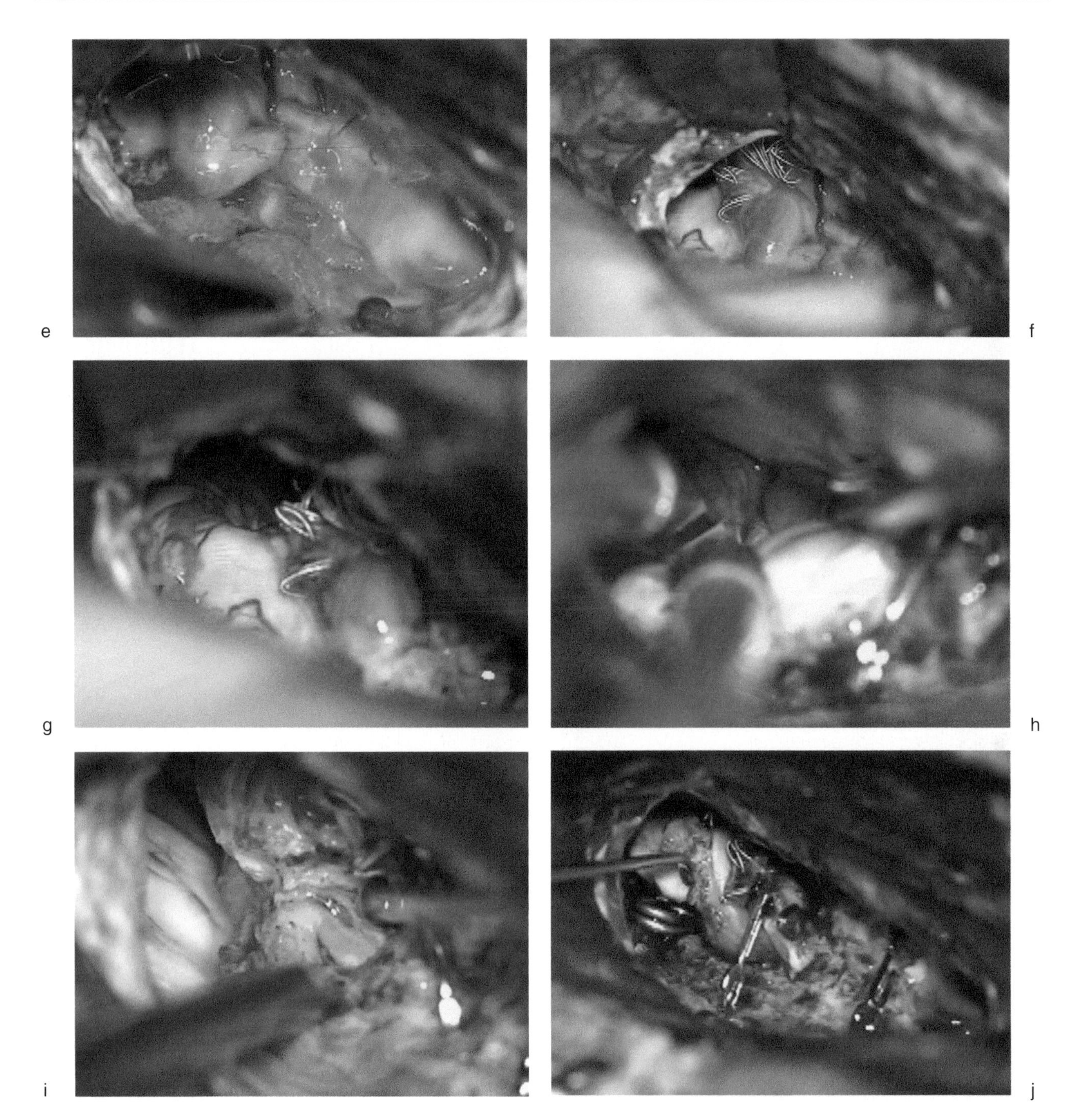

图 15-25(续) (e)丘脑上表面扩张的供血动脉位于弹簧圈后方。(f)弹簧圈通过脉络膜后动脉已行栓塞。(g)LatAtrv 弧形绕过丘脑后方并向颞角走行。(h)脉络膜前动脉供血支上升进入病灶。(i)脑室 LatAtrV 内侧,发现来自于 mPChA 的另一支供血动脉。(j)完全阻断来自脉络膜的供血动脉,但靠近丘脑的病变深面没有完全切除,留有部分丘脑穿支动脉的供血支,保证安全切除范围内。残留病灶和来自丘脑穿动脉的一小支供血动脉,后续采取放射治疗。

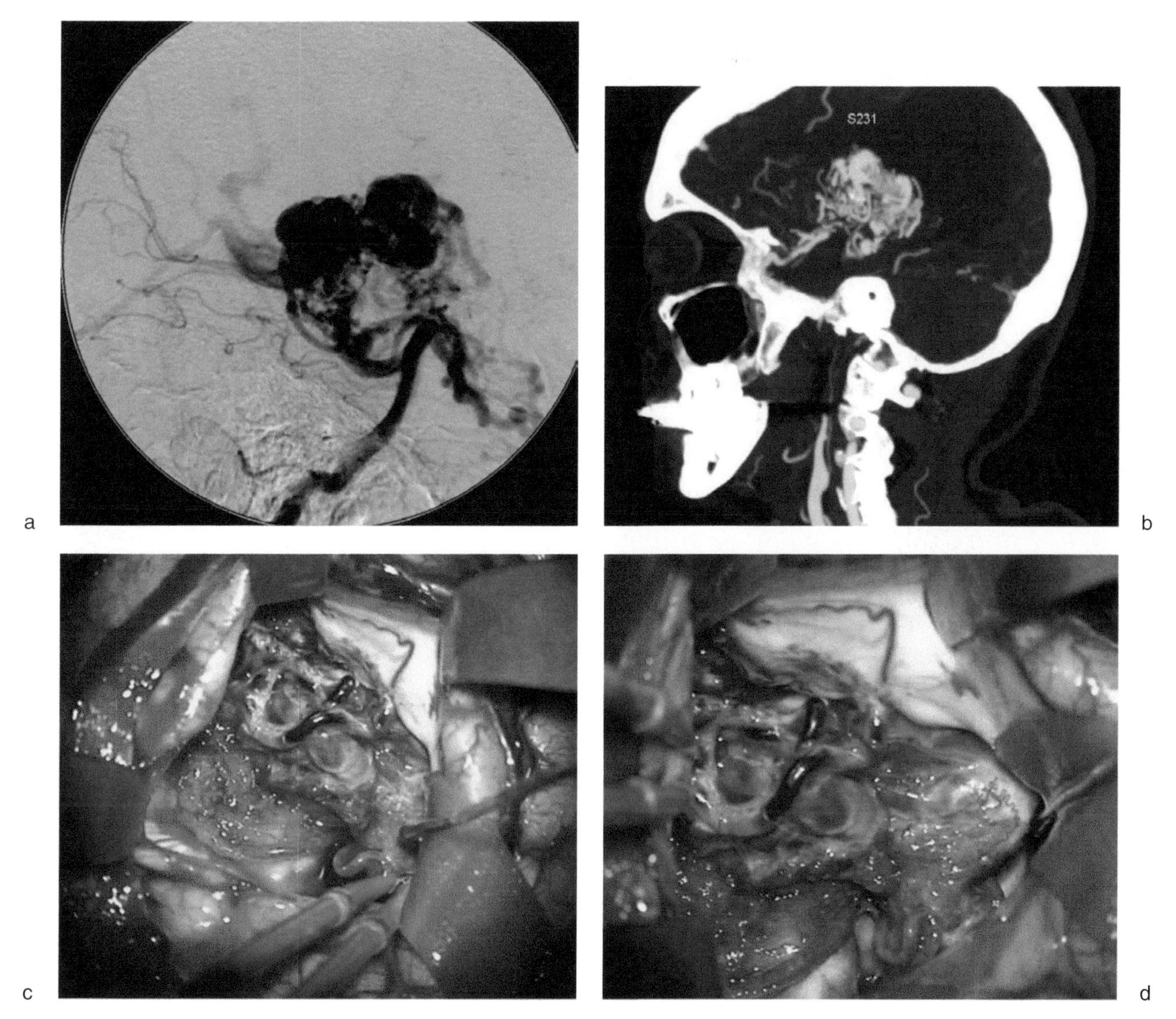

图 15-26　60 岁女性患者，左丘脑动静脉畸形，多年保守观察，突发脑室内出血（改良 Spetzler-Martin 7 级：S2V1E1/A3B0C0）。(a)与前病例类似，供血动脉包括 PosThaP、mPChA、lPChA（左侧椎动脉血管造影，侧位像）及 AntThaP、AChA 和 ILSA（未显影）。(b)先前一次左侧颈内动脉闭塞，导致中风发作，遗留脑部一个较大的软化灶（CTA，矢状位像）。(c)利用软化灶作为手术入路（患者右侧卧位，头右偏，中线水平位）。(d)充分显露丘脑后部 AVM。（待续）

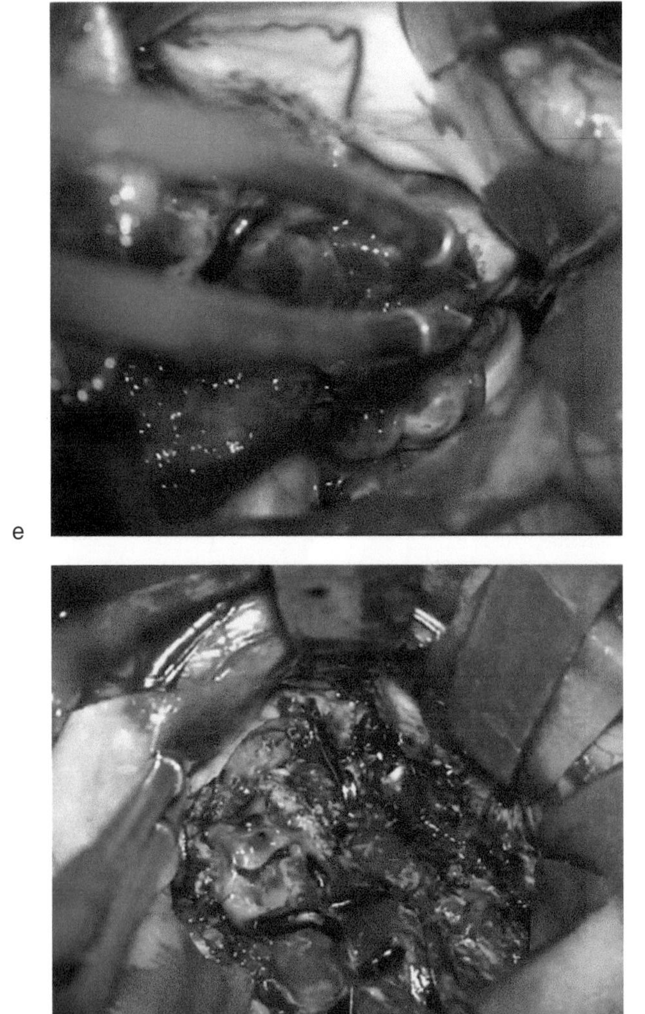

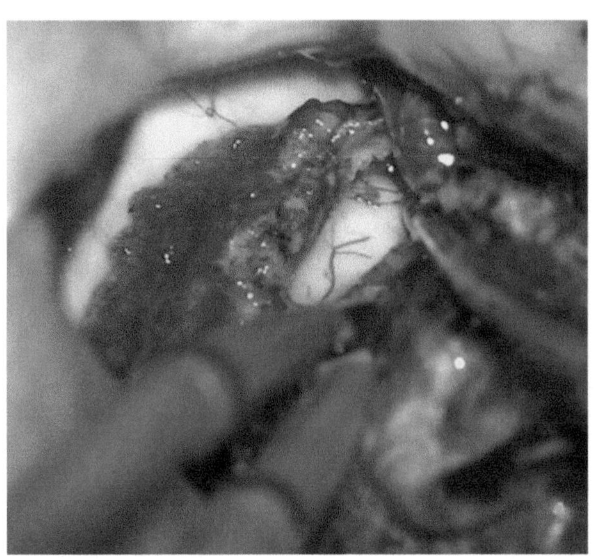

e f g

图 15-26(续) (e)在病灶前方,阻断来自 mPChA 的供血动脉。(f)在病灶下方颞角内,阻断来自脉络膜前动脉的供血分支。(g)丘脑穿动脉的供血支不能完全切除,以保证安全;去动脉化的病灶留在原位,后续采用放射治疗。

丘脑内侧 AVM 的手术步骤与上面类似(图 15-27),但手术入路为经室间孔及后部开口进入中间帆。由于切除角度问题,需要将病变由丘脑向中线牵拉进入第三脑室(第 6 步)。丘脑内侧 AVM 供血动脉位于病变下方,因而只有将病变切除后,才能显露供血动脉(第 7 步)。同样的,流入 BVR 的引流静脉也仅在病变切除后,才能观察到。由于室间孔水平的丘脑与内囊膝部相临近,且穹隆柱在孔的内前方下降,因而通过室间孔结构时,操作要轻柔。通过电灼或显微血管夹细致地处理丘脑穿支动脉,防止出血造成丘脑血肿(图 15-28)。

a 同侧胼胝体-脉络膜入路

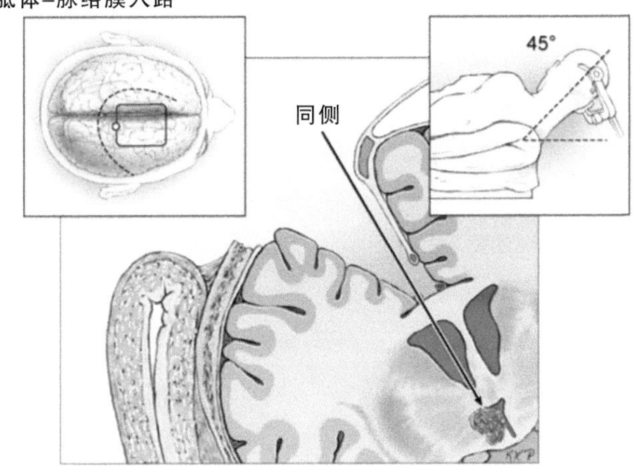

b 外科医生视野

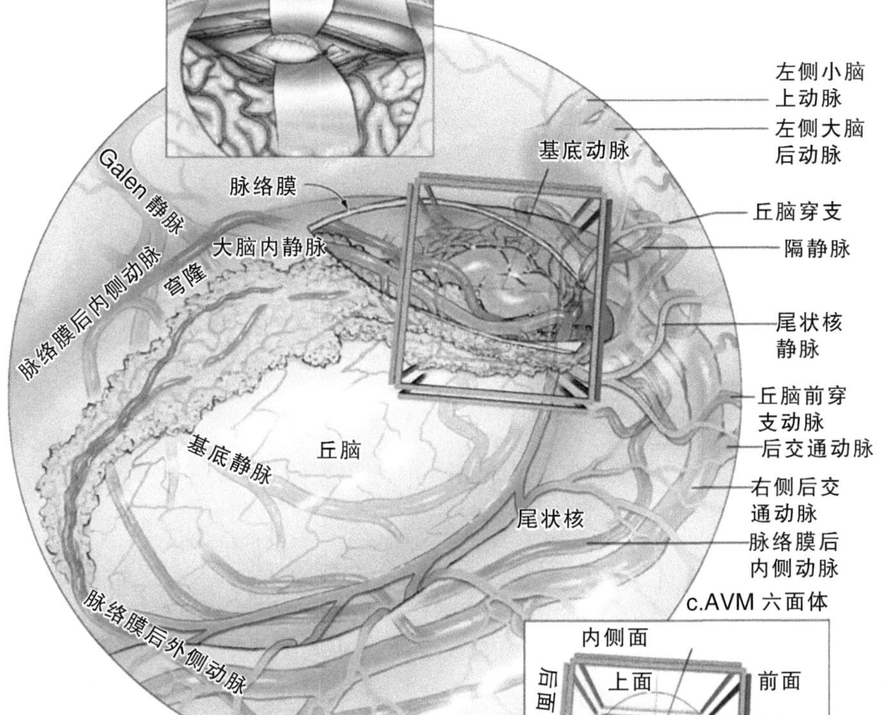

图 15-27 丘脑内侧 AVM 切除策略。(a)第 1 步,采用半圆形头皮切口(虚线),双额偏右侧开颅(实线),经同侧胼胝体入路暴露右下方的动静脉畸形。利用重力使右额叶下垂(头中线水平位,头抬高 45°),切开胼胝体进入右侧脑室。(b)右侧胼周动脉下切开胼胝体,进入右侧脑室(插图)。病变位于丘脑内侧面,需采用经脉络膜裂入路。打开室间孔及第三脑室顶部。(c)AVM 六面体,显示下方供血动脉(AntThaP 和 PosThaP)和下方的引流静脉(BVR)。(待续)

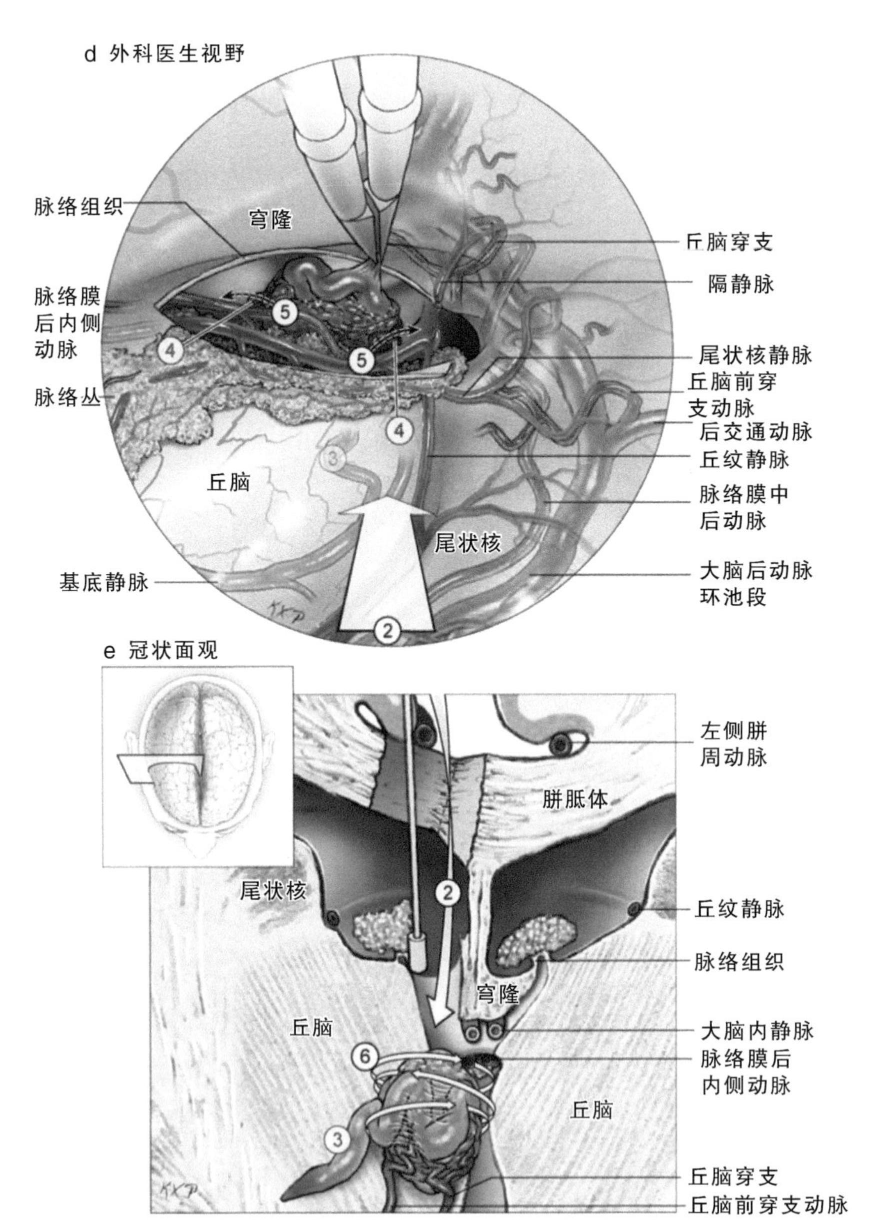

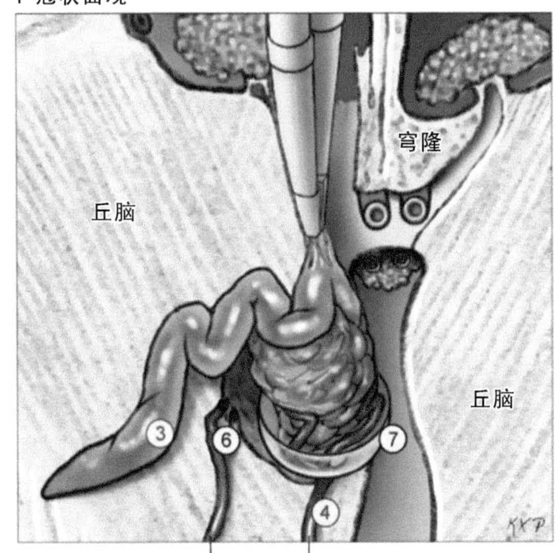

图 15-27(续) (d)第2步,分离SepV,打开脉络膜裂,从侧方牵拉脉络丛,沿着穹隆切开脉络膜组织,沿引流入大脑内静脉的ThaStrV进入中间帆,分离第三脑室顶部的脉络组织。第3步,引流入BVR的静脉部位深在,尚未显露。第4步,显露丘脑穿动脉。第5步,沿上缘阻断丘脑穿动脉的供血动脉(外科医生视野)。(e)第6步,病变周围环形切除至丘脑内部(冠状面观)。(f)第7步,将畸形血管团从丘脑拉至第三脑室,阻断下方丘脑穿动脉的供血动脉及引流静脉(冠状面观)。

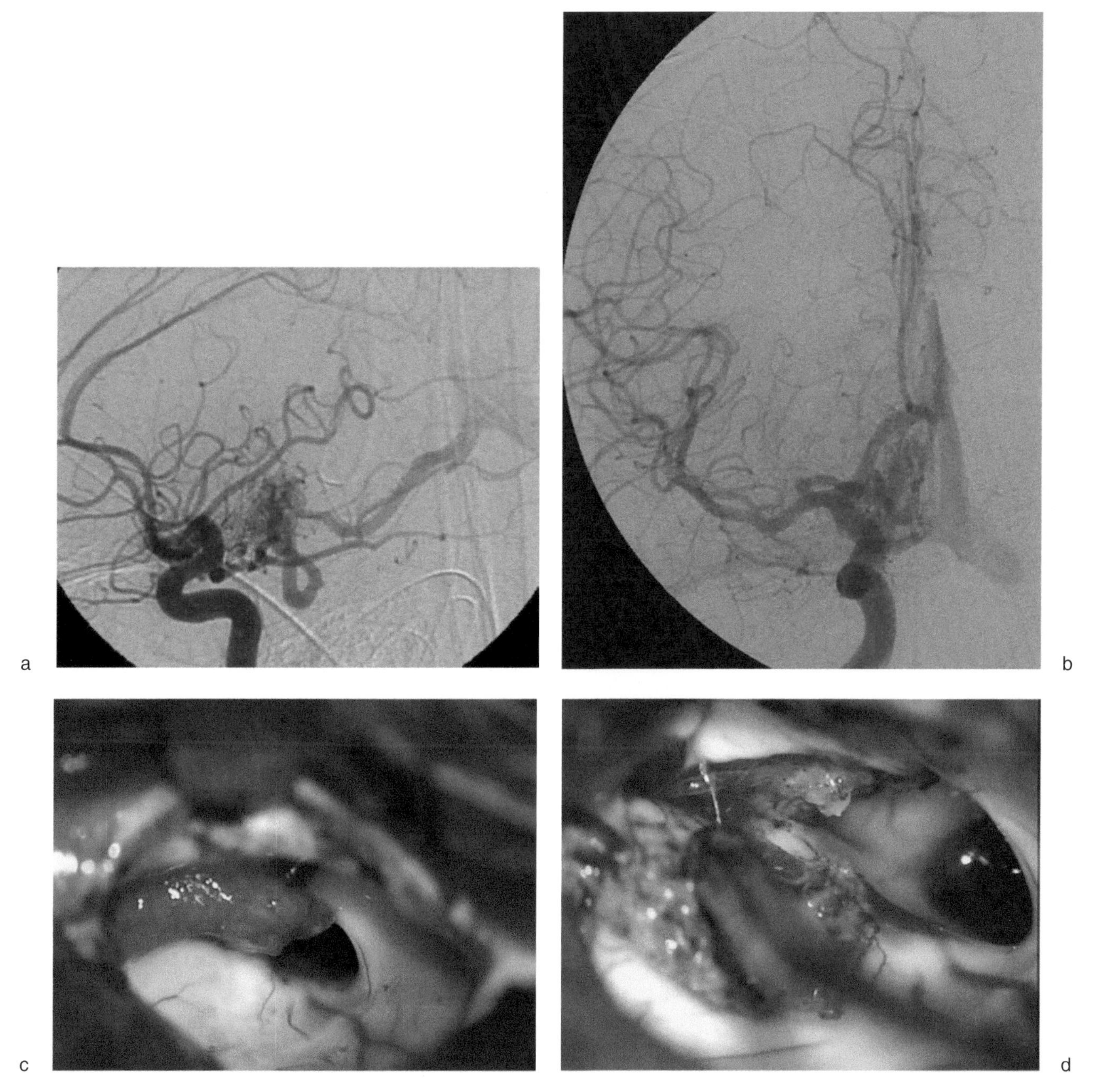

图 15–28　54 岁女性，右侧丘脑内侧 AVM 导致的脑室内出血（改良 Spetzler-Martin 分级 6:S1V1E1/A3B0C0）。供血动脉为丘脑前穿动脉，引流静脉为 BVR。右侧颈内动脉造影：(a)侧位像。(b)正位像。(c)采用双额开颅（头右偏，中线水平位，右半球向下），同侧经胼胝体–脉络膜裂入路进入右侧脑室。室间孔处未发现丘纹静脉，仅有 SepV 和一小支 CauV。(d)电灼脉络丛并向侧方牵拉暴露穹隆带，沿穹隆侧缘向后切开之，扩大室间孔进入中央帆。注意中央帆部位的 mPChA 和第三脑室内血肿。（待续）

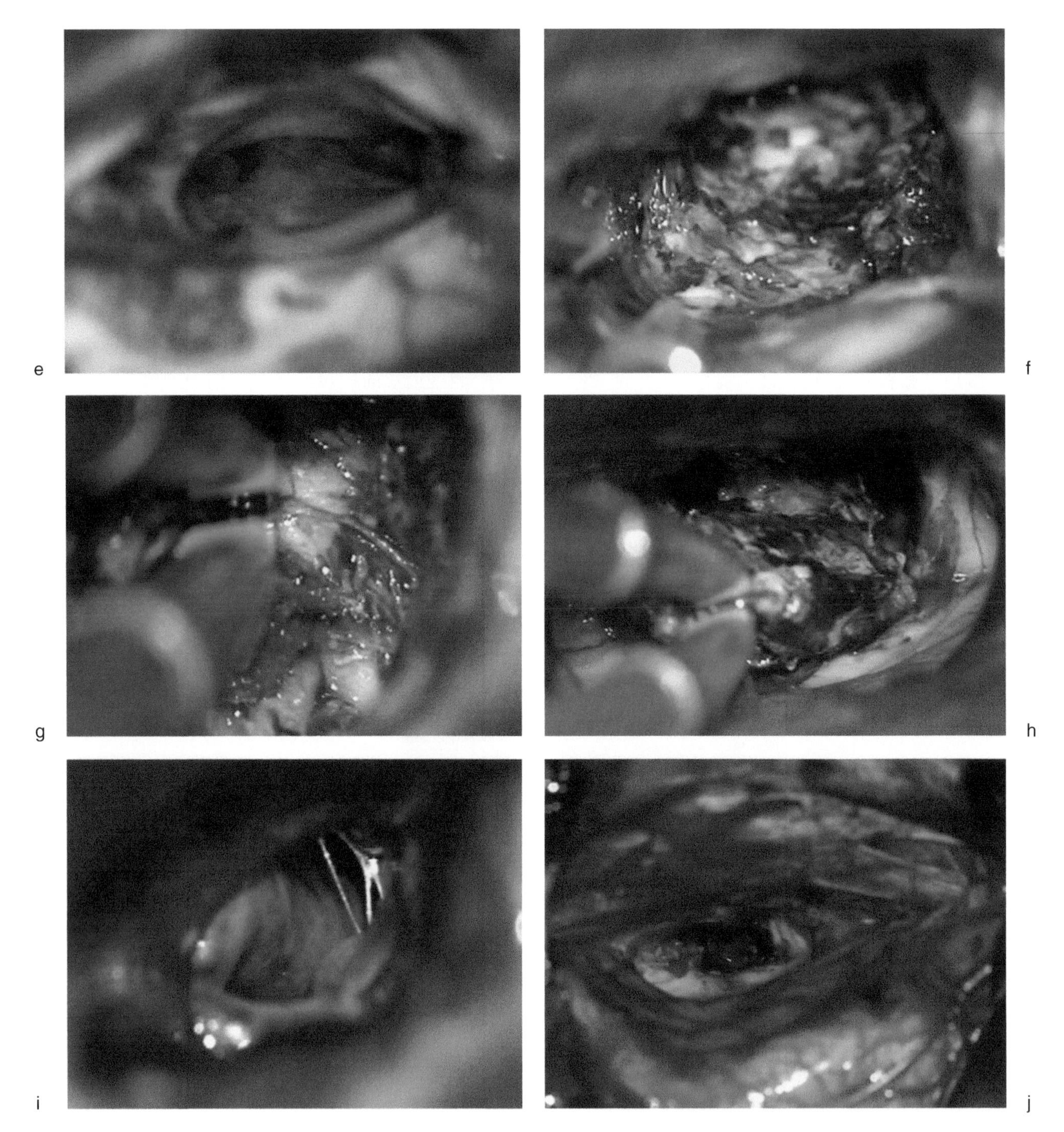

图 15-28(续) (e)丘脑内侧面可见畸形血管团，出血由此破入第三脑室。(f)沿病灶四周游离，向内侧将其牵拉至脑室。(g)在病变深面游离，显露位于第三脑室底的引流静脉。(h)移除 AVM。(i)脑室底部开口，可见下方基底动脉主干。(j)该入路对病变的充分显露，主要是利用对纵裂及脑室系统解剖空间的充分扩大，打开蛛网膜下隙，利用重力的牵拉，释放脑脊液以降低脑压。

■ 结论

由于深部动静脉畸形手术存在较大的危险性，大多数神经外科医生建议患者采取保守或放射治疗。对于结构复杂的 AVM，采取恰当的手术入路可以取得良好的切除效果，但要注意手术指征的把握。对于有出血表现的小型动静脉畸形，以及继发有神经功能障碍、具有出血灶或脑软化灶、放射治疗不完全闭塞的动静脉畸形，通过手术治疗可以获得良好预后。

（秦舒森 译）

第 16 章 脑干动静脉畸形

■ 显微外科解剖

脑干

后颅窝的结构可用多个“3”来概括。脑干由中脑、脑桥和延髓等三部分组成；通过小脑上脚、中脚和下脚与小脑相连；脑干和小脑又以小脑中脑裂、小脑脑桥裂和小脑延髓裂相分界；小脑分小脑幕面、颞骨岩骨面和枕骨面；小脑和脑干由小脑上动脉、小脑前下动脉和小脑后下动脉供血。由脑干三个部分、小脑三个面、三个小脑脚、三个小脑脑干裂及三条小脑供血动脉共同组成三个神经血管单元(图 16–1)。每一个神经血管单元包含一组颅神经：上神经血管单元包含动眼神经、滑车神经和三叉神经；中神经血管单元包含外展神经、面神经和前庭蜗神经；下神经血管单元包含舌咽神经、迷走神经、副神经和舌下神经。

归纳起来，上神经血管单元包括小脑上动脉、中脑、小脑中脑裂、小脑上脚、天幕面和第 3、4、5 对颅神经。小脑上动脉位于中脑前方，穿行于第 3、4 颅神经之间，越过第 5 颅神经，到达小脑中脑裂，走行于小脑上脚表面，终止并供血于小脑天幕面；中神经血管单元包括小脑前下动脉、脑桥、小脑中脚、小脑脑桥裂、小脑颞骨岩骨面和第 6、7、8 对颅神经。小脑前下动脉起于脑桥水平，位于第 6 颅神经下面，与第 7、8 颅神经伴行到达脚小脑中，走行于小脑脑桥裂，终止并供血于小脑颞骨岩骨面；下神经血管单元包括小脑后下动脉、延髓、小脑下脚、小脑延髓裂、小脑枕骨面和第 9、10、11、12 对颅神经。小脑后下动脉起于延髓水平，绕行延髓，经过后组颅神经到达小脑下脚表面，然后下降进入小脑延髓裂，终止并供血于小脑枕骨面。

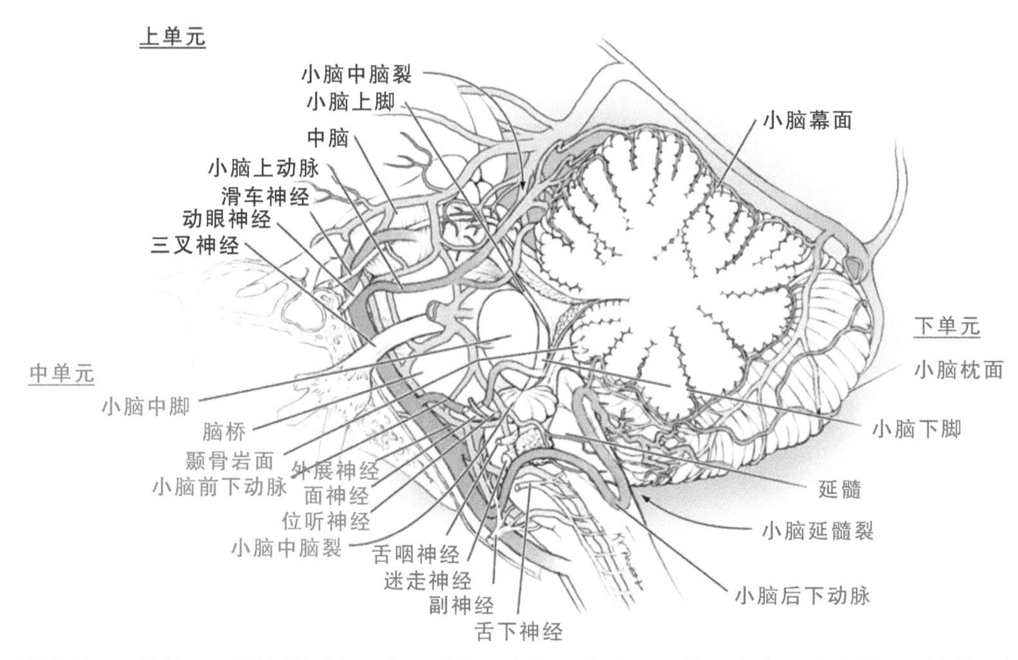

图 16–1 后颅窝神经血管单元显微外科解剖：上单元(紫色)、中单元(绿色)、下单元(橙色)。每个神经血管单元由脑干、小脑面、小脑脚、主要裂隙、小脑动脉和颅神经构成(经小脑蚓部矢状切面外侧观)。

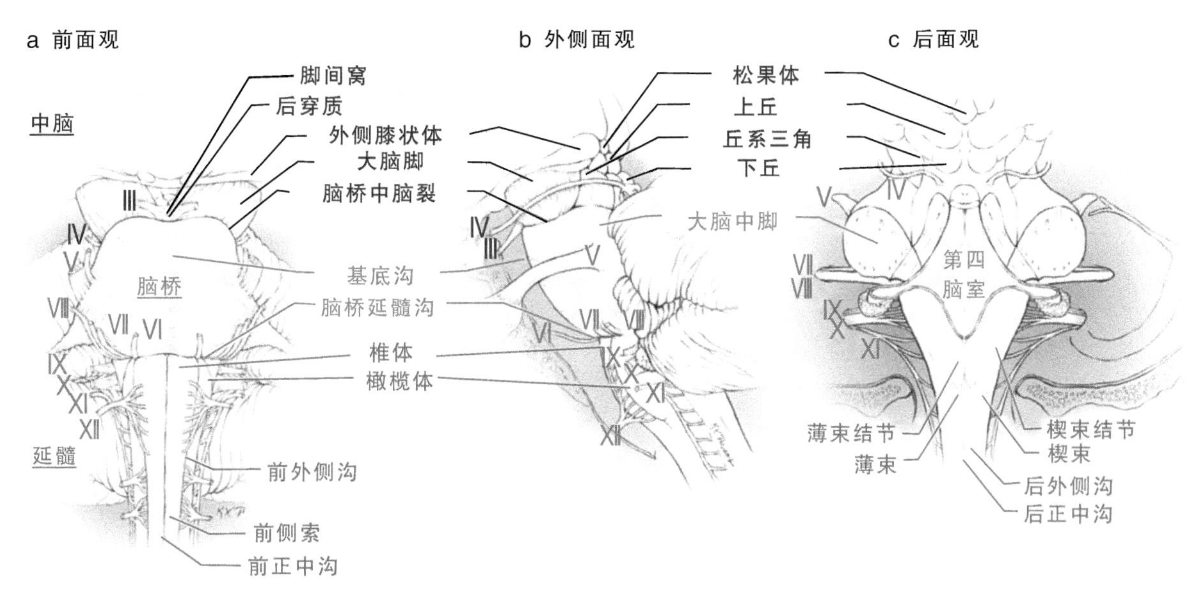

图16–2 中脑(紫色)、脑桥(绿色)和延髓(橙色)的表面解剖。(a)前面观。(b)外侧面观。(c)后面观。

脑干表面解剖可为脑干动静脉畸形(AVM)提供标志(图16–2)。中脑的表面标志包括位于前面的大脑脚、第3颅神经、脚间窝、后穿质和脑桥中脑沟;在于外侧面的大脑脚、外侧膝状体(LGB)、丘系三角和第4颅神经;位于后面的松果体、顶盖(上、下丘)和第4颅神经。脑桥的表面标志包括位于前面的基底沟、脑桥延髓沟和第6颅神经;外侧面的小脑中脚,第5颅神经(感觉和运动根)和第7、8颅神经;后面的第四脑室底上半部分(髓纹以上)。延髓的表面标志包括位于前面的锥体、前正中沟和起源于前外侧沟的第12颅神经根;位于外侧面的橄榄体、前外侧(橄榄体前)沟、后外侧(橄榄体后)沟和起源于后外侧沟的第9、10、11颅神经根;位于后面的后正中沟、薄束和薄束结节、楔束和楔束结节、后中间沟、小脑下脚和第四脑室底的下半部分(髓纹以下)。

第四脑室底(菱形窝)分为三部分(图16–3):脑桥部是从导水管向下至小脑脚下缘假想连接线的三角形区域;结合部是外侧隐窝间的带状区;延髓部是向下至闩部的三角形区。第四脑室底的表面标志包括正中沟、面丘、菱形窝上凹、蓝斑、菱形窝下凹、舌下神经三角、迷走神经三角和最后区。正中沟位于中线,纵向分割四脑室底为两部分,正中隆起为与正中沟平行的带状隆起,其内头端为面丘,尾端为舌下神经三角、迷走神经三角和最后区。这三个三角形区域,共同形成翮,因其形似于羽毛或笔尖而得名。脑室界沟位于正中隆起外侧界,是四脑室底另外一条纵沟;蓝斑是位于第四脑室底外侧缘界沟头端起始部的蓝灰色区域;菱形窝上下凹是位于界沟内的小窝,上凹正位于脑桥蓝斑的外侧,下凹位于延髓舌下神经三角的外侧。面丘下是展神经核和第7颅神经降支。舌下神经三角内含舌下神经核,而在其下的迷走神经三角内含迷走神经背核。最后区位于内侧隆起的最下端,接近于闩部头端。髓纹是从外侧隐窝到界沟的白色丝条样结构,横行于第四脑室底的结合部,其内含前庭区及前庭神经核。

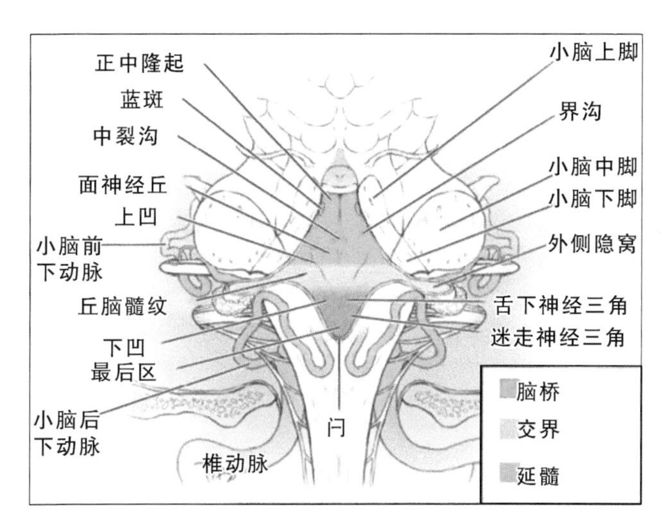

图16–3 脑桥和延髓上半部分的后面,即第四脑室底的表面解剖。

Liliequist 膜分隔视交叉池和脚间池，也是幕上和幕下脑池的界限(图 16.4)。中脑被脚间池、环池和四叠体池包绕，脑桥被桥前池、桥小脑角池包绕，延髓被延髓前池和延髓小脑池、枕大池包绕。

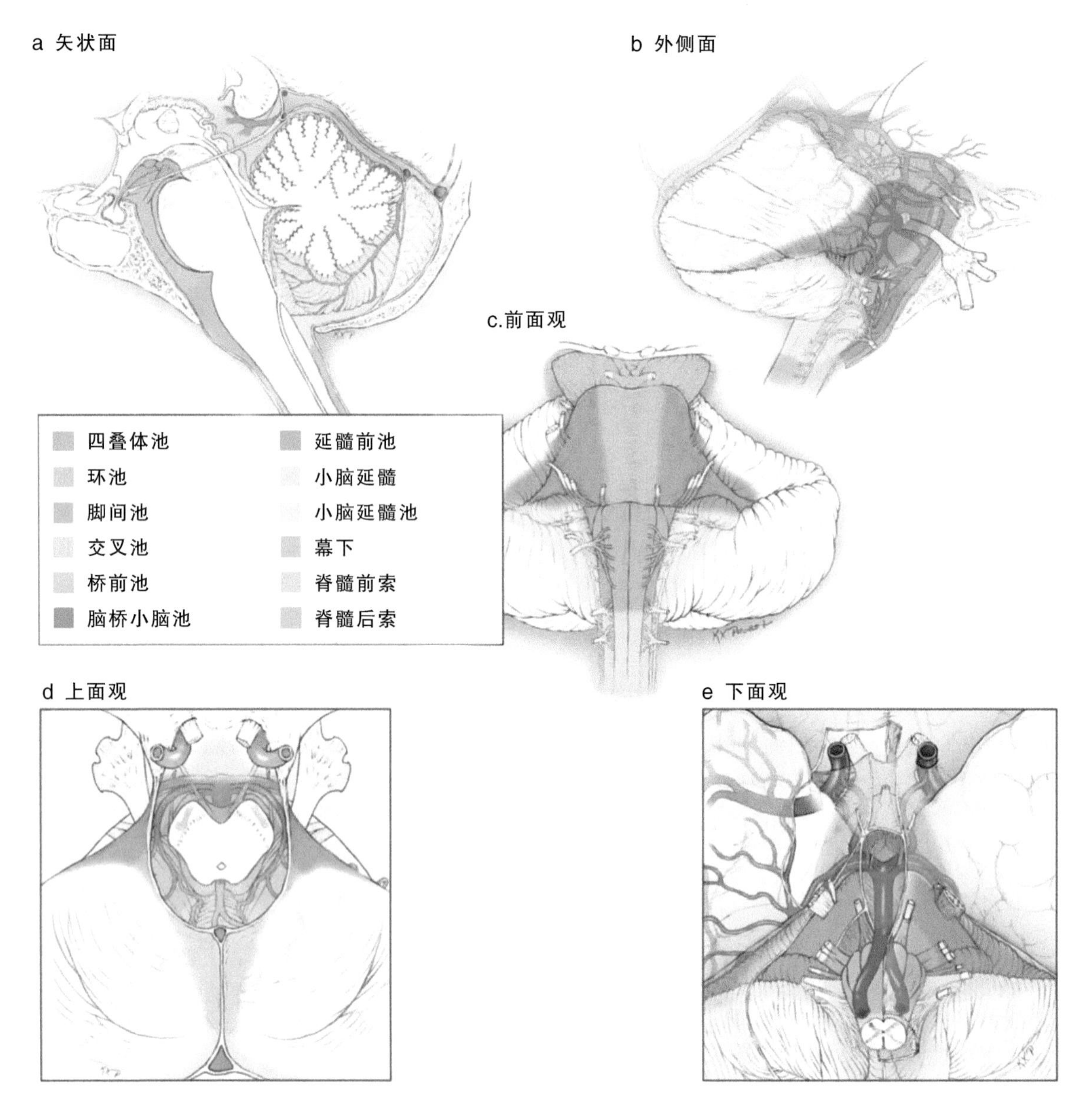

图 16-4 后颅窝脑池的显微外科解剖。(a)矢状面。(b)外侧面。(c)前面观。(d)上面观。(e)下面观。中脑被脚间池、环池和四叠体池包绕，脑桥被桥前池、桥小脑角池包绕，延髓被延髓前池和小脑延髓池、枕大池包绕。

动脉

小脑上动脉分4段(图16-5)：脑桥中脑前段、脑桥中脑外侧段、小脑中脑段和皮质段。脑桥中脑前段(S1)起始于小脑上动脉起始部，走行于第3颅神经下，终于脑干前外侧、小脑幕缘内侧；脑桥中脑外侧段(S2)起于脑干前外侧，向尾侧下行至三叉神经根处，终止于小脑中脑裂入口处；小脑中脑段(S3)在小脑中脑裂内向后走行，与第4颅神经和小脑上脚伴行，形成一系列折返弯曲深入小脑中脑裂，继而向上达小脑幕前缘；皮质段(S4)起始于出小脑中脑裂的远端分支，供血于小脑天幕面。

小脑前下动脉分4段(图16-5)：脑桥前段、脑桥外侧段、绒球脚段和皮质段。脑桥前段(a1)小脑前下动脉基底动脉干的起始部开始至下橄榄体纵轴延长线和脑桥连线水平，走行于第6颅神经之下，向上至Dorello管。外侧段(a2)起始于脑桥前外侧缘，穿过脑桥小脑角，与第7、8颅神经伴行，附近是内听道口、外侧隐窝和突出于第四脑室外侧孔的脉络丛，迷路动脉、回返穿通动脉、弓下动脉均起源于该段。绒球脚段(a3)开始于动脉穿行绒球和小脑中脚间，终止于小脑脑桥裂，通常在第7、8颅神经附近分成头干和尾干两支。皮质段(a4)供血于小脑脑桥裂以远部分的小脑颞骨岩骨面。

小脑后下动脉分5段(图16-5)：延髓前段、延髓外侧段、小脑扁桃体延髓段、脉络膜扁桃体段和皮质段。延髓前段(p1)开始于小脑后下动脉起始部，位于延髓前方，在下橄榄内侧缘穿过舌下神经根。延髓外侧段(p2)自下橄榄最凸处开始至下橄榄外侧缘第9、10、11颅神经根处。小脑扁桃体延髓段(p3)起始于第9、10、11颅神经根下方或其间，下降至小脑扁桃体下极，然后形成环袢，向上沿着小脑扁桃体内侧走行至其中点。脉络膜扁桃体段(p4)始于小脑后下动脉升支中点，向第四脑室顶走行，然后，再次转向形成小脑扁桃体上环袢，向后下走行至扁桃体二腹叶裂，这一段的命名与其分支至第四脑室脉络丛(脉络

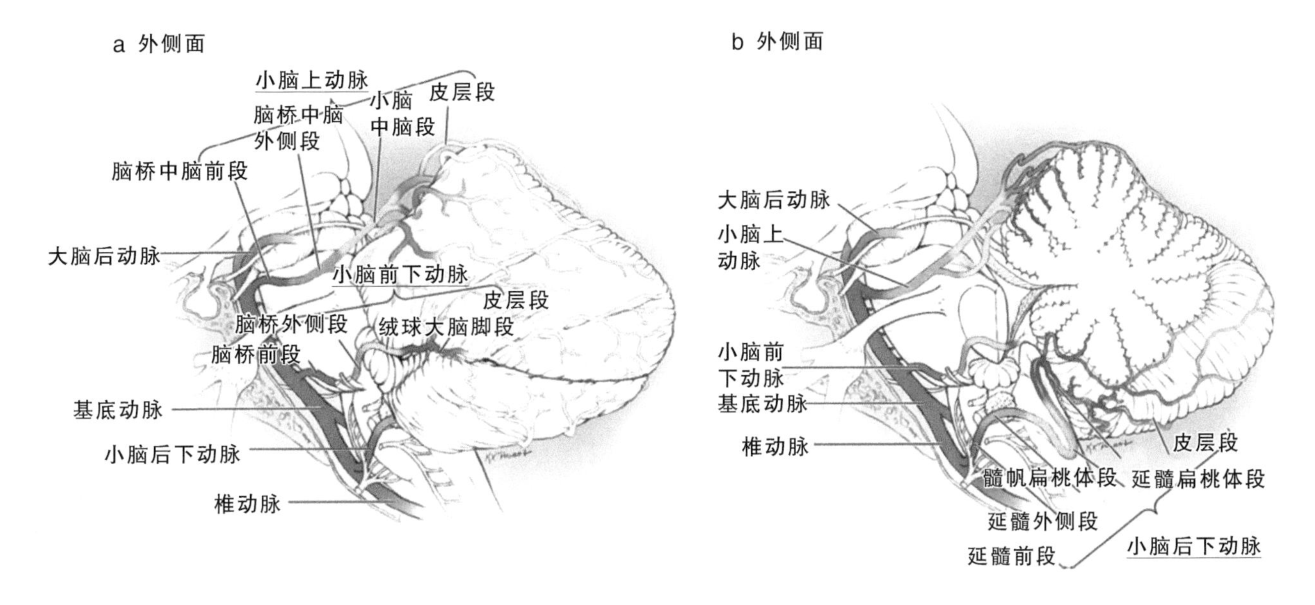

图16-5　脑干和小脑动脉显微外科解剖。脑干表面由小脑动脉的前三段供血，即前面由第1段供血(s1脑桥中脑前段、a1脑桥前段、p1延髓前段)；外侧面由第2段供血(s2脑桥中脑外侧段、a2脑桥外侧段、p2延髓外侧段)；后面由第3段供血(s3小脑中脑段、a3绒球大脑脚段、p3小脑扁桃体延髓段)。图示：(a)外侧面。(b)小脑左侧半球切除后的外侧面(经蚓部矢状面)。

膜组织)和第四脑室顶(下髓帆)有关。皮质段(p5)开始于小脑后下动脉自扁桃体二腹叶裂穿出处,小脑扁桃体、蚓部及二腹叶汇聚于此,该段分出内侧干供血于小脑蚓部表面,外侧干供血于小脑扁桃体和小脑半球表面。

静脉

脑干静脉根据脑干的构成、表面以及静脉的纵向或横向走行进行命名(图 16-6)。纵行静脉包括脑桥中脑前内侧静脉(MAPonMesV)、脑桥中脑前外侧静脉(LAPonMesV)、延髓前外侧静脉(LAMedV)、中脑外侧静脉(LMesV)、延髓外侧静脉(LMedV)、橄榄后静脉 (ReOlvV)。横行静脉包括脑桥中脑沟静脉(VPonMesS)、脑桥延髓沟静脉(VPonMedS)、脑桥横静脉、延髓横静脉、小脑脚静脉和后交通静脉(PComV)。脑干引流静脉桥接蛛网膜下腔和硬膜窦;小脑脚静脉、后交通静脉和顶盖静脉以及纵行静脉向上引流至基底静脉,最终至 Galen 静脉(VoG)。脑干前静脉向脑干外侧走行,引流至岩上静脉(SPetrV,或 Dany 静脉)和岩下静脉(IPetrV),最终至岩骨窦(分别为岩上窦 SPS 和岩下窦 IPS)。

■脑干动静脉畸形六种亚型

脑干密布神经核和神经纤维束,是手术禁区之一,所有脑干动静脉畸形都位于功能区,具有深部引流,Spetzler-Martin 分级至少为Ⅲ级。幸运的是,脑动静脉畸形中脑干动静脉畸形罕见 [作者手术经验,脑干动静脉畸形占 4%(25 例),文献发表占 2%~6%],而且大多位于脑干表面而不是实质(作者手术此类占 70%)。与大脑和小脑动静脉畸形不同的是,脑干动静脉畸形位于软膜或软膜外。脑干动静脉畸形的分型方法是基于脑干水平和表面来划分的,正如其他部位的动静脉畸形,1/2 位于脑桥,1/4 位于中脑,1/4 位于延髓。

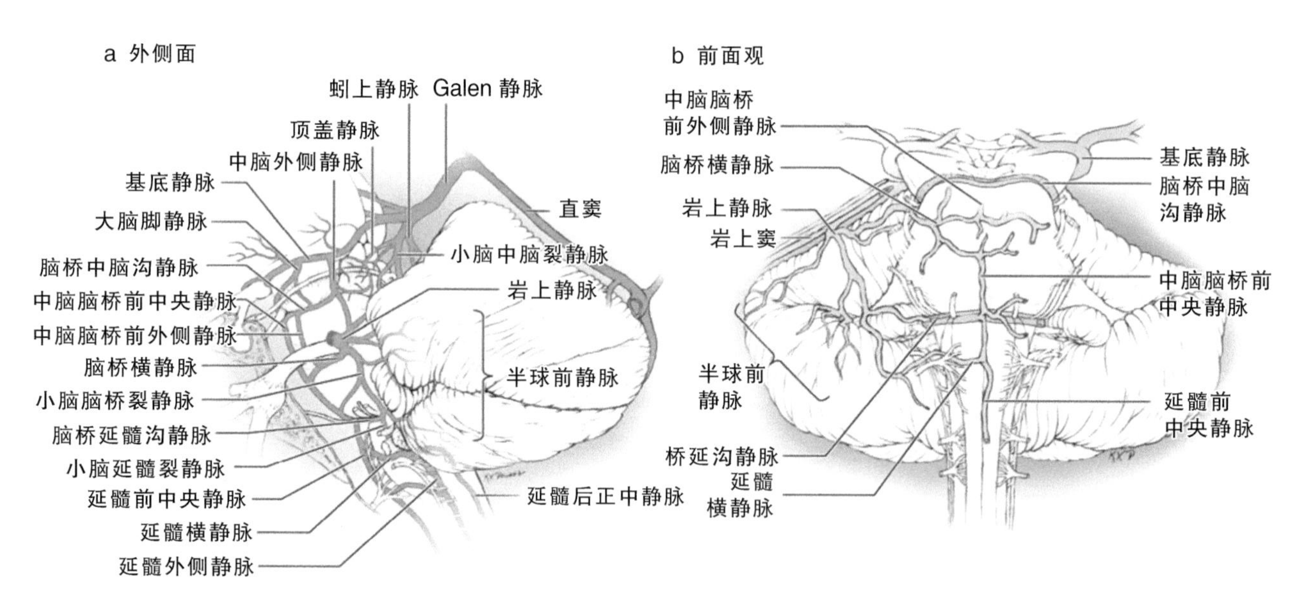

图 16-6 脑干静脉的显微外科解剖:(a)脑干外侧面的静脉。(b)脑干和小脑前静脉(前面观)。脑干静脉根据脑干的构成(中脑、桥或延髓)、表面(前面、外侧面和后面)以及静脉走行(纵行或横行)进行命名。

中脑前方 AVM

脑干前面动静脉畸形位于中脑前面大脑脚上，或大脑脚内，或大脑脚之间（图 16-7）。这一亚型与第 3 颅神经相关联，位于大脑后动脉（PCA）P1 段和脚间窝内的 PosThaP 之后。动静脉畸形的一部分位于脚间池，来自于大脑后动脉 P1 段的穿支动脉（PosThaP 和 PedP）供血于病灶，经由 MAPonMesV、PedV 和 PComV 引流，汇至基底静脉（BVR）。

中脑后方 AVM

中脑后方动静脉畸形位于顶盖/四叠体，松果体之下，小脑上脚之上，常与滑车神经关系密切（图 16-8）。动静脉畸形的一部分位于四叠体池，这些由发自

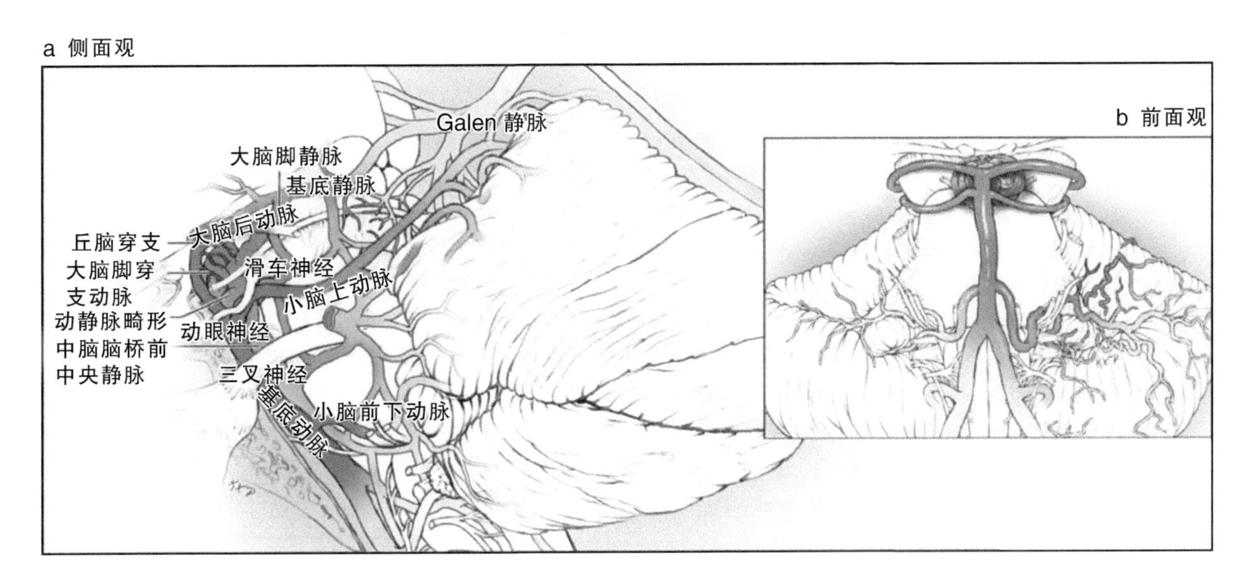

图 16-7 中脑前方动静脉畸形。(a)侧面观。(b)前面观。动静脉畸形位于中脑前面大脑脚上，或大脑脚内，或大脑脚之间；由大脑后动脉 P1 段分支（PosThaP 和 PedP）供血，由脑干前静脉（MAPonMesV、PedV 和 PComV）引流。

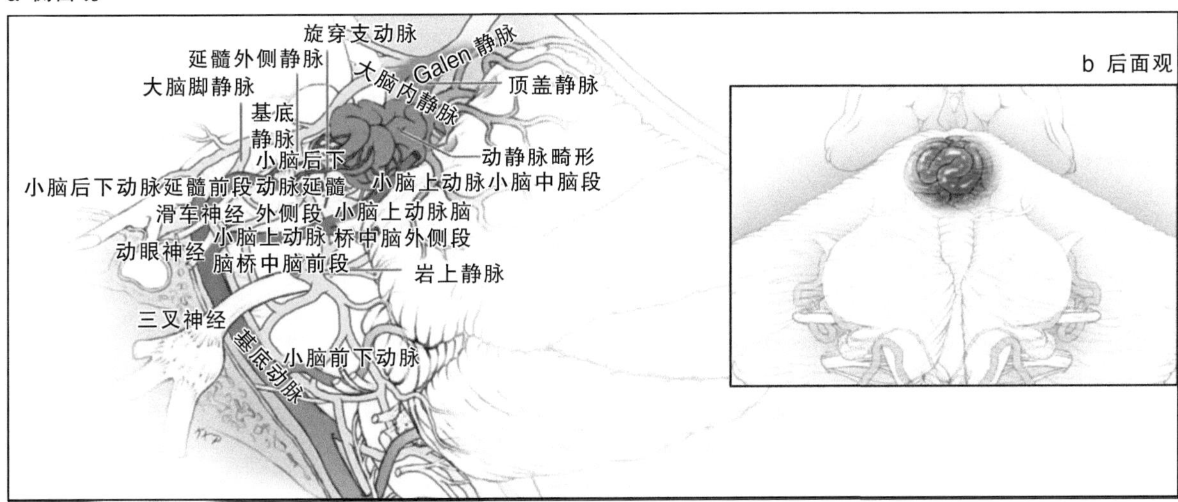

图 16-8 中脑后方动静脉畸形。(a)侧面观。(b)后面观。AVM 位于中脑后面或临近四叠体，由双侧大脑后动脉（发自 P1 段和 P2 段的长回旋穿支动脉）和小脑上动脉（s3 段分支）供血，经静脉向上引流至 Galen 静脉（顶盖静脉 TecV 和小脑中脑裂静脉 VCMesF）。

大脑后动脉 p1 段和 p2 段的长回旋穿支动脉和小脑上动脉 s3 段的分支供血，通常为双侧供血，经顶盖静脉和小脑中脑裂静脉引流至 Galen 静脉。虽然中脑外侧面相当大，但没有见到动静脉畸形。

脑桥前方 AVM

脑桥前方动静脉畸形位于：内侧是基底沟、外侧是第 5 颅神经根、上方是脑桥中脑沟、下方是脑桥延髓沟构成的矩形区域内（图 16-9）；这些外生性动静脉畸形向外突出至脑桥前和小脑脑桥池。虽然位于前面，但该亚型是单侧的，不会越过中线；其位于小脑上动脉 s1 段之下和小脑前下动脉 A1 段之上，由这两支动脉供血，发自基底干扩张的穿支动脉也直接供血。另外，发自颈内动脉脑膜垂体干的动脉分支经 Meckel 囊与第 5 对颅神经伴行也参与供血（3 例）。静脉引流向内侧经脑桥中脑前内侧静脉，或更多见的向外侧经岩上静脉和岩上窦引流。脑桥前面 AVM 与第 5 颅神经关系密切，常缠绕神经纤维。

脑桥外侧 AVM

脑桥外侧动静脉畸形位于脑桥外侧面的三角形区域内，其内侧为第 5 颅神经根，外侧为 V 形的脑桥小脑沟，即脑桥过渡至小脑中脚处（图 16-10）。AVM 侵袭软膜程度各不相同，有的位于软膜表面，有的向深处穿至小脑中脚，令人惊奇的是脑桥臂部分能耐受手术侵袭，使得脑桥外侧面实质部分 AVM 切除成为可能。该型 AVM 由 AICA（a2 和 a3 段）供血，与脑桥前面 AVM 不同，并无来自 SCA 的供血，静脉引流至岩上静脉和岩上窦。脑桥外侧面 AVM 位于桥小脑角，比小脑岩骨面 AVM 更靠近内侧，小脑岩骨面 AVM 虽位于桥小脑角，但其基底位于岩骨面小脑叶内，而不是位于小脑中脚内。脑桥外侧面 AVM 是最常见的脑干 AVM 亚型（27%），未见过脑桥后面 AVM。

延髓前方 AVM

延髓前方动静脉畸形位于桥延沟以下、前外侧沟之间和舌下神经根之前（图 16-11），病灶一部分位于延髓前池。该亚型 AVM 位于中线、椎基底动脉后下方，由脊髓前动脉起源水平的双侧椎动脉（V4 段远端）分支供血。小脑后下动脉起源于外侧，未参与供血，经延髓前内侧静脉引流。

延髓外侧 AVM

延髓外侧 AVM 位于桥延沟以下、外侧至前外侧（橄榄前）沟、后侧至舌下神经根（图 16-12）。经远外侧开颅在小脑后下动脉 p2 段的位置，可暴露位于延髓外侧面的 AVM。病灶一般较小，未突破软膜，大多位于小脑延髓池，由单侧椎动脉和小脑后下动脉分支直接供血，经延髓外侧静脉和延髓前内侧静脉引流。延髓外侧 AVM 较延髓前方 AVM 常见（分别为 19%

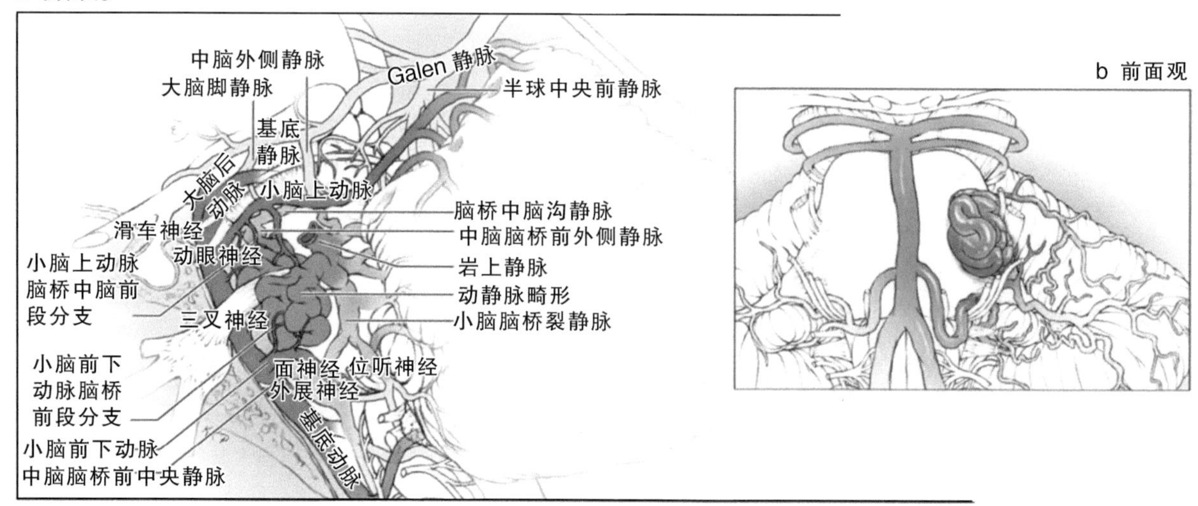

图 16-9 脑桥前面 AVM：(a) 侧面观。(b) 前面观。脑桥前方动静脉畸形位于：内侧是基底沟、外侧是三叉神经、上方是脑桥中脑沟、下方是脑桥延髓沟构成的矩形区域内。由单侧小脑上动脉 s1 段和小脑前下动脉 a1 段供血，也由发自基底干的分支直接供血；向内侧经脑桥中脑前外侧静脉引流，或向外侧经岩上静脉引流。

和4%)，未见过延髓后面AVM。

■脑干AVM手术策略

后颅窝显露有限，而且AVM位于或毗邻重要的结构。因此，切除脑干AVM存在潜在的危险，需要一些不同的手术策略以减小或避免脑干实质内切开，如沿病变四周切开软膜并完全阻断AVM，被阻断的AVM常留在原位而不是切除。幸运的是，大多数脑干AVM位于软膜层，体积小，使得这种简化的“原位阻断术”成为可能。手术步骤包括适合的手术入路开颅(第1步)；分离蛛网膜，暴露AVM(第2步)；分离引流静脉(第3步)和动脉(第4步)的全面评估。病灶的分离局限在软膜而不侵及脑干实质(第5步)；即使病灶局限于软膜，也必须按照手术计划沿四周显露VAM(第6步)。AVM完全从脑干上分离出来后，才能安全切除，这需要极其细致的分离(第7步)。但是，当术野受限和脑干穿支动脉有受累的危险时，作者更倾向于小心地行原位阻断术。环形切除完全阻断动脉供血，在静脉分支处破坏引流静脉，使病灶失

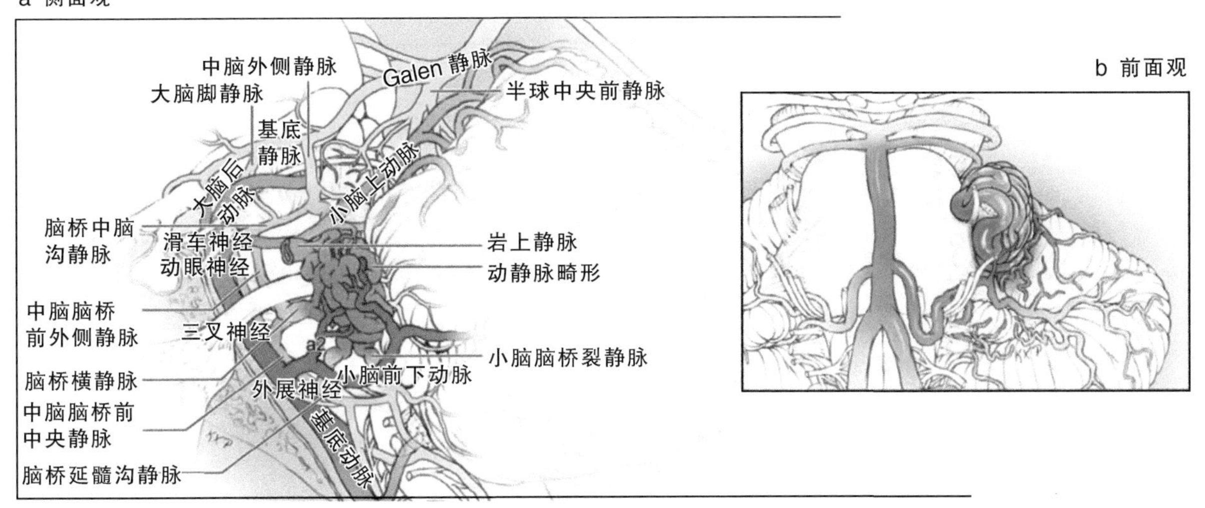

图16-10 脑桥外侧面AVM：(a)侧面观。(b)前面观。脑桥外侧面动静脉畸形位于脑桥和脑桥臂外侧面的三角形区域内，内侧为第5颅神经根，外侧为V形的脑桥小脑沟，由单侧小脑前下动脉a2和a3段分支供血，经岩上静脉引流。

图16-11 延髓前方AVM：(a)侧面观。(b)前面观。该亚型AVM位于桥延沟以下、前外侧沟之间和舌下神经根之前，由椎动脉末端靠近椎基底动脉结合部的分支供血，由延髓前内侧静脉和脑桥中脑前内侧静脉向中线引流。

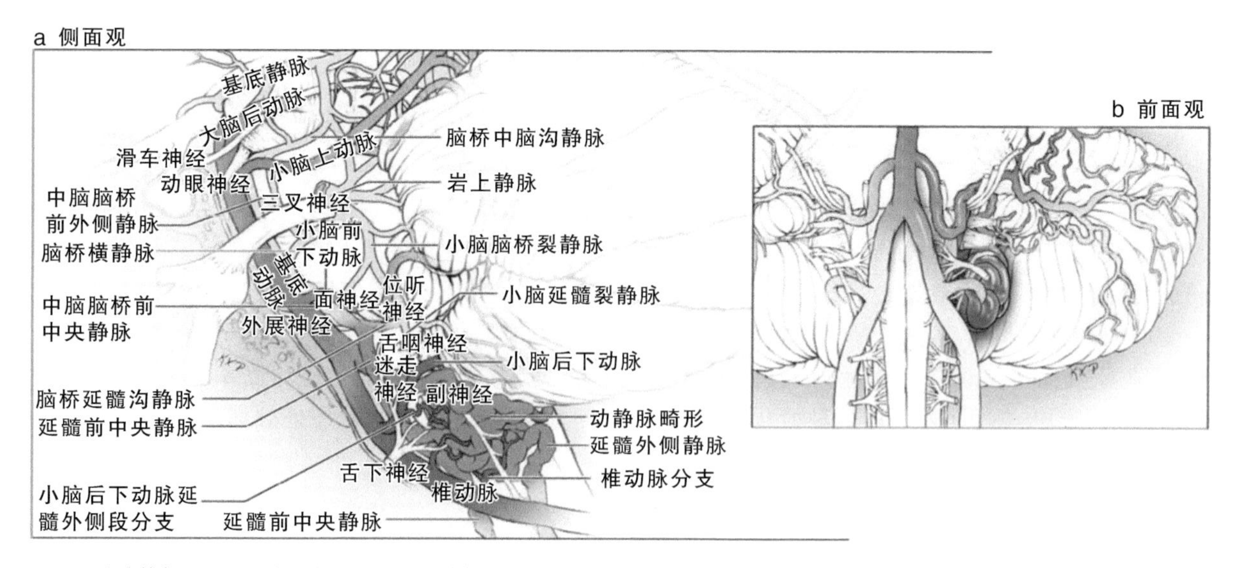

图 16-12 延髓外侧面 AVM 位于桥延沟以下、外侧至前外侧沟、后侧至舌下神经根，由椎动脉和小脑后下动脉的分支供血，向内侧(经延髓前内侧静脉)或向外侧(经延髓外侧静脉)引流。

活而留于脑干表面。有些神经外科医生对于“软膜切除技术”有另外的做法，在软膜缘环切阻断动脉供血后，切除突出脑干表面的病灶部分，留下深部病灶，不再构成出血风险或自然闭塞。依作者个人经验，对于脑干软膜 AVM 原位阻断是安全、恰当的手术策略，尤其适用于未破裂 AVM。

对于破裂脑干 AVM 手术策略是不同的，因为相关的血肿和神经功能缺失允许采用比原位阻断术更积极的手术。血肿形成了到达病灶的非自然解剖通道，使得侵入脑干实质成为可能，有利于切除 AVM。脑干 AVM 无论是原位阻断术还是切除术，都要求正常穿支动脉的绝对保留。未受累及的穿支动脉口径小，难以辨认，并且紧邻病灶，常不能与 AVM 供血动脉区分；即使一支穿支动脉受损，对于患者都是灾难性的。因此，需要小心、审慎地处理脑干 AVM 周围的每一支动脉。

中脑前方 AVM 切除

中脑前方 AVM 可经眶颧-翼点开颅经侧裂入路到达，正如基底动脉分叉部动脉瘤或颞叶内侧 AVM 手术(图 16-13)。全眶颧开颅(第 1 步)，切除颧弓有利于牵拉颞极，眶骨移除则扩大了侧裂通道，蛛网膜分离包括劈开侧裂，打开颈动脉池，沿脉络膜前动脉(AChA)至大脑脚池，松解颞极，经 Liliequist 膜进入脚间池(第 2 步)。

经颈动脉动眼神经三角可到达 AVM，通过操作颈动脉视神经三角、颈动脉上三角和动眼神经小脑幕前的外侧三角，颈动脉动眼神经三角可被扩大。大脑后动脉从基底动脉分叉处至小脑幕切迹这一段占据了术野的中心位置，可分辨出 P1 段和接近 P2 段的正常穿支动脉。分离 AVM 深达进入脚间窝的动脉分支 PosThaP 和 PedP，在大脑脚池可分辨出向外侧引流至 PedV 和 BVR 的静脉(第 3 步)。在 AVM 边缘可区分来自 PCA 的供血动脉和正常穿支动脉(第 4 步)。在基底动脉分叉处和基底动脉干远端可能发现有其他供血动脉。在 AVM 边缘阻断供血动脉直至引流静脉颜色变深(第 5 步)。在脚间窝软膜内环切 AVM，小心保护大脑脚和动眼神经 (第 6 步)，既可以从中脑分离、切除(第 7 步)，也可以原位阻断。需经吲哚菁绿(ICG)术中血管造影，确认无动静脉分流；在永久阻断引流静脉前，用镊子或临时阻断夹行阻断试验，观察病灶扩张或充盈度的变化，评价动脉阻断完全程度(图 16-14)。

中脑后方 AVM 切除

中脑后面 AVM 可选择跨窦开颅，经幕下小脑上入路，可利用重力使小脑自然下垂(图 16-15)。利用小脑重力下垂，要求患者坐位，手术床折曲至最大程度以使患者背部垂直、头部前屈，使小脑幕角度变水平。正中直切口跨窦开颅暴露窦汇区域(第 1 步)，硬膜瓣以横窦(TrvS)为基底翻向上，悬吊硬膜呈帐篷形以抬高静脉窦，为进入幕下小脑上面提供入口。小脑下陷增大了进入四叠体池的自然通道，但患者坐位使手术变得困难；因为神经外科医生需要抬高手臂才能达到术野。作者坐在带滚轮的凳子上，肘部支撑在与肩齐平的独立臂托上，这个姿势使手保持放松且稳定，但也很快会疲劳。然而，作者还没有发现这套装置不舒适或有问题。年轻患者无明显的卵圆孔者(术前通过超声心动图发泡试验评价)和小型 AVM，手术切除时间短者适合选择坐位；而大型 AVM，切除需要时间长或出血风险大者更适合俯卧颈屈位。开颅跨过3个大静脉窦，需要格外关注空气栓塞。老年患者硬膜粘连，硬膜撕裂有更大的可能性，俯卧位是个更好的选择。

手术首先释放枕大池脑脊液，松弛小脑(第2步)，避免了腰大池引流。从小脑上面后缘至小脑幕外侧缘，松解蛛网膜粘连以松解小脑；分开引流至小脑幕的桥静脉，开放至小脑幕游离缘的通道；切开小脑幕切迹后间隙的蛛网膜，释放四叠体池脑脊液，暴露中脑后面。患者坐位，幕下小脑上入路开放了宽广的解剖空间，使解剖分离十分容易。牵开器可使术野变小，而利用重力小脑自然下垂使术野整洁，对手术的有利程度

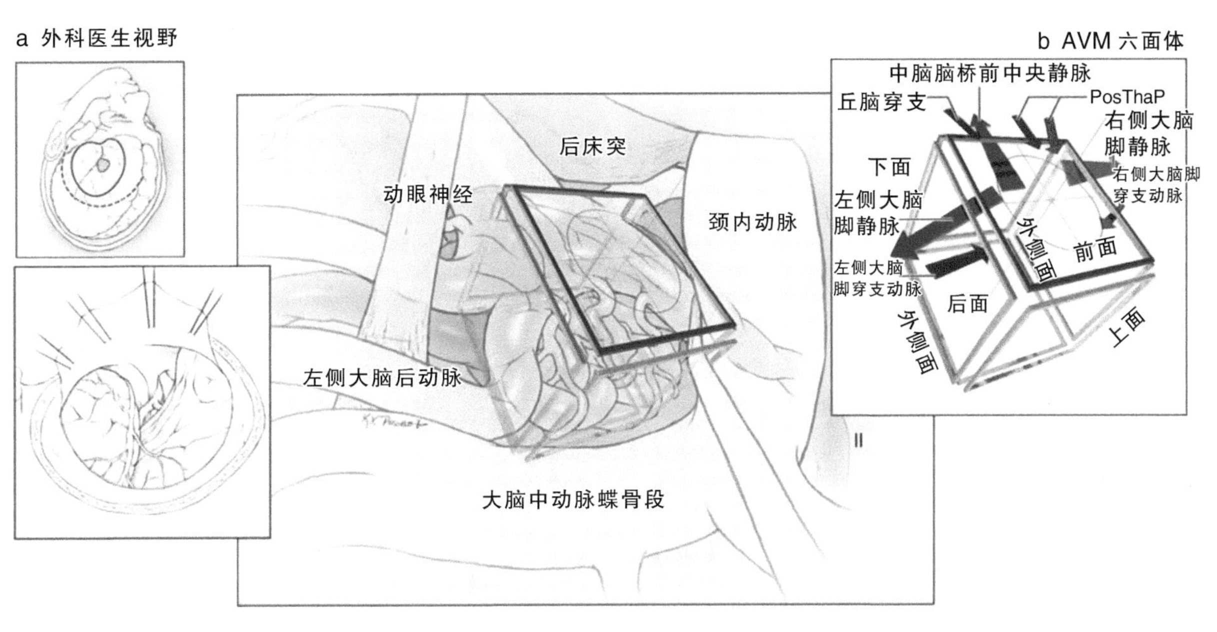

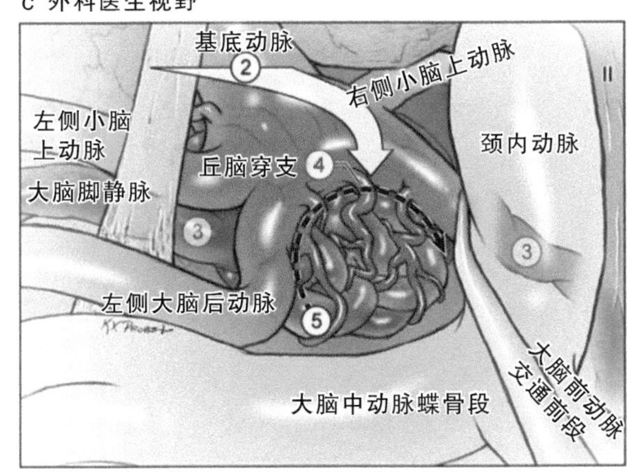

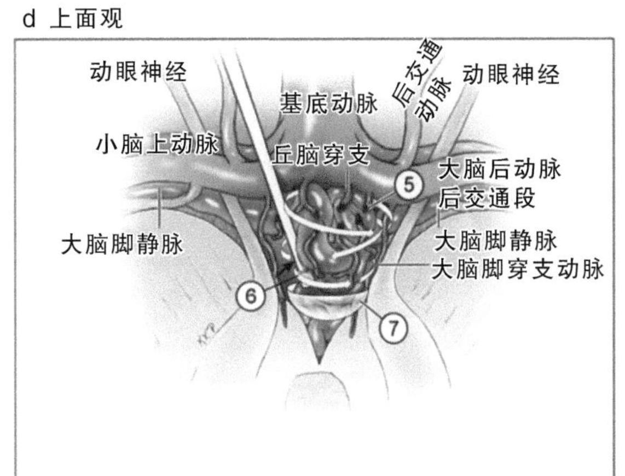

图 16-13 中脑前方 AVM 切除策略。(a)第1步，眶颧-翼点开颅经侧裂入路暴露 AVM。外科医生视野图：上面的插图显示头皮切口(虚线)、骨瓣切口(实线)和 AVM(紫色圆)；下面的插图显示硬膜切口和侧裂通道。(b)AVM 六面体显示，由大脑后动脉分支供血(红色流入箭头)，经静脉引流至双侧基底静脉(蓝色流出箭头)，邻近动眼神经和大脑脚。(c)第2步，劈开侧裂，打开颈动脉池，沿脉络膜前动脉至大脑脚池，松解颞极，分离 Liliequist 膜进入脚间池，经颈动脉动眼神经三角到达 AVM(白色宽箭头)。第3步，辨认两边的外侧引流静脉。第4步，确认来自于大脑后动脉 P1 段的供血动脉。第5步，离断脚间池前方的供血动脉(黑色虚线箭头，外科医生视野)。(d)第6步，脚间窝内环切病变(环绕的箭头)。第7步，移动 AVM 至脚间池(以弧形表示)以分离穿支动脉。

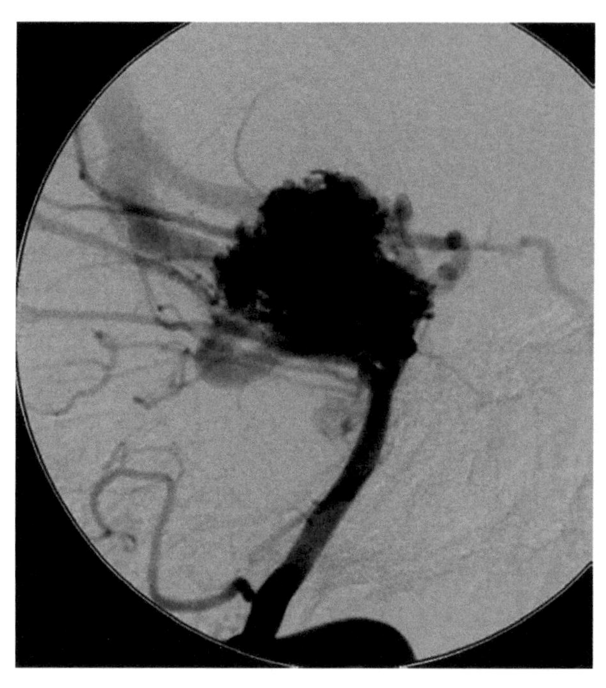

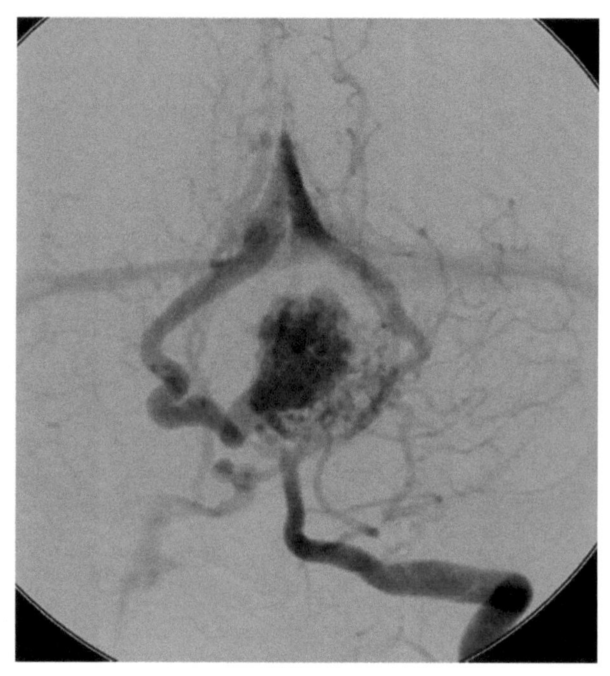

图 16-14 女性患者,19岁。中脑前方AVM出血而表现为昏迷(改良 Spetzler-Martin 分级 4:S1V1E1/A1B0C0),由左侧 CirP、PedP 和 ThGenP 供血,经双侧 PedV 和 BVR 引流。左侧椎动脉造影:(a)侧位像。(b)前后位像。患者恢复尚可,伴有出血所致的右半身偏瘫,经伽马刀治疗后,病灶体积显著缩小。(待续)

远超双手抬高操作使术者不舒适对手术的影响。

引流AVM的TecV和VCMesF悬浮在病灶上方的术野(第3步)。AVM由双侧长旋支和SCA分支供血,可在小脑幕缘升支与顶盖间的四叠体池后部外侧找到(第4步)。这些供血动脉构成了病灶两边前外侧面,手术阻断其近端(第5步)。在四叠体池内环切,使AVM去动脉化(第6步)。向上提拉病灶进入前方深部(第7步)。当引流静脉颜色变深时,病灶可以原位阻断或切除,根据软膜前缘从中脑后面分离程度而定(图16-16和图16-17)。

脑桥前方AVM切除

脑桥前方AVM可采用扩大乙状窦后入路开颅,切除部分乳突使乙状窦轮廓显露,以增加传统乙状窦后入路的显露范围(图16-18,第1步)。切口呈C形位于耳后,钻头钻孔,外耳道(EAC)后一指宽垂直切开颅骨进入乳突气房,乳突后部切除暴露乙状窦。金刚钻磨除从横窦乙状窦结合处至颈静脉球的骨质,以显露乙状窦的轮廓。扩大后部开颅后,剪开硬膜形成以乙状窦为基底的硬膜瓣,牵拉乙状窦向前,增加桥

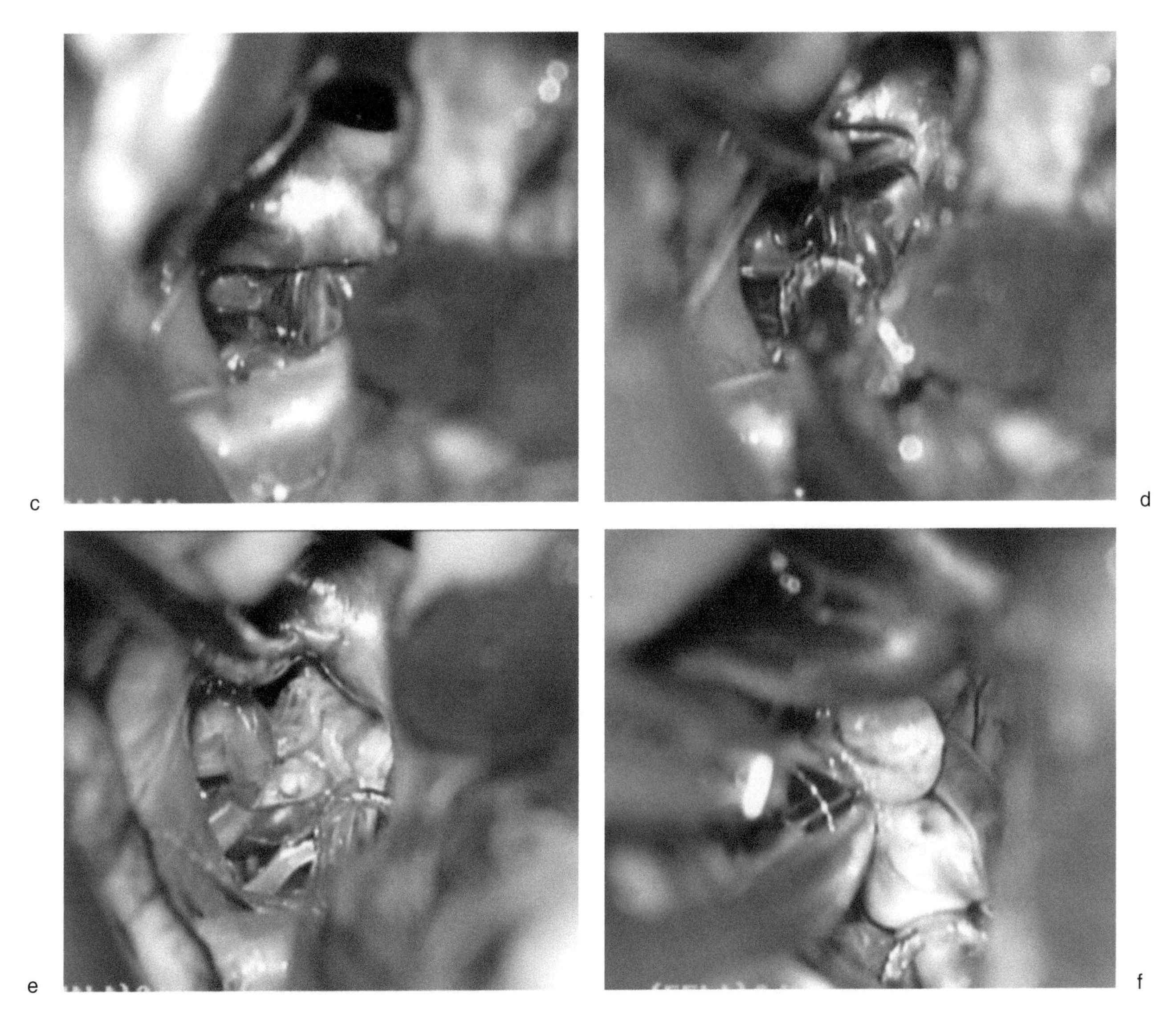

图 16-14(续) (c)通过左眶颧-翼点开颅,经侧裂入路至脚间池切除残留 AVM。颈动脉-动眼神经三角是操作窗,正如基底动脉分叉部动脉瘤手术。(d)在基底动脉顶端之后、大脑后动脉 P1 段之下、小脑上动脉 s1 段之上和第 3 颅神经内侧,可见供血动脉。(e)烧灼与 AVM 相交的供血动脉。(f)将病灶从先前血肿腔的胶质增生层剥离,保留正常穿支动脉。

a 外科医生视野

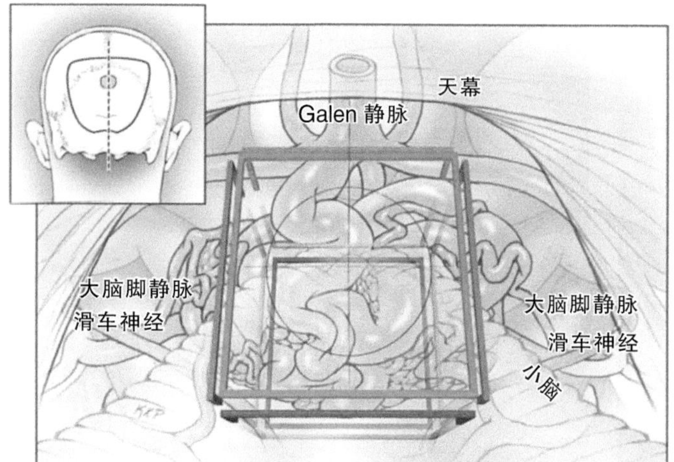

b AVM 六面体

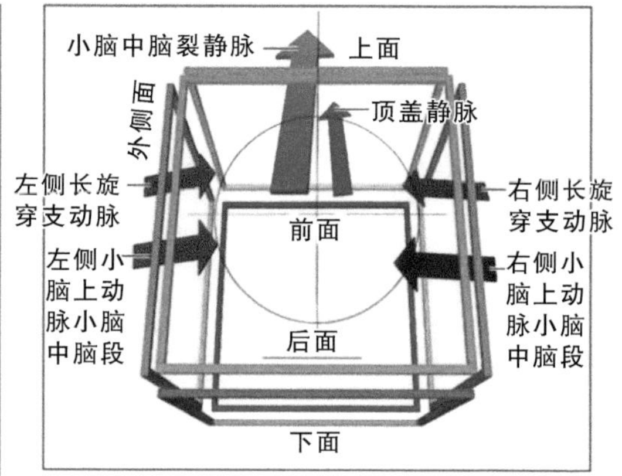

c 外科医生视野

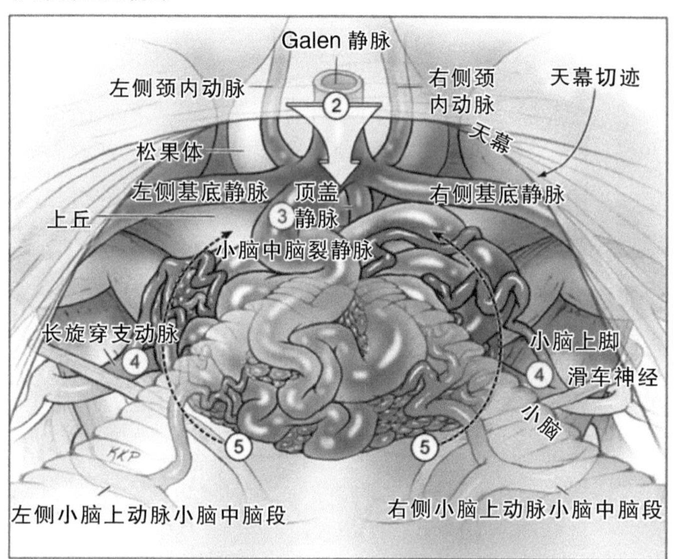

d 上面观

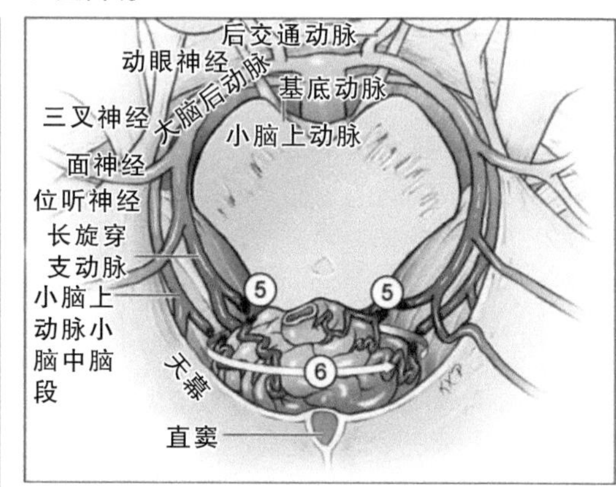

e 矢状位

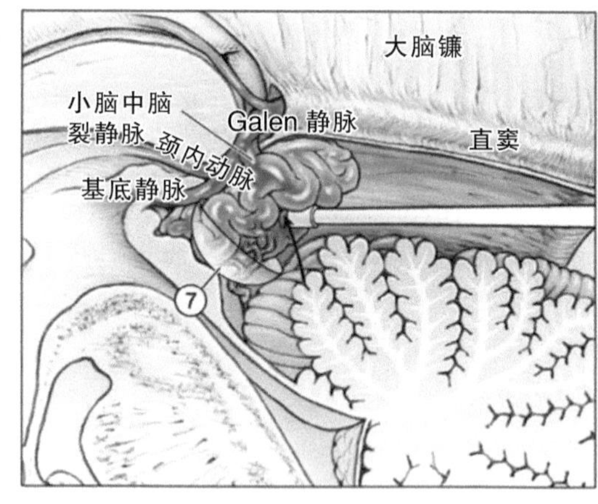

图 16–15 中脑后方 AVM 切除策略。(a)第 1 步,跨窦开颅,经幕下小脑上入路暴露 AVM。外科医生视野,插图示头皮切口(虚线)、骨瓣切口(实线)和 AVM(紫色圆)。(b)AVM 六面体,由长旋支和小脑上动脉分支供血,向上引流至 Galen 静脉,邻近滑车神经和四叠体。(c)第 2 步,经幕下小脑上和四叠体池到达 AVM。第 3 步,辨认表面向上引流的静脉(TecV 和 VCMesF)。第 4 步,确认四叠体池外侧供血动脉(长旋支和小脑上动脉 s3 段分支)。第 5 步,离断两侧前外侧面的供血动脉(外科医生视野)。(d)第 6 步,四叠体池内环切 AVM(去除两侧大脑半球后,中脑和小脑幕上面观)。(e)第 7 步,向上牵拉 AVM,分离前方供血动脉以及与顶盖静脉的联系(矢状位)。

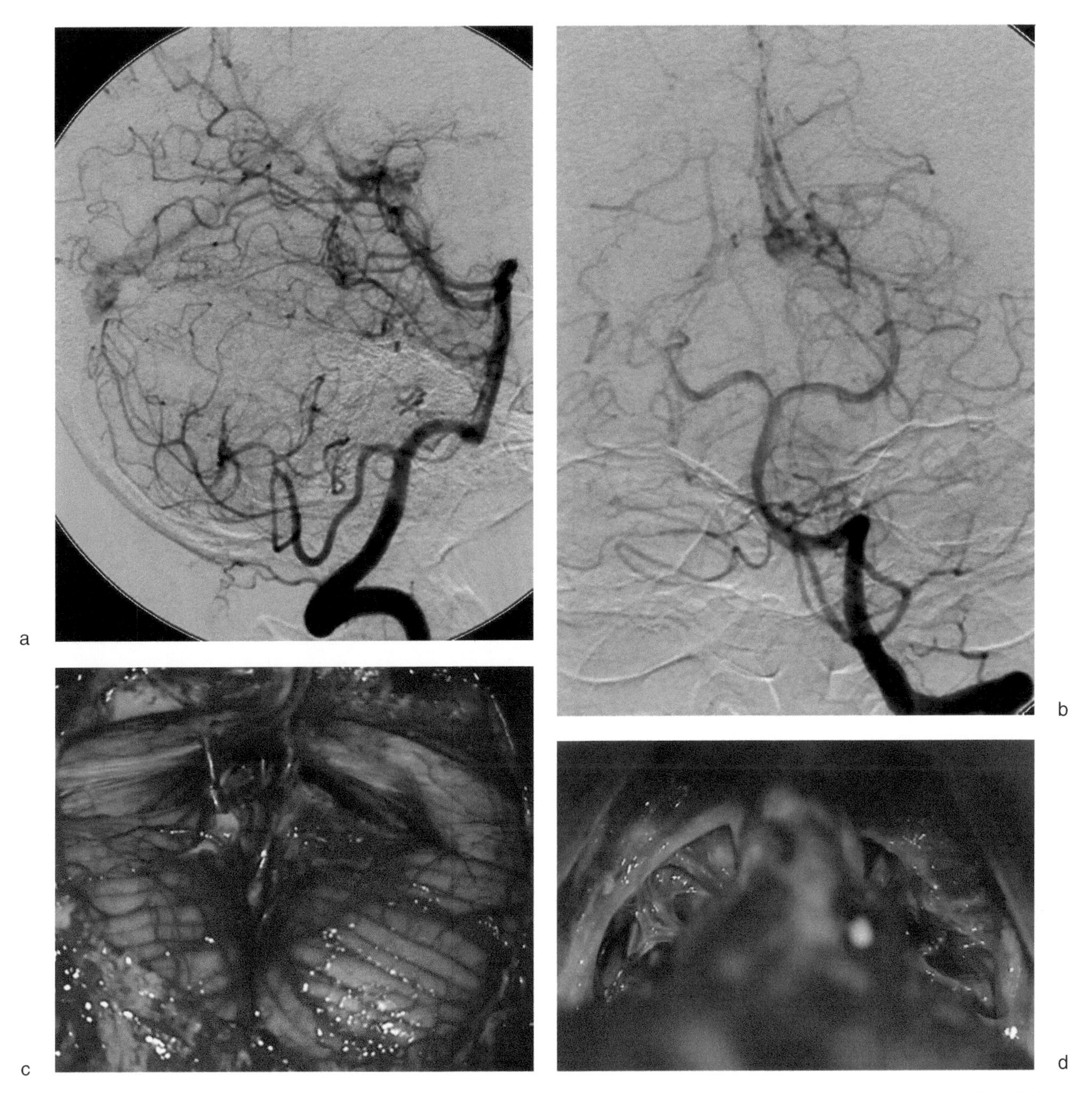

图16-16　63岁，女性患者。中脑顶盖下出血，发现为中脑后面AVM（改良 Spetzler-Martin 6级：S1V1E1/A3B0C0），由旋支供血，经顶盖静脉引流。左侧椎动脉血管造影：（a）侧位像。（b）前后位像。（c）患者坐位，跨窦开颅暴露AVM，利用重力作用使小脑下垂，逐渐显露幕下小脑上间隙。硬膜瓣向上翻向小脑幕水平，分开小脑半球浅表引流至小脑幕的桥静脉，松解小脑，可扩大暴露范围。（d）经幕下小脑上入路，进入小脑幕游离缘之间的四叠体池，可见小脑向上的引流静脉（SVerV 和 PreCenCblV）位于术野中央。（待续）

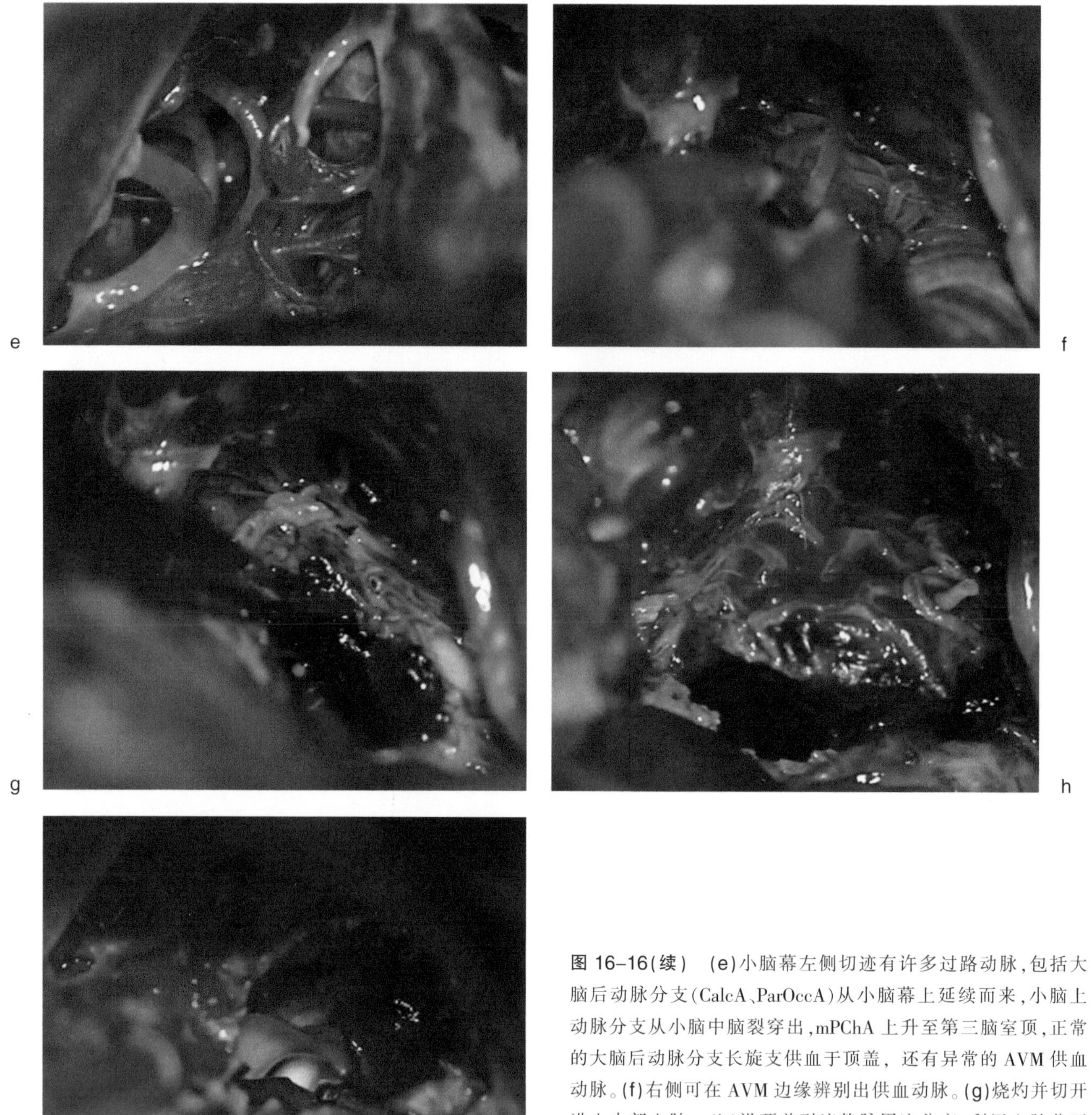

图 16-16(续) (e)小脑幕左侧切迹有许多过路动脉,包括大脑后动脉分支(CalcA、ParOccA)从小脑幕上延续而来,小脑上动脉分支从小脑中脑裂穿出,mPChA 上升至第三脑室顶,正常的大脑后动脉分支长旋支供血于顶盖, 还有异常的 AVM 供血动脉。(f)右侧可在 AVM 边缘辨别出供血动脉。(g)烧灼并切开进入内部血肿。(h)沿顶盖引流静脉周边分离,利用血肿分开 AVM 深部与中脑的界面,环形切除病灶。(i)AVM 切除后,通过血肿腔向前延伸可见导水管上口,进入第三脑室(吸引器尖端所在位置)。

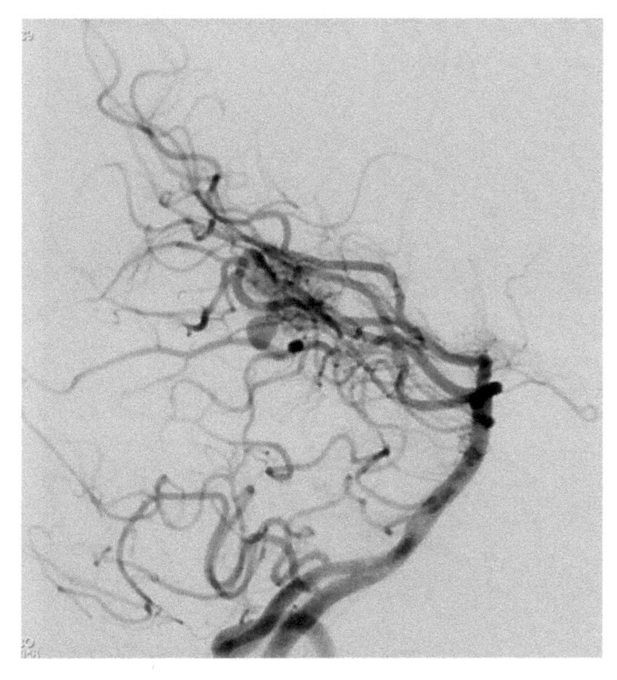
a

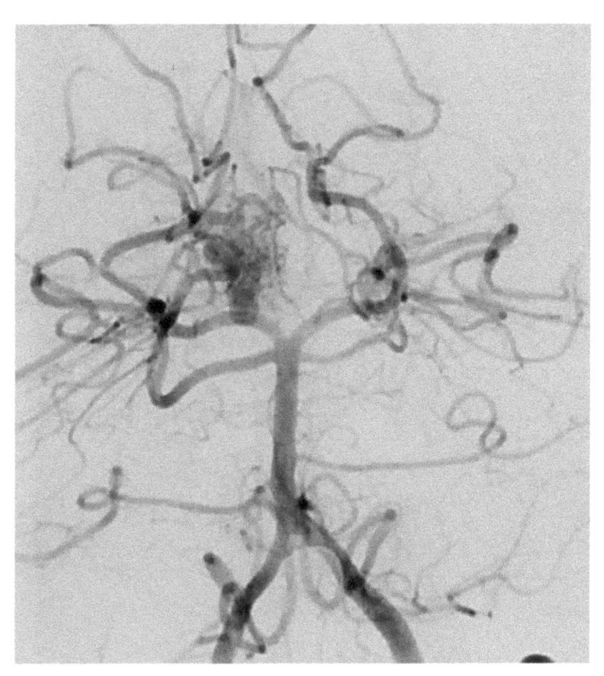
b

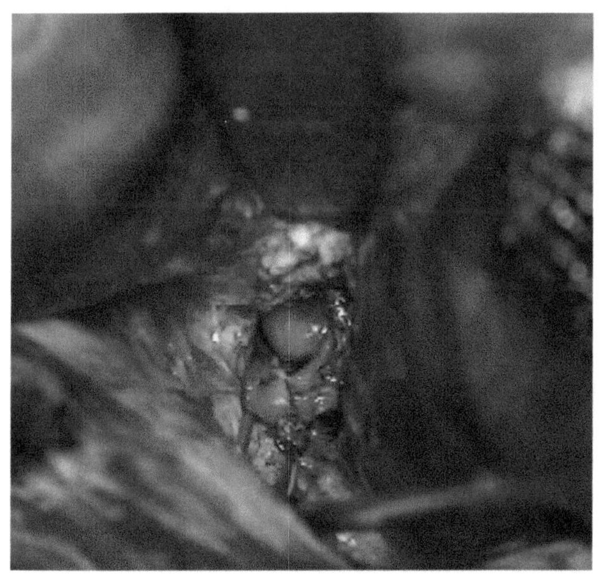
c

图 16-17　30 岁，女性，表现为中脑后方 AVM 破裂（改良 Spetzler- Martin 分级 5：S1V1E1/A2B0C0），由右侧旋支和小脑上动脉分支供血，经顶盖静脉引流。右侧椎动脉血管造影：(a)侧位像。(b)前后位像。术前超声心动图提示卵圆孔明显，手术不能将患者置于坐位。(c)俯卧位跨窦开颅，经幕下小脑上入路暴露 AVM，因出血、小脑肿胀和缺少重力自然牵拉，有必要切除小脑蚓部和固定牵开器牵拉。（待续）

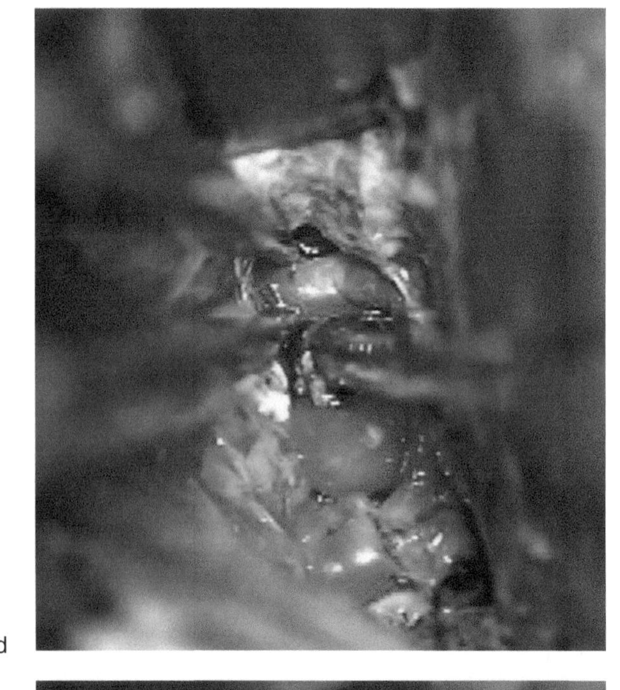

d

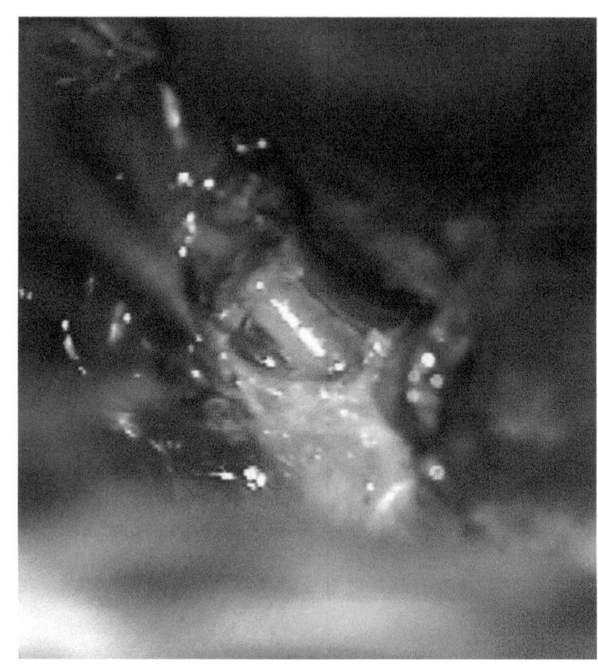

e

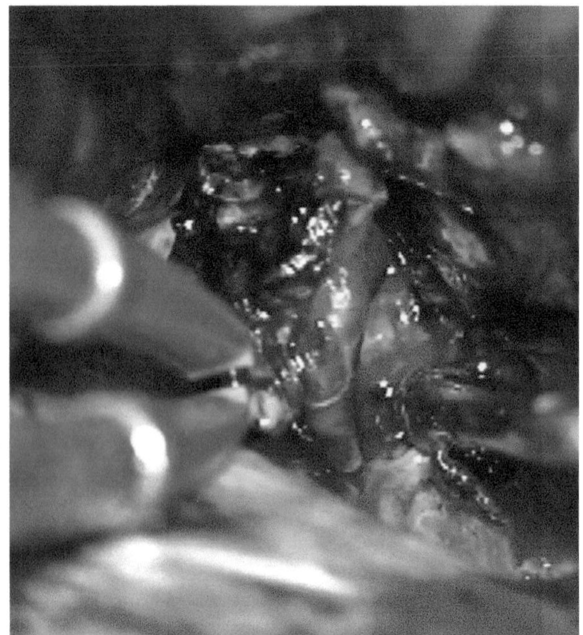

f

图 16–17(续) (d)下方观。(e)上方电凝来自于右侧小脑上动脉的 AVM 供血动脉。(f)游离病灶,完全切除。

小脑角区的显露。

从下方打开枕大池释放脑脊液使小脑塌陷,当硬膜打开时,小脑可能疝出(第2步),紧接着在显微镜下打开硬膜迅速进入枕大池。在外侧打开桥小脑角池,分离绒球与第7、8、9、10、11颅神经之间的粘连以松解小脑向后牵拉。保留神经上的蛛网膜以保护神经,供血内耳的迷路动脉和袢动脉也被保护。脑桥前方动静脉畸形位于脑桥前方三叉神经根内侧,因此,进入这个区域受限于两个窗口:一个是位于三叉神经之上与小脑幕之间(三叉神经上三角);另一个是位于

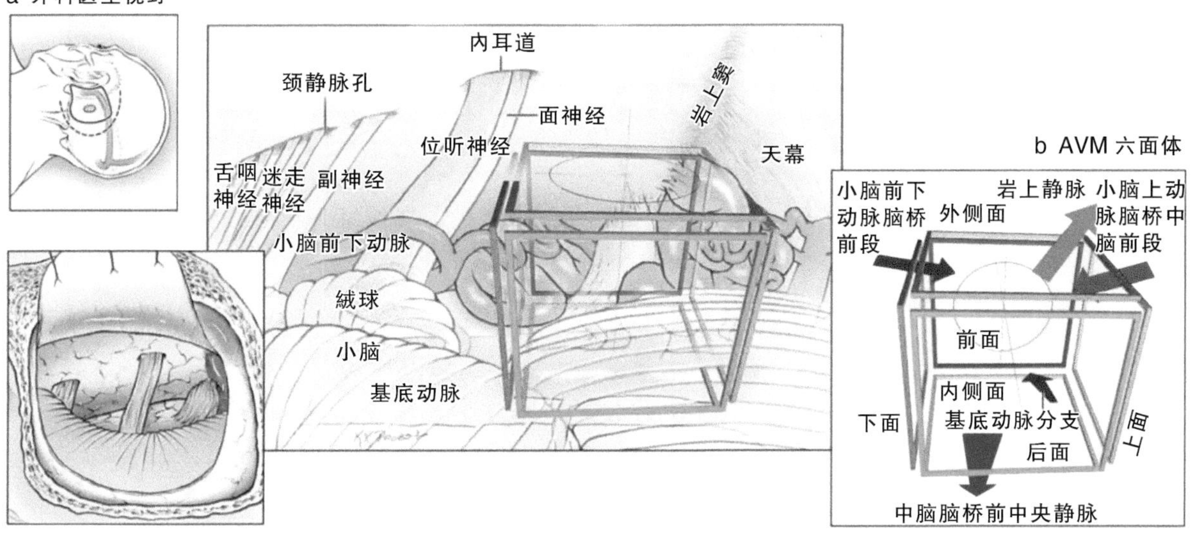

图 16–18 脑桥前方 AVM 切除策略。(a)第 1 步,扩大乙状窦后开颅,乳突部分切除,显露乙状窦轮廓,暴露 AVM。外科医生视野:上面的插图示头皮切口(虚线)、骨瓣切口(实线)和 AVM(紫色圆),下面的插图示硬膜瓣向前牵拉暴露乙状窦。(b)AVM 六面体显示,由小脑上动脉 s1 段、小脑前下动脉 a1 段和基底动脉干直接分支供血,向内侧及外侧经静脉引流,邻近三叉神经、面神经和前庭蜗神经。(待续)

三叉神经之下与第 7、8 颅神经之间(三叉神经下三角)。三叉神经上三角较小,但是可进入脑桥上端表面,发自于小脑上动脉的供血动脉降支可达上缘。三叉神经下三角较大,可进入脑桥下端表面,发自于小脑前下动脉的供血动脉升支至下缘。因此,这个入路以三叉神经为中心。第 7、8 颅神经和第 9、10、11 神经之间的窗口直接正对延髓,不能进入脑桥前方动静脉畸形,但能够扩大观察来自小脑前下动脉的供血动脉向上进入病灶。

扩张的岩上静脉可能是术野中的另外一个障碍,尤其是在三叉神经上三角(第 3 步)。外侧桥静脉呈动脉血化,向中线引流至 MAPonMesV,可能需要切断以打开通道。沿着上面和下面分别阻断三叉神经上三角来自于小脑上动脉的供血动脉降支(第 4 步)和三叉神经下三角来自于小脑前下动脉的供血动脉升支(第 5 步)。术野中,AVM 外侧界虽然表浅,但被三叉神经覆盖,可能有来自于与三叉神经伴行的脑膜垂体干发出的供血动脉,使之动脉血化。必须环切病灶(第 6 步),向脑桥后方牵拉病灶后才能见到内侧面,该面由基底动脉干的直接分支供血而使之动脉血化(第 7 步),该操作也可以看到与 MAPonMesV 相连的静脉。手术操作由于空间狭长,视野深,对深部的三叉神经、外侧引流静脉和病灶观察存在盲区。由于这些限制,血管造影上的任何结构,如动脉弯曲、扩张、动脉瘤或栓塞材料,只要能够在术野中辨认出,都能够帮助定位,确定切开分离的部位。典型的动静脉畸形有 3 到 5 支供血动脉,正确识别并阻断这些供血动脉,可使引流静脉血流量正常,有利于原位阻断。因为脑桥前部是功能区,同时显露困难,所以切除该部位的动静脉畸形非常危险(图 16–19 至图 16–21)。

c 外科医生视野

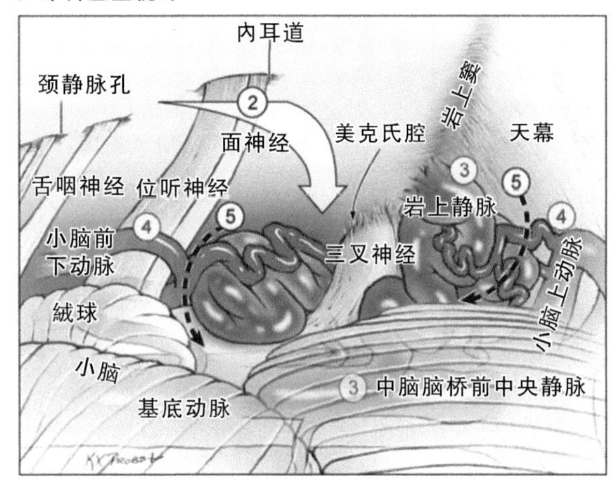

d 外科医生视野

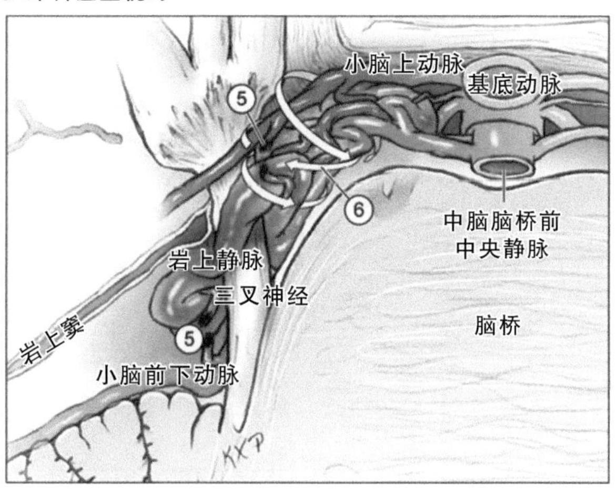

e 外科医生视野

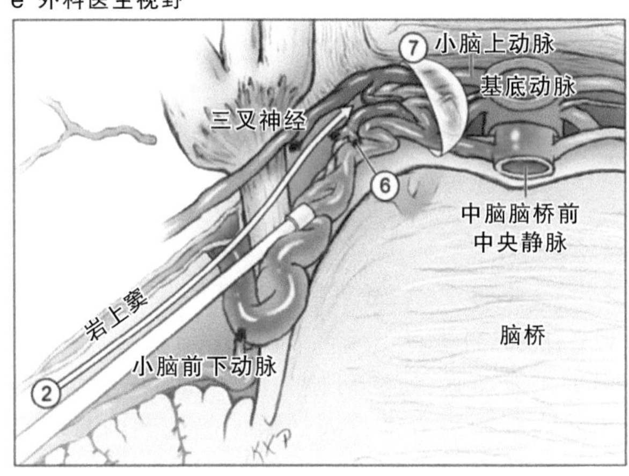

图 16-18(续) (c)第2步，经脑桥小脑角池和脑桥前池到达AVM，打开位于三叉神经上下方进入病灶的窗口(分别是三叉神经上三角和下三角)。第3步，辨认外侧向上引流的静脉(SPetrV)。第4步，在三叉神经上三角，确认来自于小脑上动脉的供血动脉；在三叉神经下三角，确认来自于小脑前下动脉的供血动脉。第5步，离断上方小脑幕下和下方第7、8颅神经上的供血动脉(外科医生视野)。(d)第6步，脑桥前池内环切病变(脑桥和后颅窝上面观)。第7步，松解AVM向后牵拉，离断内侧面来自于基底动脉的供血动脉和经MAPonMesV的内侧引流(脑桥和后颅窝上面观)。

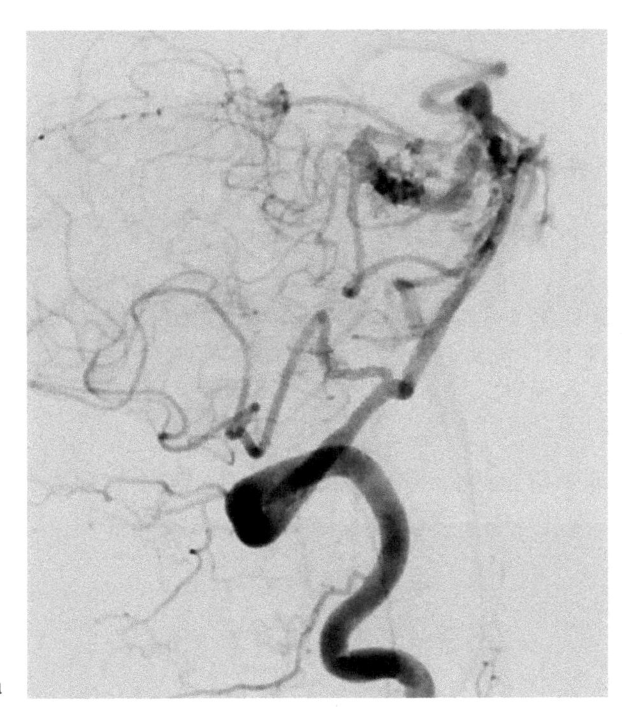

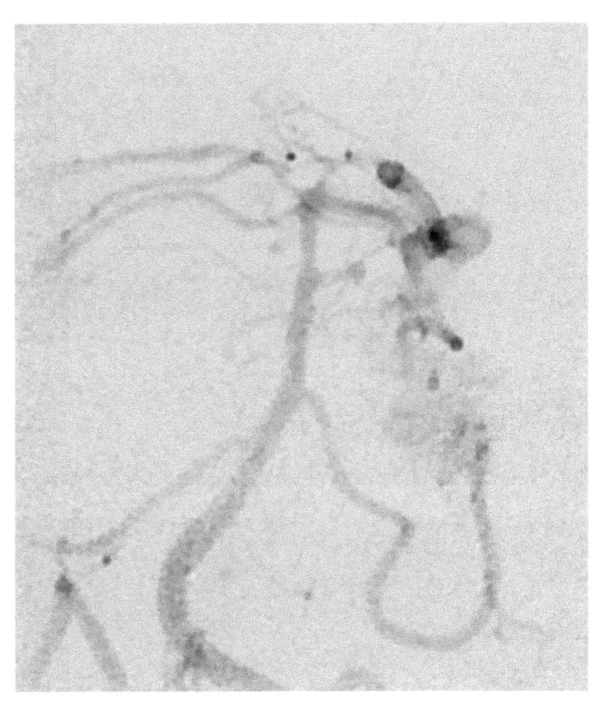

图 16–19　男性，58 岁。表现为后颅窝蛛网膜下腔出血，发现左侧脑桥前方动静脉畸形(改良 Spetzler-Martin 分级 6：S1V1E1/A3B0C0)，由小脑前下动脉、基底动脉干分支和小脑上动脉供血，发自小脑上动脉的供血动脉伴发动脉瘤。左侧椎动脉血管造影：(a)侧位像。(b)前后位像。(待续)

脑桥外侧 AVM 切除

脑桥外侧 AVM 采用扩大乙状窦后开颅切除病灶(图 16–22，第 1 步)。首先蛛网膜下隙分离，从枕大池释放脑脊液，然后打开桥小脑角池，从后组颅神经松解小脑绒球(第 2 步)。脑桥外侧动静脉畸形位于第 5 颅神经外侧，不需要经三叉神经上、下三角。第 7、8 颅神经之上的桥小脑角为手术提供了宽阔的手术空间，引流静脉岩上静脉没有遮挡(第 3 步)。在邻近三叉神经下三角处可见小脑前下动脉供血 AVM(第 4 步)。小脑前下动脉供血可能向前扩展至 AVM 游离面，需要在 AVM 内侧缘、三叉神经和前庭蜗神经之间控制小脑前下动脉供血(第 5 步)。AVM 基底位于脑桥腹部内侧，后面位于小脑脚上或小脑脚内，属于功能性边界的一部分；但上、下和外侧边界是非功能性脑区，有别于其他脑干动静脉畸形；这些非功能性边界使从“后门”到达 AVM 深部边界成为可能，意味着病灶外侧部分能在实质内环切，断掉这些面的供血动脉，松解后将病灶移向桥小脑角(第 6 步)。从后面分离小脑中脚，从内侧面分离脑桥外侧。当 AVM 向前牵拉出时，即可见沿深部边缘分布的供血动脉(第 7 步)。“后门”技术使脑桥外侧面动静脉畸形成为最容易切除的脑干动静脉畸形。本组这样的动静脉畸形没有做过原位阻断术，所有的都行完全切除。小脑中脚可以行实质内分离而不伴神经功能障碍，在所有的脑干动静脉畸形中，这些患者的手术结果是最好的。保留邻近 AVM 的第 5 和第 7、8 颅神经上的蛛网膜，有助于保护这些神经(图 16–23)。

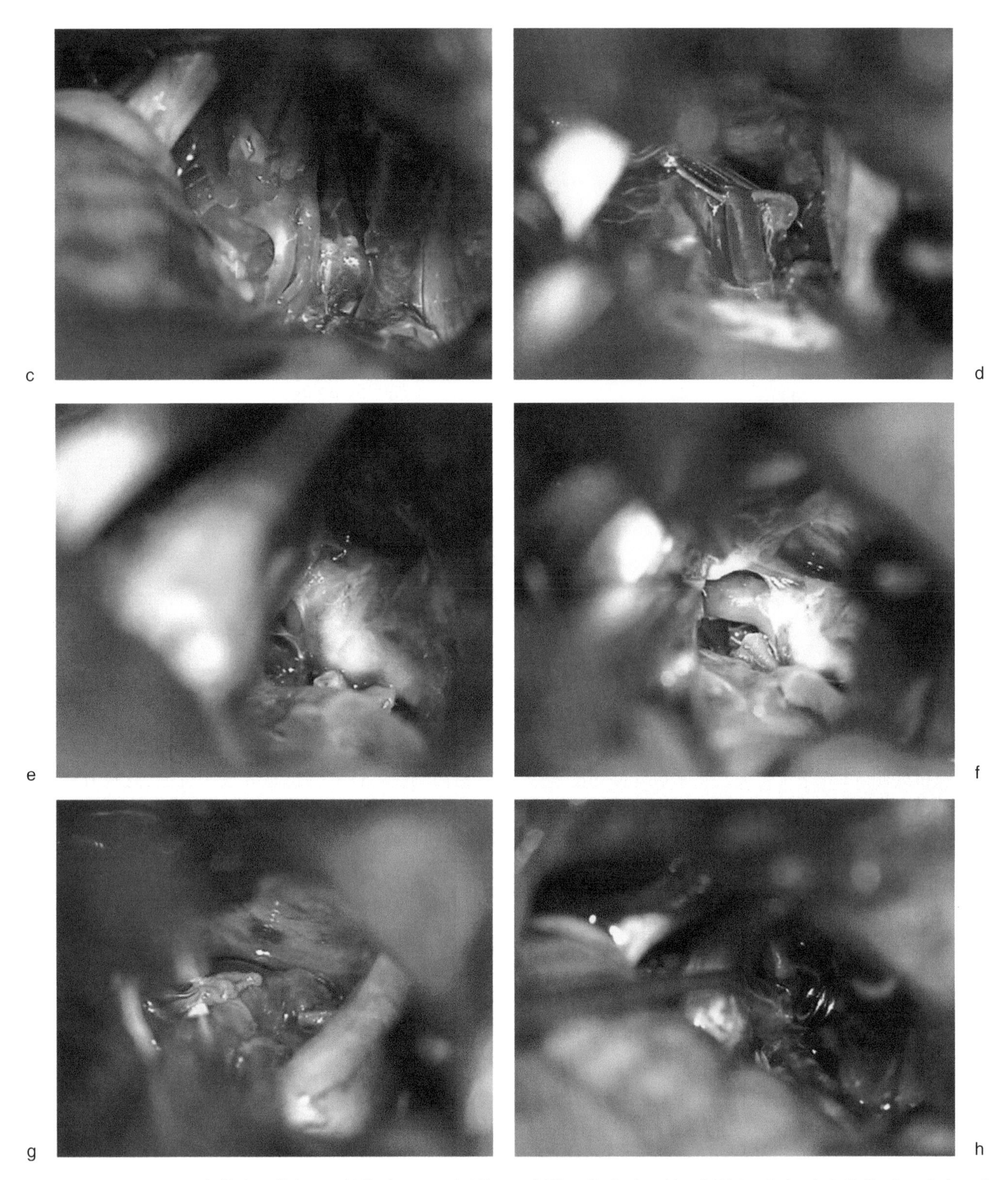

图 16-19(续) (c)经左侧扩大乙状窦后开颅暴露AVM,可见第7、8颅神经单元(左)、第5颅神经(中央)和小脑幕(右),来自于小脑前下动脉的供血动脉,走行于第7、8颅神经内侧和第5颅神经外侧至病灶。(d)在第5颅神经下窝,供血动脉进入病灶处(三叉神经下三角),夹闭来自于基底动脉干的供血动脉。(e)来自小脑上动脉的供血动脉瘤位于第5颅神经之上(三叉神经上三角)、小脑幕和岩骨的夹角内。(f)邻近病灶分离,暴露传入动脉并夹闭。(g)引流静脉仍呈红色,但是在三叉神经下三角内侧电凝数小支供血动脉后,引流静脉变暗。(h)可见引流静脉走行于第5颅神经之上,原位阻断动静脉畸形,术后血管造影确认完全阻断。

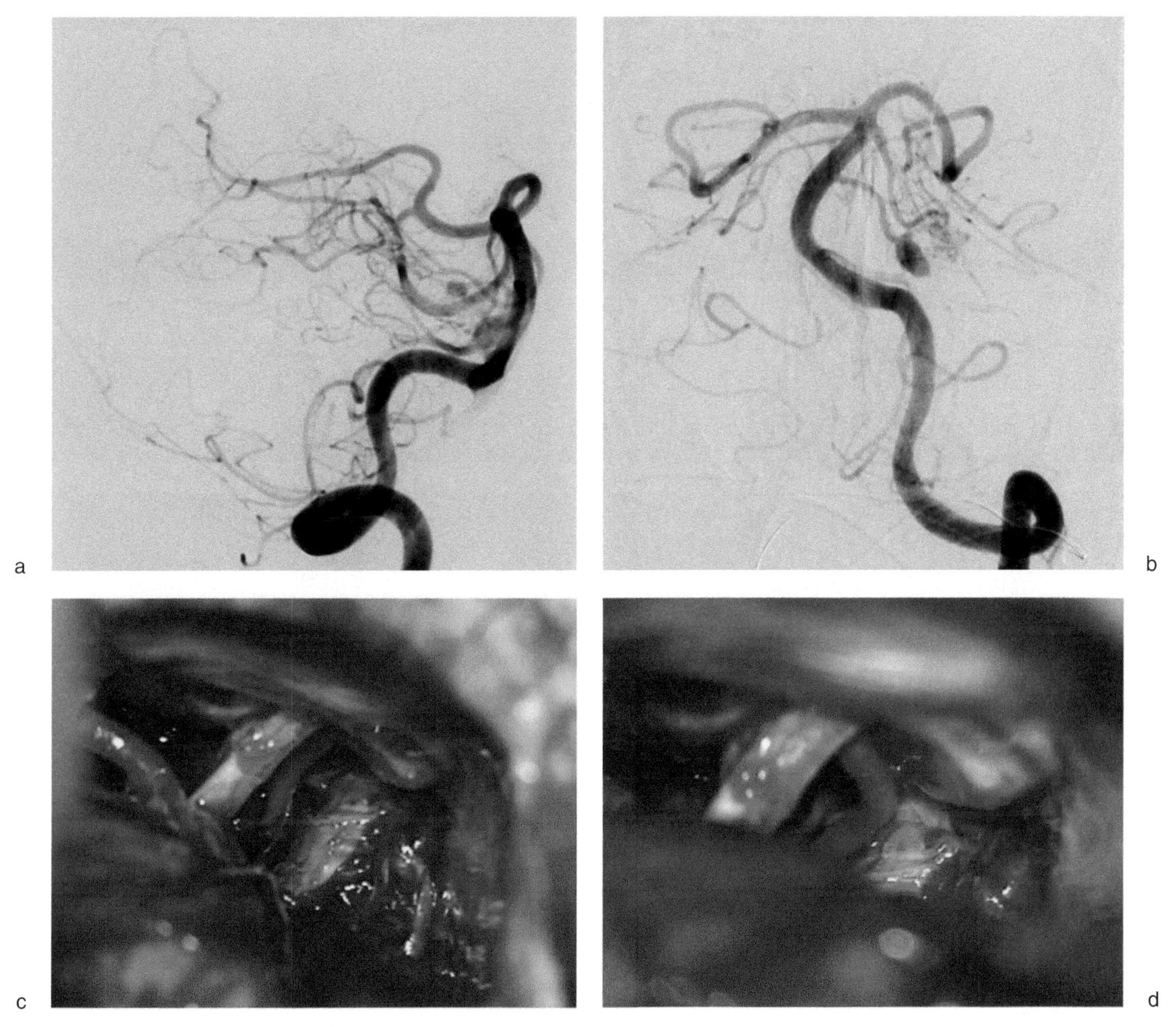

图16-20 男性,77岁。表现为后颅窝蛛网膜下腔出血和左侧脑桥前方AVM,同前一个病例相似(改良Spetzler-Martin分级6:S1V1E1/A3B0C0),由小脑上动脉、基底动脉干分支和小脑前下动脉的小分支动脉远端供血。左侧椎动脉血管造影:(a)侧位像。(b)前后位像,基底动脉分支并存供血动脉动脉瘤。(c)经左侧扩大乙状窦后入路,开颅暴露AVM。(d)基底动脉分支走行于第7、8颅神经之上,经过三叉神经下三角,将其分开。(待续)

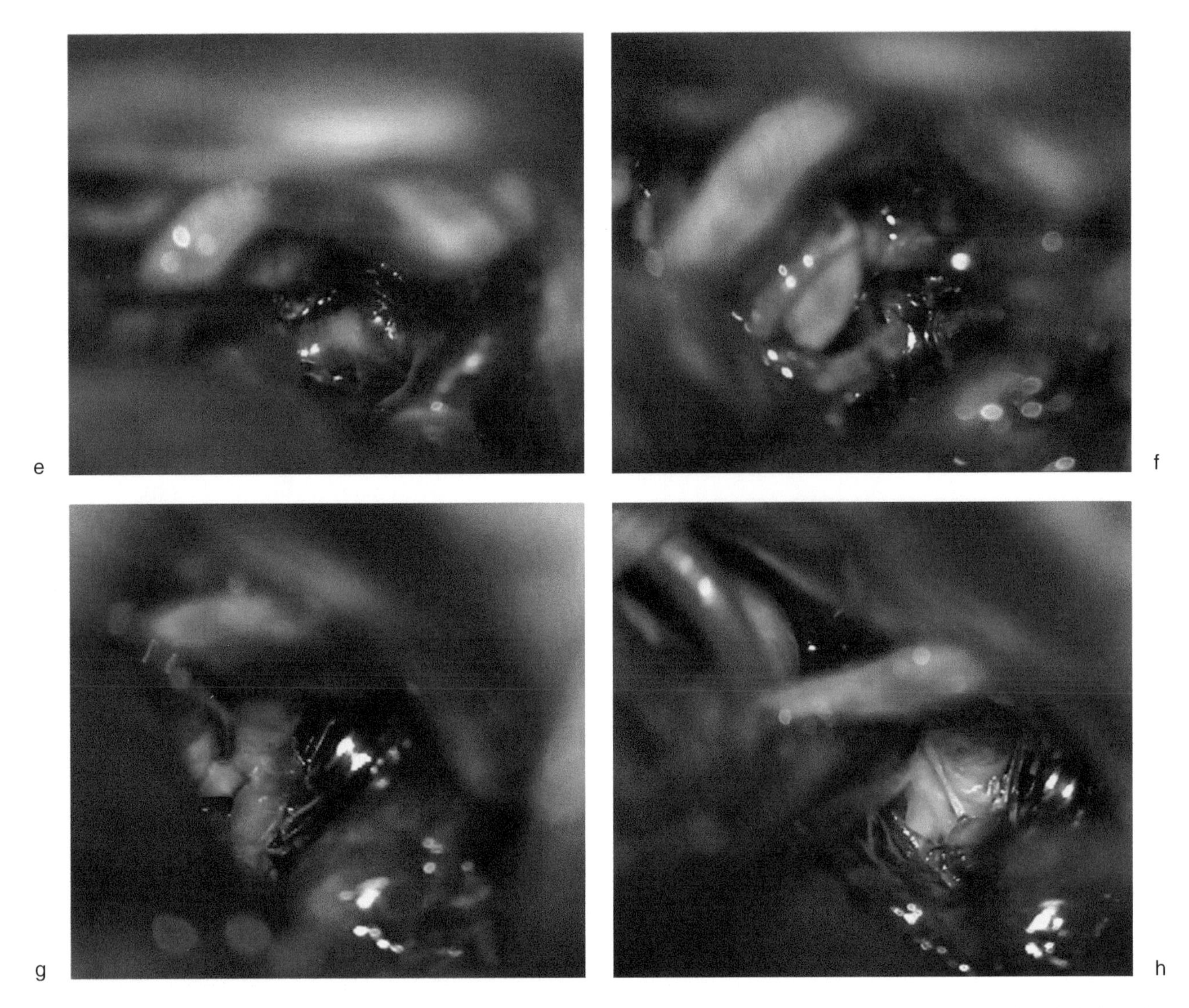

图 16-20(续) (e)来自小脑上动脉的供血动脉沿小脑幕走行,经过三叉神经上三角,手术将其分开。(f)供血动脉动脉瘤位于第7、8颅神经内侧。(g)夹闭传入动脉。(h)岩上静脉不再动脉血化(显微剪刀和动脉瘤夹之间),原位阻断动静脉畸形。

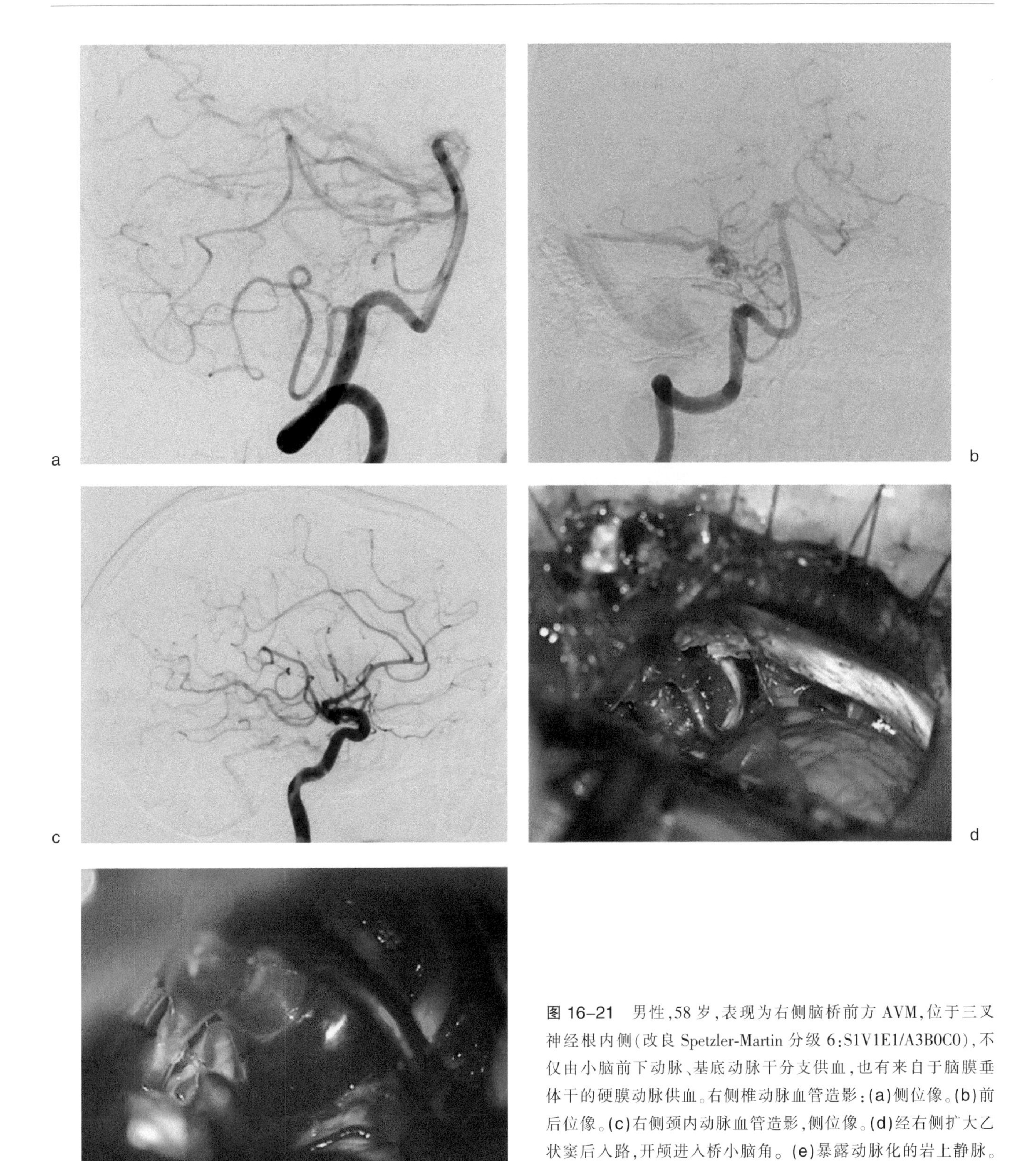

图 16-21 男性,58岁,表现为右侧脑桥前方AVM,位于三叉神经根内侧(改良Spetzler-Martin分级6:S1V1E1/A3B0C0),不仅由小脑前下动脉、基底动脉干分支供血,也有来自于脑膜垂体干的硬膜动脉供血。右侧椎动脉血管造影:(a)侧位像。(b)前后位像。(c)右侧颈内动脉血管造影,侧位像。(d)经右侧扩大乙状窦后入路,开颅进入桥小脑角。(e)暴露动脉化的岩上静脉。(待续)

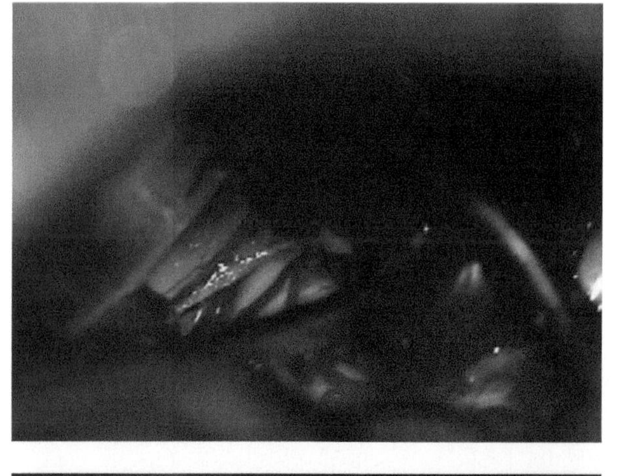
f

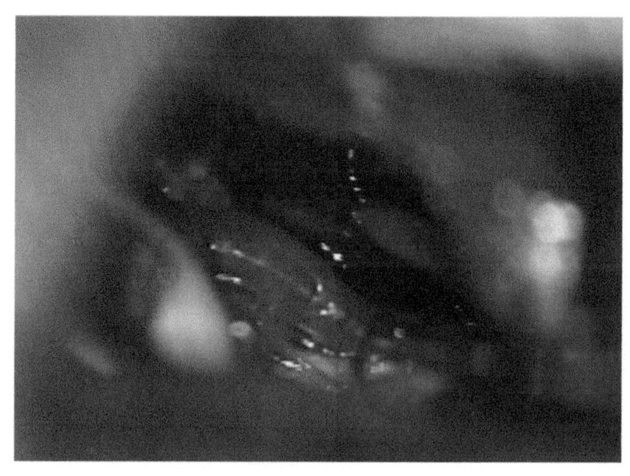
g

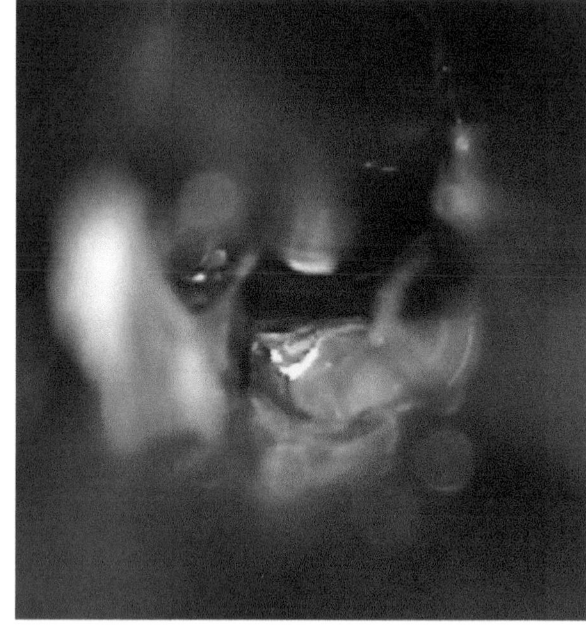
h

图 16-21(续) (f)在引流静脉内侧,沿小脑幕切迹可见滑车神经。(g)在三叉神经下三角,可见来自于小脑前下动脉的供血动脉,将其分开。外展神经在供血动脉内侧进入 Dorello 管(吸引器尖端)。(h)虽然经三叉神经下三角阻断 2 支额外的供血动脉,但是 AVM 仍有硬膜动脉供血。在不损伤三叉神经的情况下,难以离断硬膜动脉,AVM 不完全阻断。术后,行放射外科治疗。

a 外科医生视野

b AVM 六面体

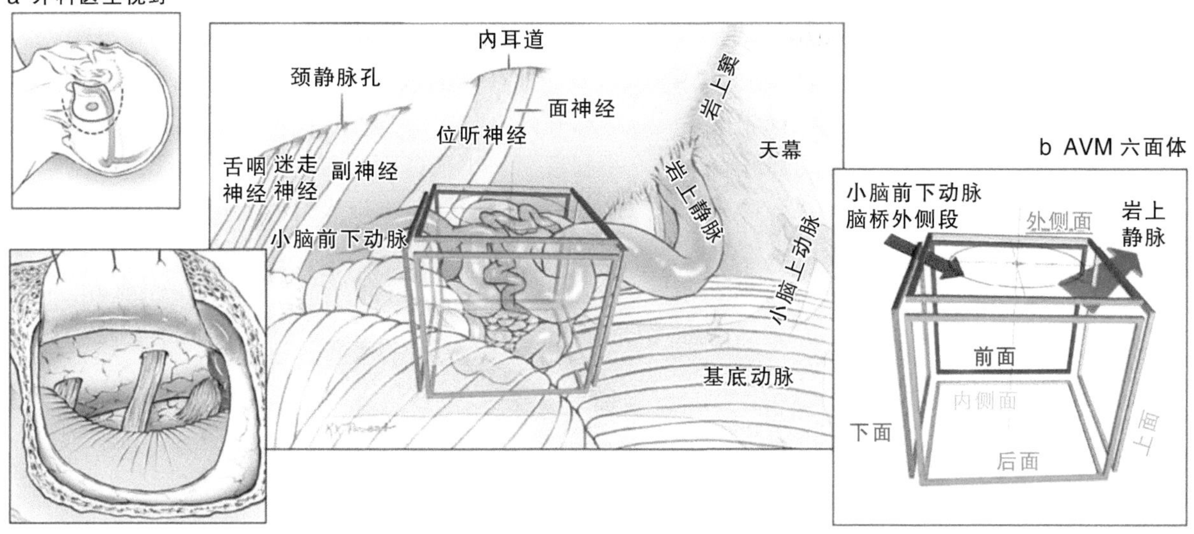

c 外科医生视野

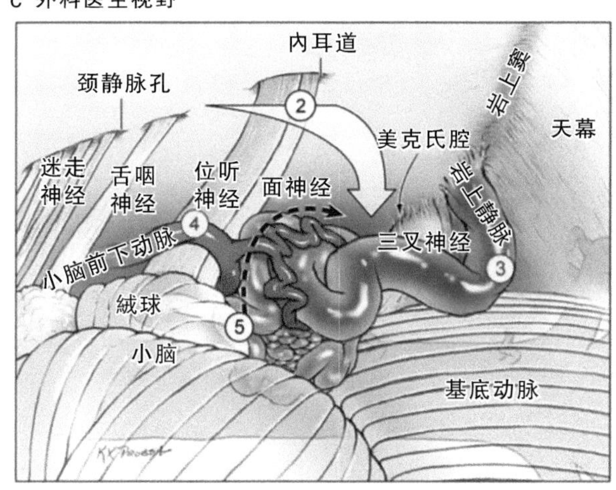

d 上面观

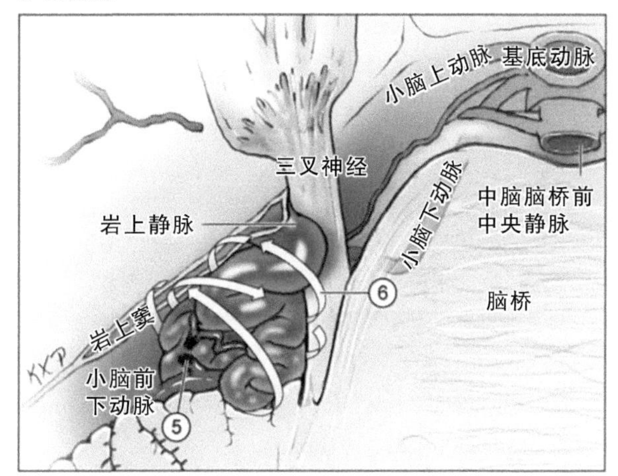

e 外科医生视野

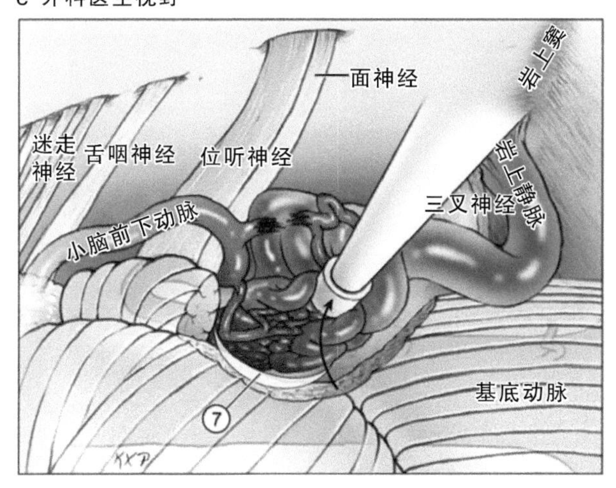

图 16–22 脑桥外侧 AVM 切除策略。(a)第 1 步，扩大乙状窦后开颅，乳突部分切除，显露乙状窦轮廓，暴露 AVM。外科医生视野，上面插图示头皮切口(虚线)、骨瓣切口(实线)和 AVM(紫色圆)；下面插图显示硬膜瓣向前牵拉暴露的乙状窦。(b)AVM 六面体显示，由小脑前下动脉 a1 段和 a3 段分支供血，静脉引流至岩上静脉，邻近三叉神经、面神经和前庭蜗神经。(c)第 2 步，经脑桥小脑角池到达 AVM。第 3 步，辨认外侧向上引流的静脉(SPetrV)。第 4 步，在三叉神经下三角，确认来自于小脑前下动脉的供血动脉。第 5 步，离断三叉神经与第 7、8 颅神经之间的内侧面供血动脉(外科医生视野)。(d)第 6 步，在小脑内环切病灶外侧面、上面和下面边缘(“后开门”技术，脑桥和后颅窝上面观)；(e)第 7 步，松解 AVM，向前牵拉，沿桥臂分离 AVM 后面，沿脑桥分离内侧面(外科医生视野)。

延髓前方 AVM 切除

对于延髓前方 AVM 来说，只有当畸形破裂后，才形成血肿，从后面打开一条手术通路，这样才可经第四脑室进入切除病灶，否则延髓前方动静脉畸形很难切除。当然，这个位置的巨大血肿足以致命而且不适宜手术；在笔者的经验中，只有 1 例手术。暴露 AVM 可选枕下开颅或枕下联合远外侧开颅（图 16-24，第 1 步）。枕下开颅术，患者俯卧位，颈部屈曲至可从胸骨柄向颏下塞入 2 指，开放枕颈夹角。软组织切开，包括中线皮肤线形切开、Y 形切开颈筋膜形成三叶便于行不漏水严密缝合、T 形切开肌肉向外下移开棘突旁肌肉。枕下开颅和 C1 椎板切除可显露小脑后面、小脑扁桃体和枕大池，引流枕大池脑脊液，打开小脑延髓裂，进入第四脑室（第 2 步）。经第四脑室底吸除血肿，到达延髓前部。MAMedV 在中线血肿腔深部引流 AVM，也可能位于病灶前方，在切除病灶前看不到（第 3步）。两侧椎动脉分支从椎动脉

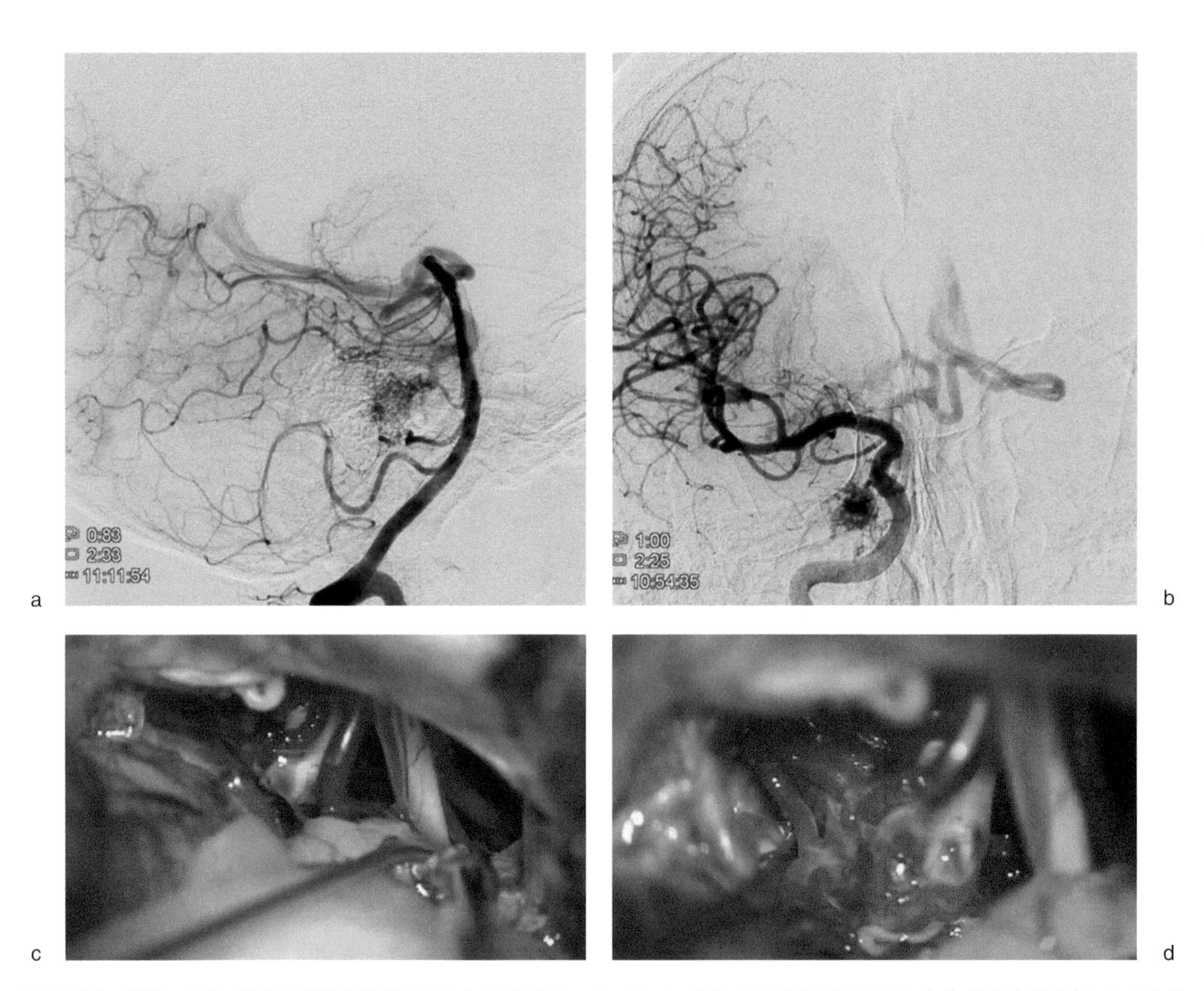

图 16-23 男性，75 岁。远离右侧脑桥外侧 AVM 出血（改良 Spetzler-Martin 分级 6：S1V1E1/A3B0C0），与先前的病例相似，由小脑前下动脉供血和源自脑膜垂体干的硬膜动脉供血。基底动脉分支存在供血动脉动脉瘤。（a）右侧椎动脉血管造影（侧位像）。（b）右侧颈内动脉血管造影，前后位像。（c）经右侧扩大乙状窦后开颅到达 AVM，暴露第 5 和第 7、8 颅神经（分别在吸引器、剥离子尖端）、第 9 颅神经（吸引器尖端右侧）。（d）动静脉畸形包绕三叉神经根，但大部分位于其外侧。（待续）

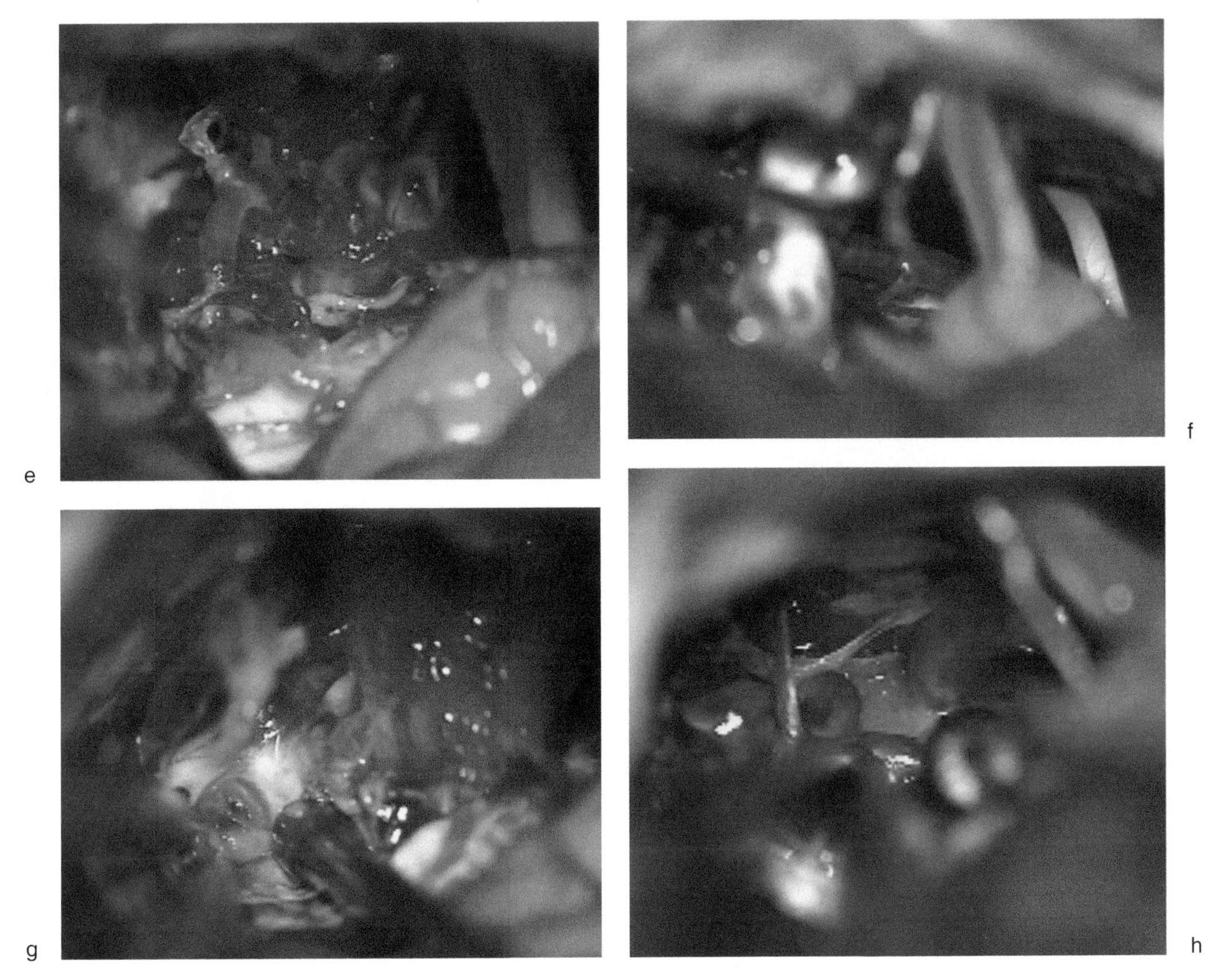

图 16-23(续) (e)沿动静脉畸形外侧缘切开软膜,阻断小供血动脉。(f)经三叉神经下三角阻断较大的来自于小脑前下动脉的供血动脉。注意第6颅神经在第7、8颅神经之下(右侧)进入 Dorello 管。(g)在外侧切开脑实质,进入先前出血形成的血肿腔内,确定病变上缘。(h)动静脉畸形切除后,经三叉神经下三角可见基底动脉干和小脑前下动脉起始部。

后内侧缘发出,沿着病灶前外侧缘走行供血于 AVM(第4步)。从前方病灶对侧处理 AVM 供血动脉和引流静脉,是控制术中出血的诀窍;而吸除血肿会引起出血,因为触及了动静脉畸形。因为进入病灶的角度与病灶平行,很难明确掌握动静脉畸形的解剖结构,在血肿腔内环切病灶,应注意外侧缘的供血动脉(第5步)。向前扩大环切至延髓前池(第6步)。向下牵开 AVM,在前缘深部切断供血动脉与椎基底动脉结合部的连接(第7步)。作者行一例延髓前方动静脉畸形切除术因为术中出血凶猛而令人印象深刻;幸运的是,出血将病灶与附着的延髓分开,并推挤锥体束和旁正中的颅神经核至侧方,令人惊奇的是患者最后恢复良好(图 16-25)。

延髓外侧 AVM 切除

延髓外侧 AVM 可经远外侧开颅显露(图 16-26,第1步),患者 3/4 俯卧位("公园长椅位"),头屈曲,下颏至胸骨柄,远离病变方向旋转 45°使鼻子朝向地面,侧方向下屈曲。取"曲棍球棍形"头皮切口,沿中线项韧带和上项线下切开,向下松解棘旁肌肉。游离骨瓣,包括 C1 椎板切开、枕骨外侧切除和枕髁切除,枕髁切除能减少其体积,使翻向枕髁的硬膜瓣完全变平,消除了手术向下到达椎动脉的阻挡。切开枕大池蛛网膜释放脑脊液,打开小脑延髓池,辨认椎动脉

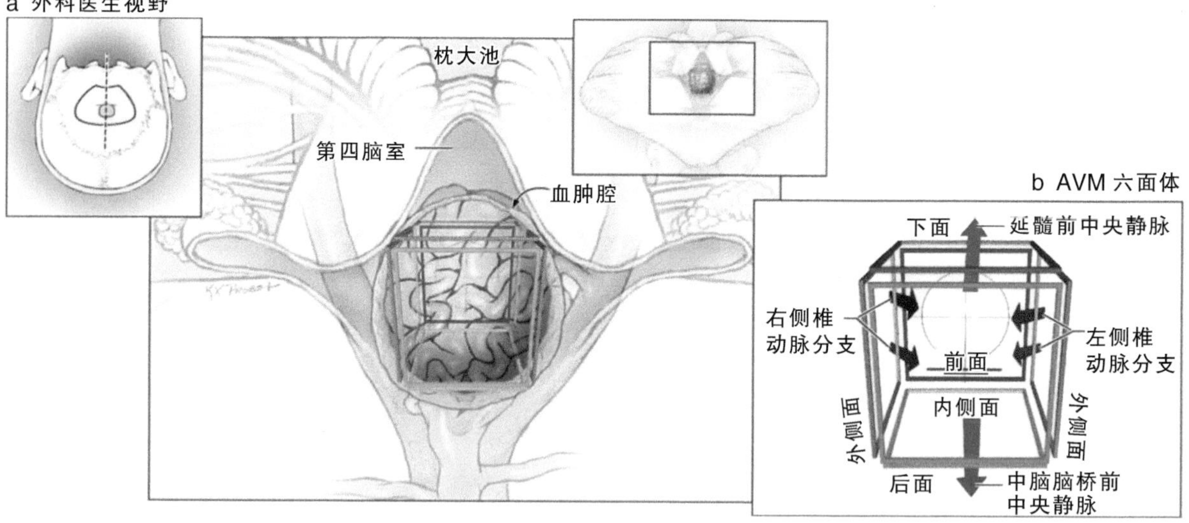

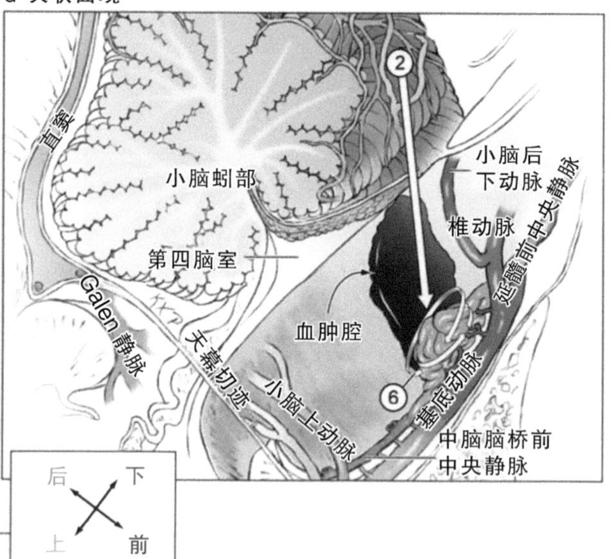

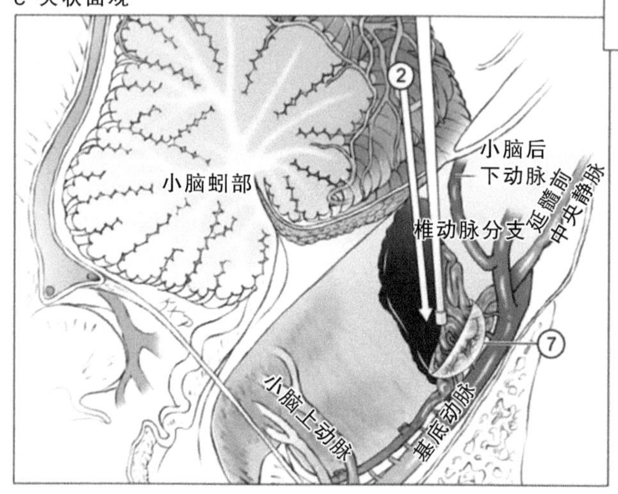

图 16–24 延髓前方 AVM 切除策略。(a)第 1 步，枕下开颅经脑室入路显露 AVM。外科医生视野，患者俯卧位，左上插图显示头皮切口(虚线)、骨瓣切口(实线)和 AVM(紫色圆)。(b)AVM 六面体显示，由椎动脉远端和椎基底动脉结合部供血，静脉引流至中线(MAMedV 和 MAPonMesV)。(c)第 2 步，在小脑扁桃体间进入第四脑室，吸除血肿，经血肿腔到达 AVM。第 3 步，引流静脉可能位于病灶前方，在病灶切除前看不到。第 4 步，辨认来自于椎动脉远端的供血动脉。第 5 步，离断两侧前外侧面的供血动脉(外科医生视野)。(d)第 6 步，向前环切进入延髓前池(矢状面观)。(e)第 7 步，向下牵开 AVM，从椎基底动脉结合部，分离供血动脉并分离引流静脉 MAMedV(矢状面观)。

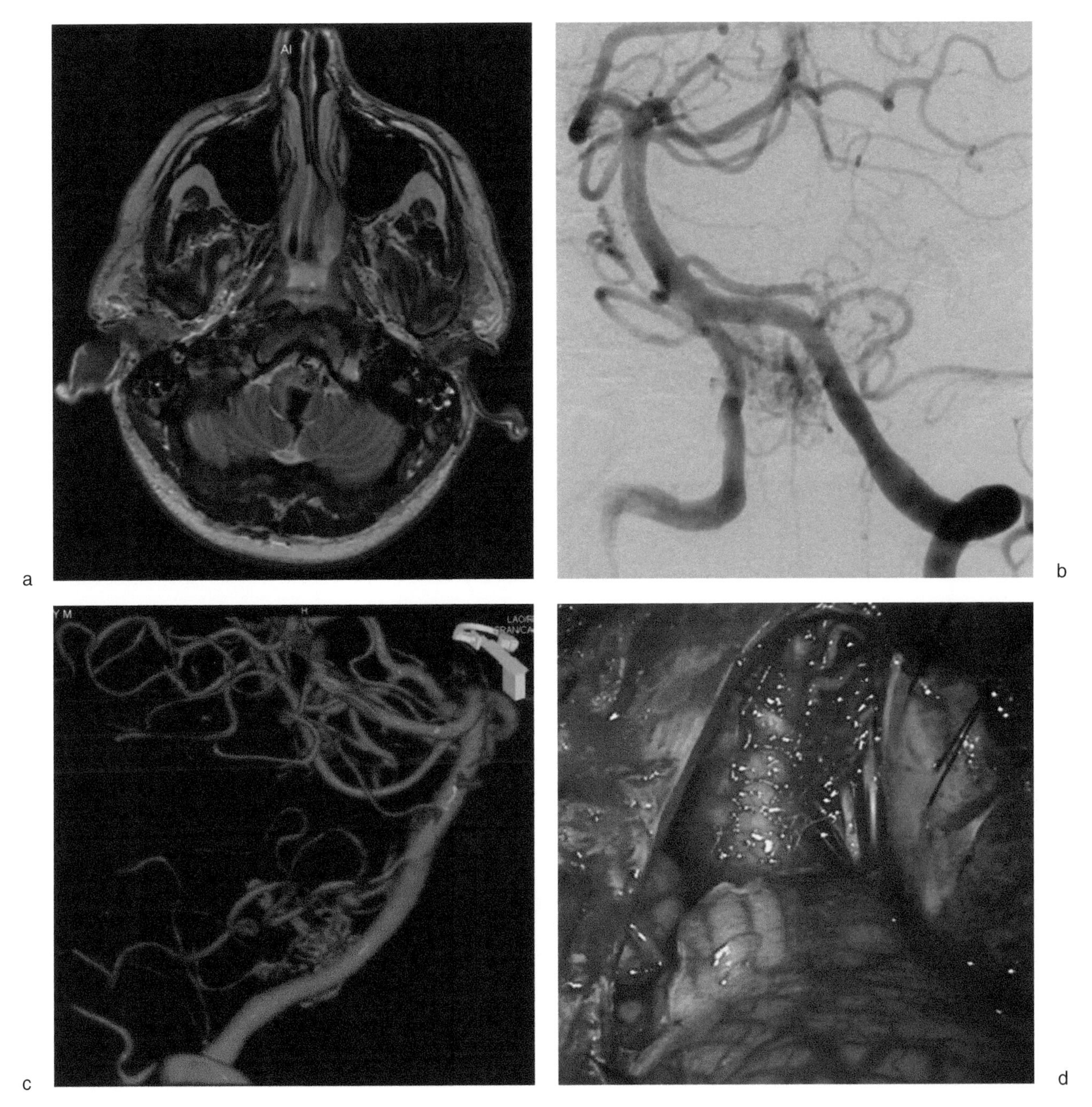

图16-25 男性,45岁。延髓前方AVM(改良Spetzler-Martin分级6:S1V1E1/A3B0C0),延髓内出血向后扩展至第四脑室。(a)T2-MRI加权轴位像:AVM由双侧椎动脉分支供血(左侧多于右侧),难以栓塞,经MAMedV引流。(b)左侧椎动脉造影,前斜位像,(c)3D旋转血管造影,侧位像。(d)枕下远外侧开颅,显露左侧椎动脉和第四脑室。(待续)

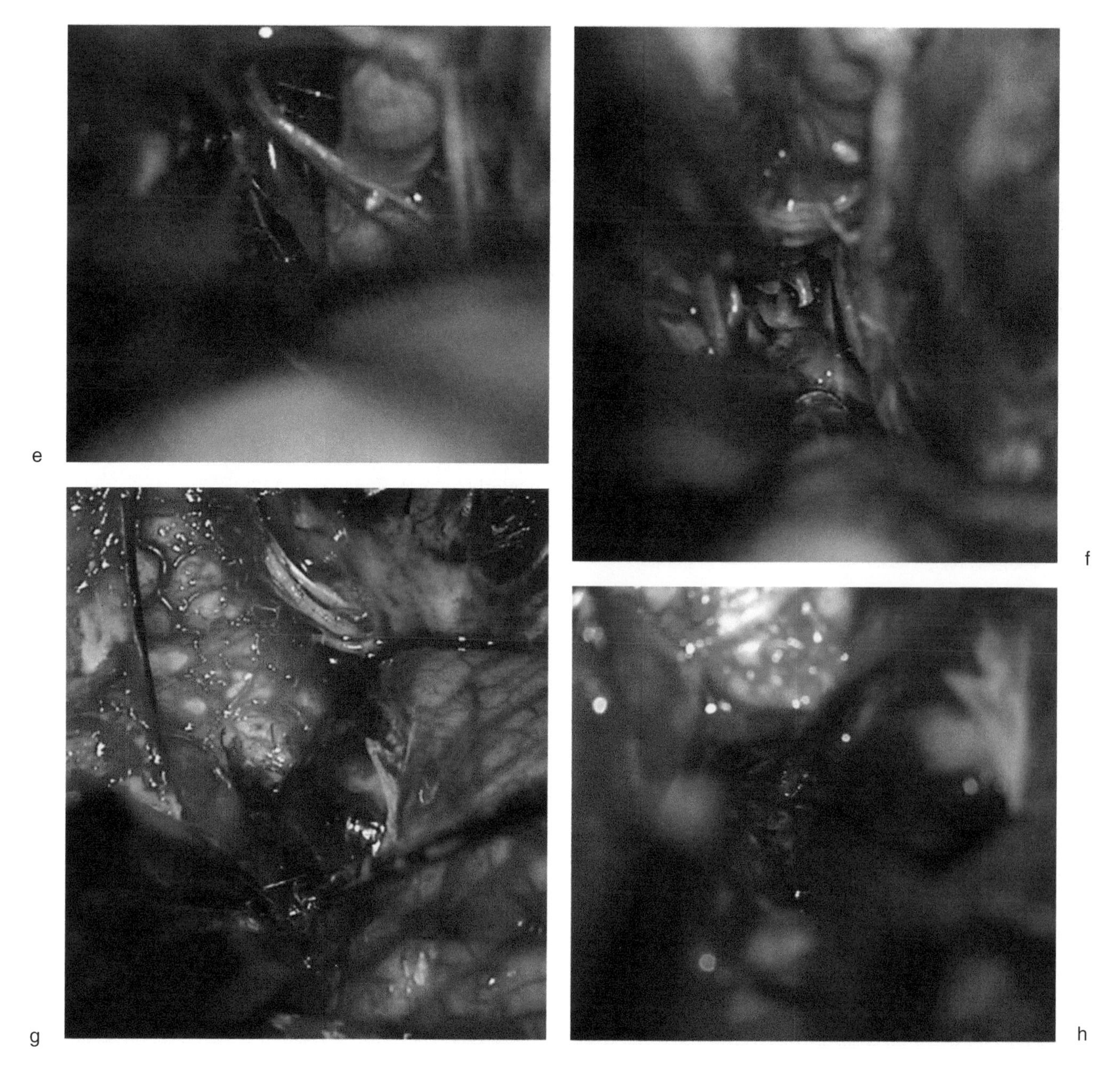

图 16-25(续) (e,f)沿椎动脉向前,在延髓附近辨认并电凝供血动脉。(g)离断外侧面血供后,经第四脑室底进入血肿腔,吸除血肿。(h)环形切除动静脉畸形。病灶完全切除,术后患者症状显著改善。

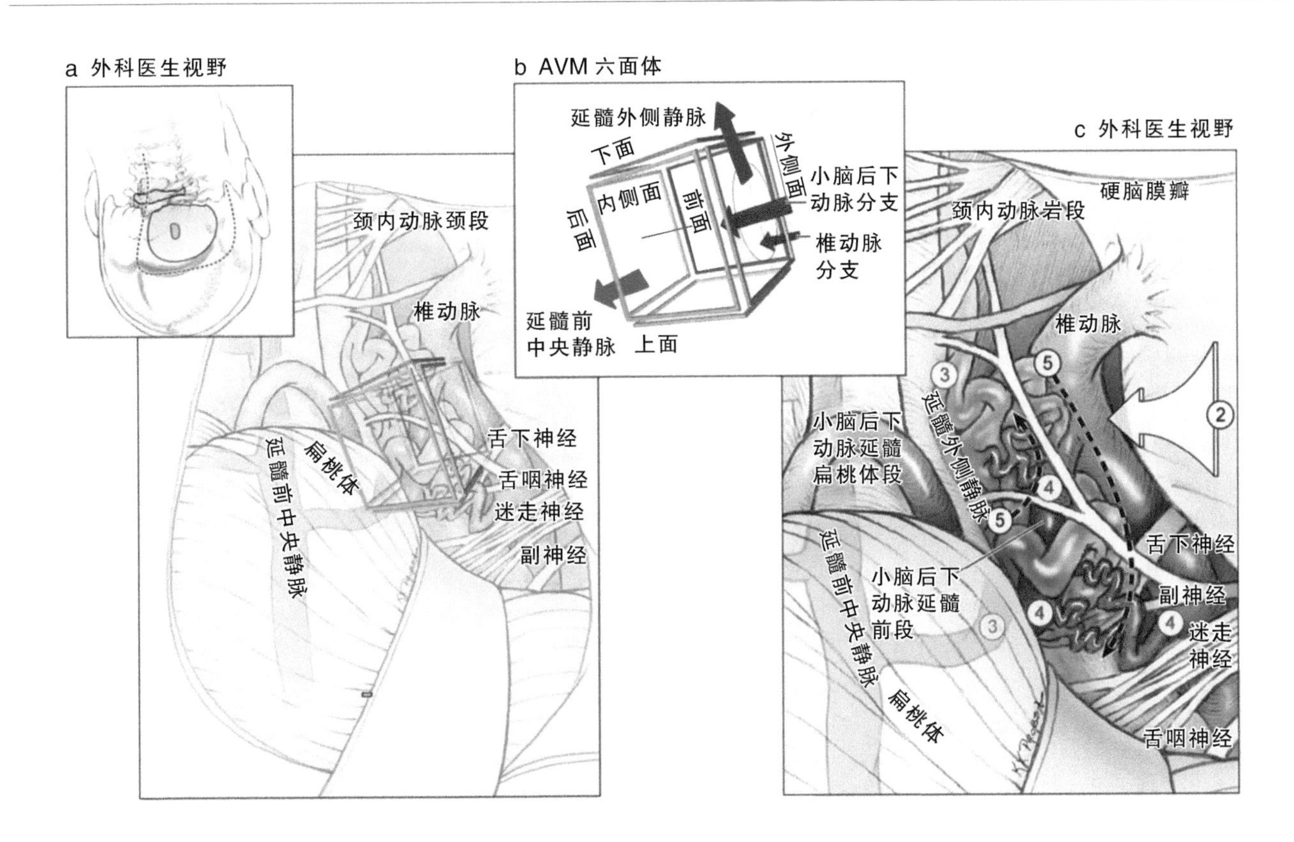

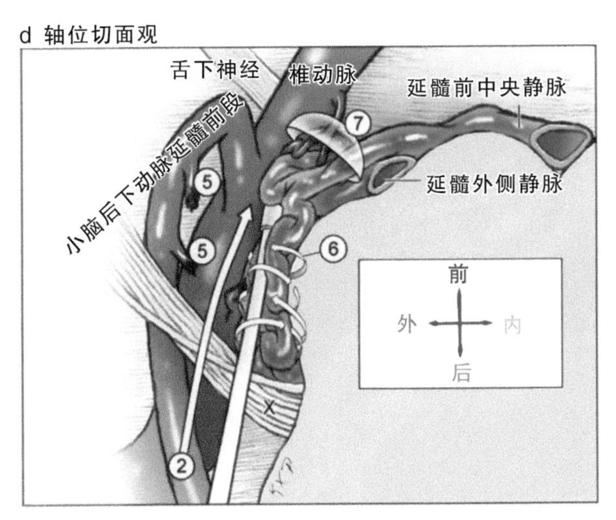

图 16–26　延髓外侧 AVM 切除策略。(a)第 1 步，远外侧开颅显露 AVM。外科医生视野，患者“公园长椅位”，插图显示头皮切口(虚线)、骨瓣切口(实线)和 AVM(紫色圆)。(b)AVM 六面体，显示 AVM 由椎动脉近端和小脑后下动脉供血，静脉引流至内侧和外侧，接近于后组颅神经。(c) 第 2 步，打开枕大池，分离迷走副神经、舌下神经上和舌下神经下三角。第 3 步，辨认外侧引流静脉(LMedV)。第 4 步，确认来自于椎动脉和小脑后下动脉的供血动脉。第 5 步，分离椎动脉和小脑后下动脉并离断外侧面的供血动脉，保留远端引流(外科医生视野)。(d)第 6 步，在小脑延髓池内，沿软膜缘环切。第 7 步，向内侧牵开 AVM 远离椎动脉，以便离断深部动脉连接，可见到向前引流的静脉 MAMedV(轴位切面观)。

进入硬膜处，切开覆盖其上的齿状韧带，分开小脑延髓裂，抬高小脑扁桃体(第 2 步)，打开迷走副神经三角以明确第 9、10、11 颅神经走行；并且在这个三角内能辨认出舌下神经根，将其分为舌下神经上三角和舌下神经下三角。延髓外侧面 AVM 位于延髓外侧表面，与后组颅神经缠绕在一起。确认向外侧引流的 LMedV，监测 AVM 阻断情况；但是直到最后，尚不能见到向内侧引流的 MAMedV(第 3 步)。供血动脉起源于椎动脉进入硬膜处和椎基底动脉结合部(V4 段)之间的后外侧壁，以及小脑后下动脉近端的分支(p1 和 p2 段，第 4 步)。在 AVM 外侧缘阻断供血动脉，解剖分离椎动脉以保留延髓穿支营养动脉和保证基底循环正常(第 5 步)。总结笔者所有的延髓外侧 AVM 手术经验，均行软膜环切术而不侵及脑实质(第 6 步)；向内侧延髓方向牵拉 AVM，以远离椎动脉，有助于发现椎动脉更远端的残留供血动脉和向前引流至 MAMedV 的静脉 (第 7 步)。三分之二的 AVM 能够完全从延髓和后组颅神经上分离出来并切除，剩下的三分之一原位阻断；电凝引流静脉前，行吲哚菁绿(ICG)术中血管造影确认动静脉分流中断(图 16-27 和图16-28)。

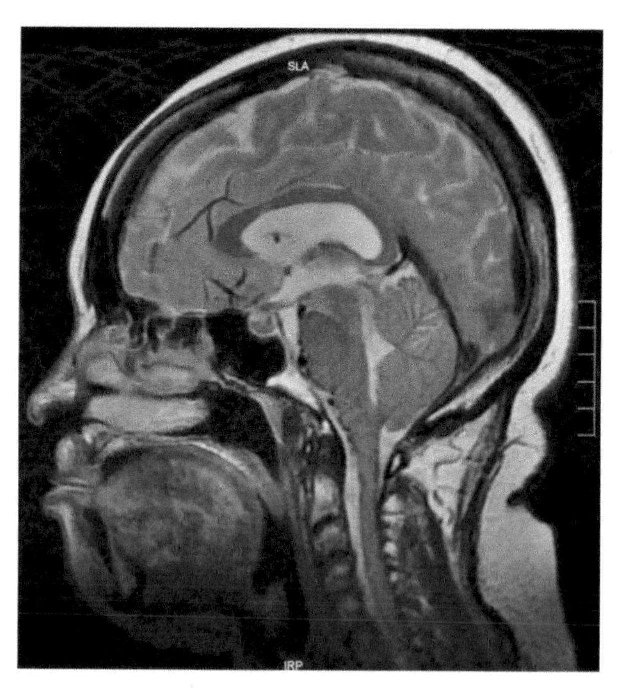

a

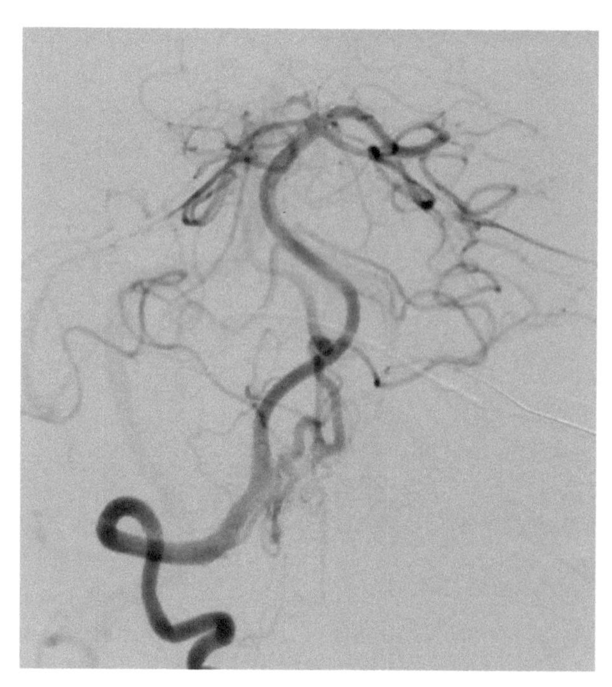
b

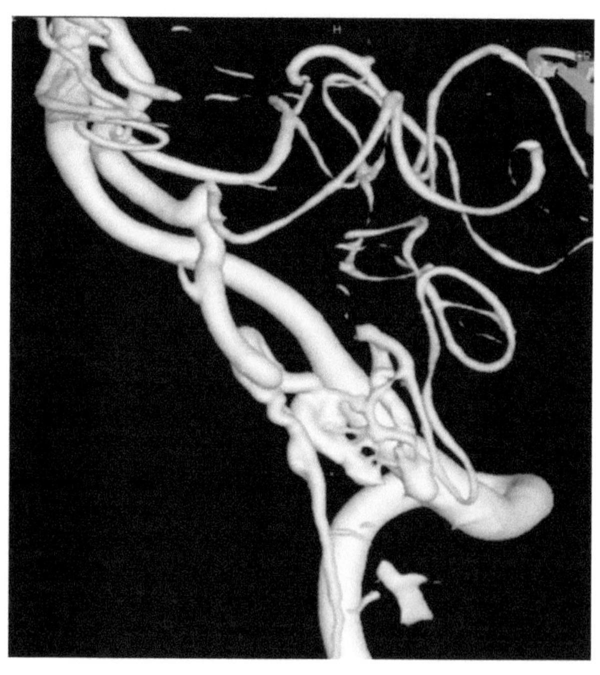

c

图 16-27 55 岁，女性，延髓右侧动静脉畸形出血进入脑室(改良 Spetzler-Martin 分级 6:S1V1E1/A3B0C0)，病灶位于延髓软膜表面，前方的引流静脉扩张。(a)矢状位 T2-MRI 加权相。AVM 由 PICA 分支和 AntSpA 供血，经 MAMedV 引流。(b)右侧椎动脉造影、前后位像。(c)3D 旋转血管造影，侧位像。(待续)

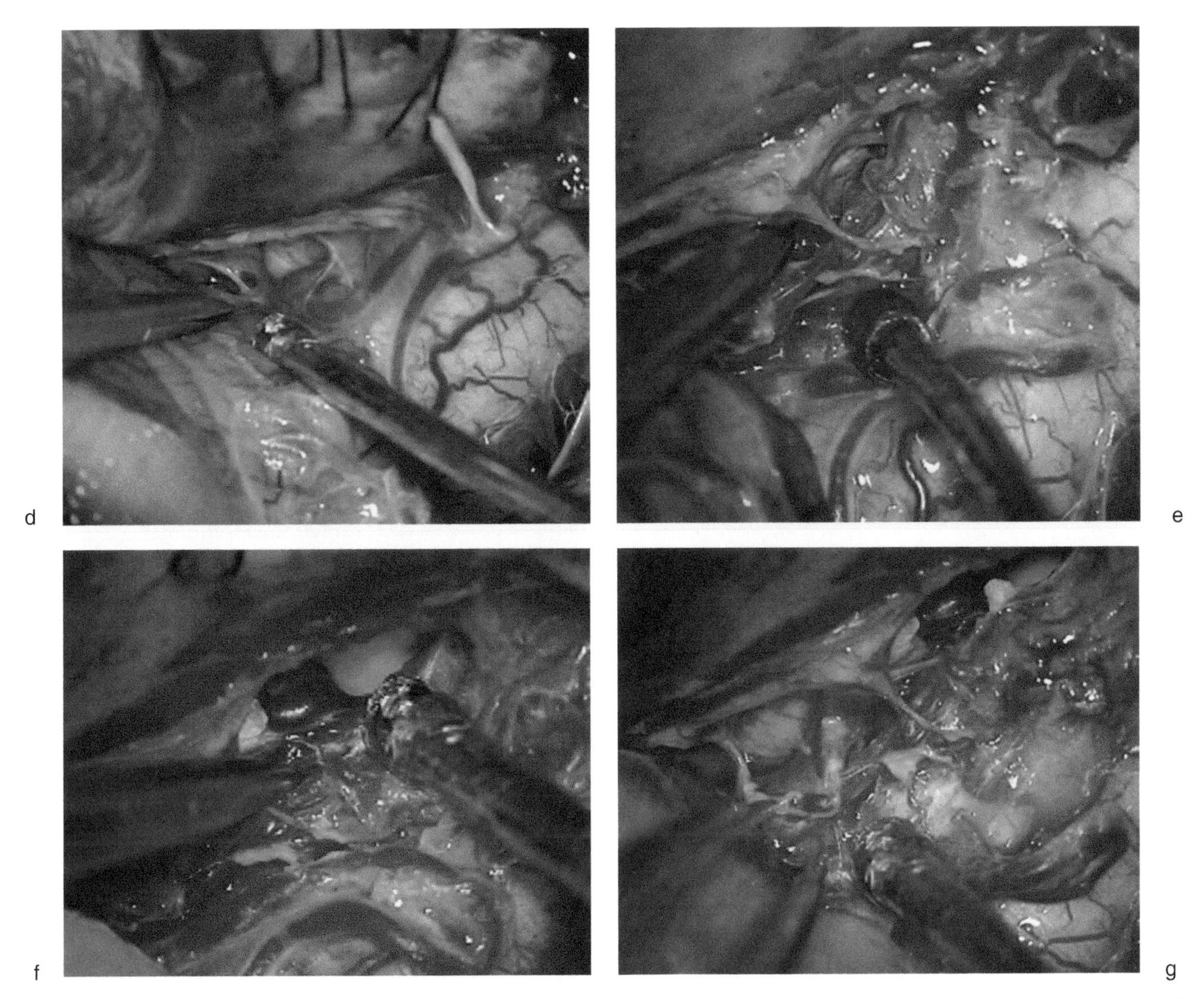

图 16-27(续) (d)右侧远外侧开颅,扩大枕髁切除,显露小脑延髓裂和延髓外侧。(e)AVM位于延髓外侧软膜表面。(f)AVM向下延伸至颈髓。(g)PICA起源于右侧椎动脉近端,在第11颅神经下方可见,发出分支至AVM。(待续)

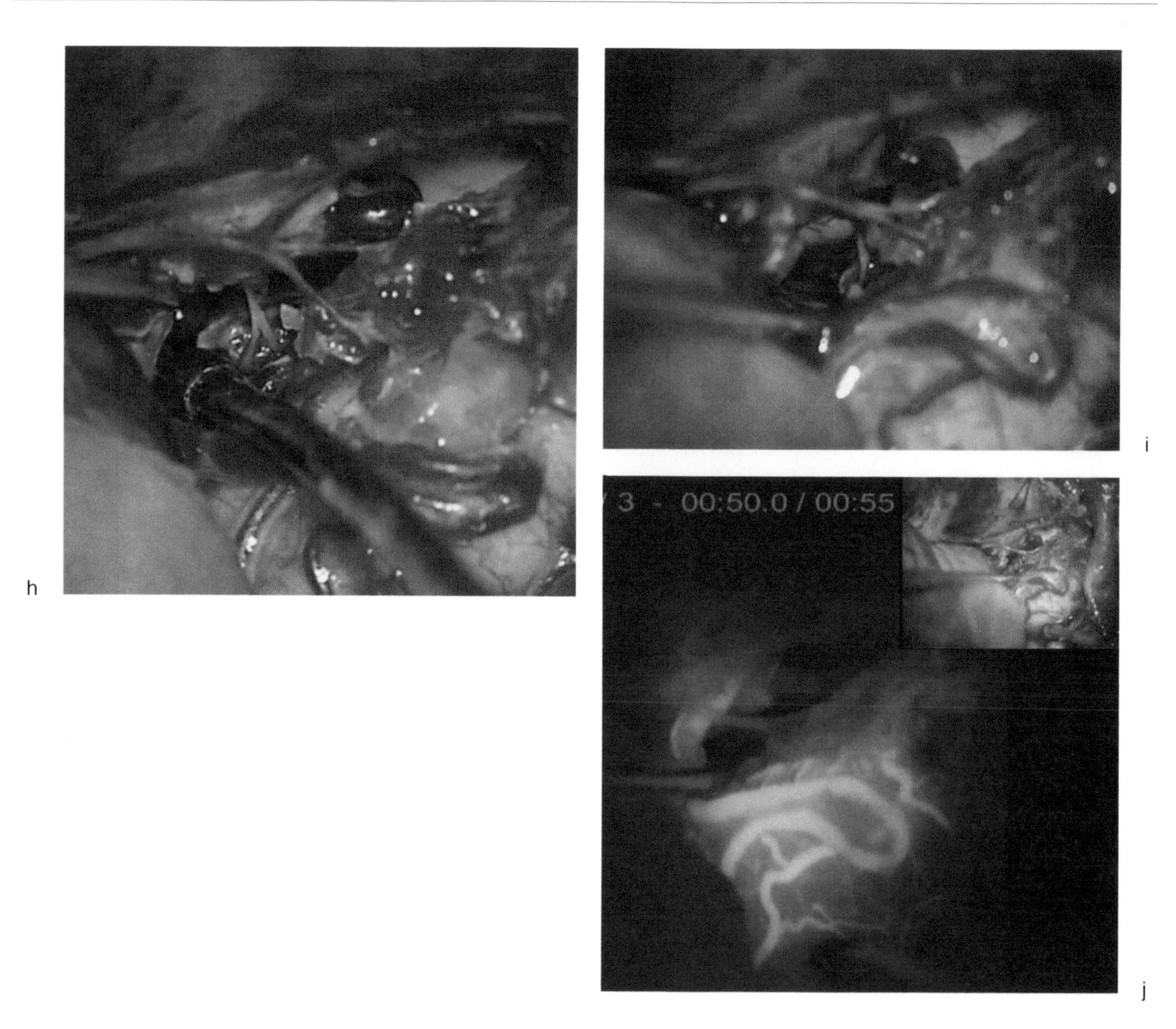

图 16-27(续)　(h)离断这些分支动脉后,将PICA从AVM上分离出,用剥离子向外牵拉PICA。(i)在延髓前表面可见MAMedV变暗。(j)术中吲哚菁绿血管造影,确认动静脉分流消失。行AVM原位阻断,血管造影证实完全阻断。

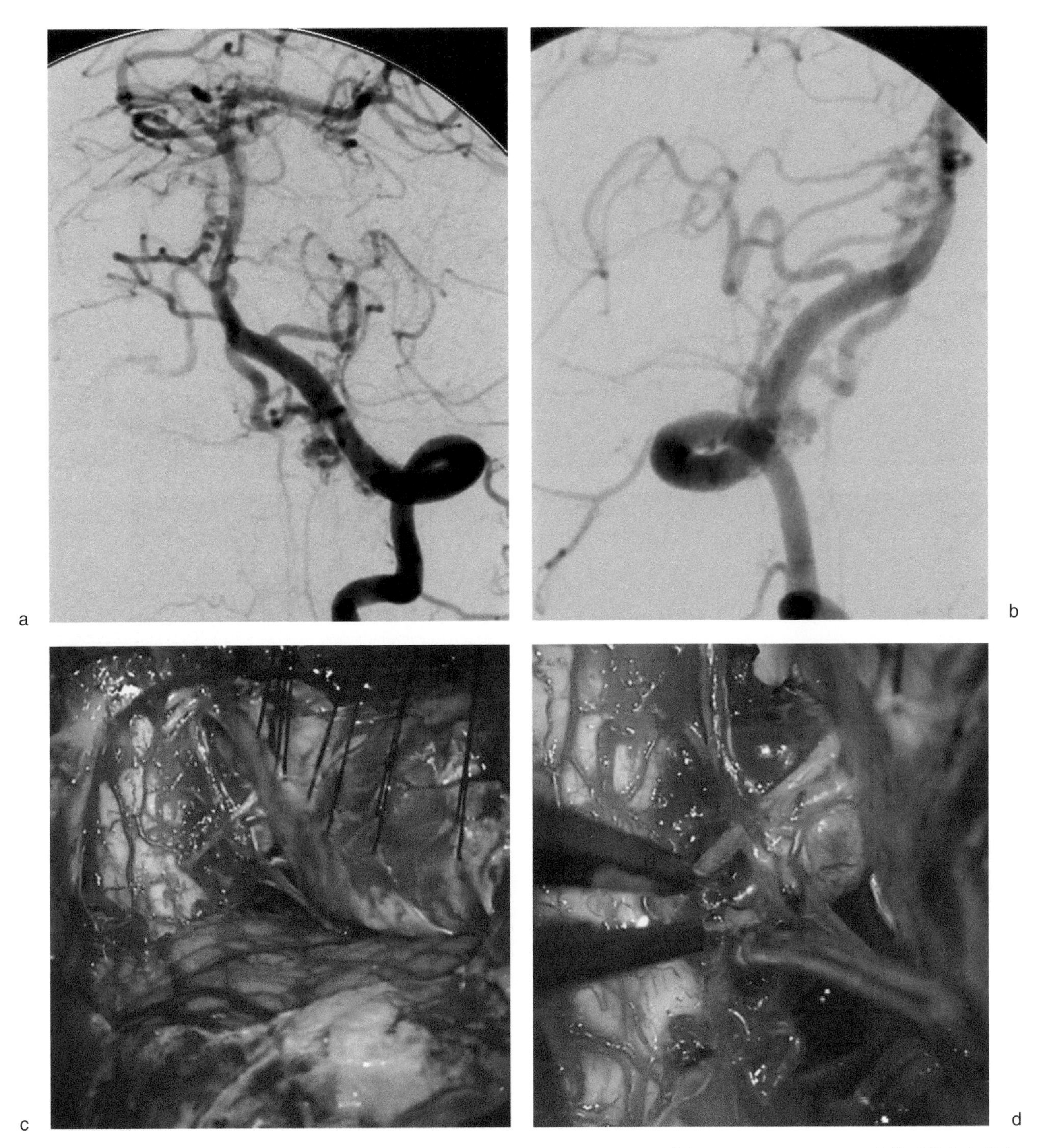

图 16–28　男性，55 岁。延髓左侧动静脉畸形蛛网膜下隙出血（改良 Spetzler-Martin 分级 6：S1V1E1/A3B0C0），由椎动脉分支供血，经 MAMedV 引流。左侧椎动脉造影：(a)前后位像。(b)侧位像。与之前病例不同，该患者为 AICA–PICA 共干，不参与 AVM 供血。(c)左侧远外侧开颅显露 AVM。(d)电凝直接发自于椎动脉的供血动脉。（待续）

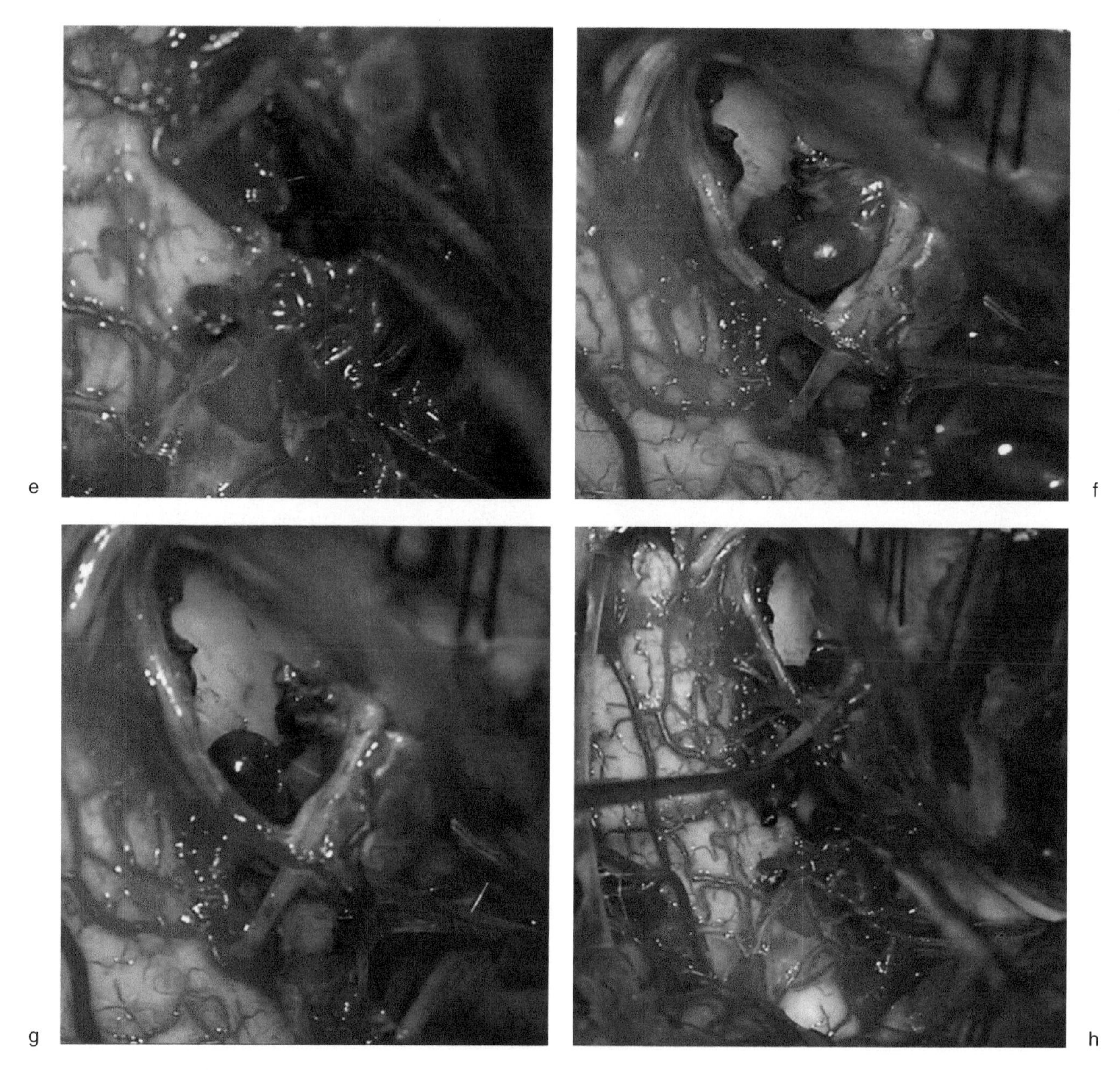

图 16-28(续) (e)牵拉椎动脉远离 AVM。(f)主要供血动脉发自于椎动脉进入硬膜处、C1 神经根之下和第 11 颅神经外侧。(g)电凝。(h)分离供血动脉,MAMedV 变暗,原位阻断病灶,经术中实时吲哚菁绿血管造影和术后常规血管造影确认。

■结论

脑干动静脉畸形与其他深部动静脉畸形一样令人恐惧,许多神经外科医生认为其不可手术;但是脑干动静脉畸形出血率高于幕上动静脉畸形(估计年出血率为 15%),所以保守治疗困难。另外,由于脑干对放射线敏感,所以与其他部位不同,脑干 AVM 不适宜放射治疗。手术不是理想的选择,尤其是脑干前 AVM,因颅底阻挡难以到达;但是对于脑干外侧面 AVM,特别是脑桥和延髓外侧的 AVM 亚型,能够经扩大乙状窦后入路和远外侧入路充分显露,这些患者预后良好。脑桥外侧 AVM 是可以切除的,对于证明太危险而不能切除者,原位阻断术也是一种安全的选择。原位阻断术的完全切除率较低,虽然是一种保守方法,但相对于单独观察或放射治疗来说,这种方法显然更好。脑干动静脉畸形的原位不全阻断,通常会使其成为更小的靶点。联合放射治疗时,采用的放射剂量要比未手术者小,也可能取得完全消除病变的效果。

(张洪俊 译)

第17章 小脑动静脉畸形

■ 显微手术解剖

小脑

小脑由两个半球组成，在中线通过小脑蚓部联结而成（图 17-1）。小脑有三个面：枕下面、天幕面和岩骨面。每个面通过一个大的裂隙分开，并根据其面来命名：枕下裂、天幕裂和岩骨裂。天幕面的半球部分由方形小叶、单小叶、上半月小叶组成。天幕面经天幕裂（原裂）分为前、后两部分。在小脑半球上，这一裂隙将方形小叶和单小叶分开，而在小脑蚓上将山顶和山坡分开。斜坡后裂将单小叶和上半月小叶分开。

枕下面的半球部由上半月小叶、下半月小叶、二腹叶和扁桃体组成。枕下面主要由枕下裂分为上部和下部。枕下裂的小脑蚓部称为锥体前裂，而半球部分称为二腹前裂。枕下面上的小裂隙包括上半月小叶和下半月小叶之间的岩骨裂（水平裂）和扁桃体二腹小叶之间的裂，其中水平裂是岩骨面主要裂的延伸。上小脑蚓位于枕下面一个深的纵向凹陷中，被称为后小脑切迹，同时也包含小脑镰。小脑下蚓部在这个切迹的中线上形成后皮质面。相反，小脑上蚓是小脑的最高点，覆盖了直窦下面的空间，而直窦是天幕和大脑镰相交的地方。小脑上蚓从前方顶点斜向下至小脑后切迹。小脑蚓面的小脑幕部分包括（从前到后）山顶、山坡和小叶。小脑蚓表面的枕下部分包括

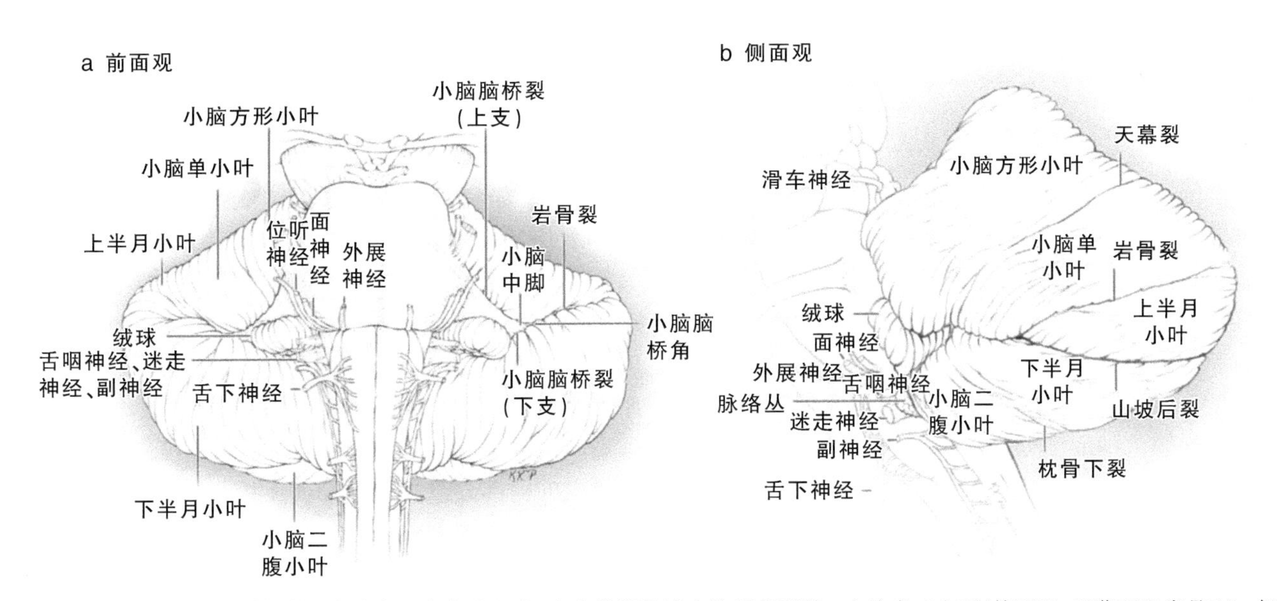

图 17-1 小脑显微外科解剖。小脑由两个半球组成，在中线部通过小脑蚓部联结。小脑有三个面（枕下面、天幕面和岩骨面）；每个面通过一个主要裂隙分开，并根据其面来命名（枕下裂、天幕裂和岩骨裂）。(a)前面观（岩骨面）。(b)侧面观（天幕面、枕下面和岩骨面）。（待续）

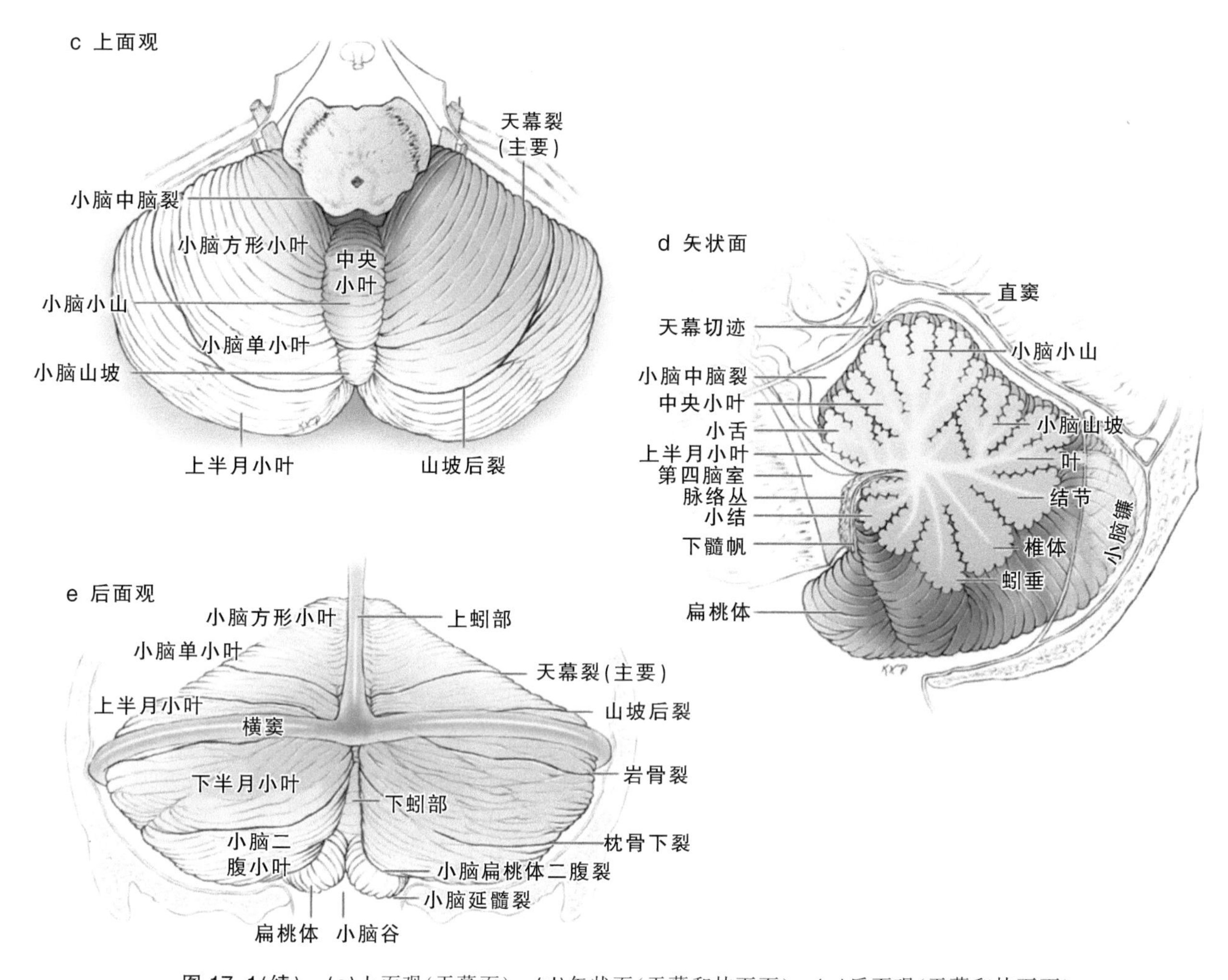

图 17–1(续) (c)上面观(天幕面)。(d)矢状面(天幕和枕下面)。(e)后面观(天幕和枕下面)。

(从上到下)结节、锥体、蚓垂和小结。小结位于蚓垂的深部。

扁桃体是小脑半球内面的卵形结构,通过扁桃体脚连接于小脑上外侧。扁桃体其余面不与其他结构相连,包括下极和小脑延髓池的后面。扁桃体前方相对于髓质后面,被小脑延髓裂隙分开。扁桃体内侧相对,由通向第四脑室的间隙分隔。上扁桃体的腹侧面向第四脑室下半部,由脉络组织、下髓帆和结节组成。扁桃体二腹小叶裂将扁桃体外侧与半球分隔开。

小脑岩骨面于颞骨岩骨后面,并由岩骨裂(水平裂)分为上部和下部,水平裂延伸至上半月小叶和下半月小叶间的枕下面。桥小脑角区是岩骨和脑桥、小脑的V形交叉口,在脑桥和小脑中脚附近的半球小叶形成后者。桥小脑角的上支和下支在脑桥小脑角外侧的顶点处相交,构成岩骨裂隙前部的末端。岩骨面由四方小叶的前缘、单小叶、半月小叶和二腹小叶及绒球小叶组成。不像其他两个面,由于第四脑室的介入,岩骨面的两部分没有通过蚓部连接起来。位于第四脑室上方的小脑蚓部前部是小舌、中央小叶和山顶,位于下方的是蚓结节和蚓叶。

动脉

供应小脑 AVM 的供血动脉是小脑动脉皮层支：s4 小脑上动脉(SCA)、a4 小脑前下动脉(AICA)和 p4 及 p5 小脑后下动脉(PICA)(图 17-2)。SCA 的 s3 段从小脑中脑间隙向上延伸至小脑幕面的前缘,并在前缘处分叉形成腹侧支和尾支。腹侧支供血小脑上蚓部,而尾支供血小脑半球表面。

在出小脑中脑间隙并形成皮层支之前,这些分支(尤其是上部干支) 可发出多达 8 支的小脑前动脉供应齿状核和小脑深部核,并形成深穿支供应大型小脑动静脉畸形,或在小脑中变成“红色魔鬼”,在深面很难电凝。皮层支分为半球(内侧、中间和外侧)和小脑蚓部(内侧和旁正中)。

AICA 在第 7、8 对脑神经附近穿过桥小脑角,在发出分支进入内耳道并从 Luschka 孔至脉络丛后供应小脑岩骨面。AICA 通常在神经复合体附近分叉为腹部支和尾支，前者供应小脑中脚和桥小脑角上缘，后者供应桥小脑角下缘、绒球和脉络丛。重要的 AICA 分支包括脑干穿支、迷路支、回穿支和弓下动脉支。

PICA 与小脑延髓裂隙、第四脑室底下半部、小脑脚下方和小脑枕部关系密切。PICA 出小脑延髓裂隙后，通常沿着髓帆扁桃体裂隙 p4 段分叉变成一个小的内侧干和一个较大的外侧干;前者发出分支至小脑蚓下部及邻近的半球(小脑蚓中部和旁正中动脉),后者发出分支至枕下面和扁桃体(半球内侧、中间和外侧动脉;扁桃体动脉)。皮质支从髓帆扁桃体裂或扁桃体二腹裂引出并从扁桃体上侧和外侧向外辐射。从扁桃体上方的皮质支发出分支至齿状核,并可能成为深穿支动脉,供应大型动静脉畸形。

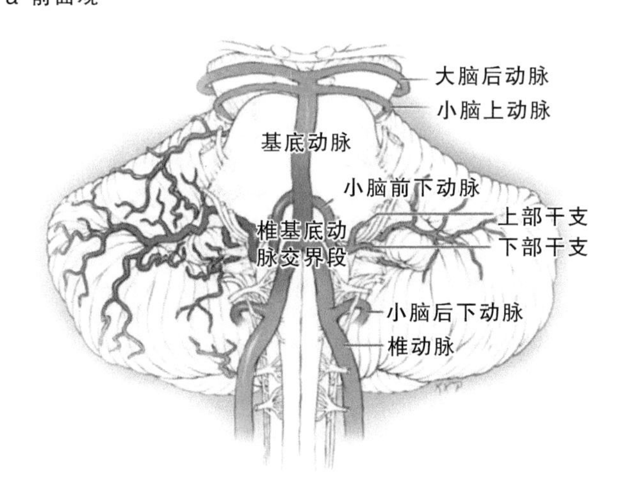

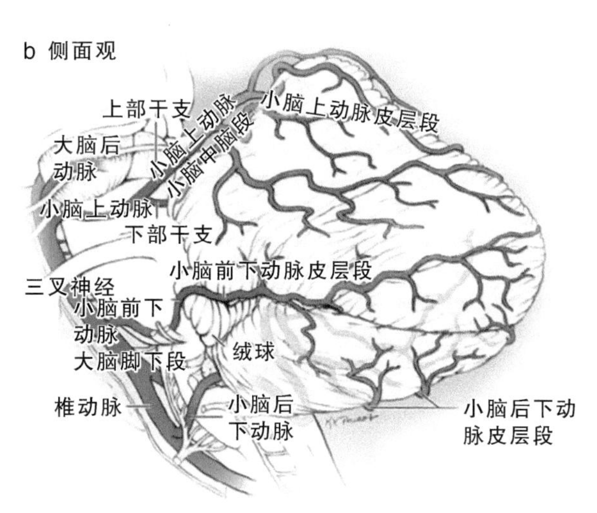

图 17-2 小脑动脉显微解剖。(a)天幕面由 AICA 皮质分支供血(前面观)。(b)半球侧面由所有 3 支小脑动脉供血(侧面观)。(待续)

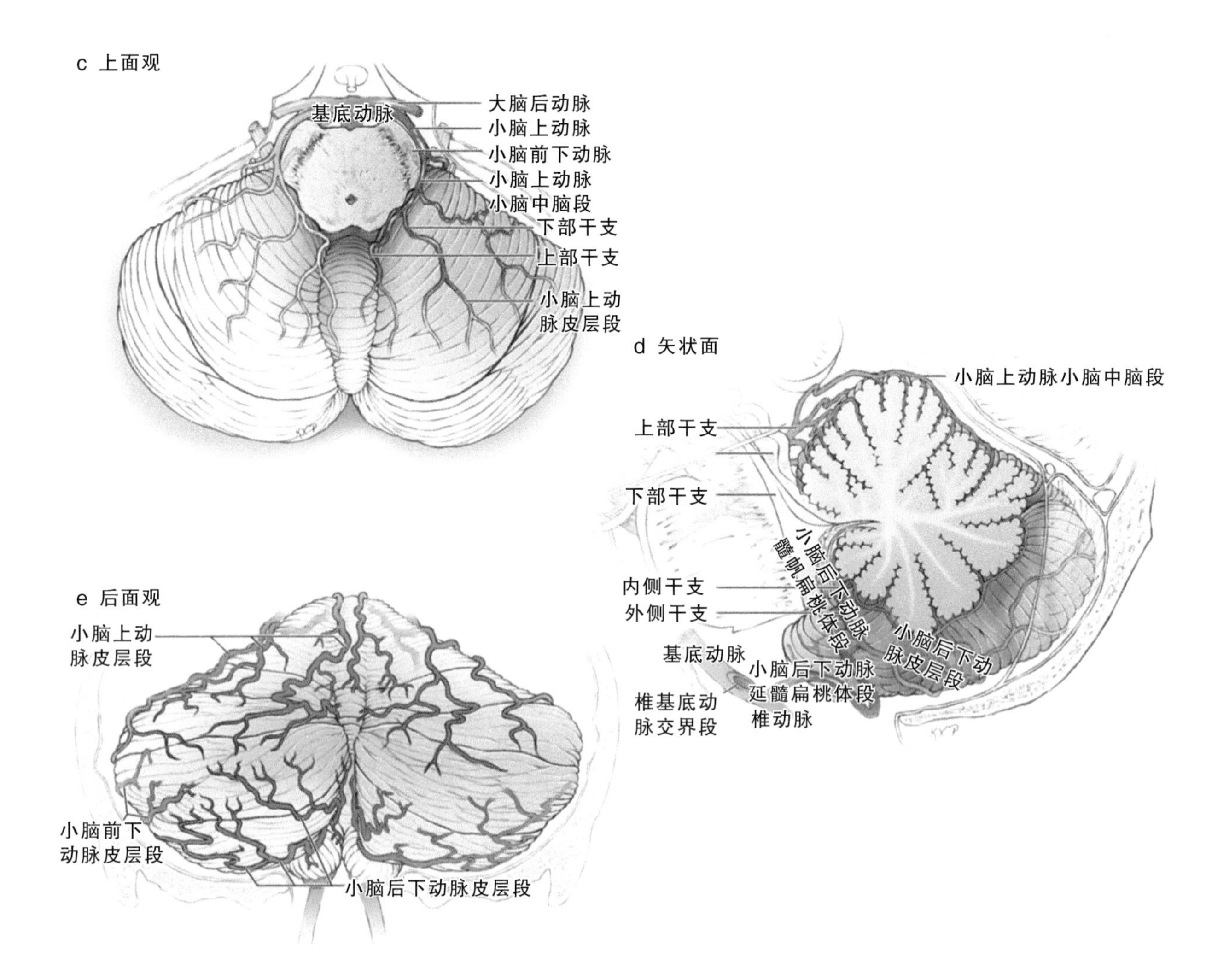

图 17-2(续) (c)天幕面由SCA的皮质分支供血(上面观)。(d)小脑蚓部由SCA的上端和PICA的下端供血(矢状面)。(e)小脑半球前端由SCA上端、AICA外侧端和PICA的下端供血(后面观)。

静脉

天幕面的浅静脉包括小脑半球上静脉(SHemV)和上蚓部静脉(SVerV)(图.17-3)。枕下面由小脑半球下静脉(IHemV)和下蚓部静脉(IVerV)引流。扁桃体由内侧和外侧扁桃体静脉(TonsV)和扁桃体后静脉(ReTonsV)引流。岩骨面由前半球静脉(AHemV)引流。

深静脉经过小脑和脑干的主要间隙,包括与第四脑室底上半相关的小脑中脑裂隙静脉 (VCMesF)、与第四脑室底下半相关的小脑延髓裂隙静脉(VCMedF)、与侧隐窝相关的小脑延髓裂隙静脉(VCPonF)。小脑三个面的桥静脉包括从上面至Galen静脉(VoG)的Galen组、从天幕面至窦汇(Tore)或上矢状窦(TentS)的小脑幕组和从岩骨面至岩上窦(SPS)和岩下窦(IPS)的岩骨组。

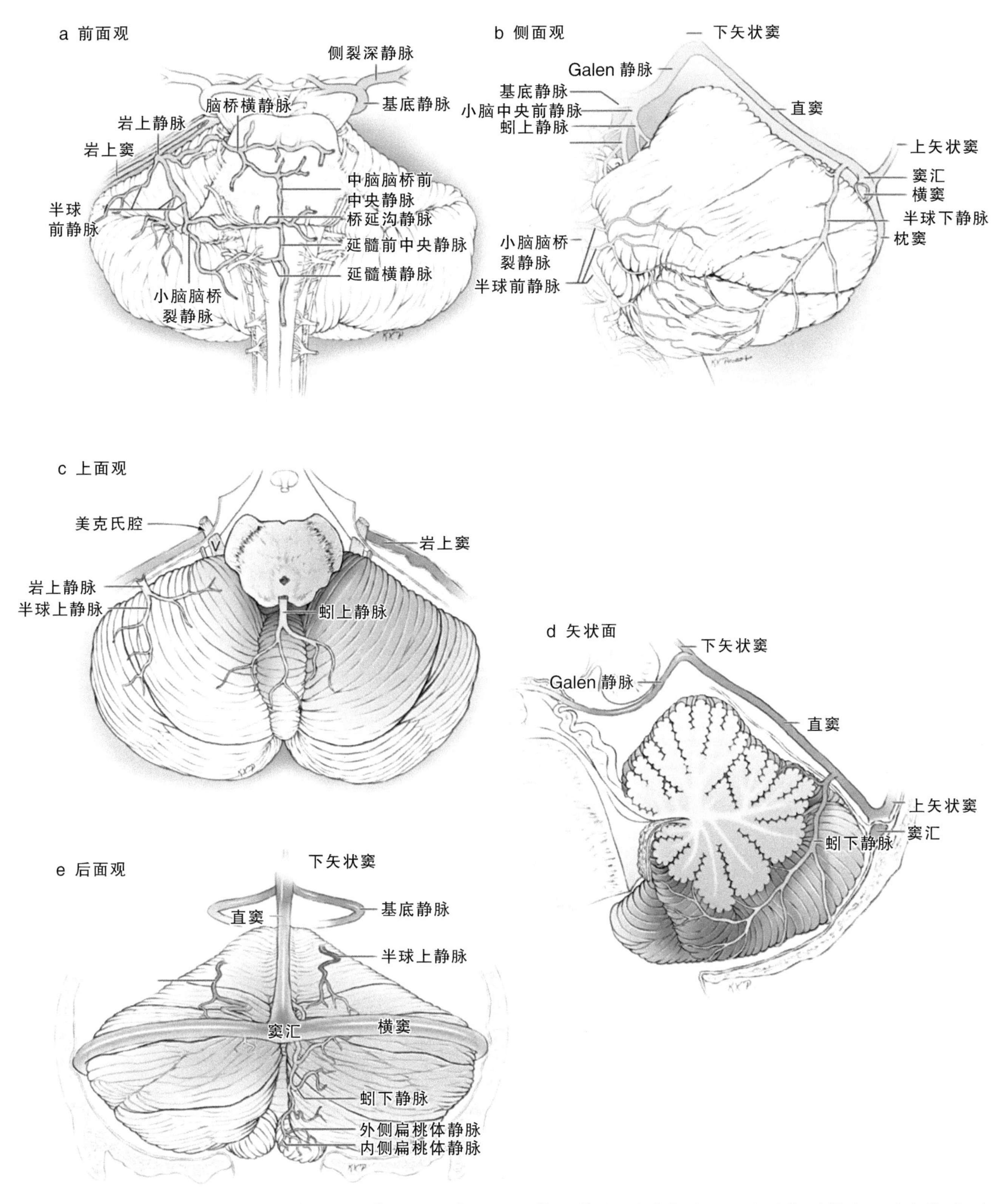

图 17-3　小脑静脉的显微解剖。(a)前面观(天幕面)。(b)侧面观(天幕面、枕下面和岩骨面)。(c)上面观(天幕面)。(d)矢状面(天幕面和枕下面)。(e)后面观(天幕面和枕下面)。

■ 小脑 AVM 五种亚型

枕下小脑 AVM

枕下 AVM 位于枕下小脑面的上半月叶、下半月叶、二腹叶内及横窦(TrvS)与乙状窦(SigmS)之间或下面(图 17-4)。它们是第二常见的小脑 AVM,约占所有小脑 AVM 的 1/5。它们一般位于单侧, 位置在内、外侧及上、下端之间变动。枕下小脑 AVM 的供血来自 3 支小脑动脉皮质支, 即 SCA、AICA 与 PICA,并在此面上两者相互交联,它们分别位于上方、外侧及下方。在浅层通过 IHemV 和 IVerV 等静脉引流,并与 Tore 和 TrvS 相连。枕下小脑 AVM 只有当延伸进入小脑深核时,才具有重要功能性。位于小脑蚓部下面的中线位 AVM 不同于枕下外侧 AVM, 并归类于小脑蚓部AVM。

小脑幕 AVM

小脑幕 AVM 位于方形小叶、单小叶和上半月叶的天幕面(图 17-5)。这些 AVM 占所有小脑 AVM 的比例也为 1/5 且位于单侧。供血来自 SCA 的半球分支,与病灶的前缘和内侧缘相交。静脉引流是通过 SHemV 向前连接至 VoG,向后连接至 Tore,向上连接至 TentS 或 StrS。小脑幕 AVM 通常不延伸至小脑深核,因而是无功能性的。位于上蚓部中线位的 AVM 不同于小脑幕 AVM 并被归类为小脑蚓部 AVM。

小脑蚓部 AVM

小脑蚓部 AVM 是最常见的小脑 AVM(30%),而且位于上蚓部中线(天幕面,图 17-6)或下蚓部(枕下面),其中上蚓部更常见(分别为 90%比 10%)。上蚓部 AVM 位于小舌、中央小叶、山顶和(或)山坡,而下蚓部位于蚓叶、蚓结节、蚓锥体、悬雍垂和(或)小叶。动脉血供来自双侧并取决于位置,SCA 供应上蚓部 AVM,而 PICA 供应下蚓部 AVM。上蚓部 AVM 向深部引流至 SVerV 和 VoG,下蚓部引流至浅表的 IVerV 和 Tore。大多数小脑蚓部 AVM 是非功能性的。

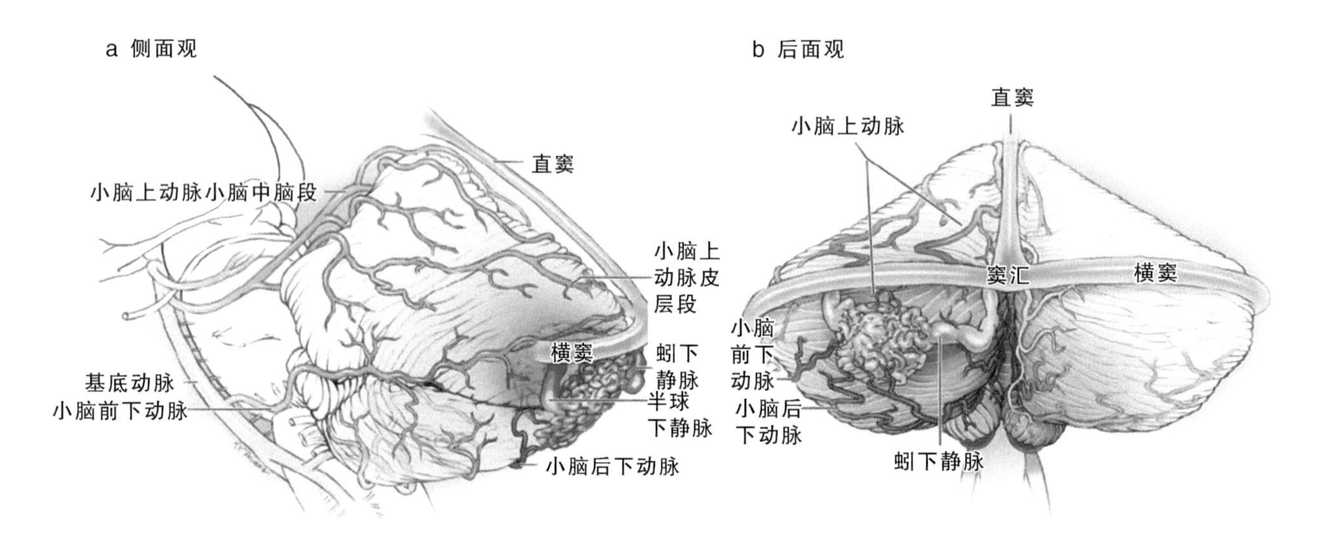

图 17-4 枕下小脑 AVM。(a)侧面观。(b)后面观。这种 AVM 位于枕下面的一侧,由所有 3 支小脑动脉供血,并通过浅表静脉向上引流至窦汇和横窦。

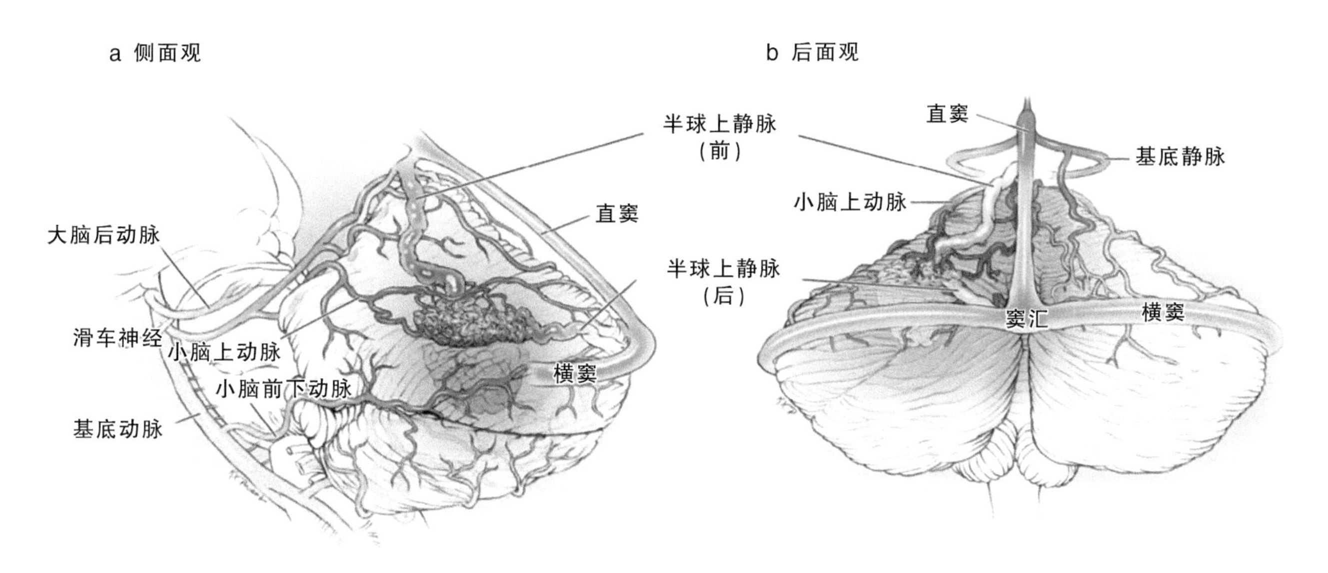

图 17-5 小脑幕小脑 AVM：(a)侧面观。(b)后面观。这种 AVM 位于天幕面的一侧，由 SCA 的半球支供血，引流至半球上静脉，能向深处引流至 VoG(SHemV 前部)，或通过浅表静脉引流至窦汇或横窦(SHemV 后部)。

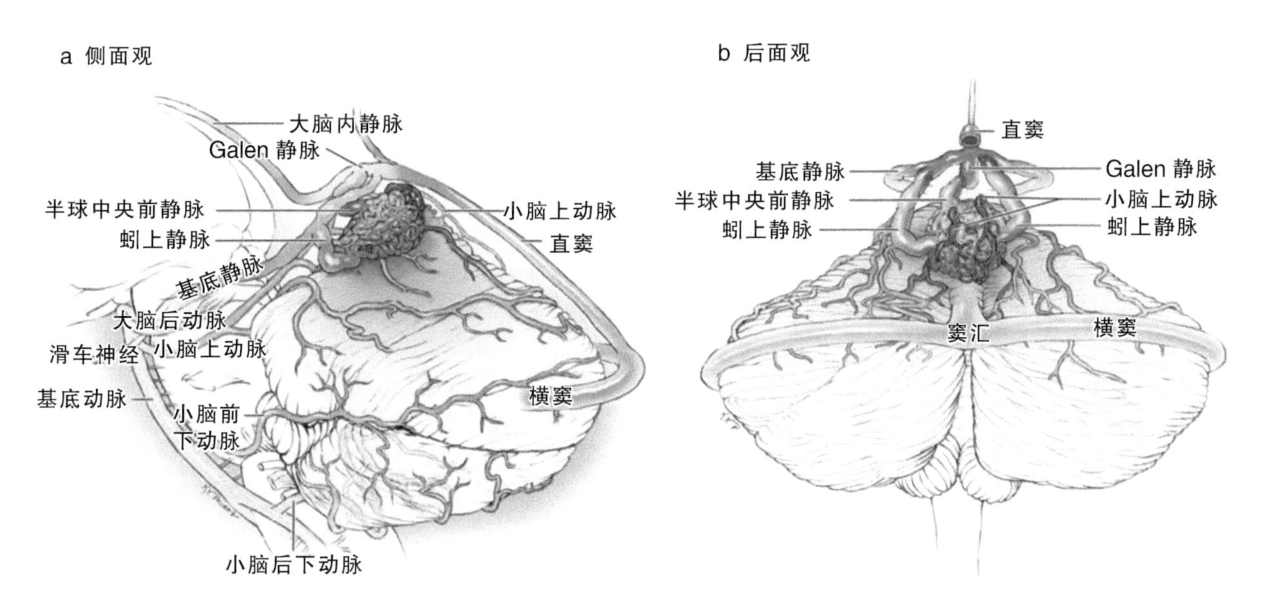

图 17-6 小脑蚓部 AVM：(a)侧面观。(b)后面观。这种 AVM 位于上蚓部(如图，天幕面)或下蚓部(枕下面，图中无显示)的中线部位。AVM 在上蚓部由双侧 SCA 供血、在下蚓部由 PICA 供血。上蚓部 AVM 通过 SVerV，向深部引流至 VoG；下蚓部 AVM 向上，通过 IVerV 引流至窦汇。

小脑扁桃体 AVM

小脑扁桃体 AVM 位于小脑扁桃体枕下缘(图 17-7),是最少见的小脑 AVM(8%)。这些都是由同侧 PICA 供血的单侧 AVM,经浅表引流至内侧和外侧 TonsV、ReTonsV。小脑扁桃体 AVM 体形较小,而且是非功能性的。

岩骨部小脑 AVM

岩骨部小脑 AVM 位于岩骨面,在小脑前方,面对岩骨后方(图 17-8)。这些 AVM 位于环绕前面的小脑小叶:方形小叶、单小叶、上半月小叶、下半月小叶和二腹小叶。它们不同于位于脑桥外侧和小脑中脚的脑桥外侧 AVM。这些 AVM 是单侧的,由 AICA 的皮质支供血。引流至 AHemV 和 VCPonF,然后到达 SPetrV 和 SPS。这些 AVM 是非功能性的,但与中枢神经系统、第 7/8 颅神经及岩骨邻近。

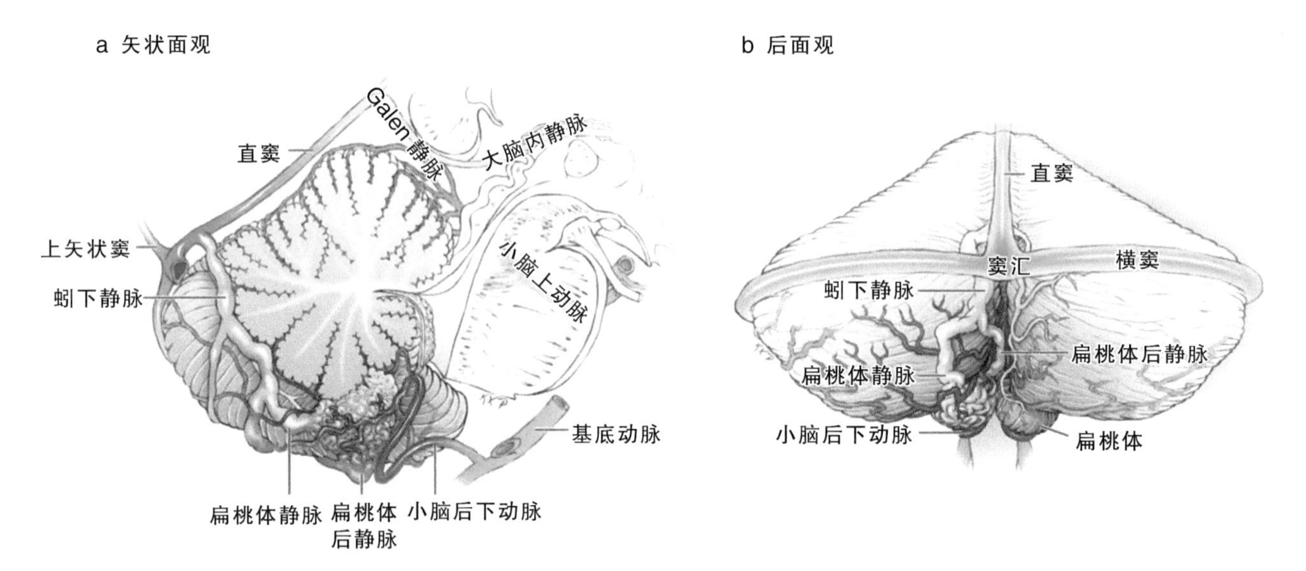

图 17-7 小脑扁桃体 AVM:(a)矢状面观。(b)后面观。AVM 位于小脑扁桃体一侧,由同侧 PICA 供血,由扁桃体静脉引流。

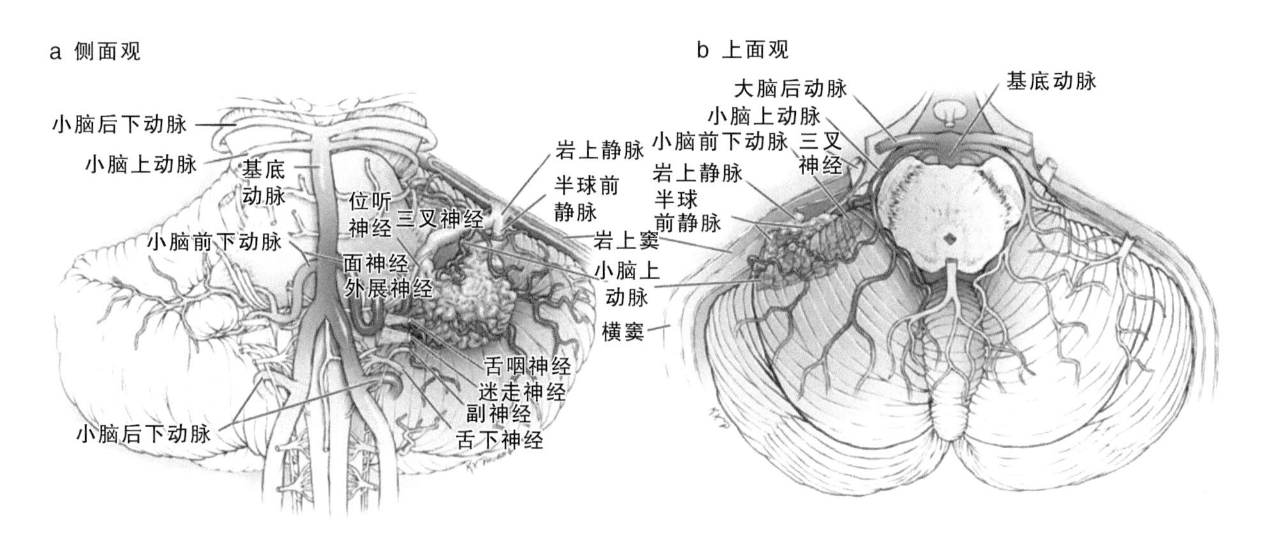

图 17-8 岩骨部小脑 AVM:(a)侧面观。(b)上面观。AVM 位于岩骨面至桥臂,由 AICA 的皮质支供血,由半球前静脉和岩静脉引流。

■ 小脑 AVM 切除策略

枕下小脑 AVM 切除

通过枕下外侧开颅术显露枕下 AVM(图 17–9,第 1 步)。位于枕骨面边缘的更大型 AVM 采取联合入路:采用远外侧入路来增加外下方的显露,扩展的乙状窦后入路来显露上外侧及沿窦开颅增加上方的显露。患者采取俯卧位,头部弯曲,打开颅颈角。皮肤切口通常采用沿中线直切口开颅术和“曲棍球棒”形,或对于更外侧的病变采取外侧马蹄形切口或联合开颅术。枕下面是最大的,也是最易接近的小脑面,而且枕下 AVM 在凸面,需要较小的蛛网膜下隙分离,显露其内侧、外侧、上方和下方的边界(第 2 步)。

开放枕大池引流脑脊液(CSF),并为小脑减压。静脉血从 IHemV 和 IVerV,经脑表面引流至 Tore 和 TrvS(第 3 步)。供血动脉依据 AVM 大小和在小脑半球

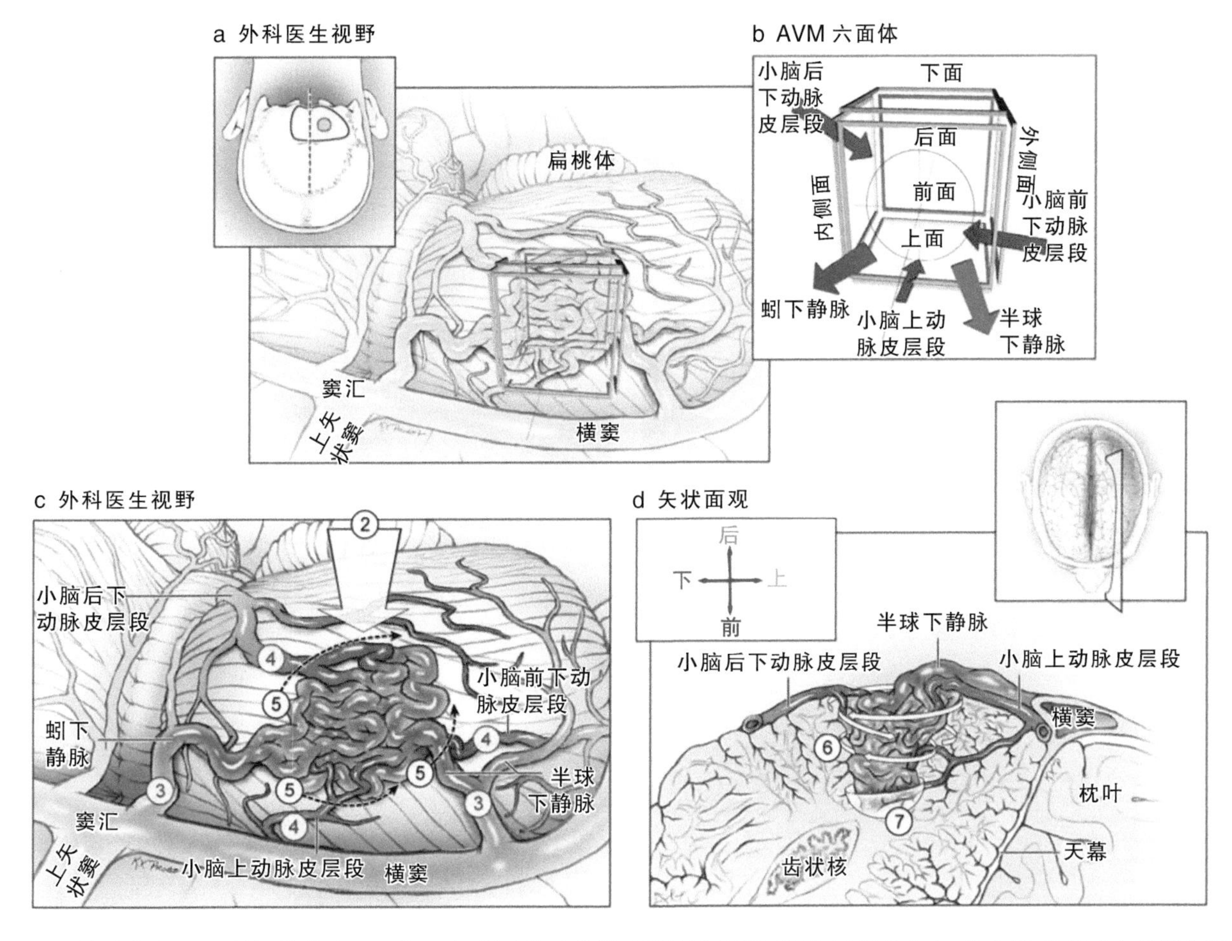

图 17–9　枕下小脑 AVM 的切除策略。(a)第 1 步,通过枕下外侧开颅暴露 AVM,根据 AVM 的大小,在内侧、外侧或上方扩大切口。外科医生视野:患者的体位,头皮切口(虚线),开颅手术(实线)和 AVM(紫色圈)在插图中显示。(b)AVM 六面体显示,所有 3 支小脑动脉的供血和通过半球下静脉和下蚓部静脉的浅层静脉引流。注意,在基底侧 AVM 的皮质面用一个圈来描述,并用下划线作为标记。AVM 的轴是通过这个六面体的一条线来描述。动脉和静脉的分离,分别用红色的流入箭头和蓝色的流出箭头在六面体上叠加显示。(c)第 2 步,枕下小脑面的解剖边缘(宽的白箭头)。第 3 步,识别引流静脉。第 4 步,定位来自 SCA、AICA 和 PICA 的供血动脉。第 5 步,分别阻断血供:上半月小叶、下半月小叶和二腹小叶附近的上缘、外侧缘和下缘(黑色虚线箭头,外科医生视野)。(d)第 6 步,环形分离 AVM 至小脑实质(环形箭头)。第 7 步,移动 AVM,阻断来自 SCA 和 PICA 的深部供血动脉(矢状面观)。

表面的位置分别来自上方的 s4(SCA)、下方的 p5(PICA)和外侧的 a4(AICA)远端皮质支(第 4 步)。SCA 供血动脉向下经过上半月小叶的部位被认定为上前缘。PICA 供血动脉从扁桃体二腹裂隙穿出并从二腹小叶上方经过的部位被确定为下前缘。AICA 供血动脉从内侧经过上半月小叶和下半月小叶的部位被认定为侧缘。处理这些凸面 AVM 从不同方向进入病灶时,有一个相似的夹角,而且没有重要的颅神经或功能区,除非延伸至小脑深核(第 6 步)。来自 PICA 和 SCA 的深穿动脉会在病灶的深面相遇，而且由于电凝效果较差,可能需要夹闭(第 7 步)(图 17–10 和图 17–11)。

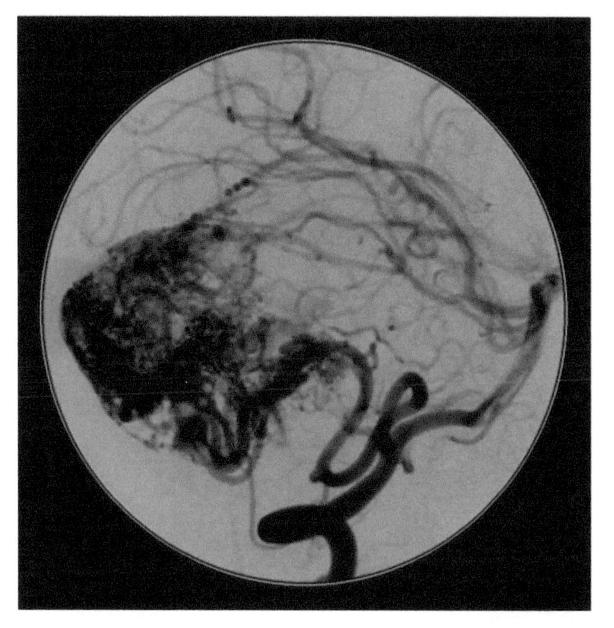

a

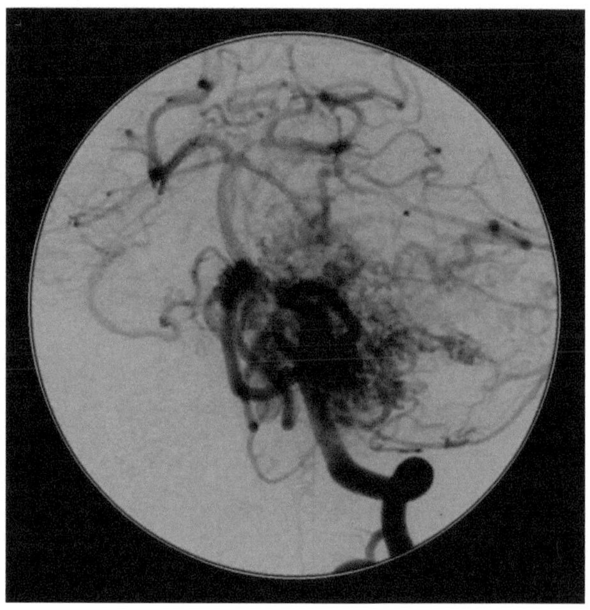

b

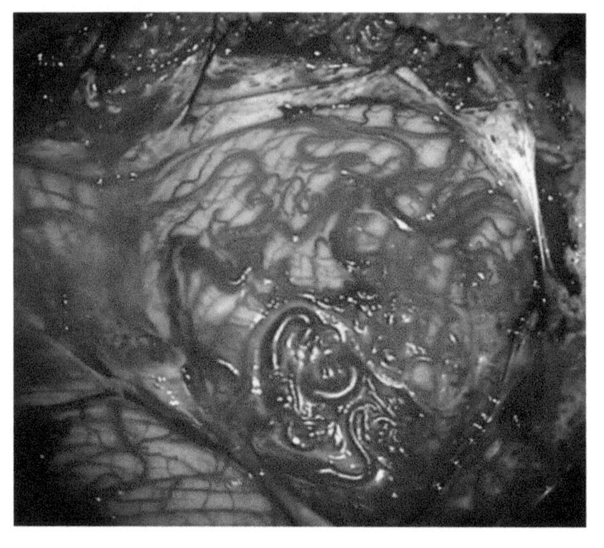

c

图 17–10 6 岁男孩。左侧枕下小脑 AVM 伴发小脑出血(改良 SM 6 级;S2V1 E1 /A1 BOC1)，供血动脉为左侧一支大的 PICA 分支和一支较小的 SCA 分支。左侧椎动脉造影:(a)外侧位像。(b)前后位像。(c)左枕下扩大开颅至枕骨大孔,向下靠近 PICA 供血动脉和向上靠近 SCA 供血动脉（俯卧位，右顶为基底)。(待续)

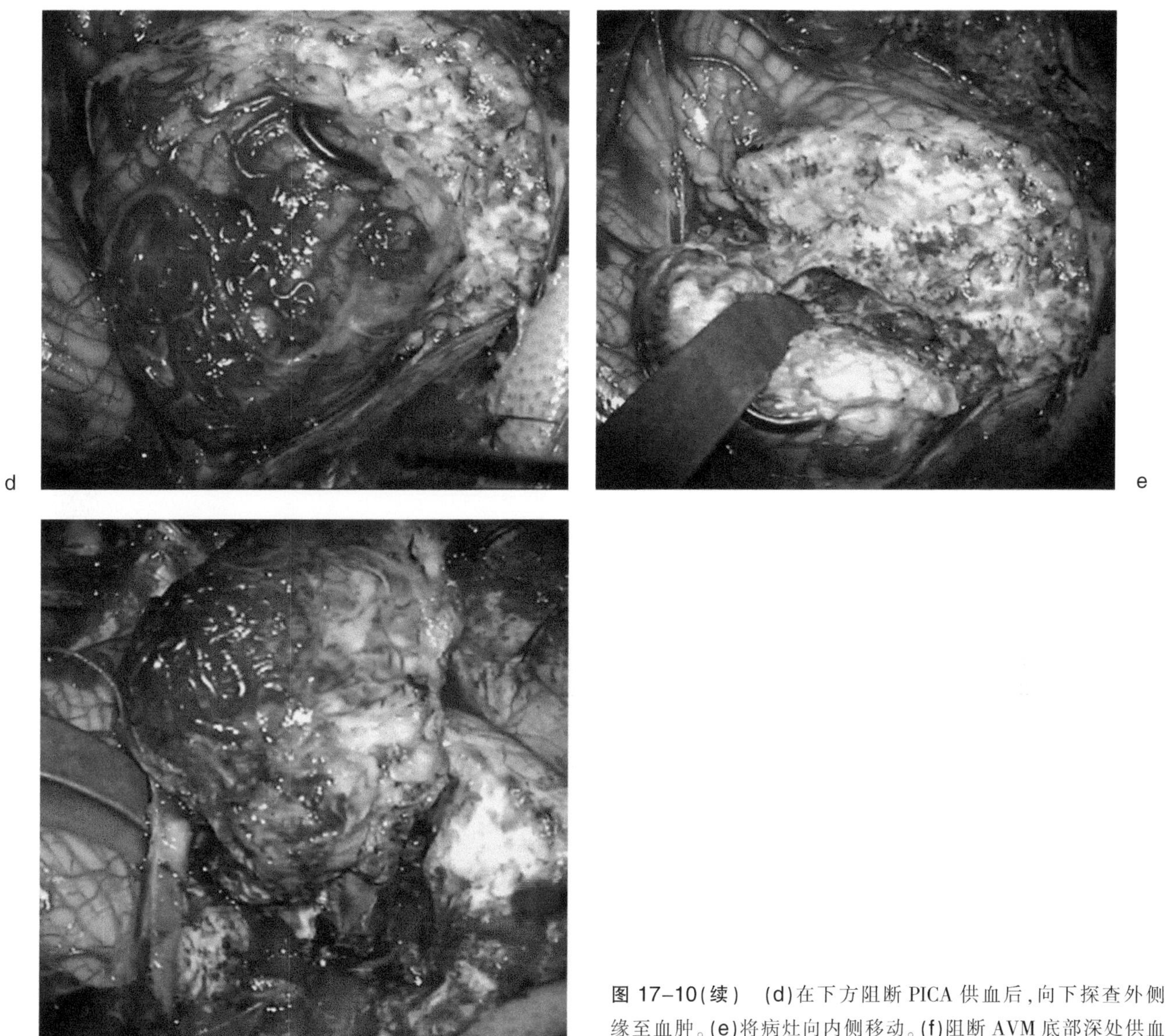

图 17–10(续) (d)在下方阻断 PICA 供血后,向下探查外侧缘至血肿。(e)将病灶向内侧移动。(f)阻断 AVM 底部深处供血动脉,使引流至窦汇的静脉颜色变暗。

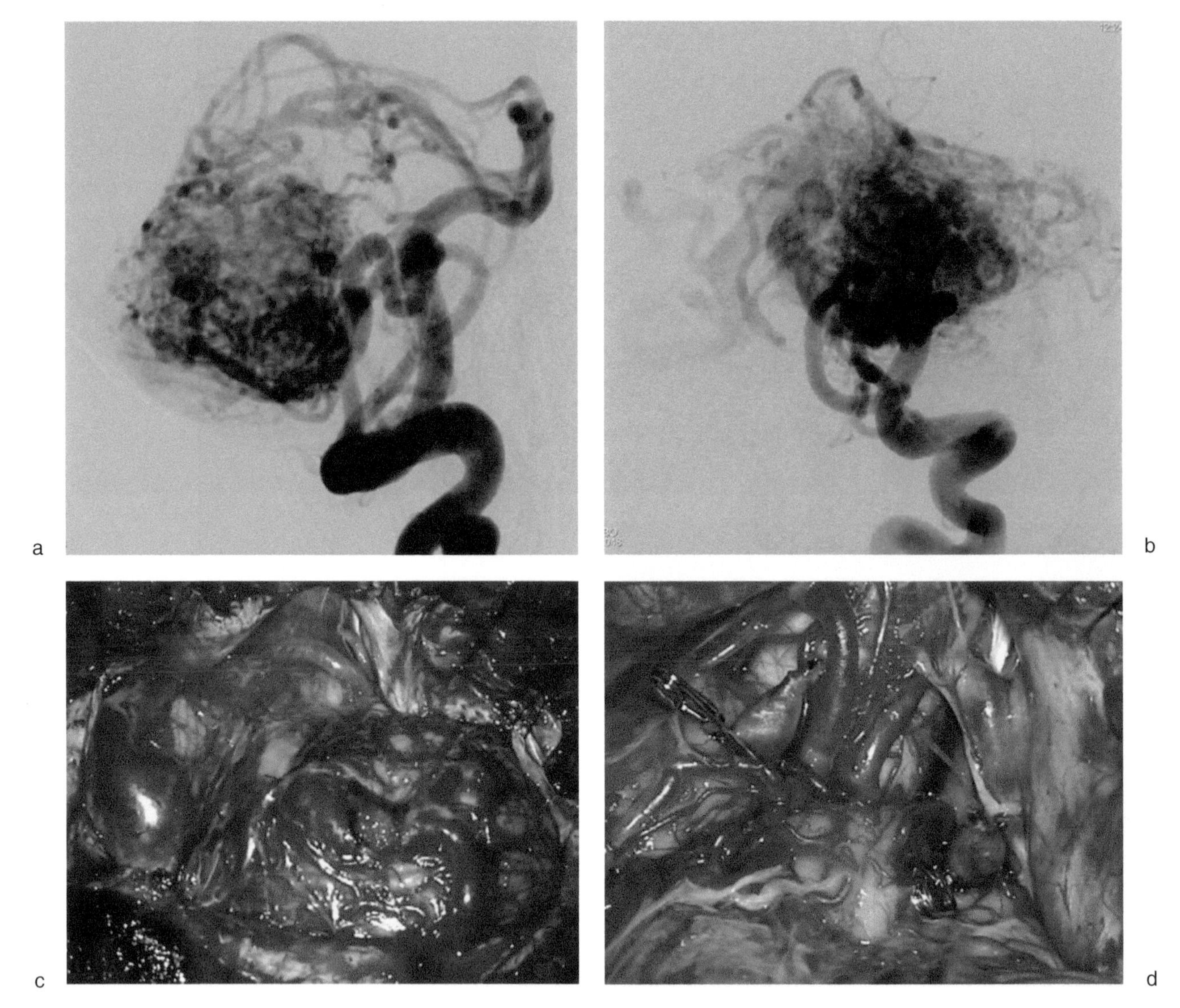

图 17-11 34岁,男性,左侧枕下小脑AVM(SM 7级:S2VI E1/A2 B1 CO),由SCA、AICA和PICA供血。左侧椎动脉造影:(a)侧位像。(b)前后位像。(c)扩大开颅暴露整个枕叶下面,在双侧小脑半球可见曲张的引流静脉。(d)PICA一支大干被血管夹夹闭,并在枕大池内分离。(待续)。

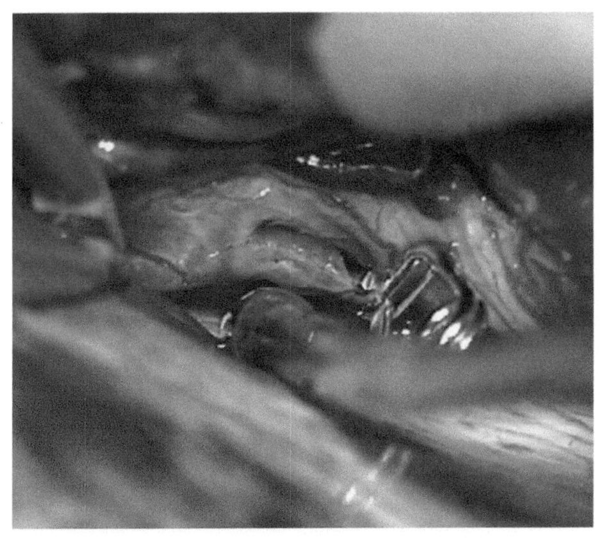
e

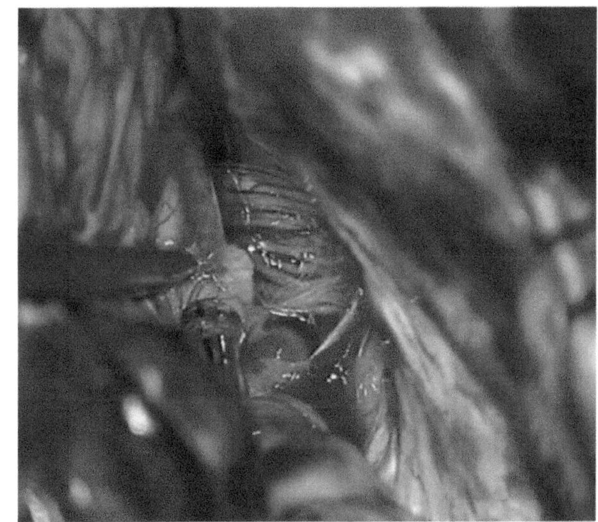
f

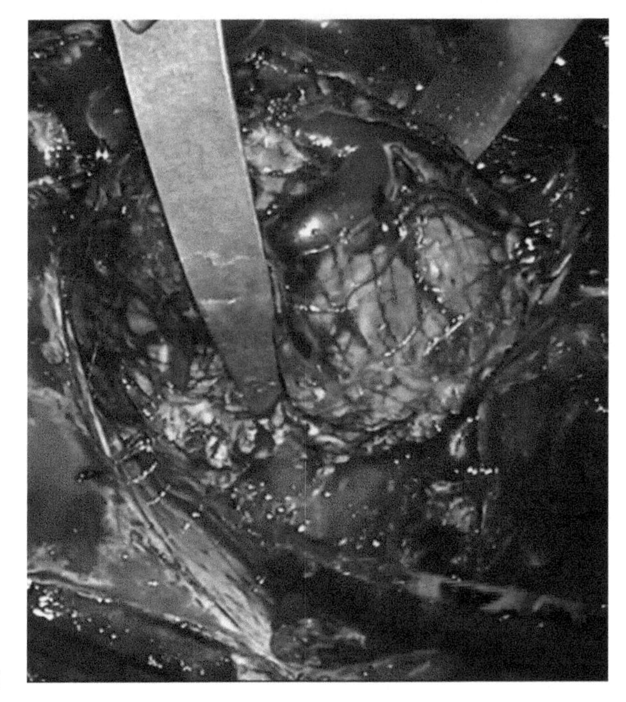
g

图 17-11(续) SCA 供血动脉在幕下-小脑上面夹闭。(f)AICA 供血动脉在桥小脑角第 9-10 复合颅神经上方。(g)阻断主要的供血动脉后，将 AVM 向内侧移动至室管膜侧，并全部切除。

小脑幕 AVM 切除

小脑幕 AVM 切除需要扩大开颅切除术，通过去除颅骨突出部分的边缘，并通过硬脑膜上的缝合线提起 TrvS；相对于标准的枕下开颅术，更易到达天幕面(图 17-12，第 1 步)。在开颅后，通过硬脑膜提起窦，扩大了幕下-小脑上的间隙。天幕面外侧面的 AVM 可能需要乙状窦后开颅术进一步暴露，如同小脑上外侧-幕下联合入路。患者的体位类似枕下 AVM 手术时所描述之。皮肤直切口，筋膜切口取“Y”形，以减少脑脊液溢出；而脊柱旁肌肉切口采取类似于脊髓前 AVM 的“T”形。天幕面后界和小脑幕间致密的蛛网膜粘连解除后，从小脑上开始分离(第 2 步)。

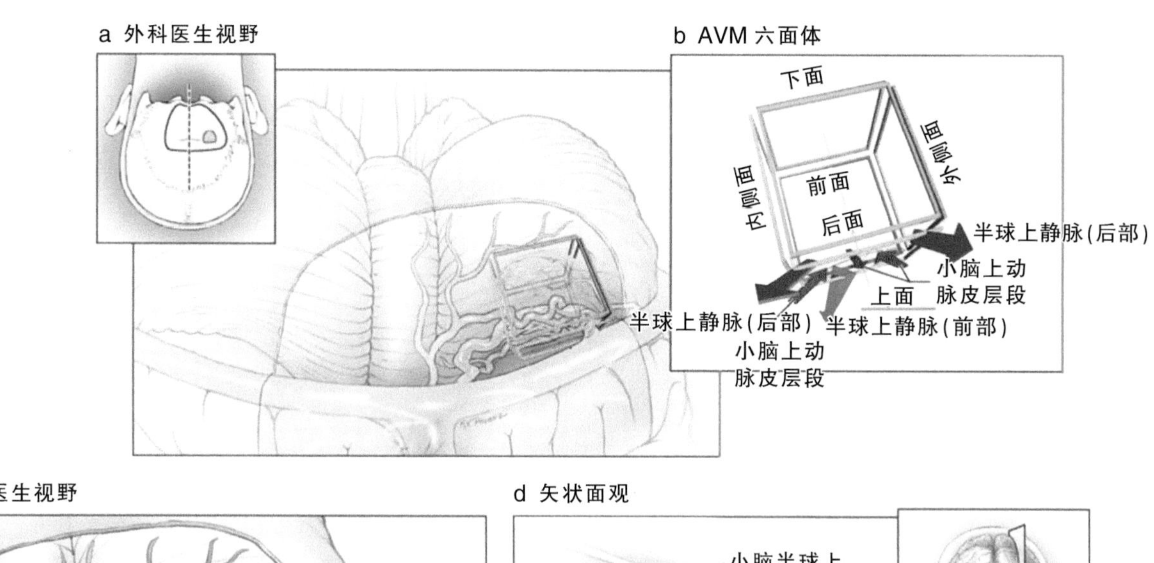

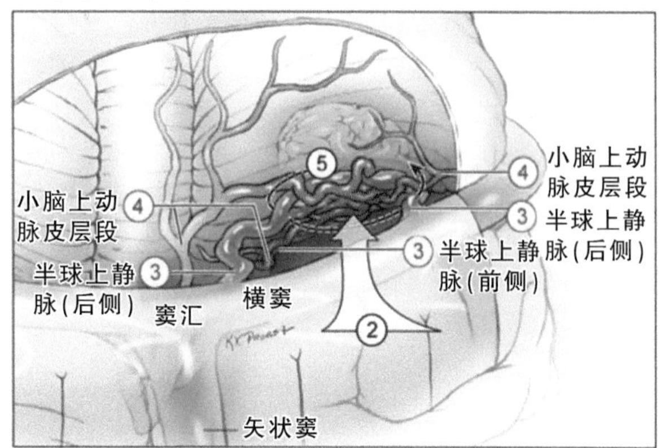

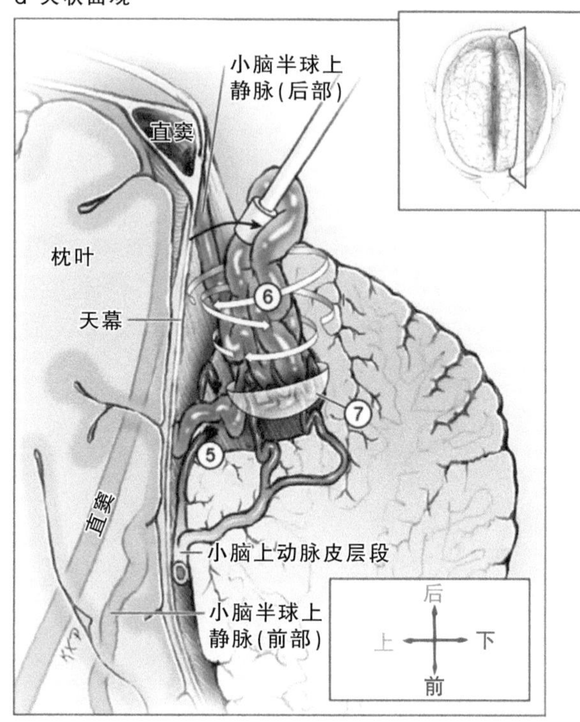

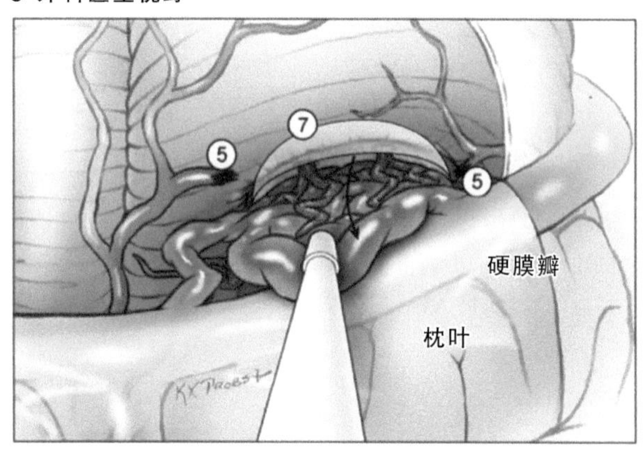

图 17-12 幕下小脑 AVM 的切除策略。(a)第 1 步,通过跨窦开颅及小脑上外侧-幕下入路暴露 AVM。外科医生视野:患者俯卧位,头皮切口(虚线),颅骨切开(实线),AVM(紫色圈)显示在插图中。(b)AVM 六面体显示,动脉来源于 SCA 半球分支,静脉回流至半球上静脉。(c)第 2 步,从幕下小脑上外侧-面抵近 AVM。第 3 步,识别表层静脉(SHemV 后部)。第 4 步,定位 SCA 供血动脉。第 5 步,沿着方形小叶阻断前缘供血动脉(外科医生视野)。(d)第 6 步,小脑实质内环形分离(矢状面观)。(e)第 7 步,向上移动 AVM,观察 SCA 深部供血动脉和半球上静脉前部(外科医生视野)。

开放枕大池引流脑脊液并松弛小脑。如果到达小脑幕的桥静脉没有引流 AVM,可以切除。向深部分离 AVM,可以在上半月小叶的浅层,也可以在方形小叶的深部。当 SHemV 经浅层流向 Tore、StrS 或 TentS (SHemV 后方)时,很容易在小脑幕面看到 SHemV,但是向深层流向 VoG(SHemV 的后方)时,则较难看到(第 3 步)。幕下 AVM 由 SCA 远端皮质分支单独供血(第 4 步),但是沿着方形小叶前方、小脑上-幕下分离时,这些分支可能较早被阻断(第 5 步)。引流静脉可能集中在手术区及其脑实质深部(第 6 步)。这种垂直入路可能需要切除皮质进入小脑, 来分辨 AVM 前缘和后缘。相关小脑半球血肿的清除有利于这种垂直分离。在小脑半球上部朝小脑幕分离 AVM,可以看清深面及其与 SCA 供血血管及 SHemV 前部的关系 (第 7 步)。幕下 AVM 位于非功能区,但向前可沿着中脑和第 4 对颅神经延伸(图 17-13 和图 17-14)。

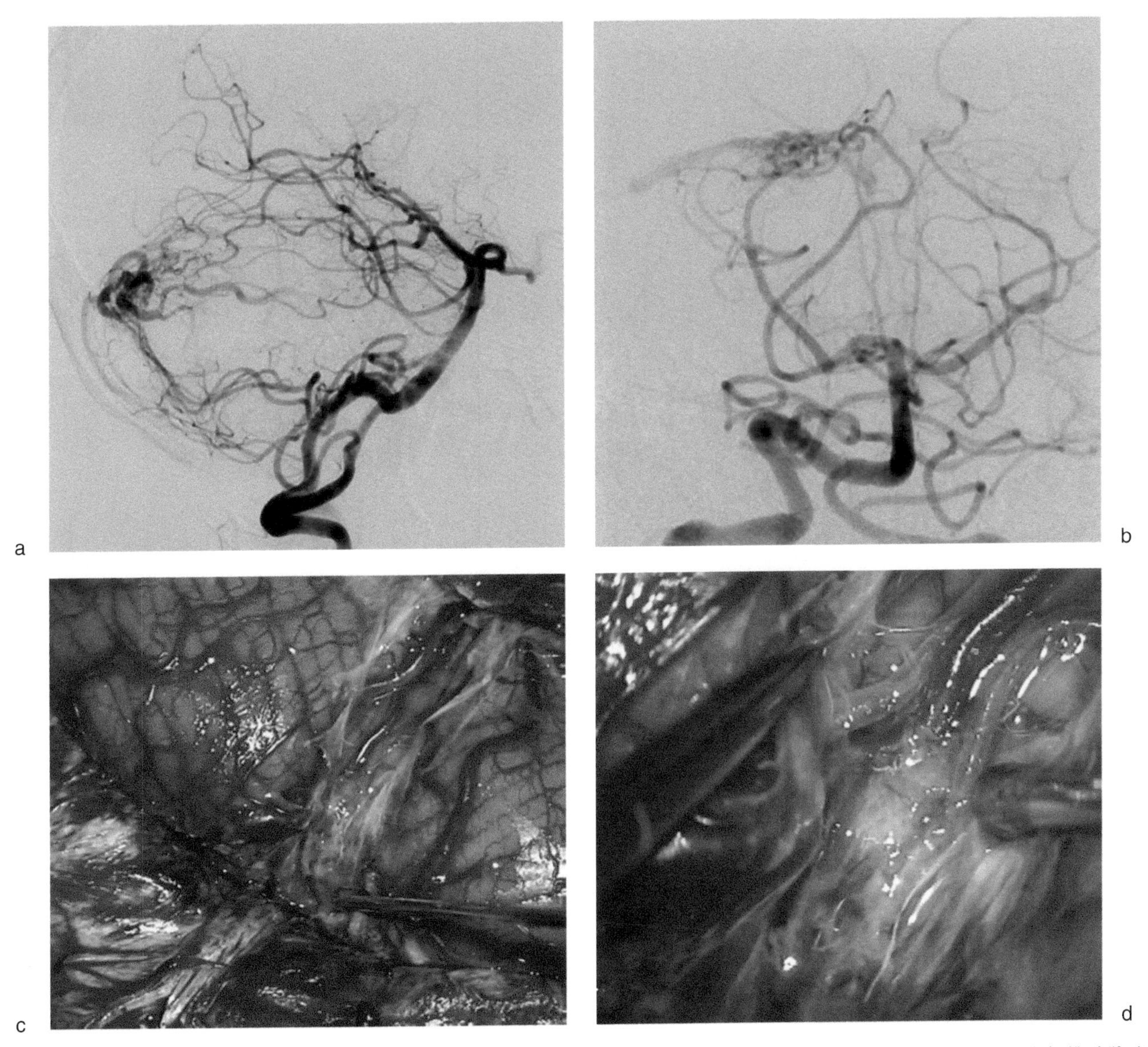

图 17-13　77 岁,女性。小脑幕右侧 AVM 导致小脑出血(SM 分级 5:Sl Vl EO/A3 BOCO),由 PICA 和 SCA 双重供血。右侧椎动脉造影:(a)外侧位像。(b)前后位像。(c)通过跨窦开颅术到达小脑幕下面(患者俯卧位,底部朝上)。AVM 唯一动脉化的引流静脉在枕下面。(d)PICA 供血动脉沿着扁桃体下部到达病灶。(待续)

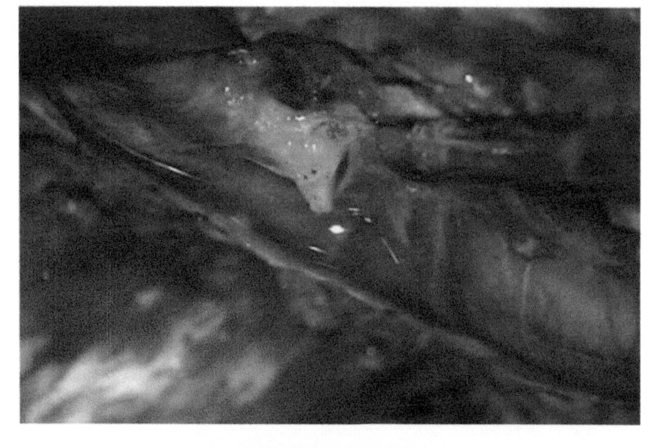
e

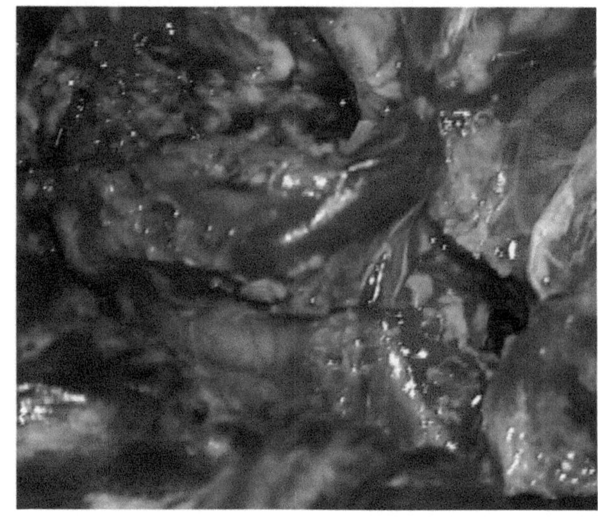
f

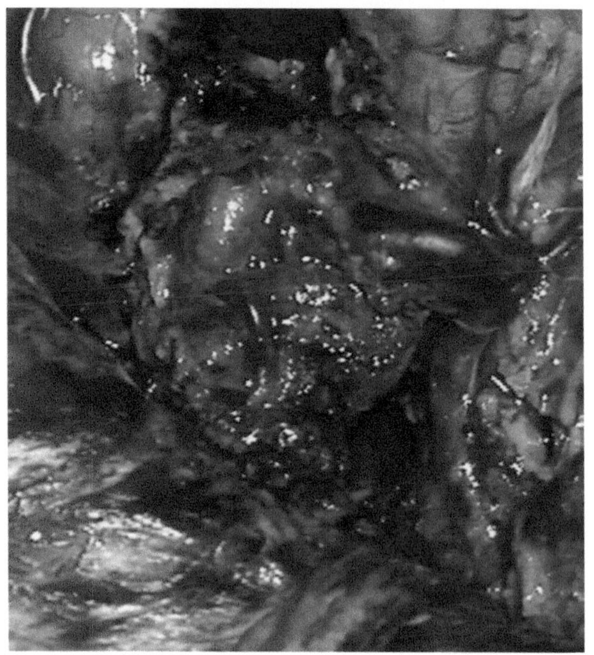
g

图 17–13(续) (e)沿着天幕面,靠近 AVM 阻断 SCA 供血动脉。(f)环形分离病灶。(g)引流静脉变暗,完整切除 AVM。

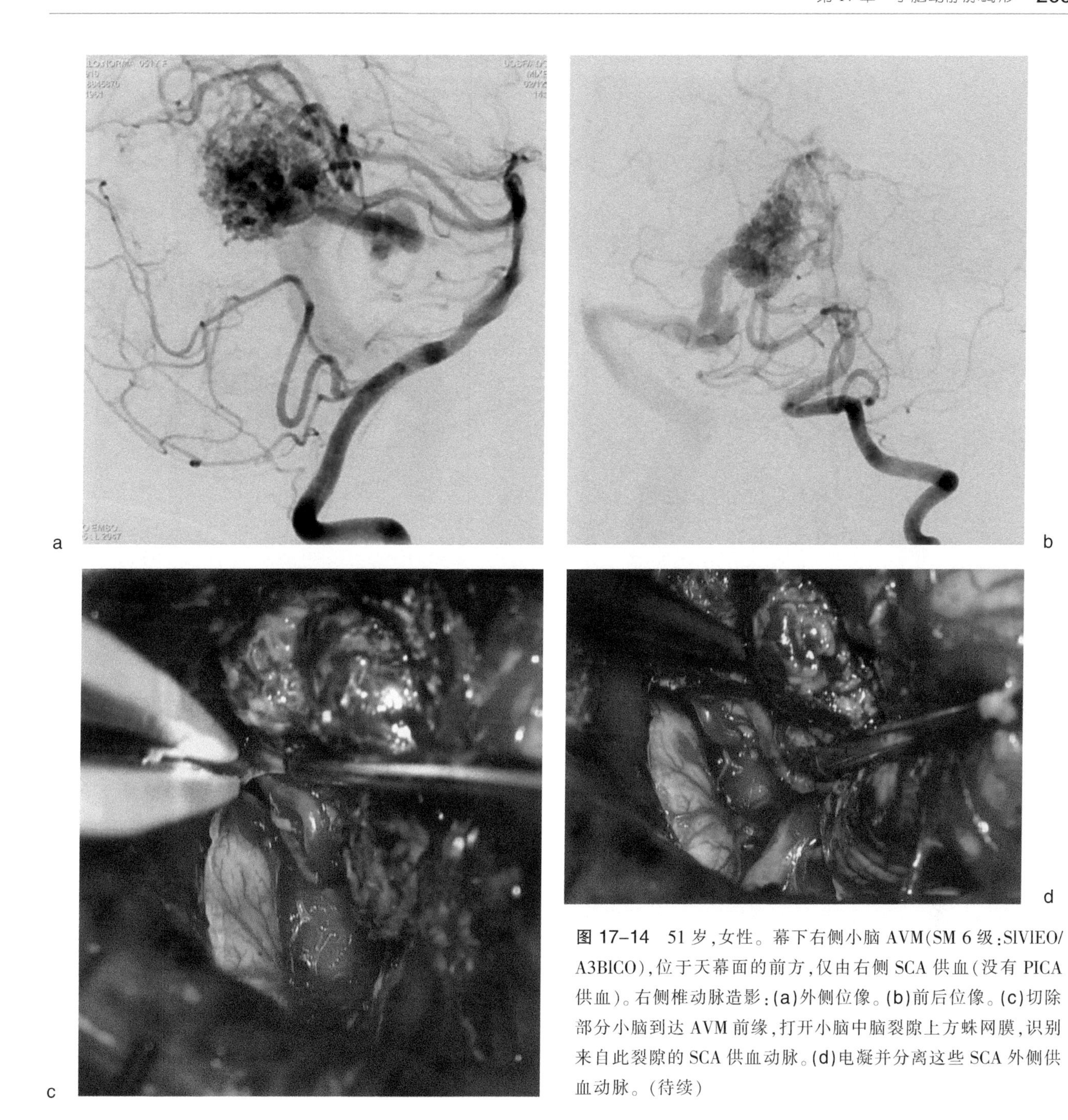

图 17–14　51 岁，女性。幕下右侧小脑 AVM(SM 6 级：SIVIEO/A3BICO)，位于天幕面的前方，仅由右侧 SCA 供血(没有 PICA 供血)。右侧椎动脉造影：(a)外侧位像。(b)前后位像。(c)切除部分小脑到达 AVM 前缘，打开小脑中脑裂隙上方蛛网膜，识别来自此裂隙的 SCA 供血动脉。(d)电凝并分离这些 SCA 外侧供血动脉。(待续)

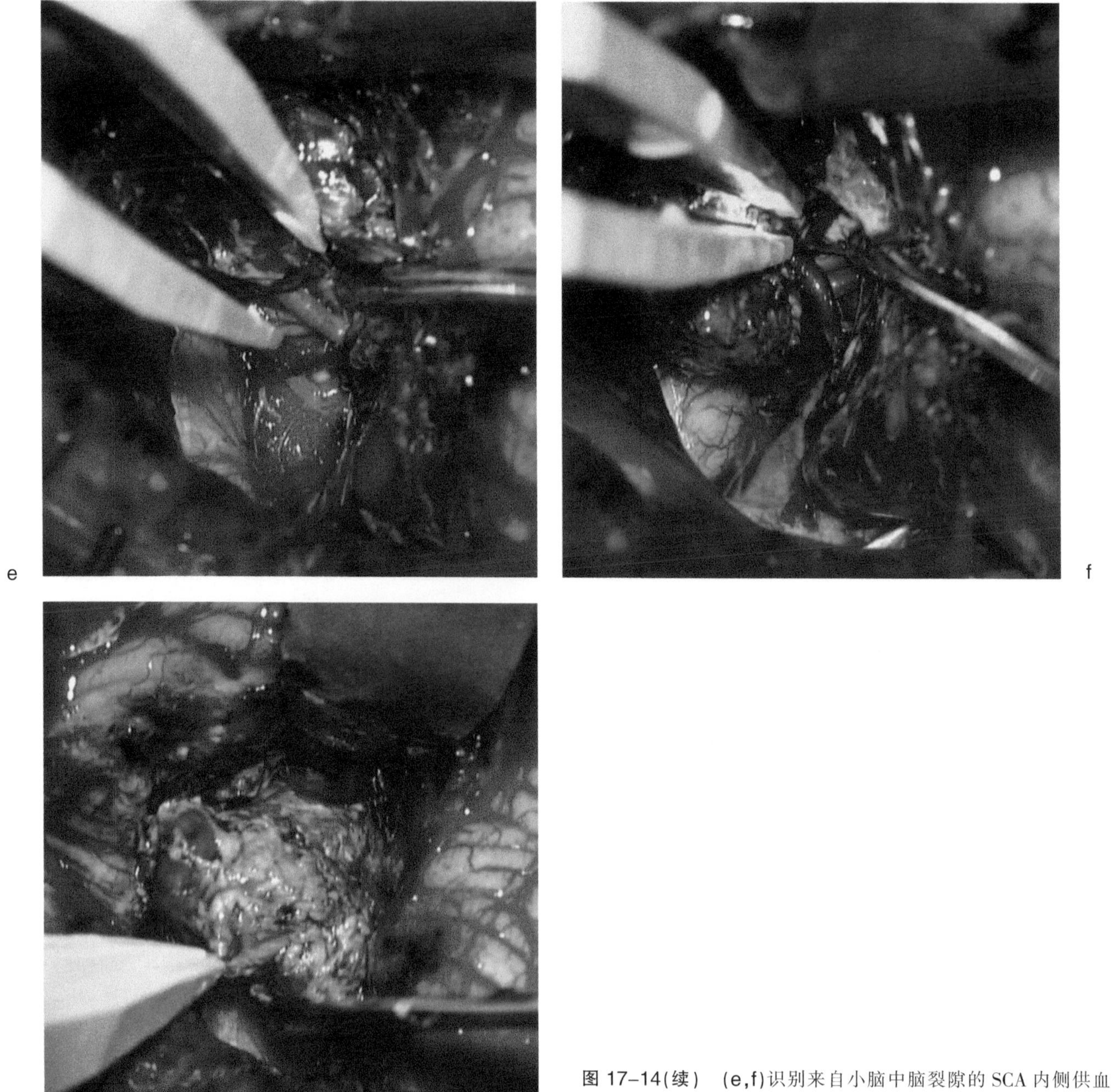

图 17-14(续) (e,f)识别来自小脑中脑裂隙的SCA内侧供血动脉并阻断之。(g)切除游离的AVM。

小脑蚓部 AVM 切除

小脑蚓部 AVM 同样需要经窦开颅切除(图 17-15,第 1 步),这样在中线部位到达枕下面和天幕面。小脑蚓部枕下部分(结节、锥体、悬雍垂和小结)较表浅,因凸面病灶而容易进入,但是小脑幕部分(山顶、山坡和蚓叶)位置较深,需要经中线幕下-小脑上面行蛛网膜下隙分离(第 2 步)。小脑蚓部小脑幕的斜坡上升部分切除时,头位需要大幅度的屈颈,保持患者在俯卧位时下颌颏部至胸骨柄之间两指的距离。

另外,对于小脑蚓部顶端或前方靠近四叠体池的较小 AVM,可以采取坐位手术。小脑因重力作用下

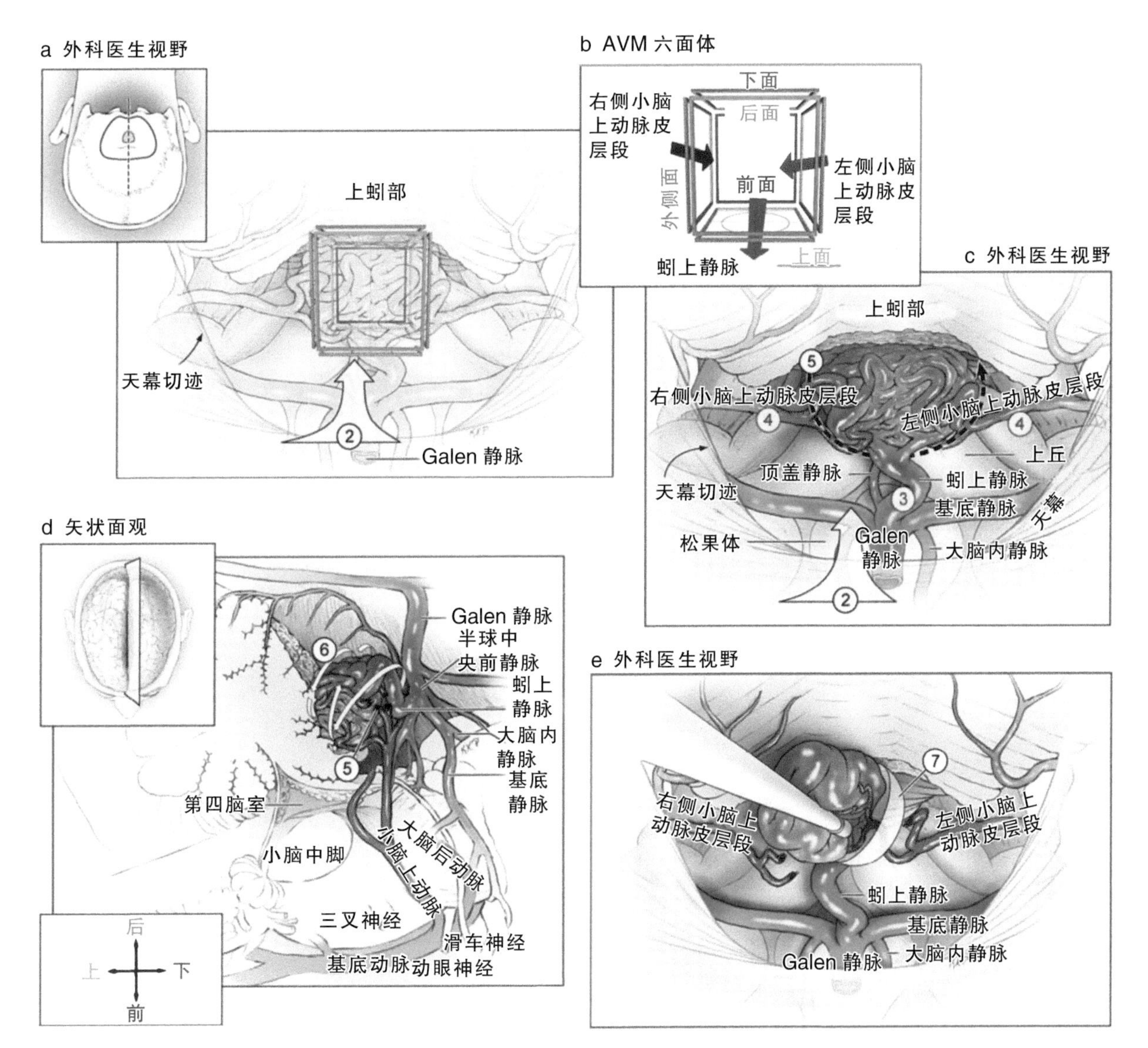

图 17-15　小脑蚓部 AVM 切除策略。(a)第 1 步,中线部幕下-小脑上入路,跨窦开颅暴露 AVM。外科医生视野:患者俯卧位,头皮切口(虚线),颅骨切开(实线),在插图上显示 AVM(紫色环)。(b)AVM 六面体显示,SCA 的双侧动脉供血和深静脉引流至 SVerV。(c)第 2 步,在幕下-小脑上面中线抵近 AVM。第 3 步,识别引流至 VoG 的静脉。第 4 步,定位 SCA 双侧供血动脉。第 5 步,沿着上蚓部前外侧缘阻断前缘供血动脉(外科医生视野)。(d)第 6 步,向内环形分离至小脑蚓部薄壁组织(矢状面观)。(e)第 7 步,向外侧移动 AVM 进入小脑中脑间隙,并分离 SCA 前部供血动脉(外科医生视野)。

垂及幕下-小脑上拓宽的面，有利于蛛网膜下隙分离。小脑蚓部上方的AVM蛛网膜下隙分离，可以延伸直至小脑蚓部顶点两侧四叠体池(QuadC)后方及s4 SCA皮质分支到达的小脑中脑裂隙。从这些脑池引流出脑脊液，松弛了小脑并打开了幕下面间隙。上蚓部AVM向深部引流至SVerV和VoG，较容易被阻断；下蚓部AVM向浅层引流，集中在手术区的IVerV和Tore(第3步)。小脑蚓部AVM有来自上蚓部SCA和下蚓部PICA的双重供血（第4步）。SCA的供血动脉形成病灶前缘，在上蚓部的AVM前外侧边缘阻断，可保存较多分支至顶盖和中脑后部(第5步)。

PICA的供血动脉形成病灶下缘，在下蚓部AVM下外侧边缘阻断。切入角与下蚓部AVM平行，但是与上蚓部AVM垂直，需要去除部分后蚓部到达下缘(第6步)。除非延伸至小脑核，小脑蚓部AVM处于非功能区；然而，小脑蚓部被分离可能引起小脑性缄默。由于AVM连着向上的引流静脉，要想到达病灶的深前方需要将病灶向侧方移动(第7步)。深部分离能延伸至小脑中脑裂隙，但需要保护第4对颅神经、顶盖和中脑的动脉穿支(图17-16和图17-17)。

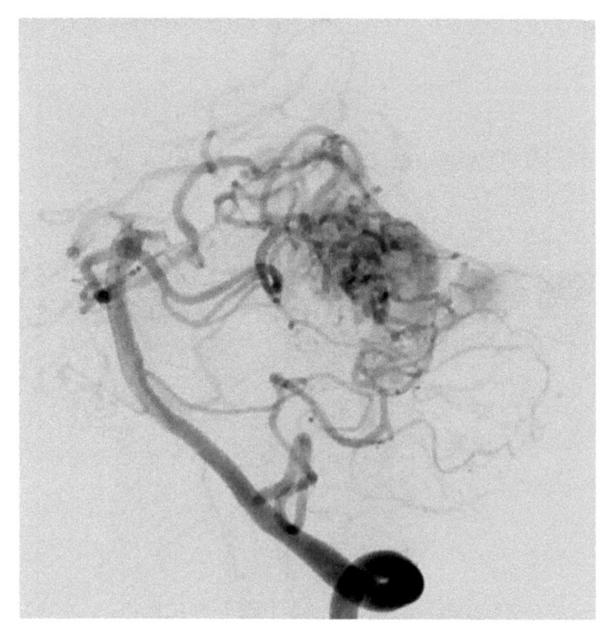

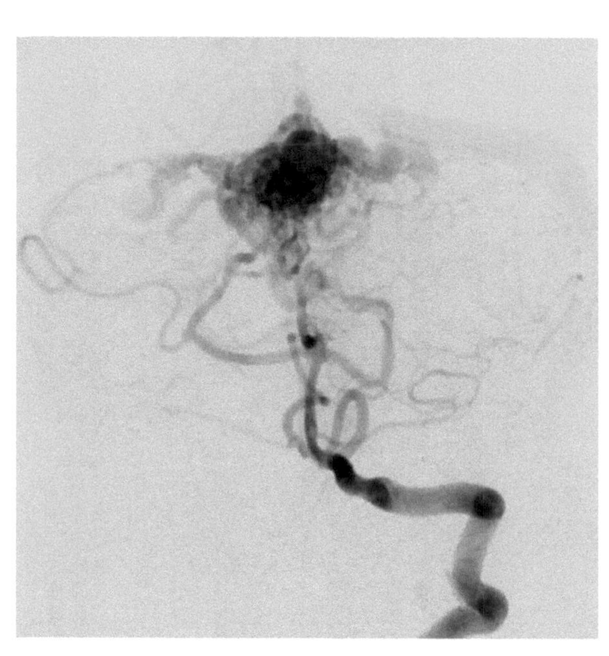

a b

图17-16 61岁，男性，小脑蚓部AVM(SM分级7：S2V1 E0/A3 B1 C0)，病变位于小脑上蚓部后下方，由SCA和PICA双重供血。左侧椎动脉造影：(a)外侧位像。(b)前后位像。(待续)

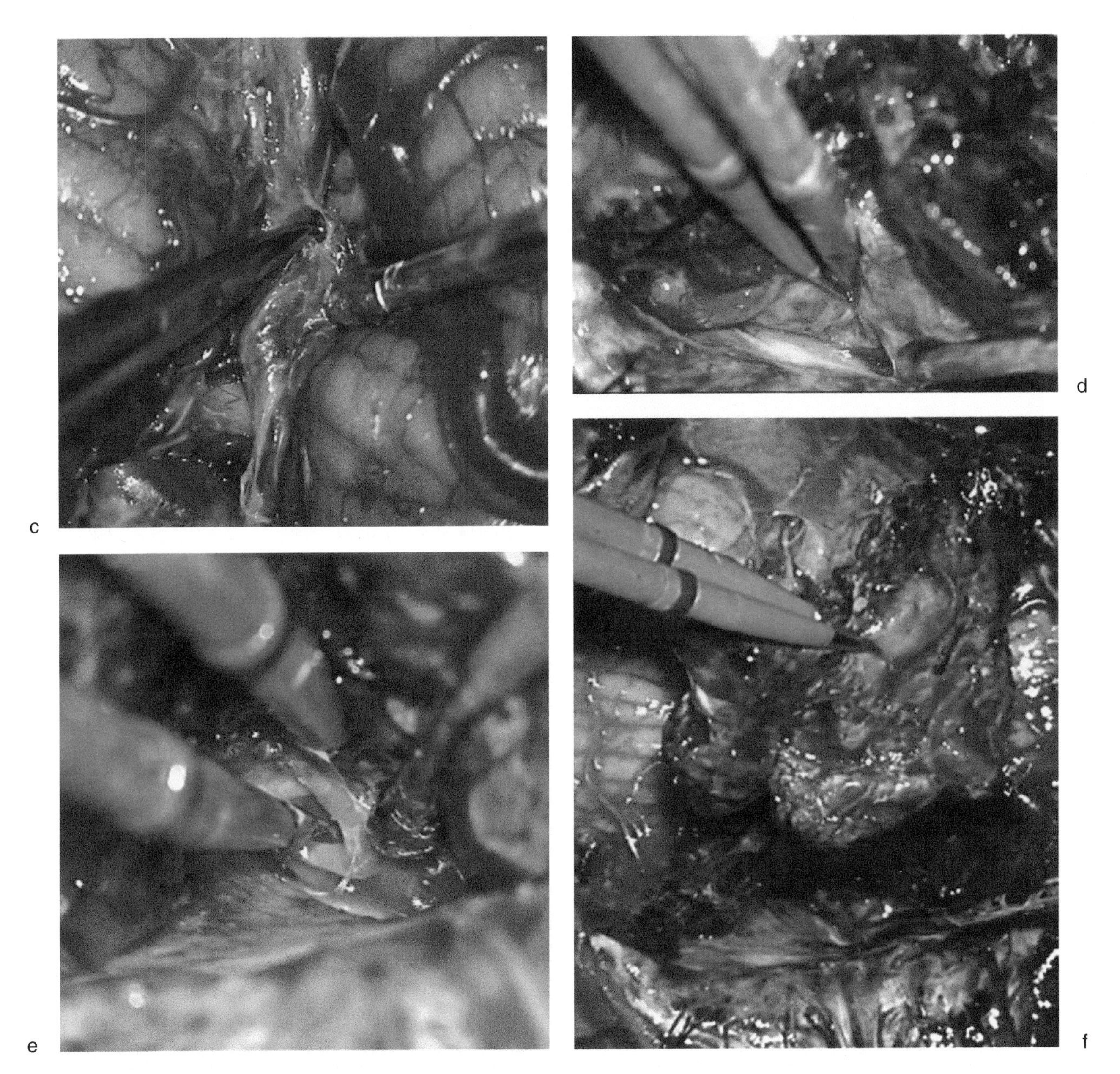

图 17–16(续) (c)PICA 供血动脉在小脑后切迹上升,在 AVM 下缘电凝之。(d)打开幕下–小脑上面。(e)SCA 供血动脉在 AVM 前缘阻断。(f)完整切除 AVM。

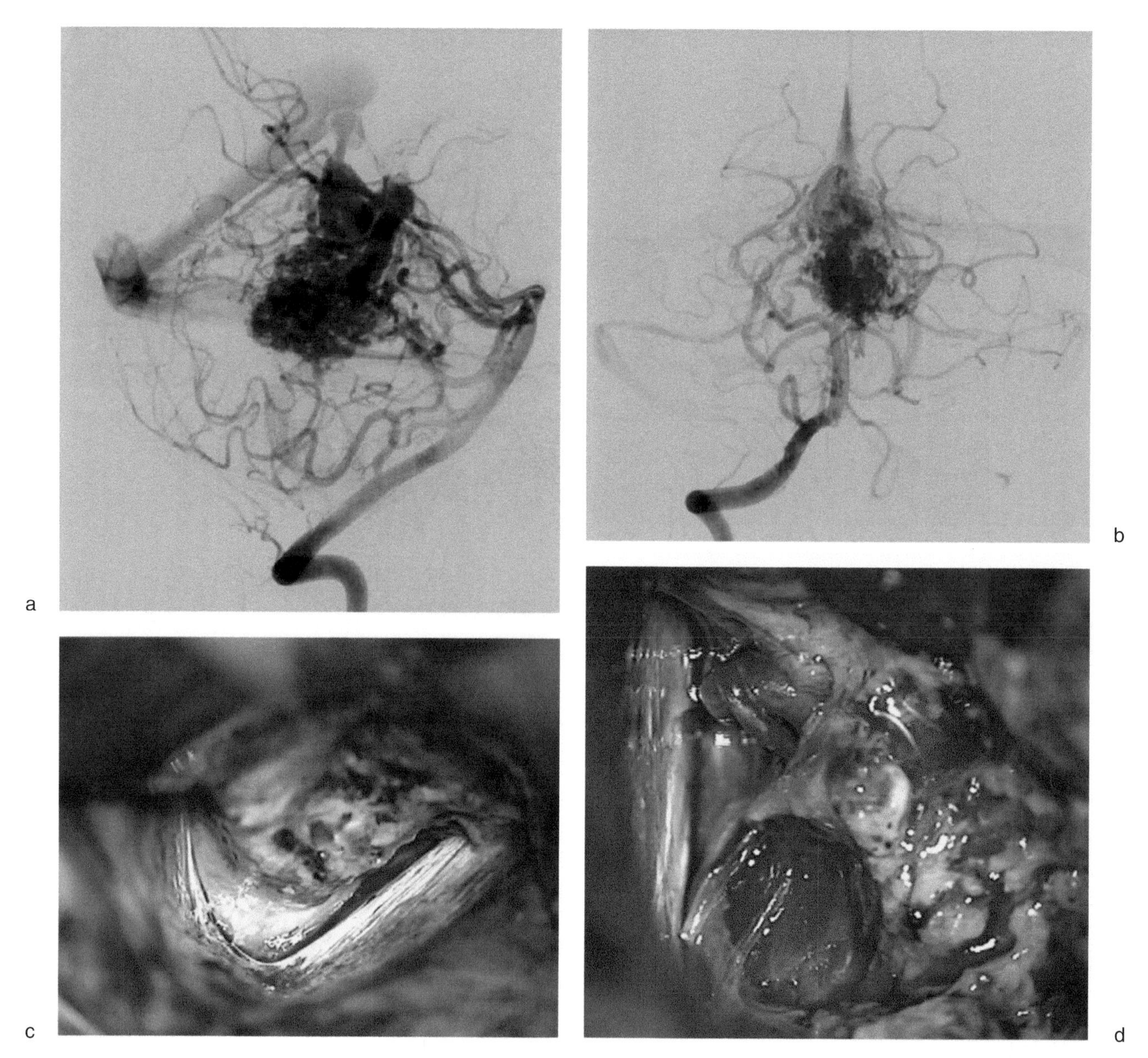

图 17-17 28岁，女性。小脑蚓部AVM引起脑室内出血(SM 5级；S2V1 EO/A2 BOCO)。病灶位于上蚓部前斜坡，由双侧SCA供血，PreCenCbiV引流。右侧椎动脉血管造影：(a)外侧位像。(b)前后位像。(c)跨窦开颅和小脑上-幕下入路(俯卧位，病灶底部朝上)。沿着小脑幕的三角形顶部打开手术通道，到达四叠体池。(d)分离小脑蚓部至中线右侧，显露动脉化的引流静脉和SCA供血动脉。(待续)

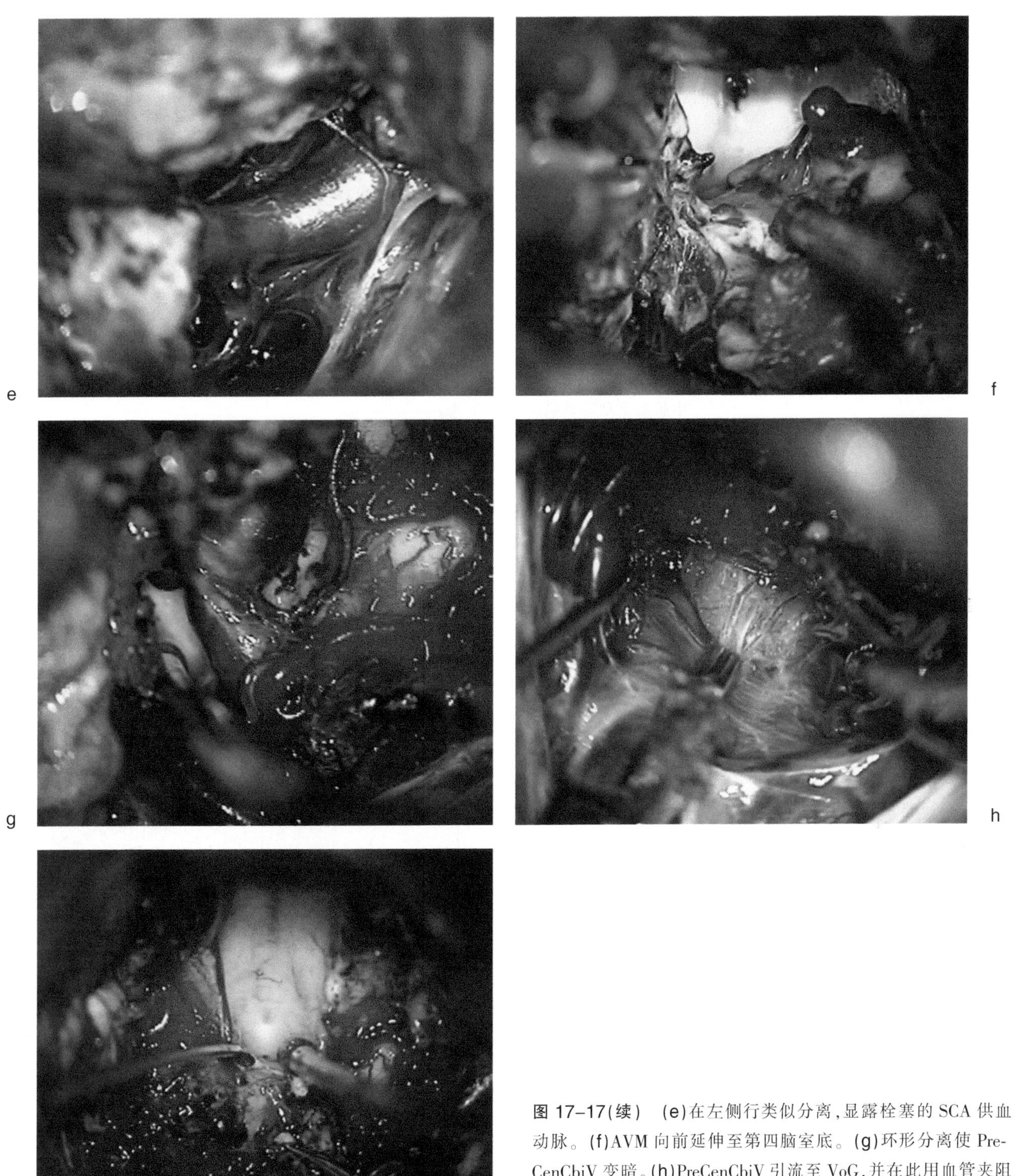

图 17-17(续) (e)在左侧行类似分离,显露栓塞的 SCA 供血动脉。(f)AVM 向前延伸至第四脑室底。(g)环形分离使 PreCenCbiV 变暗。(h)PreCenCbiV 引流至 VoG,并在此用血管夹阻断、分离。通过四叠体池前部可见松果体。(i)下方可见第四脑室底。

小脑扁桃体 AVM 切除

扁桃体 AVM 靠近中线而且较小，可以通过标准的枕下开颅显露(图 17–18,第 1 步)。蛛网膜下隙分离包括打开枕大池分离扁桃体和扁桃体二腹裂(第 2 步)。PICA 围绕脑干走行,处理它时需要将小脑扁桃体按圆周方向移动以充分暴露。引流扁桃体静脉:内侧和外侧 TonsV 引流至 ReTonsV 上端和下端，收集 IVerV 并引流至 Tore 和 TrvS(第 3 步)。由于先期中断了供应 AVM 的扁桃体动脉，扁桃体 AVM 下极向上回缩,显露出 PICA(第 4 步)。PICA 环起始于 p4 和 pS PICA 并形成了供应动脉的上端,经过扁桃体上极(第 5 步)。PICA 通常终止于 AVM,但是当发现与远端的动脉连接时应保存。扁桃体面大部分不与其他结构相邻,除了通过蒂连接于小脑上外侧的部分,分离时应使组织损伤保持最低限度（第 6 步)。扁桃体 AVM 是非功能性的,但是深部邻近脑干和第 9、10、11 对颅神经(第 7 步)(图 17–19)。

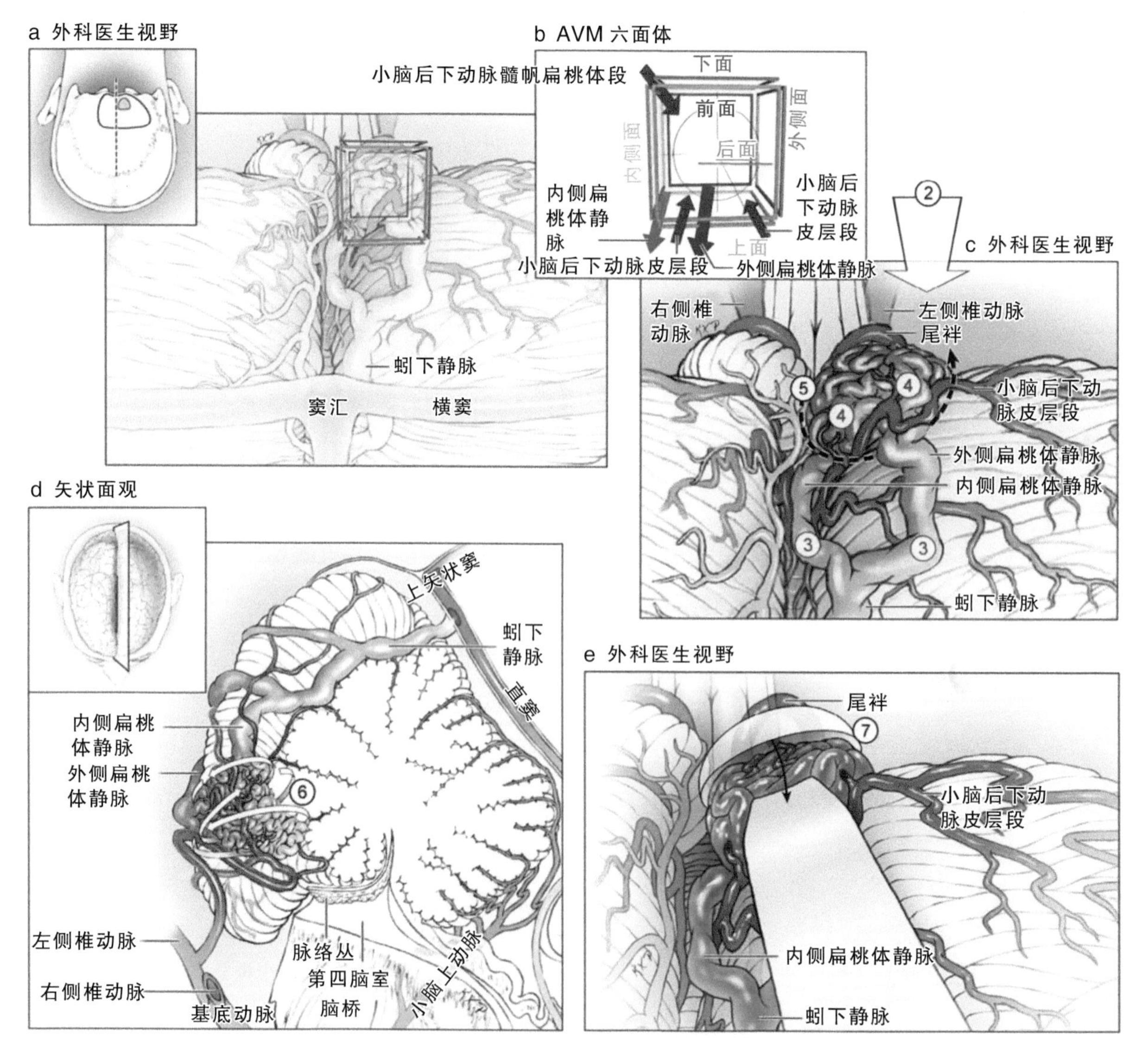

图 17–18 小脑扁桃体 AVM 切除策略。(a)第 1 步,枕下开颅术暴露 AVM。外科医生视野:患者俯卧位,皮肤切口(虚线),颅骨切开(实线),AVM(紫色圈)显示在插图上。(b)AVM 六面体显示,动脉来源于同侧 PICA,并通过扁桃体静脉引流。(c)第 2 步,打开小脑延髓裂隙、扁桃体二腹裂隙分离扁桃体。第 3 步,识别扁桃体引流静脉。第 4 步,定位 PICA 和供应 AVM 的扁桃体分支。第 5 步,确定 PICA,并阻断其上端(外科医生视野)。(d)第 6 步,沿着扁桃体向上,于外侧环形分离病灶(矢状面观)。(e)第 7 步,向上移动 AVM,并于前方阻断 AVM(外科医生视野)。

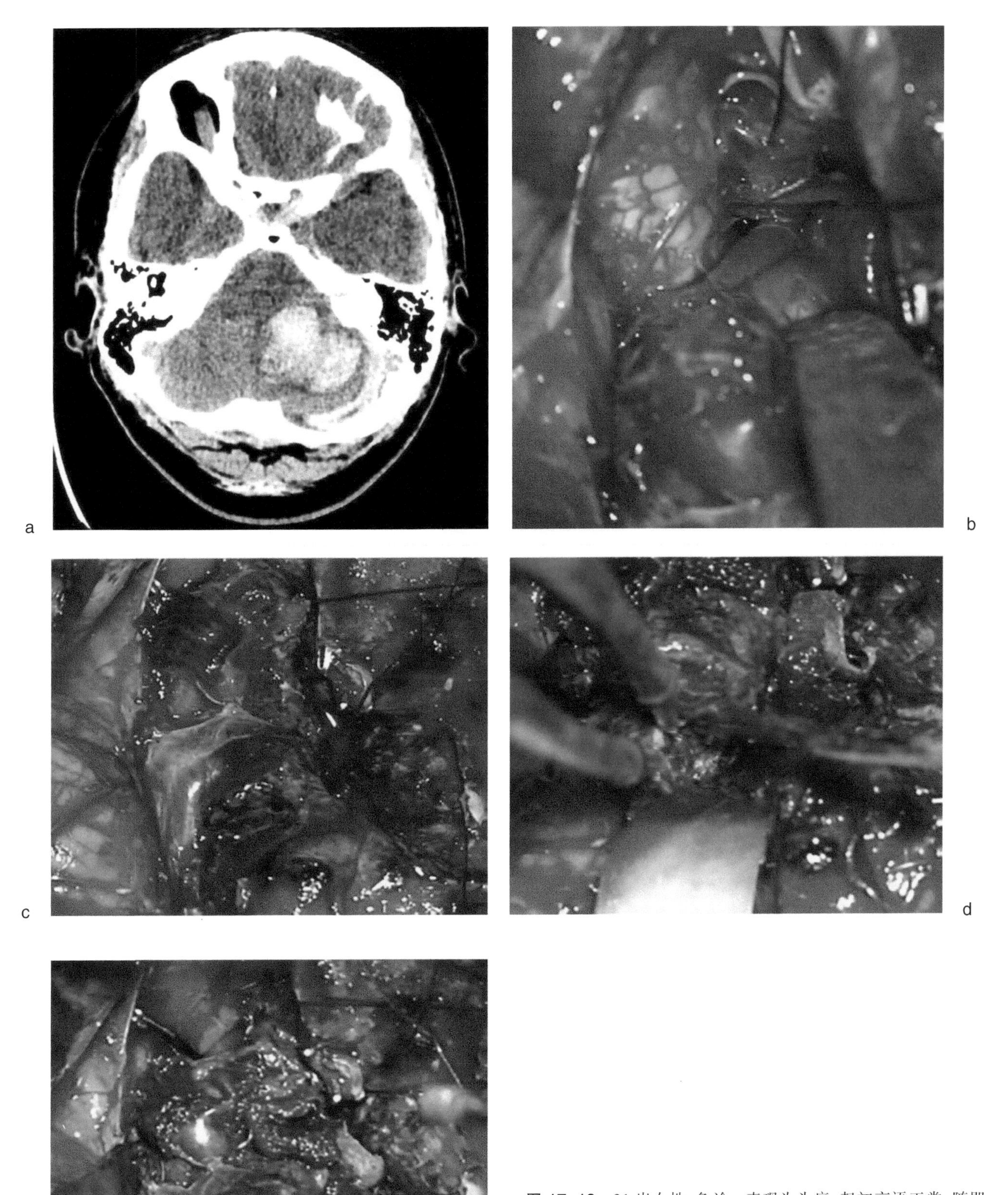

图 17-19　31 岁女性，急诊。表现为头痛，起初言语正常，随即出现身体屈曲等急性失代偿表现。(a)轴位 CT 扫描，显示左侧小脑出血较多；直接转入手术室治疗。(b)枕下入路显露小脑，发现 AVM 位于左侧小脑扁桃体，在小脑延髓池内发现其供血来自一支扩大的左侧 PICA（SM 分级 4；SIVI EO/A2 BOCO）。(c)分离 PICA 供血动脉并向外侧清除血肿。(d)环形分离 AVM，向上分离扁桃体引流静脉。(e)切除 AVM。

岩骨部小脑 AVM 切除

岩骨部小脑 AVM 通过扩大的乙状窦后入路方法切除。从横窦乙状窦拐角处至颈静脉球显露乙状窦，向乙状窦方向翻转硬膜瓣，最大范围显露桥小脑角(图 17 -20,第 1 步)。充分暴露可以减少对脑的牵拉。蛛网膜下隙分离，打开环池的蛛网膜，包括 CbPonC、Pone、CbMedC 和 MedC(第 2 步)。分离部位主要围绕第 7、8 颅神经和 AICA。但是，当 SCA 向 AVM 供血并向下至第 9、10 颅神经时，要向上分离至第 5 颅神经。

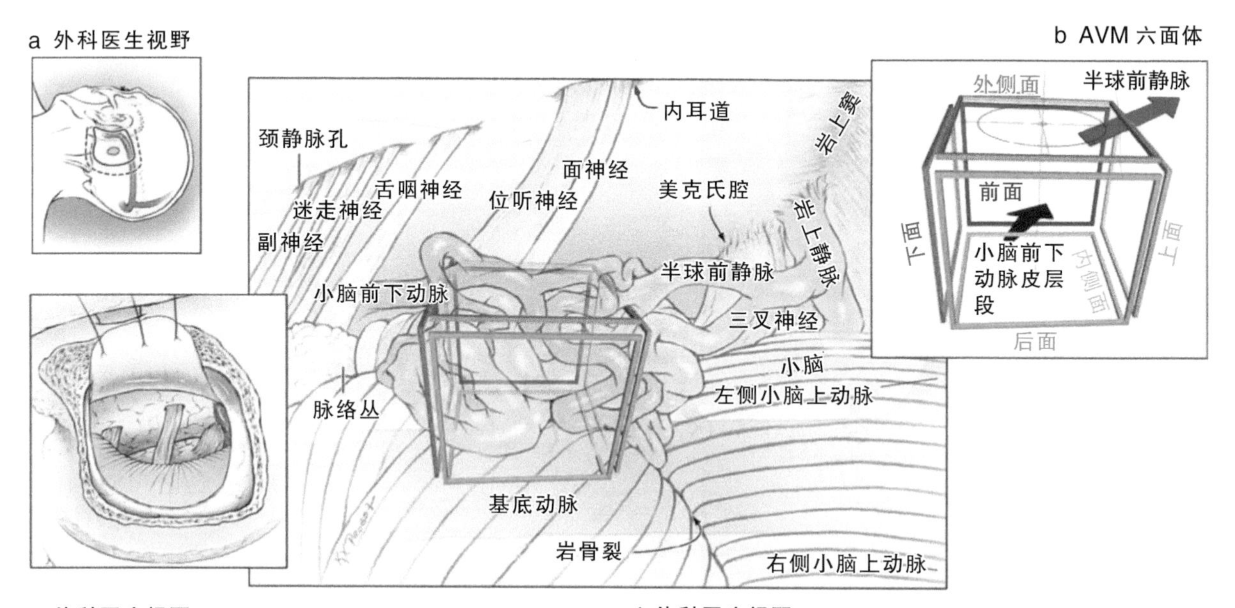

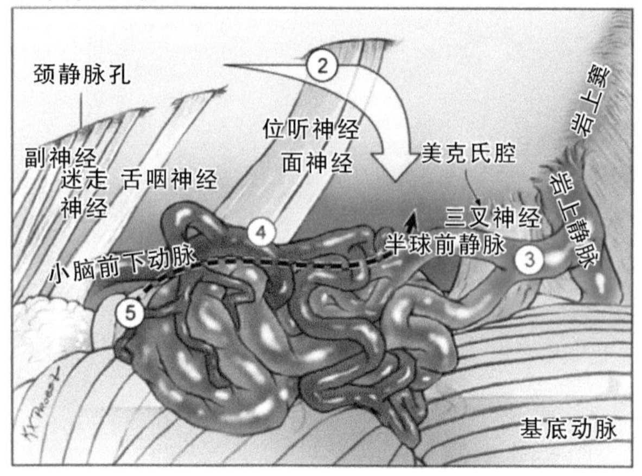

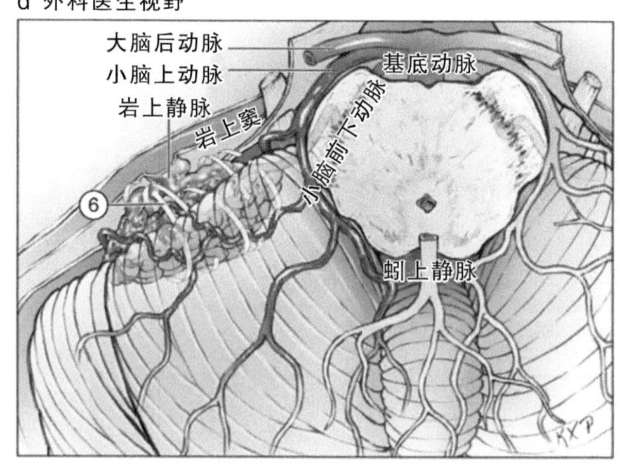

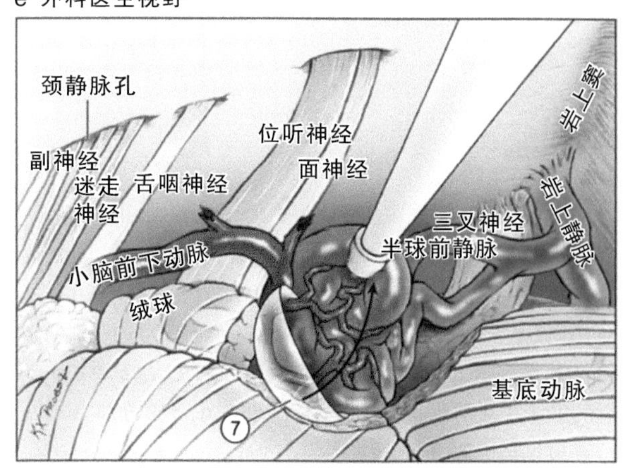

图 17-20 岩骨部小脑 AVM 切除策略。(a)第 1 步，扩大的乙状窦后开颅显露 AVM，包括乳突部分切开并游离乙状窦。外科医生视野，头皮切口(虚线)，颅骨切开(实线)及 AVM(紫色环)显示于上方插图中。向前移动 SigmS，显示在下方的插图中。(b)AVM 六面体显示，来自 AICA 皮层支的输入动脉和半球前引流静脉、脑桥小脑角静脉和岩静脉。(c)第 2 步，通过桥小脑池，抵近 AVM。第 3 步，识别向内上方的引流静脉。第 4 步，定位第 7、8 颅神经外侧的 AICA 供血动脉。第 5 步，阻断绒球内侧端供血动脉(外科医生视野)。(d)第 6 步，环形分离 AVM-5 小脑外侧、上方和下方边界("后开门"技术，小脑上方视角)。(e)第 7 步，向前移动 AVM，分离后侧和内侧面，并找出 AICA 内侧供血动脉(外科医生视野)。

岩骨部 AVM 属于小脑而不是脑桥，因此，位于第 7、8 颅神经的外侧。AVM 通过 AHemV 和 VCPonF 向深处引流至 SPetrV(Dandy 静脉)和 SPS(第 3 步)。AICA 供血动脉来源于 a3 和 a4 段(第 4 步)，可先向内侧分离至病灶处阻断之(第 5 步)。

然而，许多内侧供血动脉在切除早期不能看到，只有等到向深部分离时，才能阻断。手术入路是垂直的而不是平行的，这意味着如果想到达 AVM 外侧和后缘必须牵拉小脑。小脑皮质上的切口位于 AVM 的侧方，切除部分中间小叶至 AVM 外侧缘并打开一个间隙到达内侧。对于破裂的 AVM，小脑半球血肿可能已经打开了这个间隙，而且先期的血肿清除，既显露了内侧，同时也能缓解小脑水肿。沿 AVM 后方进行环形分离，再沿着小脑中脚和颅神经向前旋转至深处病灶(第 6 步)。从后方阻断 AVM 内侧深部的供血直至切边缘，同时保存引流静脉至 SPS 的连接(第 7 步)。岩骨部小脑 AVM 处于非功能区，但邻近脑桥、小脑中脚和第 7、8 颅神经。所以，从外侧分离至颅神经，避免损伤脑干(图 17-21 和图 17-22)。

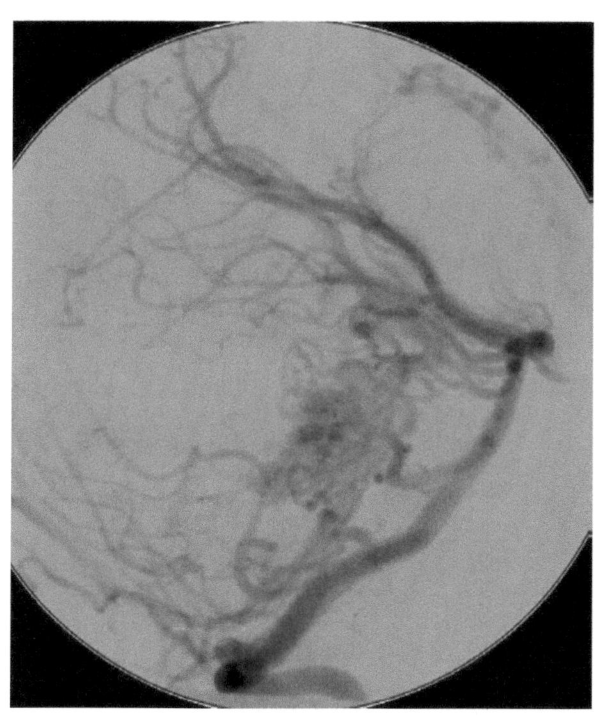

a

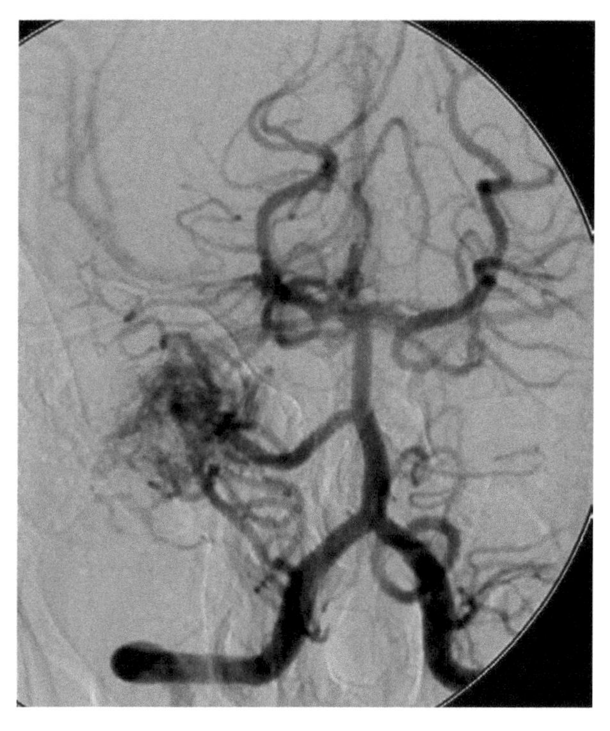

b

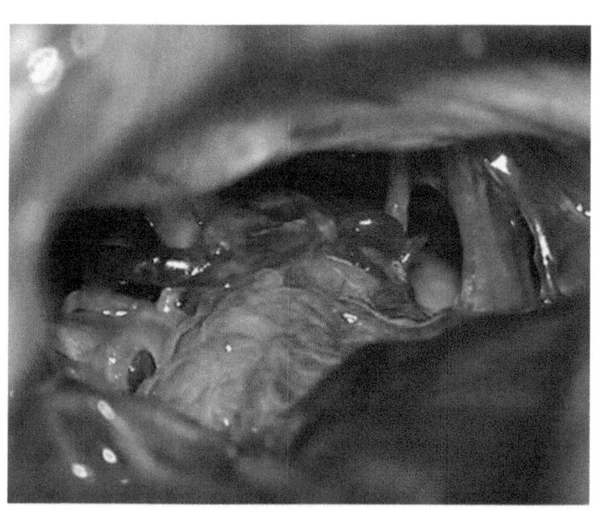

c

图 17-21　57 岁，男性。右侧岩骨部小脑 AVM (SM 分级 6：S1V1E1/A3B0C0)。AVM 位于绒球，并由 AICA 和 SCA 供血。左椎动脉造影：(a)外侧位像。(b)前后位像。(c)右侧扩大乙状窦后入路(侧位，鼻尖朝左)，开放桥小脑角，显示绒球、第 7、8 颅神经、第 9-10-11 颅神经和岩骨后侧面；探寻绒球与第 8 颅神经之间的 AVM。(待续)

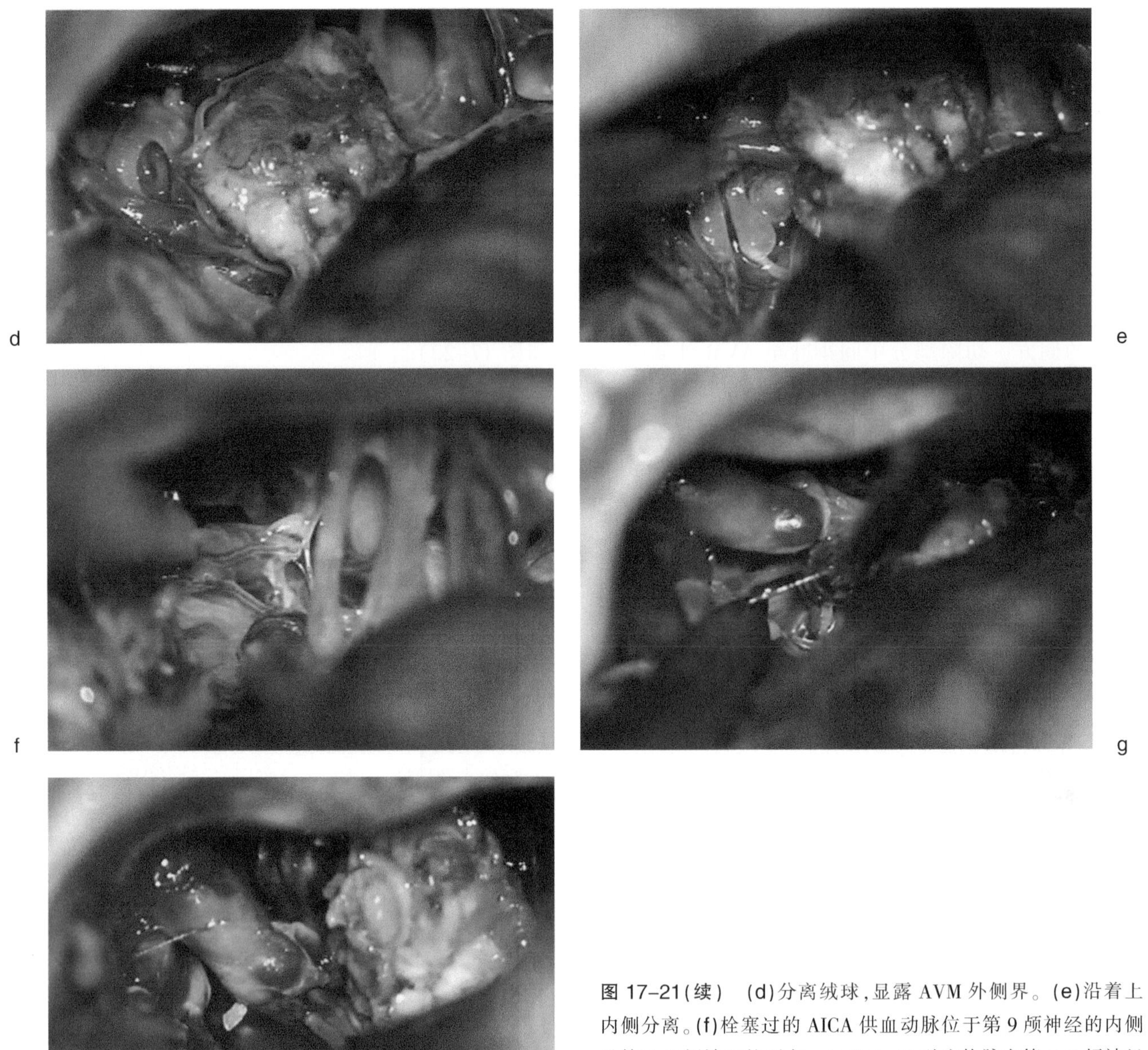

图 17-21(续) (d)分离绒球,显露 AVM 外侧界。(e)沿着上内侧分离。(f)栓塞过的 AICA 供血动脉位于第 9 颅神经的内侧及第 7-8 颅神经的下方。(g)SPetrV 引流静脉在第 7、8 颅神经上方,被脑桥外侧的供血动脉动脉化。(h)阻断供血后,这些静脉颜色变暗。

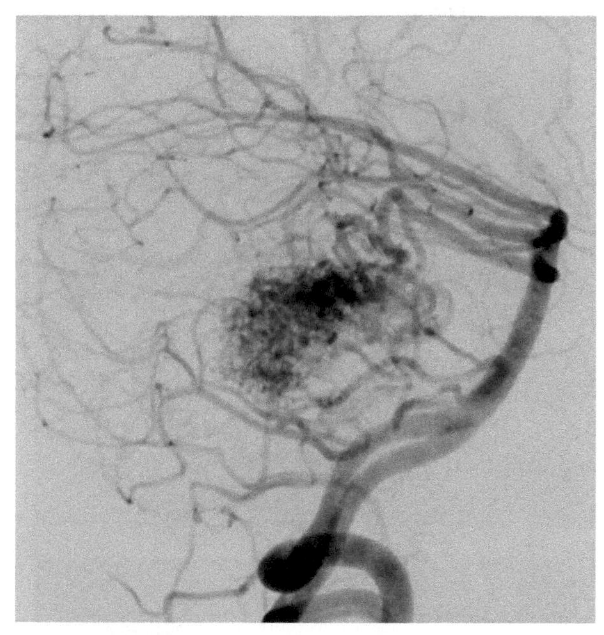
a

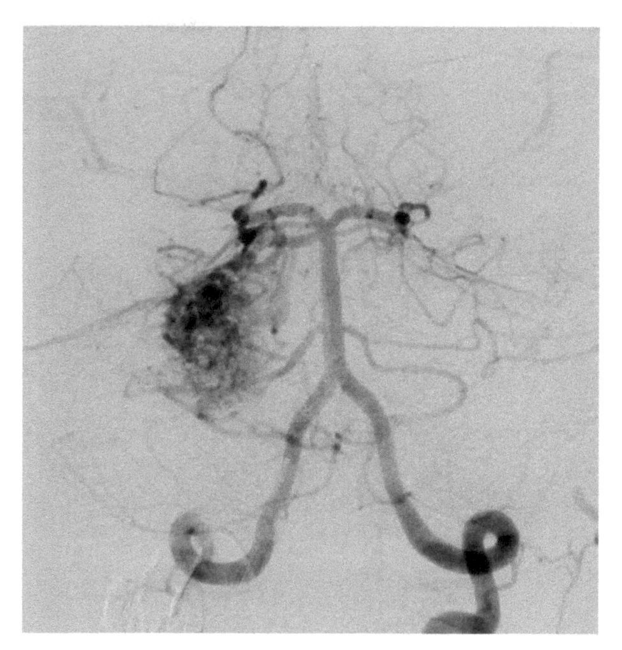
b

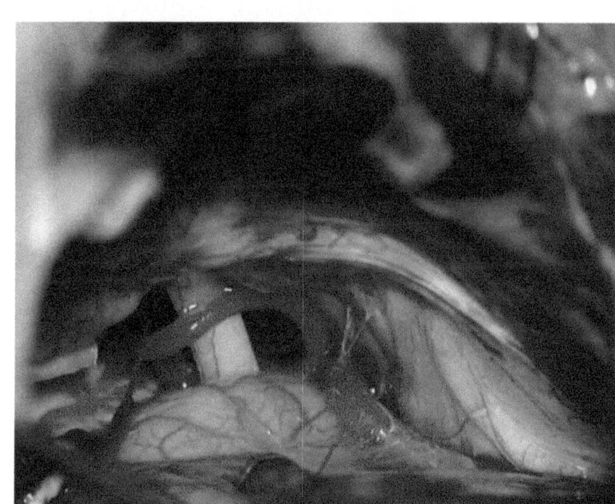
c

图 17-22 24 岁，女性。右侧岩骨部小脑 AVM（SM 6 级：S1V1E1/A2 B1C0）。病灶由 SAM 上部和 AICA 下部供血，引流至 SPetrV 和 SPS。左椎动脉血管造影：(a)外侧位像。(b)前后位像。(c)通过左侧扩大乙状窦后入路，显露桥小脑角，发现进入内耳门的第 7-8 颅神经，以及进入颈静脉孔的第 9-10-11 颅神经。用金刚钻去除 TrvS 和 SigmS 顶部，并显示硬膜前部，在岩骨后方开放一个没有阻挡的视角。（待续）

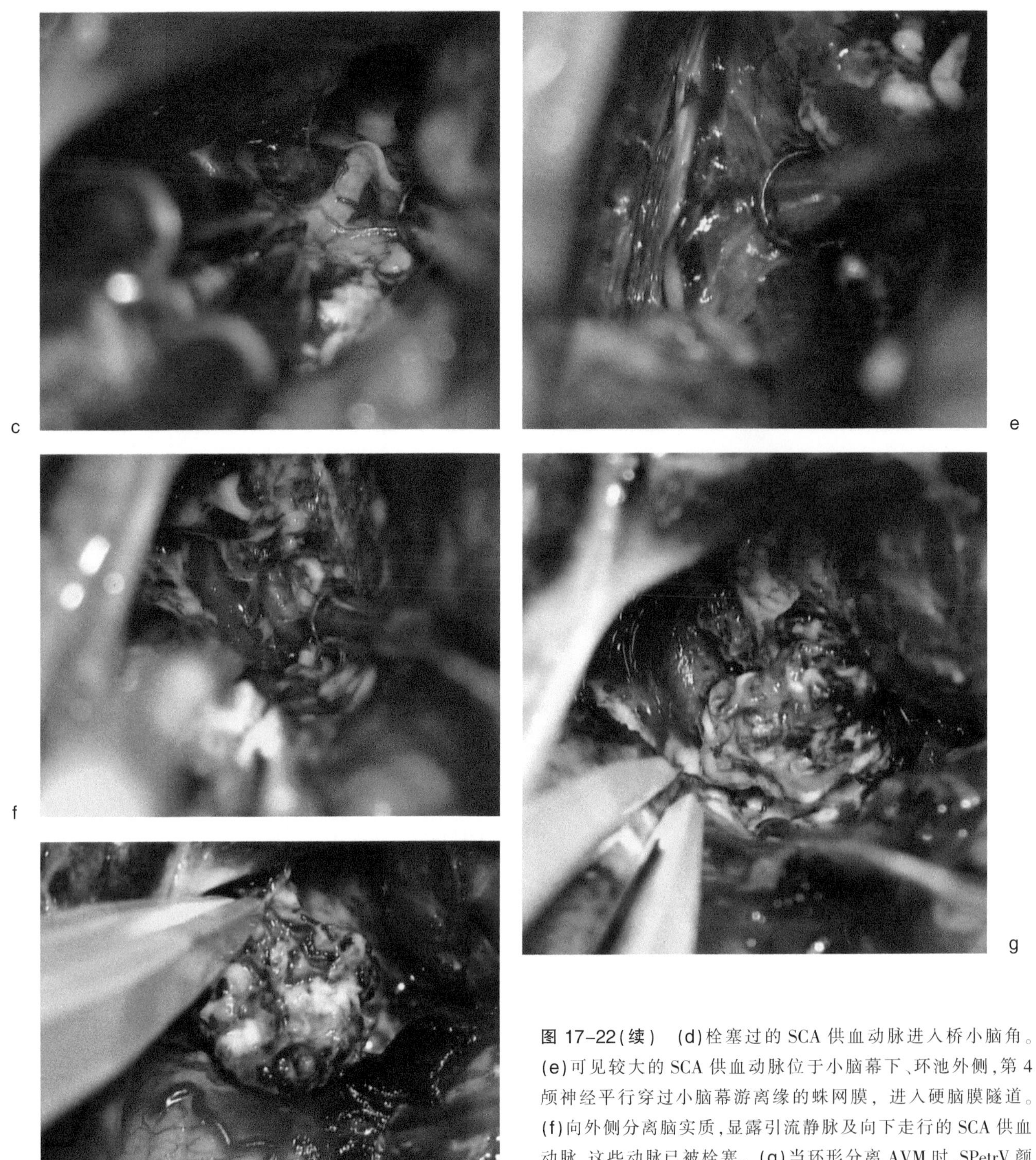

图 17-22(续) (d)栓塞过的SCA供血动脉进入桥小脑角。(e)可见较大的SCA供血动脉位于小脑幕下、环池外侧,第4颅神经平行穿过小脑幕游离缘的蛛网膜,进入硬脑膜隧道。(f)向外侧分离脑实质,显露引流静脉及向下走行的SCA供血动脉,这些动脉已被栓塞。(g)当环形分离AVM时,SPetrV颜色变暗。(h)切除AVM。

■ 结论

小脑AVM约占所有颅内AVM15%。小脑AVM较大脑AVM更容易出血(3/4:1/2),而且出血在术前和术后随访中更多表现为神经功能缺陷。目前,小脑AVM出血率增加的原因还不清楚。深静脉引流与血管破裂风险增加有关，而且这种情况在笔者的AVM患者中表现明显。病灶体积小也与血管破裂风险增加有关；但是小脑AVM和大脑AVM在体积大小上并没有显著差异。小脑AVM对功能区影响较小,而且较少有深穿支供血,但是这些因素与AVM破裂无关。大脑和小脑AVM出血概率的差异可以简单地通过小脑AVM患者很少发生癫痫来类比阐明。总体而言,23%大脑AVM患者表现为癫痫，近似于小脑AVM患者和大脑AVM患者之间的出血比率差异。

不论如何，都要积极处理破裂危险增加的小脑AVM及其相关的后遗症。对大多数小脑AVM破裂的患者,应建议手术治疗,包括13%的SM高分级患者。对许多未破裂的小脑AVM患者,也要建议治疗;选择低度和中度分级的AVM患者行手术治疗，高分级的AVM患者行放射外科治疗。尽管是幕下AVM,小脑AVM不同于脑干AVM。小脑AVM需要同样复杂的手术入路,如围绕着主要的静脉窦、颅底结构和颅神经操作;但是手术暴露却更加令人满意,手术风险较小,而且小脑AVM患者的预后更优于脑干AVM。

(闵思明 译)

第 3 部分

手术策略选择

第 18 章 选择患者

审慎地选择患者对于避免脑动静脉畸形(AVM)显微切除手术的并发症和神经功能的不良预后有重要意义,这是手术成功的关键。AVM 在解剖结构、体积大小、病变部位以及临床表现上各不相同,这使得临床医生难于选择。神经外科医生根据自己的手术经验来确定手术风险因素,进而协助其选择患者;医生根据不同的情况设计多种手术方案,每种方案各有侧重点,不同手术有不同的精准性以及优缺点。有些分类方案复杂,有些则简单;每种方案均试图准确地预测手术风险,同时便于临床使用。这些分类方案的价值体现在将这种复杂的抉择转化为一种具体的推算。本章描述作者选择患者的方法。

■ Spetzler-Martin 分级系统制订之前

Luessenhop 和 Gennarelli 早在 1977 年制订了第一个 AVM 的Ⅰ~Ⅳ级分级系统,分级基于 AVM 供血动脉的数目,即计数单独三组动脉供血区域:大脑中动脉(MCA)、大脑前动脉(ACA)和大脑后动脉(PCA)的数目。当 AVM 由多个区域供血时,分级根据供血动脉数目最多的血管区域确定。因为当时超过 4 支供血动脉的巨大 AVM 被认为是无法手术的,所以没有进一步分级。49 例患者手术结果表明,I 级 AVM 手术风险低,分级越高风险越高,IV 级 AVM 采用非手术治疗。Lussenhophe 和 Rosa 在 1984 年简化了这一分级方案,仅依据比供血动脉计数更容易的 AVM 在造影上的大小来分级。新的分级根据血管团的直径:Ⅰ级,<2cm;Ⅱ级,2~4cm;Ⅲ级,>4~6cm;Ⅳ级,>6cm。90 例患者的手术结果表明,Ⅰ和Ⅱ级 AVM 的致残率和致死率低,这些病变建议手术切除,而不需要考虑畸形血管团的部位,以及患者年龄和并发症。高级别病变(Ⅲ和Ⅳ级)的患者推荐保守治疗。

中国史医生和陈医生在 1986 年提出了一个可供选择的分类方案,该方案注重 AVM 的大小、部位和深度、供血动脉以及引流静脉等四个方面。上述每一方面均被分为四级。特别之处在于,AVM 大小被分级为<2.5cm(Ⅰ级),2.5~5cm(Ⅱ级),>5~7.5cm(Ⅲ级),>7.5cm(Ⅳ级);部位和深度分级为表浅的/非功能区的(Ⅰ级),表浅的/功能区的(Ⅱ级),深部的(Ⅲ级)和深部的/累及重要结构的 (Ⅳ级); 供血动脉分级为 MCA 或者 ACA 的单一浅表分支(Ⅰ级),MCA 和(或)ACA 的多根浅表分支(Ⅱ级),PCA 分支或 MCA 和/或 ACA 深部分支(Ⅲ级)以及全部三根血管或椎基底动脉的分支(Ⅳ级)。最后,引流静脉方面分级为单一浅表(Ⅰ级),多支浅表(Ⅱ级),深部(Ⅲ级)和深部伴有瘤样扩张(Ⅳ级)。最终 AVM 分级是由上述最高的级别决定。低级别 AVM 患者能获得良好预后,而高级别 AVM 的致残率/致死率相对较高。该分类方案表明,复杂的分类方法会因其不便而难以获得广泛接受和推广。

■ Spetzler-Martin 分级系统

在 1986 年,Spetzler 和 Martin 发表了后来成为脑 AVM 分类的重要方案。在考虑到包括病灶大小、部位、供血动脉数量、手术可行性、分流盗血情况和静脉引流等因素后,作者们制订了仅仅采用病灶大小、周围脑实质功能区和静脉引流方式的简化方案。作者们的主要目标是分类简单、易于床旁使用和准确判断预后。

分级系统中的每个因素均独立评分,大小分为三个级别:小的 AVM(<3cm),定为 1 分;中等 AVM(3~6cm),2 分;而巨大 AVM(>6cm),3 分。如果静脉引流入皮层静脉和凸面的静脉窦,就被认定为表浅引流,定为 0 分;如果静脉引流最终汇入 Galen 静脉,如大脑内静脉,基底静脉和小脑中央前静脉,就被认定为深部引流,定为 1 分。在后颅窝,只有静脉引流入直窦或者横窦,才被认为是浅表引流。评定动静脉畸形功能区是根据周围脑组织解剖上被认定具有神经功能。AVM 位于感觉运动皮层、语言区、视觉皮层区、下丘脑、内囊、脑干和大脑脚或者小脑深部核团评为1分；不位于上述功能区的动静脉畸形评为0分。最终AVM分级是三个方面评分总和，从I到V级，在脑干内部和整个半球的AVM，因过于复杂难于切除，被认定为VI级。

Spetzler-Martin分级系统最初用于评估连续100例手术切除的AVM病例。预后被分为“无功能缺失”、“轻度功能缺失”(一过性神经功能恶化、轻度共济失调或者轻度脑干功能障碍加重)和“严重功能缺失”(失语、偏盲或者偏瘫)。低级别AVM(Ⅰ和Ⅱ级)患者无严重功能缺失，仅有1例出现轻度功能缺失。高级别AVM患者中，无论是严重功能缺失(Ⅳ级，7%；Ⅴ级12%)还是轻度神经功能缺失(Ⅳ级，20%；Ⅵ级，19%)的发生率均较高。其他研究者的前瞻性研究和独立分析证实了该分级系统在预测手术致残率和致死率上的准确性。

这一分级系统因其简便性和实用性，能够快速预测手术风险，而被神经外科医生和其他临床医生广泛接受。此外，由于使用方便已经使得该分级系统成为脑AVM领域描述和交流中不可缺少的部分。使用该分级的经验表明，存在三类不同的患者。低级别AVM(Ⅰ和Ⅱ级)切除引发相关的致残率低，经常采用手术治疗；高级别AVM(Ⅳ和Ⅴ级)切除引发相关的致残率高，常常采用保守治疗；Ⅲ级AVM手术切除相关致残率中等，治疗的建议是采用个体化的多种模式治疗。

■改良Spetzler-Martin分级系统

Spetzler-Martin分级系统的一个不足之处是对于Ⅲ级AVM的处理。一个2cm深部引流的丘脑AVM和一个7cm浅表引流的右额极AVM评分相同，从而造成这两种完全不同的病变分级相同。Ⅲ级AVM在五个分级体系中的异质性最大，其中病灶大小、静脉引流和功能区评分具有四种不同组合，并且这些组合占到所有组合的三分之一。除此以外，从技术难度和潜在的致残率上来说，这些AVM是许多神经外科医生乐于接受的技术挑战。Spetzler-Martin分级系统将这些多样的病变混杂在一起，使其无法像对低级别和高级别AVM那样，提供清晰的治疗方案。

通过分析本组连续治疗的75例Ⅲ级AVM，神经功能预后依其亚型变化很大(表18-1)。小的Ⅲ级AVM，评为1分，深部静脉引流和位于功能区各评1分(S1V1E1)，最为常见，而且手术风险最低(致残率为3%)。相反，中等大小/功能区的Ⅲ级AVM(S2V0E1)手术风险最高(致残率为15%)。中等大小/深部引流的Ⅲ级AVM(S2V1E0)手术风险居中(7%)。巨大的Ⅲ级AVM(S3V0E0)极为少见，没有相关手术经验。

基于这些资料，Ⅲ级AVM不应该像Spetzler-Martin方案所建议的那样，被认为是均质的一组，所有的亚型具有相同的风险。与此相反，Ⅲ级AVM是应该根据Spetzler-Martin方案所定义的四种亚型进行分组分析。改良的Spetzler-Martin方案强调这些不同之处。小的Ⅲ级AVM被设定为Ⅲ-级，因其手术风险低于Ⅲ级病变的平均水平，而更近似于Ⅱ级病变。中等大小/功能区的Ⅲ级AVM被设定为Ⅲ+级，因其手术风险高于Ⅲ级病变的平均水平，而更近似于Ⅳ级病变。中等/深部的Ⅲ级AVM显然就被设定为Ⅲ级，因其手术风险与Ⅲ级病变平均水平一致。巨大的Ⅲ级AVM被设定为Ⅲ*级，因其是由分级系统所拟定，而发病率如此之低，使其手术风险并不清楚。浅表引流且位于非功能区的巨大AVM只存在于额极或者颞极；位于其它部位的巨大AVM常具有深部引流静脉或者临近脑功能区。

改良Spetzler-Martin系统，有助于提出治疗建议。Ⅲ-和Ⅲ级AVM通常采用手术治疗，而Ⅲ+级需要采

表18-1 Spetzler-MartinⅢ级各型AVM的手术风险

	患者总数	改善/无变化		新的功能障碍/死亡		
Ⅲ级AVM类型	例	例	%	例	%	改良分级
S1V1E1	34	33	97.1	1	2.9	Ⅲ-
S2V1E0	14	13	92.9	1	7.1	Ⅲ
S2V0E1	27	23	85.2	4	14.8	Ⅲ+
S3V0E0	0	0	0.0	0	0.0	Ⅲ*
合计	75	69	92.0	6	8.0	

取保守治疗。这些改良提高了 Spetzler-Martin 分级系统在临床判断中的价值。

■ 分级系统的创新和改良

虽然最初的 Spetzler-Martin 分类方案已经成为 AVM 文献中广为接受的标准，但是 Spetzler 本人认识到这个分级中存在冗余，因为低级别 AVM 采用相似的手术治疗，而高级别 AVM 均保守治疗。因此，Spetzler 和 Ponce 精简原有的五级分级方案为三类：Ⅰ和Ⅱ级组合为 A 类；Ⅲ级变为 B 类；而Ⅳ和Ⅴ级成为 C 类。在一组收集了文献中的 1476 例病例中，Ⅰ级和Ⅱ级 AVM 之间手术预后差异最小，Ⅳ级和Ⅴ级 AVM 也是如此。三类分级系统的预测能力和五级系统一致，这一结果支持精简分类系统。

Spetzler 和 Ponce 根据 AVM 分类提出概括的治疗建议。A 类病变需要以完全切除为目标的手术切除；B 类采用包括血管内治疗和放射治疗以及手术切除在内的多种模式治疗；C 类病变除了反复出血，进行性神经功能障碍，与盗血相关的症状和 AVM 相关动脉瘤以外，大部分考虑非手术治疗。该简化分级系统的支持者强调，更少的分级数将少见疾病混合在一起，而更大分组与治疗建议更为直接地对应起来。简化方案的反对者认为，由于需要和原有 Spetzler-Martin 分级系统一样的 AVM 评分步骤，再加上进一步的再分类，该方案并没有简化对 AVM 的分析。反对者也强调，具体类别的建议不但是模糊的，而且也无助于例外情况。例如，分类系统根本无助于解决Ⅲ级病变的特殊性。选择患者是一个基于以往经验的不断完善过程，这个过程要求更多复杂性，而不是更少。

有人已经提出新的补充分类方案以及反对这种简化的趋势。这些额外因素包括出血表现、患者年龄、深穿支动脉供血和弥漫性病灶，这些因素对选择患者有重要作用，但并不是 Spetzler-Martin 分级系统的一部分。出血表现不但意味着 AVM 再出血风险高，同时也使手术更容易。血肿有助于分离 AVM 和邻近脑组织；清除血肿可获得环绕分离 AVM 的工作空间，能减少侵扰正常脑组织或者探及在其他情况下无法达到的深部畸形血管团；并且出血能够压迫闭塞一些 AVM 的供血动脉，减少切除时的血流。AVM 出血和显微手术能损伤脑组织，但是年轻患者的可塑性强，可能增加患者神经功能的恢复能力。紧密型 AVM 的动脉和静脉紧凑交织，经常和邻近脑组织有明确边界，能够干净地分离；而弥漫型 AVM 和脑组织相混杂，边界不清，这样迫使神经外科医生建立延伸至正常脑组织的切除界面。深部穿支动脉细小、易断，难于烧灼止血。术中出血能够渗入脑深部白质传导束，引起显著的神经功能缺失。所有这些因素：出血表现、年青、紧密型和无深穿支供血，都被确认是显微手术切除 AVM 预后良好的预测因子。

自从引入 Spetzler-Martin 分级系统整合这些其他因素，来提高预测手术风险和选择患者的能力，有人已经提出多种可供选择的 AVM 分类方案。一个备选方案整合了一个被称为 Hunt 和 Hess 分级临床变量，主要体现出血的临床表现。另一个来自多伦多大学脑 AVM 研究组的方案将血管团的弥漫性作为预测的关键变量，不过要将其和功能区与深部静脉引流联合使用，将后两者纳入新的量表中，从而与 Spetzler-Martin 分级系统相提并论。作者研究组，加利福尼亚-旧金山（UCSF）脑 AVM 研究计划，设计了一个改良而不是替代的 Spetzler-Martin 分级系统（表 18-2）。这一改良分级系统具有与 Spetzler-Martin 分级系统不同的独有变

表 18-2 Spetzler-Martin 分级和改良分级系统对比

Spezler-Martin 分级		分值	补充分级	
大小	<3cm	1	年龄	<20 岁
	3~6cm	2		20~40 岁
	>6cm	3		>40 岁
静脉引流	表浅	0	出血	是
	深部	1		否
功能区	无	0	紧密性	是
	是	1		否
总分		5		

量。与Spetzler-Martin评分系统类似,AVM的ABC被赋予不同的分值:患者年龄(A),出血或者出血表现(B)和AVM紧密性(C)。年轻人(年龄<20岁)赋值1分;成年人(20~40岁)2分;更年长者(>40岁)3分。未破裂AVM 1分,破裂者0分。弥散型AVM1分,紧密型0分。这些分值相加得到改良AVM分级,范围为1~5。简单是分级量表能够被广为接受的关键特征,设计改良分级量表时必须考虑这一点。另外,两个分级系统在结构上的相似使得改良分级系统容易被记住。在连续手术治疗300例患者中,改良分级系统相比Spetzler-Martin分级系统预测的准确性更高,并且将手术风险分层更为平均(表18-3)。

作者采用这一改良分级系统来改进和完善AVM患者的手术选择。临床判断始于分析血管团大小、引流静脉、病灶部位、患者年龄、出血表现,获得Spetzler-Martin分级和改良分级。Spetzler-Martin分级系统提供初始风险评估。改良分级可以分开考虑,分级≤Ⅲ的AVM手术切除风险为可接受的低风险。当采用改良Spetzler-Martin分级考虑时,联合分级≤6的病例手术具有可接受性致残率。分析改良因素可以通过确认Spetzler-Martin分级系统预测的风险来影响治疗决定,例如,Spetzler-Martin低分级的AVM病例(Ⅰ~Ⅲ级)是适宜显微手术切除,而改良低分级(Ⅰ~Ⅲ级)加强了手术治疗的建议。作者发现62%的患者根据两种分级系统均为低级别AVM,其中85%患者术后症状改善或者无变化(表18-4)。与此相反,高级别的Spetzler-Martin分级(Ⅳ或者Ⅴ),可能不适于显微手术,并且高级别改良分级(Ⅳ或者Ⅴ)可以加强非手术治疗的建议。在Spetzler-Martin分级系统以及改良分

表18-3 Spetzler-Martin分级、改良分级和改良分级系统的应用

	合计	改善/无变化		恶化/死亡	
	例	例	%	例	%
Spetzler-Martin分级					
I	56	51	91	5	9
II	123	93	76	30	24
III	90	63	70	27	30
IV	29	20	69	9	31
V	2	0	0	2	100
改良对应分级					
I	27	26	96	1	4
II	67	59	88	8	12
III	113	88	78	25	22
IV	79	47	59	32	41
V	14	7	50	7	50
改良Spetzler-Martin分级					
1	0	0	0	0	0
2	7	7	100	0	0
3	21	21	100	0	0
4	55	50	91	5	9
5	90	71	79	19	21
6	70	51	73	19	27
7	44	20	45	24	55
8	8	4	50	4	50
9	5	3	60	2	40
10	0	0	0	0	0

表18-4 手术风险预测的匹配和失匹配

	合计		改善/无变化		恶化/死亡	
	例	%	例	%	例	%
匹配的风险预测						
低级别:Spetzler-Martin分级和改良分级	186	62	158	85	28	15
高级别:Spetzler-Martin分级和改良分级	10	3	5	50	5	50
失匹配的风险预测						
低级别Spetzler-Martin分级,高级别改良分级	83	28	49	59	34	41
高级别Spetzler-Martin分级,低级别改良分级	21	7	15	71	6	29
合计	300	100	227		73	

级系统相对照的病例中，尽管改良分级系统起到确认的作用，但不能改变治疗的决定。

在两者分级不匹配的病例中，改良分级系统可能改变治疗决定，因此会发挥更为重要的作用。作者发现 28%患者 Spetzler-Martin 分级低而改良分级高；这些患者 41%术后出现神经功能的恶化(表 18-4)，这一致残率高于 Spetzler-Martin Ⅳ 级的 AVM 患者(31%)。从改良分级的角度出发，不建议对这部分患者的某些病例进行手术。与之相似，7%患者 Spetzler-Martin 分级高而改良分级低，这些患者中 29%术后神经功能恶化(表 18-4)；这一恶化比例低于 Spetzler-Martin 分级系统中的Ⅳ和Ⅴ级组患者 35%的致残率，而与见于Ⅲ级 AVM 的 30%致残率相当。上述结果再次说明，从改良分级的角度看，在这些患者的某些病例中应推荐手术治疗。Spetzler-MartinⅢ级 AVM 患者的手术风险与亚型有关，小的Ⅲ-级病变风险较低，中等大小/功能区的Ⅲ+级病变风险较高。除了考虑Ⅲ级的亚型外，改良分级可能影响处在高风险和低风险边界之间 AVM 患者的手术决定。作者的经验表明，Spetzler-Martin 分级系统以外的因素能加强 AVM 切除术后神经功能预后的预测，而一个简单的改良分级系统能够较容易地在临床应用，并有助于 AVM 手术患者的治疗选择。

■ 预测自然史的风险

神经外科医生专注于使用分类方案预测手术风险以助于他们决定进行手术切除 AVM。另外一种方法就是观察，用以替代切除 AVM，这尤其是在手术风险高的高级别 AVM 上显得重要。因此，临床判断时，预测一个 AVM 自然史的风险和预测手术风险一样重要。在比较保守治疗和手术治疗时，准确理解未治疗 AVM 的出血状况是必要的。

20~40 岁患者通常表现为出血、癫痫、神经功能缺失，以及头痛。在 Ondra 非手术治疗的 160 例，历时 33 年的前瞻性观察的队列研究中，样本取自包括芬兰 90%的 AVM 患者，表现为出血(71%)，癫痫(24%)，或者其他症状，包括头痛、无症状的杂音、或者其他神经系统主诉(5%)。无论其表现如何，AVM 的年出血率为 4%，并且在平均 24 年的随访过程中是不变的。年致死率为 1%，年联合主要致残率/致死率为 2.7%。患者出现临床表现至随后的出血事件的平均间隔为 7.7 年。为了简化患者资料，引用年出血率为 1%~4%，出血后第 1 年再出血率为 6%~10%，AVM 出血相关的致残率为 25%~50%，致死率为 10%~20%。

其他报告估计，AVM 的年出血风险为 2%~4%。纽约岛 AVM 出血的前瞻性研究，涉及以邮政编码区域划定的近 1 千万人口，发现 AVM 检出率为 1.21/10 万人年，而出血发病率为 0.42/10 万人年。北部曼哈顿卒中研究发现首次 AVM 出血率为 0.55/10 万人年，北加州一项研究获得了相似的结论。这些研究提供了对于影响 AVM 自然史的临床和解剖因素的认识。源自哥伦比亚 AVM 数据库的资料表明，位于脑组织深部，仅有深静脉引流，以及表现为 AVM 出血，均与新的出血风险增加相关。这些因素相关的出血风险是叠加的，无风险因素的年平均破裂率为 0.9%；具有三个风险因素的出血风险为 34.4%；并且 AVM 相关动脉瘤可增加出血风险，血管畸形团内动脉瘤患者相对风险为 2.28，供血动脉动脉瘤者为 1.88。Stapf 及同事证明，由至少两支源于 Willis 环的动脉供血的交界区 AVM 出血风险降低(分别为 27%和 60%)。根据 705 例 AVM 患者的队列研究，Nataf 确定了与出血风险相关的血管因素，包括静脉汇聚、静脉狭窄、静脉返流、深静脉引流，以及血管团内或者临近血管畸形团的动脉瘤。整合这些因素的分类方案表明，出血风险随着级别升高而增加。

尽管有了这些认识，人们对于未治疗 AVM 破裂风险的估计大多数还是粗略的。基于概率的乘法法则可以获得终身出血风险的统计学估计：破裂风险=1-(未出血风险)(预期寿命)。这一公式假定年出血风险是恒定的，在所有年份内属于独立的成分。这一公式化的方法可获得终身出血风险的估计，但却不是一个实用的临床工具。简化公式更为实用和流行：破裂风险=105-患者年龄。使用简化公式和缺少能被接受的自然史分级系统，说明定义观察风险所做的工作已经落后于定义手术风险所做的工作。

这样一个自然史分级系统的重要性是显而易见的。一旦阐明 AVM 和 AVM 破裂的潜在生物学机制，这一系统将不但包括上面讨论的临床和解剖因素，而且包括影响 AVM 血管畸形团中炎症发生和血管生成的遗传和血流动力学因素。AVM 血流动力学研究已经成为重要的潜在风险分层工具，不过有待于进一步发展。无创的磁共振或许其他断层摄影技术，可能提供最有潜力的常规检查手段。根据数个候选的单核苷酸多态性(SNP)之一的基因型来决定基因变异，给出血风险分层提供了希望，并且易于临床应用。一些引起学者关注的发现提示,炎症递质基因的变异与出血风险增加相关。因此,提供筛查出更易出血 AVM 患者的方法,能够对手术干预提供个体化建议。

■ 结论

决定如何治疗 AVM 患者是一个复杂过程,必须考虑个体的临床表现、解剖和生物学特性。考虑治疗策略可能涉及一种或多种方式,并需要估计整个治疗策略的累积风险。替代的治疗和策略也要考虑到,并进行风险分析。分级系统在进行这些评估时是有用的。能够经受时间检验的分级系统是简单可行和准确的。其他复杂、应用不方便、或者不准确的分级系统很快会被摒弃。在比较治疗风险和自然风险后获得最终的建议,重要的是不但对于特定患者要有个体化的建议,而且对于特定神经外科医生和特定机构也要有个体化的分级系统。如果发表的结果不同于某个人在某个机构的个人结果,引用这些结果是没有价值的。归根到底,分级系统使临床医生可以提出治疗建议,但是患者有最终的决定权。对于大多数患者来说,做出是否接受 AVM 治疗的决定是困难的,个人的偏好和感受将会支配最后的决定。引导患者做出决定是一门艺术,这无法被分级和预后资料所替代。对于神经外科医生来说,最困难的事情之一是要接受自己的局限,而分级系统提醒我们什么时候必须说不。

总体而言,现有分级系统实用,但不完美,还在完善中。一旦研究阐明 AVM 的病理生理学,分级系统将会整合这些进展、遗传信息和生物学标志物。血流动力学数据可能会成为破裂风险的明确要素和未来分级系统的基础。因此,发展 AVM 分级系统的工作应该看作是一个不间断的过程,临床医生对改进现已建立和验证的分级系统应该持开放的态度。

(傅兵 译)

第 19 章 选择多种治疗策略和方式

尽管本书以手术为焦点，但是目前脑 AVM 的治疗还有其他治疗方式。作为手术治疗的辅助手段或者具有竞争力的替代方法：血管内栓塞和立体定向放射治疗。在一些病例，保守观察是最好的选择。因此，设计一个包括多种治疗方式的个体化策略来使安全性和有效性达到最大化，仍是一项重要挑战。从最重要的出血风险来看，脑 AVM 治疗的目标是在可接受的较低治疗风险前提下，完全切除或者闭塞 AVM，避免出血所伴随的神经功能缺失或者死亡。在不威胁生命时，癫痫或者进行性神经功能缺失等其他临床症状，也是考虑治疗的理由。

神经外科、血管内治疗和放射外科均已经取得各自的技术进步，而且多学科融合方法改善了 AVM 患者预后。在其他领域，不同学科的治疗可能是相互竞争的，甚至可能是相互矛盾的，而 AVM 提供了一个各科专家共同参与整合治疗策略的少有机会。脑动静脉畸形促进神经外科各个亚专科的合作；例如，在暴露 AVM 时，血管和颅底手术亚专科的合作；在检查出血风险和选择患者进行治疗时，神经科医生和流行病专家之间的合作；在研究 AVM 生物学时，神经外科医生和基础科学家的合作。本章总结了在作者所在中心治疗脑 AVM 患者的多模式方法（表 19-1）。

■ 单一方式治疗

由于认识到多种方式结合治疗的益处，既提高治疗效果，又减低风险和改善患者预后，单一方式治疗 AVM（单独手术切除、栓塞或者放疗）正在变得较为少见。同时，新的栓塞剂、先进的放疗装置和更为精确的放疗靶点设计已经不能再显著地提高单一方式的治愈率。因此，多种方式结合治疗是多数 AVM 治疗的标准，但是单一治疗方式在特定指证情况下是允许的。

显微手术切除

全部 AVM 患者中的 8%，在本组手术的 AVM 患者中约 14%，是不采用任何辅助治疗而单独采用显微手术切除治疗。最为常见的指证是由于脑内血肿的占位效应和颅内压（ICP）的升高所导致的神经功能恶化。对这些患者，因无法进行延缓手术而出现预后不利的术前栓塞时，清除血肿和缓解高颅压是迫切需要。对于位于血管供血区的远端、血管内治疗难于达到的 AVM，以及垂直起源于重要动脉的小动脉供血的 AVM，如豆纹动脉、丘脑穿支，或者脑干穿支供血，也建议单独采用显微手术。微导管到达穿支动脉仍是技术难题，栓塞时存在栓塞剂逆向反流的相关风险。在一些病例中，像源自大脑中动脉（MCA）皮层分支的表面供血动脉，虽然血管内治疗可以达到，但是因为手术容易达到使得血管内栓塞治疗的优势减少。较早的术前栓塞 AVM 病例报告，完全闭塞率（80%~83%）、永久神经系统致残率（5%~17%），以及手术致死率（1%~12%），均比现在 AVM 术前常规栓塞的病例差。术前栓塞的良好效果，再加上较低的操作致残率，使其成为除了上述这些特定情况以外，开颅手术的常规辅助治疗。

栓塞

作者采用单独栓塞的患者仅有 5%。完全治愈的 AVM 是少见的，往往为 10%~15%，但是随着新 Onyx 栓塞的积极使用和畸形团内延迟注射技术的出现，治愈率明显提高（15%~50%）。因为动脉破裂，畸形团破裂、动脉夹层、出血、血栓和梗死等，对 AVM 深在或者体积巨大而需多阶段治疗的病例，上述风险进一步升高。以治愈为目标的栓塞，是与高致残率（4%~38%）和高致死率（0%~7%）相伴随的。治愈性栓塞常见于重要动脉分支以远的单一供血动脉的小 AVM，软膜

表 19-1 作者 16 年多模式治疗 AVM 的经验总结

治疗	N	%
单一方式治疗		
栓塞	50	5
显微手术	86	8
放疗	148	14
多种方式治疗		
栓塞-显微手术	445	41
放疗-显微手术	45	4
栓塞-放疗	67	6
栓塞-显微手术-放疗	24	2
保守观察	208	19
合计	1073	

动静脉瘘也可以经血管内栓塞治愈,但是这些病变少见。

因此,血管内治愈性栓塞 AVM 不常见,经常在特定指征时推荐采用此方式治疗, 如为缓解与高流量 AVM 和脑盗血相关的症状时(反复的神经功能缺失、癫痫和顽固性头痛)。在手术治疗风险太大的特定病例,尽管存在显著的持续性动静脉分流,姑息性栓塞还是能够减少畸形团内血流量,减轻静脉高压,从而改善症状。不过,需要强调的是,姑息性栓塞不能保护 AVM 免于出血。一些研究证明,姑息性栓塞治疗患者的出血率和临床预后与自然史相比, 无显著性差异;甚至也有研究表明,还增加了出血率。因此,姑息性栓塞应该仅在 AVM 没有其他好的治疗选择和症状变得致残时,才考虑采用。

治疗供血动脉相关或者流量相关的动脉瘤是采用单一血管内治疗方式的另一个指征。这些动脉瘤经常远离 Willis 环, 手术难度大。并且动脉瘤紧邻的 AVM 或者其引流静脉使得直接夹闭动脉瘤变得复杂。在这些病例中,尤其是高级别 AVM,治疗选择包括栓塞动脉瘤和随访观察 AVM。在患者表现为蛛网膜下腔出血而不是脑内出血时,动脉瘤通常是出血的责任病灶,单独栓塞动脉瘤是合适的。

当决定不切除 AVM 时, 一些合并畸形团内动脉破裂瘤的 AVM,血管内栓塞动脉瘤是有益的。在这些病例中,常常是高级别 AVM,相应的手术风险高,而栓塞能减少再出血风险。

立体定向放射外科

本组患者中,约 14%的患者单独采用立体定向放疗,没有联合其他辅助治疗,这是三种单一治疗方式中最为常见的一种。立体定向放疗指在单一治疗时将射线辐射传递至整个 AVM 畸形团。低分次立体定向放疗和体积分阶段放疗涉及超过一次的治疗时段,常用于直径大于 3cm 或者体积大于 10cc 的 AVM。放疗可以使用包括伽马刀、直线加速器、射波刀或者粒子束在内的多种设备。伽马刀、射波刀和直线加速器属于光子放疗,是临床最为常用的放疗设备;而粒子束设备用于临床治疗的病例数量少,且不常使用。

放疗指征包括畸形团体积小、显微手术难以到达和手术风险高的病例。小的 AVM 适合放疗,由于治疗剂量可以有效作用至畸形团,完全闭塞率较高。相反,巨大 AVM 的放疗闭塞率低,治疗到闭塞的时间间隔更长。在 Kjellberg 报告的粒子束治疗和 Flickinger 报告的其他放疗中,预定的畸形团体积、放疗剂量和恒定的 3%永久并发症风险三者存在相关性。较大 AVM 需要更低的放疗剂量以使并发症率低于这一限值。因此,直径小于 3cm 的 AVM 可以采用 20Gy~50Gy 的剂量治疗,3 年的闭塞率为 65%~95%。相反, 较大的 AVM 采用 15~20Gy 的剂量,3 年闭塞率在 33%~58%。 Lunsford 报告畸形团体积和放疗闭塞之间存在直接相关性,体积小于 $1cm^3$ 的 AVM 2 年闭塞率为 100%,体积在 $1\sim4cm^3$ 之间的 85%,大于 $4cm^3$ 的 AVM 2 年闭塞率为 58%。作者采用放疗治疗的巨大 AVM 病例证实了这种关系, 体积在 4~14cc 的闭塞率 58%,而体积大于 14cc 的 23%,采用小于 14Gy 治疗的 AVM 没有闭塞。已经观察到放疗剂量和放疗闭塞之间类似的直接关系,15Gy 的闭塞率为 50%~57%,20Gy 为 67%~70%,25Gy 为 88%。

手术难于到达是放疗的另一个重要指征,病变位置难于到达的 AVM 包括:脑干 AVM、位于颞枕内侧的 AVM、丘脑和基底节区深部 AVM。这些位置的 AVM 被重要的神经结构所围绕,手术风险升高,而且这些部位体积小的 AVM,正是放疗的理想目标。

巨大的、高级别的 AVM 手术风险较高,放疗则提供了一个替代保守观察的方法。基于上述讨论过的理由,巨大 AVM 不适于常规放疗,而是需要按体积分阶段放疗。采用按体积分阶段放疗时,畸形团被分为两个或者三个部分,每一部分治疗时段的间隔是 3~6 个月,从而在副作用最小化的同时,达到 AVM 闭塞的放射治疗剂量。本组治疗的平均体积为 34cc,每个时段的平均剂量为 15Gy。尽管这些病灶的体积巨大,三分之一的病变治疗后闭塞,三分之二体积缩小。闭塞间期内出血率和 AVM 自然史没有不同(每年 1.9%)。接受按体积分阶段治疗的患者比常规放疗更容易出现副作用,78%的患者磁共振(MRI)T2 加权像上出现信号改变,38%出现症状。但按体积分阶段放疗为高风险、高分级的 AVM 提供了一个新的治疗策略,治疗目的由闭塞 AVM 转变为缩小体积,以及在体积明显缩小或出血的情况下采取多方式联合治疗。对这些病例,如果手术必要,同时相关手术风险降低了,可以再次考虑显微手术治疗。

■ 多种方式联合治疗

由于综合方法提高闭塞率,减少治疗风险和改善患者预后,在没有采用特定的单一方式治疗的情况下,多种方式联合治疗脑 AVM 是常规方法。在本组病例中,67%的 AVM 采用多种方式联合治疗,包括两种方式的联合或者三种方式的联合,治疗的顺序是可变的。最常用的联合方式包括:栓塞-显微手术、栓塞-放疗、放疗-显微手术和栓塞-显微手术-放疗。

栓塞和显微手术切除

术前栓塞和显微手术切除是目前最常用的联合治疗方法,用于 74%的手术患者和 41%的整体病例。其他脑血管中心已经报告类似的对于术前栓塞的依赖。术前栓塞减少 AVM 的血流,减少其充盈,使其更加耐受手术操作。栓塞的供血动脉电凝止血更为容易,管腔内的栓塞剂将需要闭塞的供血动脉和需要保留的过路正常动脉区别开来,同时 AVM 血流降低也减少了失血量,缩短了手术时间。

栓塞对于具有高血流量和存在脑盗血的中等和巨大 AVM 尤其有价值,因为分阶段闭塞不同供血区的巨大供血动脉,可逐步将血流引流入邻近脑组织中失去自调节能力的动脉,而不是在手术中突然引入血流。这个在手术切除前分步栓塞的策略,能使这些失去自调节能力的动脉适应血流的增加,并减少术后正常灌注压突破出血的风险。对于大型的 AVM,作者常常一次将栓塞限制在一个供血区,如供血动脉起自大脑中动脉和大脑前动脉,术前分两次栓塞。供血动脉分步栓塞的策略对于 Spetzler-Martin 更高级别的 AVM 有价值,且有助于保持手术相关的致残率和致死率在一个可接受的范围。

根据 AVM 解剖和开颅手术入路的栓塞策略是个体化的,设定目标为位置最深,手术最难达到或者仅在切除结束时,才能达到的重要供血动脉。浅表的和容易达到的供血动脉可能不需要栓塞;甚至,在它们巨大时,也是如此。但是,在手术入路对侧的供血动脉优先栓塞。神经外科医生和血管介入医生之间的交流对于确定优先顺序是极其重要的。在不同的中心,栓塞和手术之间的治疗时机也不同,立即手术和延期手术均有争议。有些栓塞剂,像聚乙烯醇闭塞期仅有 3~4 周,使其难于进一步延迟手术。而其他栓塞剂,像丙烯腈胶更为持久,可以延期手术。过长的延迟,可能导致栓塞动脉的再通,或者新的供血动脉的血管再生。作者倾向于在一次住院时间内同时进行栓塞和手术,多是在前一种治疗后数天进行另一种治疗。

最近报道,联合术前栓塞和手术的病例,相对于单独手术切除或者栓塞,闭塞率更高(直径小于 3cm 的 AVM 为 94%~100%),致残率和致死率更低(分别为 1.5%~7.8%和 0%~1.3%)。但是,术前栓塞 AVM 的决定必须仔细权衡手术好处和增加的栓塞风险,包括动脉夹层、操作中血管破裂、出血、静脉闭塞和梗死等。

栓塞和放疗

本组患者中仅有 6%同时接受栓塞和放疗。放疗前栓塞能够减少畸形团体积和动静脉分流,从而可能增强放疗的效果。但是,这些患者中的三分之一,在随后进行的放疗定标的血管造影中,可见畸形团体积增大,并且小部分栓塞 AVM(10%~15%)在 1 年内再通。放疗靶区以外的 AVM 栓塞和闭塞部分的再通,会导致持续的动静脉分流和治疗失败。与栓塞数周后手术切除 AVM 的显微手术不同的是,栓塞后放疗需要 2~3 年时间引起 AVM 闭塞。这样使得有充分的时间出现 AVM 的重构和新的供血动脉汇集,从而导致栓塞动脉的再通。

栓塞-放疗的结果不佳,尤其是较高级别的 AVM。有报道认为,Spetzler-Martin 分级系统中的Ⅲ~Ⅴ级不完全栓塞的患者放疗闭塞率低;而且在一些病例中,放疗前栓塞被认为是 AVM 闭塞的负性影响因子。联合栓塞-放疗的 AVM 闭塞率和神经功能预后与单独放疗的类似。此外,在闭塞间期治疗不能提供保护作用,联合栓塞-放疗术后,AVM 出血风险和未治疗的 AVM 类似。总之,栓塞和放疗的联合未能比单独放疗提供更多益处,而且可能存在一些明显的不利影响。使用新栓塞剂 Onyx 后,再行放疗的结果可能比其他栓塞剂要好,但是这些治疗的经验还未被报道,作者所在机构不推荐栓塞-放疗,也不推荐作为常规方法。

放疗和显微手术

显微手术可以作为放疗未能完全闭塞AVM的病例的补救技术。本组整体病例4%、手术患者8%采用这种联合方式。放疗的失败是由于目标定位不佳(36%)、畸形团定义不充分(16%)、畸形团的再扩大(8%)、栓塞后再通(12%)、畸形团体积巨大(20%)、次优的放射剂量(32%)、放疗抵抗(12%)和畸形团内瘘(12%)。在本组病例中,放疗导致畸形团部分闭塞、血流减少和畸形团体积缩小,以上情况均有助于手术,并且AVM的供血动脉和畸形团内动脉通常有放疗所致的血管壁增厚的证据,使其更容易电凝。有些血管或者AVM的一部分有血栓形成,AVM周围的脑组织会出现胶质增生,偶尔有囊变,这也有助于AVM周围的分离。因此,放疗诱导的改变使之前难于处理的AVM变得可以控制,使得显微手术切除成为可能或者更为容易。

对于最初不适于手术的巨大AVM的患者,按体积分阶段放疗能够部分闭塞病变,可出现适合于安全切除的改变。这一方法在经过选择的高级别AVM患者获得成功,使用这种新策略的经验越来越多,将会证明采用术前放疗的显微手术结果优于那些术前未行放疗的病例。

但是,一旦患者在闭塞间期出现新的AVM出血,放疗也可能使显微手术复杂化。出血并不会使手术变得更为困难,实际上因为新的脑内血肿的存在创造了一条到达畸形团的路径,产生分隔AVM和邻近脑组织的界面;在清除血肿之后,开放了深部空间,使得手术较为容易。虽然出血为手术创造了这些重要的益处,但是出血也损伤脑组织,对预后不利。当患者神经功能完好,担心出现新的神经功能缺失时,经常会选择放疗,而不是显微手术。因此,在放疗闭塞间期的出血,至少是令人失望的,有时候是最坏的结果,是灾难性的。

产生新的供血动脉是术前放疗的另一个并发症。因为畸形团在一段时间后闭塞,邻近动脉可能扩大以保持AVM血液分流,AVM的边界可能会变得不清晰,甚至将其转变为弥漫性畸形团。扩张的供血动脉比最初为AVM供血的巨大动脉更难于电凝,弥散的边界使脑和畸形团的分离更为困难。这些放疗的不利影响,使显微手术更为困难。

栓塞、显微手术和放疗

完全切除AVM和保护神经功能是两个手术目标。有时,医生必须接受不完全切除,作为优化神经功能预后,而必须采取保守态度。深部AVM采用不完全切除更为常见,尤其在那些未破裂的和无神经功能缺失的病例。这些AVM常常具有难于电凝止血的深部供血动脉,例如行经内囊的豆纹动脉,或行经丘脑的丘脑穿支。深部AVM位于关键的功能区,必须根据术中监测和神经外科医生安全分离的直觉,来决定切除程度。当这些警钟敲响时,医生必须停止手术切除,考虑在整体治疗计划中加上放疗。不完整切除或除AVM深面以外环形切除其余部,可使动脉供血减少。这些手术改变可能有助于放疗闭塞,放疗可能只以深部残余病灶或者邻近内囊和丘脑的AVM为靶区。作者这一亚组患者的经验少,并且放疗结果在目前尚未获得。虽然这一方法增加术后和闭塞间期出血的风险,我们宁可选择结合三种方式联合的治疗方法,也不采取具有更高相关致残率的、完全切除的激进方法。

联合三种方式仅用于4%手术患者和2%整体病例组。在一些病例,计划是用栓塞-显微手术治疗,但是解剖上却不允许安全地完整切除;在另外一些病例,畸形团被证明过于弥漫或者手术暴露范围有限。当有可能提前确定那些AVM不能单独栓塞和显微手术时,应联合三种方式作为计划策略。这一认识是重要的,因为能够选择合适的栓塞剂。不完全切除的AVM必须用永久栓塞剂栓塞,如能持续存在于整个闭塞间期的Onyx胶。在深部AVM中,丘脑AVM完全切除的可能性最小,全切率为46%,而基底节区和岛叶AVM全切率为80%。

尽量进行边界分离,切断供血动脉,保留引流静脉,将畸形团保留在原位,重要的是未能切除的AVM必须保留其引流。周围分离最危险的部分常常在于有穿支动脉供血的深部界面,这一界面要避开。理论上要是没有巨大的、高流量的供血动脉,而仅有较小的穿支动脉,放疗效果应该会提高。支持这一方法的资料受限于较小样本的临床经验报告,但是仍表明三种方法联合治疗Spetzler-Martin分级系统中的Ⅲ~Ⅴ级AVM是有效的,闭塞率在40%~60%,而致残率仅为约2%,闭塞率比单一治疗要明显提高。

■ 结论

栓塞、显微手术和放疗可单独使用或者联合使用的多样性，使得制定治疗计划具有挑战性。当面对AVM患者时，神经外科医生首先评估能否选择显微手术。Spetzler-Martin分级系统和改良分级系统提供了一个快速的临床评估方法，改良Spetzler-Martin分级≤6时，显微手术是一个确实可行的选择。

随后，评估适合显微外科手术进行AVM病例栓塞的可能性。对手术切除具有明确益处而相关风险较低的那些病变进行栓塞时，可选用联合方式治疗。那些栓塞风险高或者由于其他临床问题，如存在血肿和颅内压升高的病例，优先采用显微外科手术而不采用栓塞。

不适于手术的AVM（改良Spetzler-Martin分级>6），可以考虑放疗。小的和中等大小AVM采用常规立体定向放疗，而巨大AVM采用按体积分阶段放疗，而不采用栓塞。这些患者在3年闭塞间期和最后阶段时要进行评估，那些未能完全闭塞的AVM重新考虑显微手术。改良AVM分级的要素可能已经发生改变，尤其是AVM大小、出血状态和弥漫性。这些变量的显著改变可能使得患者重新适合显微手术。在这一情况下，栓塞可作为术前的辅助手段。

当AVM显微手术治疗后，无论是否行术前栓塞，应行血管造影确认切除程度。血管造影上彻底的完全闭塞，被认为是治愈或者能够预防将来的出血。如果手术可行并且安全，非预期残留的AVM患者通常返回手术室再次手术；而预期中未完全切除的AVM考虑放疗，作为三种方式联合治疗的一部分。许多适于显微手术的AVM，也适于放疗。在这些病例中，放疗作为可独立选择的治疗方式。显微手术和放疗的选择，涉及比较风险、益处和弊端，尤其强调技术上的不同，手术致残率、放疗致残率、闭塞间期出血风险与治疗的相关性效果。

与所有医疗决策一样，保守观察一直是另项选择。对采取观察的AVM患者，需要评估供血动脉、畸形团以及Willis环的相关动脉瘤。如果动脉瘤直径≥7mm，AVM流量高或者形态规则的病例应考虑手术治疗，对未治疗的动脉瘤需进行定期影像复查，如果动脉瘤增大应考虑手术治疗。

（马国佛 译）

结束语

作者希望此书有助于脑动静脉畸形(AVM)的显微手术治疗。令人惊讶的是本书所讨论的内容,超出了 Gazi Yasargil 教授所著《显微神经外科学》中的 414 例 AVM 手术经验范围。在许多做出巨大贡献的同事们(参见推荐读本)帮助下,在超过 600 例 AVM 病例中筛选,并细心研究相关胶片、照片、视频、表格和资料,作者试图提取出 AVM 手术的精华,最终得到极为重要的信息。我们应该将 AVM 看作某个确定亚型的一种,而不是将其认为是独一无二。基于这一观点,每一例 AVM 都可以透彻了解,并进行有条不紊的处理。作者总结的 AVM 手术基本策略,如下所列:①依赖不断修改、补充以及改进的分级系统,依靠牢固的医患关系,考虑患者条件、患者关注点及期望值,明智地选择手术患者;②仔细研究放射和血管造影的解剖结构特征;③确定 AVM 的种类和亚型;④明确 AVM 切除的手术策略;⑤在手术显露、蛛网膜分离、确定供血动脉和引流静脉、软膜分离、脑实质切开、室管膜切开,以及切除病灶的每一步骤中,有条不紊地执行手术计划,术中保持严格控制止血;⑥勇于挑战自我。

虽然本书可能澄清了 AVM 手术的一些概念,但是作者或许是第一个承认有些概念是人为定义的。实际上,动静脉畸形并不遵守分类模式中的界线和标准,它们一般是难以控制的,而且具有极大的多样性和重叠性。AVM 扩展超过脑表面和脑叶时,经常无法界定其边界。总体而言,本组 7%的 AVM 是混合型,或者未能包括在上述亚型中。作者曾经见过颞叶 AVM 位于外侧面和基底面,颞中回 AVM 扩展至岛叶,中央沟 AVM 位于中央沟的两侧,还有很多其他变化,对此无法进行分类。在作者大部分职业生涯中,将每一例 AVM 都看作供血动脉、引流静脉、畸形团解剖和患者特点的独特组合,但是这种观点无助于我们学习或者制订 AVM 切除手术策略。作者通过分析亲力亲为的 AVM 找出经验,获得一些感悟;通过重新思考 AVM,将有限的、反复出现的 AVM 亚型加以定义,并在临床上一次次地确认。如果他人接受并且验证这些新的观点,也许能够沿着这一方向将 AVM 分级标准化。至少这些观点将会有助于那些有志于治疗 AVM 的神经外科医生制订相应手术计划,按照举一反三的学习曲线不断进步。

接受挑战的勇气是极少与手术一起讨论的品质。动静脉畸形手术不只是执行具有可预测预后的技术步骤;手术中可能因一个简单的错误而使工作骤变糟糕,给神经外科医生带来巨大困难,最后造成患者病残。动静脉畸形手术需要技术精湛、专心致志。手术需要那些勇于接受挑战和不确定性风险的神经外科医生。本书中曾使用了一个军事比喻,在此再用另一个例子来结尾。尽管恐惧战争,但那些经过战场检验过的老兵具有更强的战斗意志,能够为了推动某个事业而牺牲自己的生命。借鉴这种精神,AVM 手术医生必须具有特殊的心态和意志,来处理这一棘手的病变。作者任住院医生时观察到,Rober Spetzler 教授处理某些困难的 AVM 时,着重于战略的双重性,集中精力在突发破裂出血上,对引流静脉的暗变感到激动,对最终的胜利欢心鼓舞,而不在乎时间的漫长。作者并不能完全理解亲身所见,但是作者知道自己想成为一个 AVM 手术医生,并喜欢这种巨大风险的挑战强度;这些特点可能会让有些神经外科医生很激动,但也会吓坏另外一些人。对于那些被 AVM 手术吸引的人,需要明确目标,提高技术,需要虚心学习,乐于奉献,但是最重要的是要有勇气。

最后,本书出版是想让神经外科医生做好 AVM 显微切除手术。如果术者能够安全、完整地切除病变,同时患者预后良好,动静脉畸形的切除仍然是治疗的重要选择。血管内治疗将会随着新的栓塞剂应用和闭塞率的提高而不断进步。随着更好的定位技术和增强放疗效果的增敏剂使用,放射治疗也将继续进步。一项随机对照研究,ARUBA(未破裂脑动静脉畸形的随机研究)将会对未出血AVM患者的任何干预方法提出质疑。因此,神经外科医生必须努力优化手术结果。本书目的是作为学习、实践和掌握AVM切除技术的指导,希望显微手术切除将继续在AVM的治疗中起到决定性作用。

索 引

H

J

K

L

M

N

P

Q

R

S

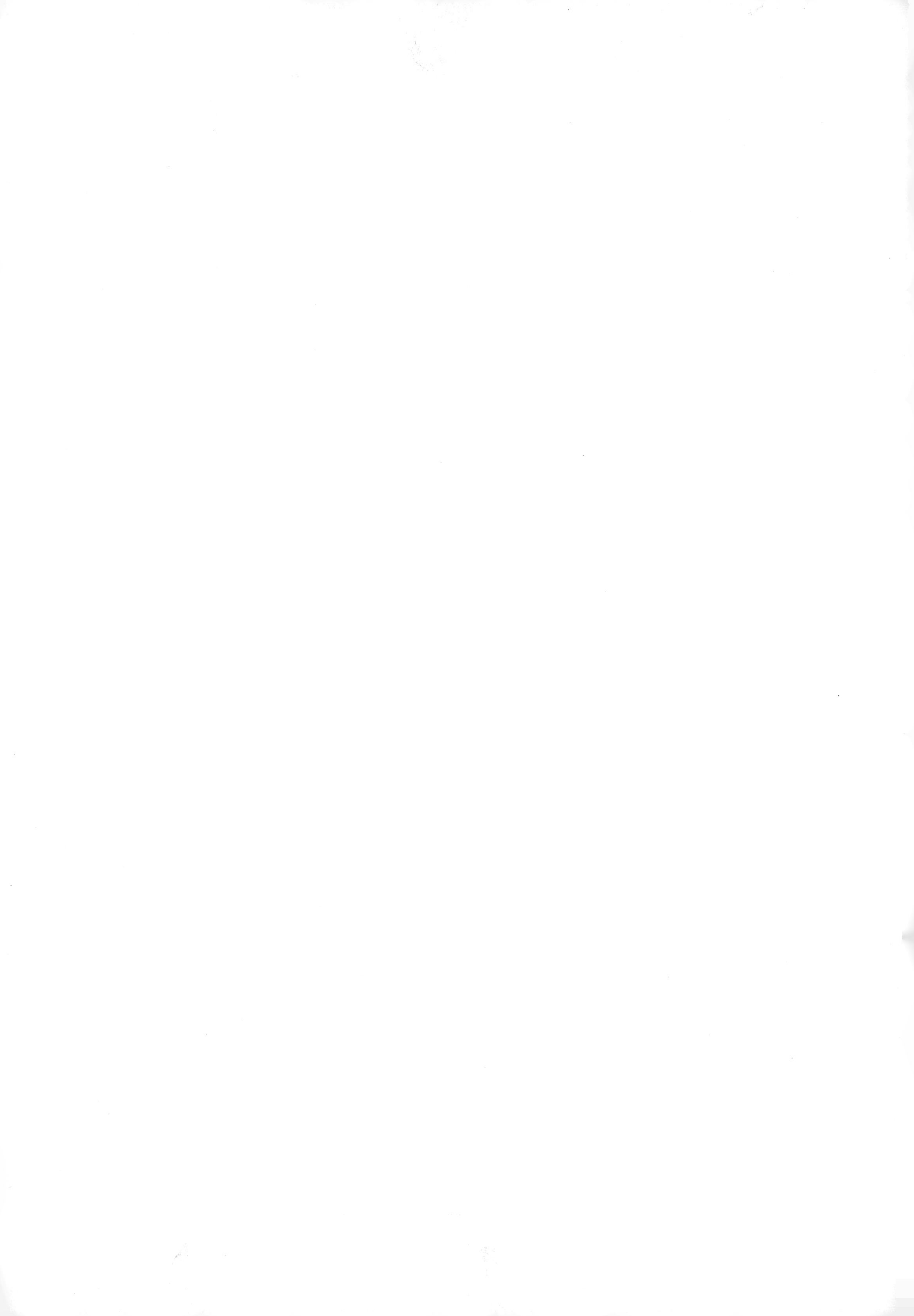